U0293417

腹部外科手术技巧

Operative Techniques in Abdominal Surgery

第 4 版

主　编　刘牧林　刘爱国　方先业

副主编　鲍子雨　张俊祥　孟翔凌

河南科学技术出版社

· 郑州 ·

内容提要

本书由临床教学和手术经验丰富的普通外科专家编著,在第3版的基础上修订而成,详细介绍了腹部外科手术的方法、经验和窍门。全书共两篇36章:上篇阐述腹部外科基本手术技巧,包括器械使用、体位选择、手术麻醉、腹壁切开、结扎止血、手术野展开、腹腔探查、巧用左手、粘连剥离、淋巴结清扫、手术野净化、腹腔引流、腹壁造口、副损伤处理、急诊手术、肥胖和特殊患者手术、腹腔镜手术等技术和技巧,以及内镜、超声和放射介入技术在腹部外科的应用;下篇为腹部外科手术举例,详细介绍了贲门、胃、十二指肠、小肠、结肠、肝、胆、胰、脾、腹股沟和肛门伤病的手术技术。本书内容新颖、阐述简明、图文并茂、实用性强,很多是作者长期临床实践经验的总结升华,对外科医师,特别是中青年普通外科医师学习手术技巧、提高手术技能具有很高的参考价值,亦可供医院和医学院校作为培训外科医师的教材。

图书在版编目(CIP)数据

腹部外科手术技巧/刘牧林,刘爱国,方先业主编. —4版. —郑州:河南科学技术出版社,2020.6
ISBN 978-7-5349-9916-1

Ⅰ.①腹… Ⅱ.①刘… ②刘… ③方… Ⅲ.①腹腔疾病—外科手术 Ⅳ.①R656

中国版本图书馆 CIP 数据核字(2020)第 051671 号

出版发行:河南科学技术出版社
　　　　　北京名医世纪文化传媒有限公司
　　　　　地址:北京市丰台区万丰路 316 号万开基地 B 座 1-114　　邮编:100161
　　　　　电话:010-63863186　010-63863168
策划编辑:杨磊石
文字编辑:杨　竞
责任审读:周晓洲
责任校对:龚利霞
封面设计:吴朝洪
版式设计:崔刚工作室
责任印制:陈震财
印　　刷:北京盛通印刷股份有限公司
经　　销:全国新华书店、医学书店、网店
开　　本:787 mm×1092 mm　1/16　　印张:38.25·彩页 4 面　　字数:892 千字
版　　次:2020 年 6 月第 4 版　　2020 年 6 月第 1 次印刷
定　　价:180.00 元

主编简介

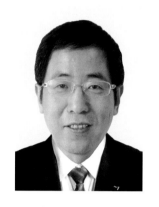

　　刘牧林　男,1966 年出生,安徽灵璧县人。外科学博士、主任医师、教授、博士生导师。现任蚌埠医学院外科总论教研室主任、普外科副主任、胃肠外科主任。兼任中华医学会安徽省外科学分会委员、肠内肠外营养学分会常务委员兼外科学组副组长、安徽省肿瘤学会新靶点学组委员、安徽省抗癌协会大肠癌专业委员会副主任委员、《蚌埠医学院学报》编委。安徽省第七批学术技术带头人培养对象、安徽省卫生厅第四周期学术带头人、安徽省教育厅拔尖人才、安徽省优秀中青年骨干教师。现已完成省级科研课题 6 项,在研省级课题 3 项。在国内外报刊发表学术论文 100 余篇,其中 SCI 论文 10 篇;主编专著两部。主持课题"肠黏膜屏障功能障碍早期诊断的基础与临床应用"获安徽省科技进步二等奖,"急性胰腺炎综合治疗基础与临床应用"获安徽省科技进步三等奖,参与"国产小肠减压管研制与应用"课题获安徽省科技进步四等奖,科研成果在多家医院得以推广应用。

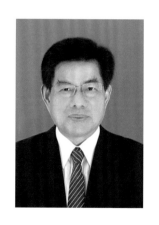

　　刘爱国　男,1960 年出生,安徽六安市人。肿瘤外科学硕士,外科主任医师、教授。2001－2003 年赴美国做访问学者。现任安徽省济民肿瘤医院院长。兼任中国抗癌协会常务理事、中国临床肿瘤学会(CSCO)常委、中国癌症康复与姑息治疗专业委员会副主任委员、中国肿瘤心理专业委员会副主任委员、中国肿瘤医院管理学会常委、中国乳腺癌专业委员会常委、中华预防医学会肿瘤学会常委、中国老年肿瘤学会常委;安徽省抗癌协会理事长、安徽省社会办医院协会会长、安徽省肿瘤学会副主任委员、安徽省肿瘤治疗中心副主任、安徽省康复医学会副会长、安徽省健康服务业协会会长、安徽省海智专家协会执行会长。担任《中国肿瘤》《中国卫生人才》等 7 种期刊的副主编、常务编委。长期从事肿瘤外科临床、教学和科研工作,擅长肿瘤外科各类根治和微创手术,实施多学科综合肿瘤治疗疗效显著。主持或参加国家级、省部级科研课题 8 项,获安徽省重点资助项目多项,获省科技奖 4 次;合编《肿瘤学》等专著 7 部,发表学术论文 30 余篇。

主编简介

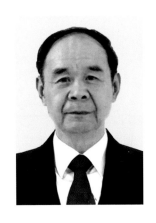

　　方先业　男，1944 年出生，安徽六安市人。蚌埠医学院外科学教授，蚌埠医学院第一附属医院外科主任医师。原蚌埠医学院急诊医学教研室主任，附属医院急诊部主任。从事普外科、急诊外科和肿瘤外科临床 40 余年，有较丰富的在各级医院开展外科手术的经验。长期担任外科学、急诊医学的教学工作和临床带教工作。1989 年作为访问学者在日本福岛县白河厚生病院外科研修与工作。曾在省外科学会、急诊医学会和抗癌协会任职多年。2003 年任安徽济民肿瘤医院院长。2010 年起在深圳市保健委员会办公室编辑《深圳保健》期刊。主编《腹部外科手术技巧》（第 1、2、3、4 版）、《急腹症与腹部损伤诊疗学》和《实用急诊医学》（第 1、2、3 版）等医学专著 4 部。发表医学论文 30 余篇。获省、市级医学科技奖项 5 项，国家专利 3 项。

编著者名单

主　编　刘牧林　刘爱国　方先业

副主编　鲍子雨　张俊祥　孟翔凌

编著者　(以姓氏笔画为序)

马　静　安徽省蚌埠市第一人民医院　主任医师

王振宇　皖南医学院弋矶山医院　主任医师

王群翠　合肥市第一人民医院　主管护师

方先业　蚌埠医学院第一附属医院　教授　主任医师

刘士会　安徽省蚌埠市第一人民医院　主任医师

刘牧林　蚌埠医学院第一附属医院　教授　主任医师

刘爱国　安徽济民肿瘤医院院长　教授　主任医师

杨培生　中山大学附属第三医院　副教授　医学博士

张　鹤　皖南医学院弋矶山医院　教授　主任医师

张俊祥　合肥市平安健康(检测)中心　教授　主任医师

陈晓鹏　皖南医学院弋矶山医院　主任医师　医学博士

茆家定　皖南医学院弋矶山医院　教授　主任医师

孟翔凌　安徽医科大学第一附属医院　教授　主任医师

胡忠全　合肥市第一人民医院　主管护师

高之振　蚌埠医学院第一附属医院　主任技师

韩延亮　牡丹江医学院第二附属医院　主任医师

鲍子雨　安徽省蚌埠市第一人民医院　教授　主任医师

第 4 版前言

本书自 2003 年由人民军医出版社出版以来,已经两次修订再版,累计发行 15 000 余册。距离第 3 版又过去了 8 年,这几年腹部外科手术治疗技术的进展很快,最大的变化就是腹腔镜手术的普及和提高。不少外科前辈不免有所担心,当今外科基本手术手技是否变得无用了?显然不是!因为任何手术都是眼手脑的联合协调操作,其基本手术技术都是需要训练和提高的,都是离不开经验和操作技巧的。即使是微创外科医生,其技术也是从最基本的手术操作开始训练和进步的。所以,总结腹部外科手术的手术技巧仍有必要。正如只会开腹手术而不理会腔镜手术的医生一样,"专职腔镜医师"们在认识到基本操作的重要性之后,也会回过头来,学习和开展多样化的外科手术技术。同样,掌握内镜技术的内科医生和由放射专业转向介入治疗的医师,也已经觉察到有补习腹部外科基础知识和技能的必要了。可以说,只有掌握多种治疗手段的医师,才是患者所需要的好的外科医师。因此,本书修订后也将会对医生的外科手术技术的进步有所裨益。所以,当河南科技出版社提出本书需要修订再版时,我欣然接受,并对提议再版的杨磊石先生的远见卓识表示钦佩!

这次修订本书的初衷,就是力图跟上腹部外科手术技术飞快进展的步伐,试图全面反映多项较成熟的外科治疗技术全貌。本版保留了开腹手术的各种手术技巧的内容,将腹腔镜手术的内容分别归入相关器官的手术举例之中。这样的编排,是希望读者在掌握常规手术技巧的基础上,涉猎腔镜、内镜和介入治疗技术,在不断的临床学习和实践中,驾驭腹部外科疾病的多种治疗技术,最大限度地保障和恢复器官功能,使患者成为最终的受益者。

本书的出版得益于曾获得韬奋出版奖的杨磊石编审,是他鼓励本书的修订并从读者的角度提出了修订意见,对本书再版倾注了心血,在此特向杨磊石编审表示敬意!我衷心感谢为本书写稿的各位专家教授,是他们在忙于日常临床工作的同时,不吝把自己的手术经验和临床心得付诸文字与大家分享。特别要感谢的是吴孟超院士,最初是他鼓励本书的撰写,点评了本书并为之作序。蚌埠医学院院长祝延教授、副院长王俊和教授,第一附属医院院长石建华教授、副院长周建生教授、李茂胜主任医师,第二附属医院院长崔虎主任医师,一直关心和指导本书的写作；刘洪彦、方媛、刘玥、王秋华和王二勇等同志参加了资料整理、校对和图文制作工作；吴荣芳、方锐、吕剑娜为本书的出版收集整理资料并提供后勤支持，特在此一并致谢。

虽经几次修订，书中仍会存在一些错漏，有些看法只代表笔者观点，可能有所偏颇，企盼读者指正。

方光正

2019 年 8 月 16 日于深圳

第1版序

现代医学技术的迅速发展使临床诊治手段层出不穷，但是外科学是一门复杂性和实践性很强的科学，尽管近年来临床上出现了各种各样的诊治设备，但是熟练掌握外科手术的基本技术、基本技巧和技能仍是不可忽视的，这也是我国医学界历代外科前辈经常强调的。由于疾病的复杂性和病人个体的差异，给外科工作者带来了极大困难和挑战，一台同样的手术其术后疗效可能会大相径庭。因此，作为一名外科医生，不断总结、不断提高手术技术水平显得尤为重要。

方先业、鲍子雨、刘爱国和刘牧林四位医师长期从事普通外科和急诊外科工作，他们有的曾在国外深造学习，有的具有农村基层医疗机构及医学院附属医院的工作经历，具有扎实的外科手术技术功底，在总结老一辈外科专家的手术经验基础上，结合个人从医切身体会，并参考最新中外文献，撰写了《腹部外科手术技巧》一书，做了一件很有意义的工作。

《腹部外科手术技巧》与其他书籍不同之处在于，该书不是按病种机械地描写手术方法与步骤，而是针对术中有共性的难点问题，着重介绍手术细节与技巧，也介绍了作者及他人手术的经验与教训。该书近50万字，插图800幅，编写出发点较新颖，思路清晰，文字精练，内容丰富，实用性强，值得广大中青年临床外科医师参考和借鉴。

中国科学院院士

第二军医大学教授

吴孟超

2003年3月

第1版前言

人们常用"双刃剑"来比喻事物的两面性,而外科医生手中的手术刀,是名副其实的"双刃刀":它既是治病的"利器",又是致命致残的"凶器"。可以说外科医生的手术,一辈子都是为了最大限度地发挥手术刀的"利器"作用,尽可能地化解手术刀成为"凶器"的风险。随着医学的进步,需要外科手术治疗的疾病范围趋于紧缩,但任何时候外科手术治疗疾病的无可替代的独特优势,都需要外科医生去淋漓尽致地发挥。

外科手术既不易学,又难以精。手术学大致属于经验科学范畴,需要从大量实际操作中获得知识和经验。手术技巧学是在熟练掌握手术基本功并能独立施行手术的基础上,不断获得的点滴经验和窍门的知识积累,经过归纳、整理、提炼和验证,升华成为理性知识,再去指导手术实践的一门学问。手术过程中的实践 - 理论 - 再实践的过程,就是学习和掌握手术技巧的意义所在:不断提高手术质量,避免手术风险。

要成为好的外科医生,需要极多的知识和技能的储备,其中手术学应是案头百看不厌的书,手术操作训练应是丝毫不可懈怠的事。手术学中难以解读的是对手术技巧的描述,本书就是以腹部外科手术操作为载体,为帮助青年外科医生解读手术技巧而写的参考书。

本书共22章,第1章浅谈外科医生的素质与修养;第2~7章介绍左手的活用、病人的合理体位、腹壁切开、手术野展开、术中探查、结扎和止血的基本技巧;第8~16章较详尽地解说吻合术、再手术、腹腔粘连剥离、腹腔淋巴结清扫技术、腹部手术副损伤的对策、净化手术野的功夫、腹腔引流技术、腹壁造口、血管外科技术的腹部外科应用和腹部急诊的手术技巧;第17章讲解腹膜解剖结构与胃、直肠手术的关系;第18、19章讨论肥胖及特殊病人的围术期处理问题;第20章简介微创手术和腹腔镜外科技术基础;第21章列举了手术的不当行为;最后一章利用图解详细描述腹部外科中较复杂的13种手术的分步操作,让读者把本书介绍的手术技巧和鲜活的手术过程结合起来,以获得较深刻的认知。

本书成文力求简洁、明了，通俗易懂，叙事条理。写作重点放在手术技术、技巧和临床经验的介绍，避免与已有的手术成书雷同。本书没有按照疾病类别叙述手术过程和步骤，而是横向地抽取腹部手术中带有共性的操作技术性问题和难点问题，列专题讨论手术技巧，包括成功经验和失败教训，力图探讨和弥补手术学教科书中难以涉及的鲜活的手术操作经验和手术细节问题，供临床医生借鉴或得到启发。

作者把长年收集到的临床实践经验、手术笔记、导师的传教、参加各种学术活动的收获、进修和观摩手术心得及大量书籍、杂志和文献资料等整理后遂成此书。应该说本书是众人的经验总结，我们只是执笔人。在此特向外科界前辈们致谢，是他们引领着我们前进；向本书所列的参考文献的作者和出版社致谢，是他们给了我们指导和启迪；向人民军医出版社的编辑们致谢，是他们给予本书出版的机会并对本书倾注了心血。特别要感谢的是吴孟超院士，是他鼓励本书的撰写，点评了本书并为之作序。蚌埠医学院院长祝延教授、附属医院院长石建华教授、副院长周建生教授、李茂胜主任医师、医教科崔虎主任一直关心和指导本书的写作；刘洪彦、方媛、刘玥、王秋华和王二勇等同志参加了资料整理、校对和图文制作工作，在此一并致谢。

本书的出版只是为了"抛砖引玉"，让大家能够重视手术技巧的学习和总结。书中错漏和偏颇之处在所难免，真诚希望外科同道批评指正。

方先业

2003 年 5 月

目　录

下篇 腹部外科手术举例

腹部外科基本手术技巧

第1章 外科医生的素质养成与手术质量

一、外科医生的素质与修养

(一)外科手术质量提高的过程

不少外科医生的成长都有相类似的过程:刚毕业时,十分渴望手术技能的提高,到处求教别人,勤学苦练不止。随着手术例数的增多,手术技能提高了,此时关心的只是手术难点的解决,有人就慢慢疏于手术基本功的训练。当逐渐形成了自己的手术风格以后,就较少留意手术的操作技巧了,手术成了日常例行的程式化的操作,手术技术就没有大的进步了。时光荏苒,一晃几十年已过,年龄增大和手术机会减少使原先熟悉的手术开始生疏起来,步入了退缩的时期。但是,也有不少人在年富力强的手术巅峰期之后,却日益长进,把手术做到出神入化的程度,步入了手术艺术的境界。

年轻医生常常苦于无处学习手术技巧,请教老师时,讲授的又多是操作方法上的零星经验之谈或小窍门,满足不了他们对提高手术质量的渴求。不少人渴望有一本专门传授手术技巧的书,想系统地学习手术操作的经验和技巧。但收集整理成书来专门介绍手术技巧,并不是一件容易的事。因熟生巧的人,往往并不自知已经掌握了某项技巧,而且在传授时又说不清道不明,在遇到求教的人时,只能劝说他们在手术中多看、多体会。因此,一般都认为,讨论手术技巧就像工匠带徒弟一样,只是身教,难以言传。

其实,任何实践经验都能上升为理论。经过系统整理成文的经验总结,可以很好地指导实践。手术技巧、诀窍或窍门,一旦被掌握并活用在手术中以后,就能以巧取胜,常常能化险为夷,转危为安,少走弯路,减少手术并发症,获得意外的效果,手术质量就会明显提高。记得 40 多年前笔者在做进修医生时,见到一例胆囊手术发生了意外大出血,主治医生上台止不住血,副主任医师、主任也都止不住血。鲜血在纱布压迫下仍然漫满手术野,眼看出血量超过 1000ml。后来请来了李同度教授,他看了看并未洗手上台,在台下说,阻断肝十二指肠韧带,吸出积血,用鼠齿钳钳夹出血点。果然,钳到血止,缝扎止血成功,一场灾难转眼间烟消云散。此类手术窍门深深吸引了我,让我在做外科医生之初,就留心手术的操作过程,无论从别人那里学到的、文献介绍的或是自己悟出的技巧,都认真加以总结,不断实践。我想,这样的成功经验或失败教训,如果写下来或介绍出去,对后来者不无益处。

我国外科界前辈对于手术基本功的训练及年轻外科医生的培养历来十分重视,孜孜不倦的教诲使一代一代后来者趋于成熟。他们的手术经验、体会和技巧,是我国外科学的宝贵财富。读他们写的文章或专著,常有茅塞顿开的感受。一代宗师裘法祖院士,就经常著文指导我国外科工作者的成长。短短千言文,宏观上指明了外科医生的成长道路。

有幸在华北煤炭医学院听到吴阶平院士的讲演，其间穿插手术过程操作细节，很受启发。上海瑞金医院的傅培彬教授在一次外科研讨会上，十分生动地讲述了一例手术中大出血时成功止血的故事。黎介寿院士对肠瘘的研究，吴孟超院士和黄志强院士对肝胆疾病的研究，为我们开拓了科学研究和临床治疗的方向。如此的仁人志士和外科行家里手不胜枚举。前辈们严谨的治学态度，镇静自若的心理状态和沉着应对复杂局面的大家风范，无一不深深打动了我们后辈求知者的心，成为我们成长的楷模。

在学习和实践手术的过程中，我认为要注意以下几点。

1. 努力跟上腹部外科学的发展步伐　医学的发展和治疗手段的多样化，一些原来依靠手术的疾病，可以不开刀了。典型的例子就是胃十二指肠溃疡病，H_2受体阻滞药能做到"药物胃切除"，即不用手术可以获得胃切除的效果。外科病流行病学和疾病谱的变化，使手术方法和术式选择也跟着改变。随着诊断手段的进步，肿瘤的发现率明显增加，手术患者也急剧增多。早期肿瘤的手术治疗，治愈率很高；不适当的手术及意外的手术并发症，将使患者及其家属大失所望。内镜手术为主的微创手术的飞速发展，打破了传统手术的常规，对术者的技术要求有着显著的差异。内镜下手术、微创手术、介入治疗，这些手术操作与传统手术明显不同的手术方法的广泛应用，使外科传统手术的领域大大缩小了。原先的所谓"开腹探查"，在诊断手段不断完善的今天，纯粹的开腹探查已越来越少了。手术的目的性越来越明确，手术方案在手术前就制定得很缜密。器官移植手术的广泛开展使一些原先非外科治疗的患者走上了手术台，带动了腹部外科的飞跃。总之，外科学的飞速发展，使外科手术也发生了根本性的变化，最明显的改变就是手术的适应证更精准了，手术变得复杂了，对手术者的要

求提高了。难怪有人惊呼自己跟不上外科发展的新形势了。学习犹如逆水行舟，不进则退。年轻人接受新事物快，年长者如果不付出更多的努力，后退就难免了。

2. 手术刀是利器，也是凶器　手术是外科治病的特殊手段，手术也是高风险的医疗行为。外科医生就是一直在寻找把手术刀变成治病利器而不成为凶器的最佳切入点。外科医生一生都在作这篇大文章，为使手术刀成为治病的利器而努力。有的医生手术越做越熟练，成了手术的高手，让人仰慕。有的医生手术做到一定程度以后，就停滞不前，令人惋惜。有的医生始终不得手术要领，难避风险。究其原因是多方面的，除其综合素质和思想方法等方面有差异之外，手术操作基本功和操作的技巧也是不容忽视的。

那么，掌握手术技巧的好处在哪里呢？首先，高质量的手术治疗方法，对患者侵袭小，恢复快，并发症少，患者受益。其次，可以完成操作困难的手术，达到手术预定的目的。第三，解决别人处理不了的难题，救死扶伤。第四，传授出去让别人少走弯路。成功的、行之有效的技巧极大地丰富了外科手术学的内容，必将支持和促进外科学的发展。

3. 重视学习和总结手术技巧　有了外科以后，对于手术技巧的探索就一直在进行着。很多国外的外科学会都有专门的手术手技研究会，定期研讨某一手术操作的具体问题。与会者各抒己见，成功经验和血的教训无所不谈。会议纪要如实整理发表，供大家研读，雅俗共赏，各有所获。这种理论与实践相结合的良好学风，于己于人，大有裨益。国内目前虽无专门的类似研究会，但任何主题的外科专题研讨会，都不可避免地要涉及手术操作技巧问题。各医院手术科室的医生，手术前讨论、疑难病例讨论、死亡病例讨论，或是手术后的私下漫谈、外科医生的聚会、手术操作过程的回顾等，总会让人津津乐道。在这样的学术交流中，会获得很多新鲜的知

识,使外科医生逐渐成熟起来。遗憾的是,有的人怕家丑外扬,怕被人耻笑,怕上级医生批评,怕引起医疗纠纷,对自己的挫折和失败,不去分析,不去请教,讳莫如深,闭口不谈。殊不知,这种做法不仅害了患者,也苦了自己。

手术技巧的获得真可谓十人十法,各种渠道和方法都有。其实途径大致只有两种,在实践中学和从书本上学。实践,就是多操作,多练习,多观摩,多体会,多请教。从书本上学,要领会精髓,多思索,而不是死记硬背,读死书,记教条。不光学得技巧的本身,还要掌握取得技巧的方法,开拓取得经验和技巧的新途径。

先要做到三有:有德、有法、有志。有德就是要有正确的学习目的,是为了获得治病救人的技能,而不是为了名利。有法就是要有较好的学习技巧的方法,而不是瞎摸瞎闯。有志就是要有达到目标的信心和毅力,循序渐进和矢志不移。

在学习手术技巧的方法上应当注意以下几点:

一看:看书、看手术图谱、看示教手术、看手术录像、看别人手术、看别科或外院医生的手术。

二思:想他人手术操作的合理性并与自己手术作比较。思自己的手术过程,肯定成功之处,找出不足。手术是经验科学,其在工学和人体力学方面的道理需要琢磨后才能深刻理解,才能获得理性认识而上升为手术技巧。

三练:苦练出真功,熟能生巧,勤能补拙,这些古训最有助于外科医生的成长。

四问:问别人须谦恭,问自己求甚解。经过咀嚼才能消化获得营养,才能学会别人手术的经验和窍门。为巧而巧,没有真功底,往往弄巧成拙。

五用:学以致用,带着问题去学,并应用于临床实践中,既提高学习的兴趣,也获得学习的动力。就像外科手术基本操作的学习和训练一样,高于基本操作水平的外科手术技巧的学习和训练,必须是理论和实践相结合。任何技艺、技能和技巧的获得或掌握,都要经过学习-实践-思考-再实践的反复过程。所谓熟能生巧,有两重意思,熟就是要勤学苦练,巧是要有所思,有所悟,善于总结经验。

六精:要精益求精,不能半途而废,这山望着那山高。一个一个操作练精了,整体手术水平和质量上去了,也自然具有了一定的技巧。

4. 勤学苦练,做驾驭手术的有心人　有学者提出了手术艺术一词,外科手术能不能达到艺术的境界?

抛开手术的对象是人这一点不说,外科手术和其他工匠在手工操作方面是没有本质区别的,即都要用脑和手来改变工作的对象。像任何艺术一样,能为人们带来精神愉悦和具有欣赏价值、示范效应的手术,我想是存在的。周到的手术前准备,高超手术技巧下完成的无并发症且疗效佳的手术,完善的手术后处理,使患者平稳步入康复期,尽快复归社会,如此一帆风顺的外科手术治疗过程,不仅使患者满意,患者家属和亲友高兴,也会获得本科医生护士的称赞和好评,下级医生和医学生会视为楷模。观摩这样的手术和回顾手术后恢复过程,给别人带来的愉悦和兴奋,恐怕不亚于欣赏达·芬奇的《蒙娜丽莎》、倾听小提琴协奏曲《梁祝》或精读一段莎士比亚的《哈姆雷特》。

手术要做到如此的高水平不是轻而易举的。像任何经验科学一样,首先是"会",会外科疾病的诊断和鉴别诊断,了解手术步骤,懂得手术全过程,自己学会完成此手术。其次是"能",逐渐能独立完成此类手术,能处理较复杂的手术异常情况和手术后并发症。第三是"精",精于某领域或某病种的手术,有高于一般人的手术效果,有为同事们或同行们认可的成就,成为某方面的专家。第四是"绝",

有绝招,有超过别人的领先技术或手术技巧,有处理别人处理不了的难题的绝技。最后是"化",手术达到出神入化的境地,达到某方面的领先水平,即能把手术做成精品并能为人们带来精神享受的"手术艺术品"。

从"会"到"能",就是我们的临床实践过程。下大功夫的人可以达到"精"的水平,这是我们的基本目标,所谓精益求精是也。有心驾驭手术的攀登者,有人付出常人难以承受的代价,会身怀绝技,为同道们尊为领路人和争相效仿的楷模。到达出神入化境界的师者已是凤毛麟角了。总之,只有勤学苦练,一步一个脚印,才能不断攀登技术高峰。

(二)外科医生的素质与修养

有志于成长为合格的外科医生者,先要对自己的整体条件做出评估和反省,看一看自身的素质,哪一些是适合于做外科医生的,哪一些是有差距的。评估的条目很多,主要有几个方面:身体条件、智力水平、性格特征、思维方法、品德、心理素质、人际交往、人生观、价值观等。因为技术是有思想的人掌握的,手术的对象又是有伤痛的患者,唯技术论是片面的。我们强调的是技术水平、身体条件和品德修养的综合素质的提高。

理想的外科医生要具备的素质,只是人们美好的愿望,事实上很难做到完美无缺。但是我们可以通过学习、修养和锻炼逐渐达到综合素质的高水平。

1. 性格 豪放、豁达、胆大、心细、合群、热情、自信、耐劳等赞美之词,常常用来形容好的外科医生。这些性格特征,的确有益于外科医生的成长。

(1)有胆识而不畏首畏尾。所谓有胆识,就是有胆量有勇气去达到预定的目标。手术的风险无时不在,无处不有,畏首畏尾就会在遇到困难时畏葸不前。有胆量就有了前进的信心,就会想方设法找出解决问题的办法。设想在手术中突然发生意外大出血,手术者

先晕了过去,手术就难以继续;遇到血肉模糊的多发性创伤不敢下手,就会失去抢救时机;分离粘连或肿块难以切除而一筹莫展时,没有胆量就会半途而废。手术进展困难时,就是考验术者胆量和自信心的时刻,不少手术的完成,就在于再坚持一下的努力之中。果断不是妄自胆大、硬闯蛮干,是在有扎实的理论基础和熟练的基本功之后的决断和医疗行为能力。

(2)果断而不优柔寡断。在确定手术适应证、选择手术时机和决定手术术式的关键时刻,要果断,忌优柔寡断。如手术后炎性肠梗阻,一般能非手术治疗成功。过早决定手术,患者多挨了一刀,还可能出现很多严重并发症。该开的刀迟迟拖下去,如有休克的急性重症胆管炎,不解除胆道梗阻,血压就难以升上来,一味等待血压回升后再手术,就会错过手术时机,只有边抗休克边准备手术切开胆管减压,才有抢救成功的可能。手术术式的选择,常常需在手术中根据患者个体的实际情况综合分析后当机立断。重症胰腺炎开腹后,引流、规则切除、造口,哪个是适合患者的个体化方案?胰腺囊肿是切除还是内引流?胃切除做比尔罗特(Billroth)Ⅰ式还是Ⅱ式吻合?胆肠内引流还是外引流?脾损伤是做脾切除还是脾修补?肠损伤要不要做造口?如此等等,当断不断,必有后患。

(3)细心而不毛糙。细心表示事前考虑缜密,术中操作谨慎,不放过细微之处,严格按照操作要求保质保量地完成手术全过程。应该结扎的地方就结扎,须缝扎止血的就缝扎,该双扎的就双结扎。细心还表现在手术中和手术前后的处理上,对手术可能出现的各种问题有预见性,并预先设计好对策和补救方案。

(4)坚忍不拔而不气馁。复杂的手术和手术复杂的局面,往往需要有坚强的意志作支撑,有坚忍不拔的进取精神,才能坚持到底和渡过难关。一些被认为切不掉的肿瘤,换

了别人上台就切掉了;分不开进不去腹的粘连,有人居然设法进腹完成了手术。不气馁并不等于固执己见,是在有基本技术和丰富知识的基础上,开动脑筋,越过障碍而达到预定的目标,争取预期的效果。

2. 体格　体质羸弱,耐力差显然不适合当外科医生。常说外科手术是体力加脑力劳动的完美结合,任何好的技术,都需通过好脑筋和双手的劳动才能完成。对外科医生的身体条件也有要求,过高或过低的身材,过粗过大的手,或手工精细劳动如拿筷子都显得笨拙的行动迟缓者,稍一劳累就大汗淋漓者,耐热性差的肥胖者和视力有明显缺陷者,都不大适合当外科医生。

当然人的体格条件是可以通过锻炼来改善的。即使是精力充沛体格强壮的外科医生,不注意养生,嗜烟酗酒不锻炼身体,体质也会下降。既然把外科选定为终生职业,也深谙体质是外科医生的本钱,就要把加强体质锻炼列为日常生活中的计划。慢跑、球类运动或中国功夫之类有益于健康的运动,应成为自己的生活习惯。此外,像陶冶情操的音乐、艺术、文学等也应涉猎,要参加日常生活中的动手劳动,如家庭小维修,水、电、气的保修和为木工、瓦工、电工之类工匠当助手,都是有百利而无一害的。

3. 品德　外科医生是医德的最佳体现者和实践者。首先要有同情心,急患者之所急,有强烈为患者解除病痛的愿望,而不能麻木不仁,冷若冰霜。要治病也要治人,从精神上抚慰患者,取得其合作。要实事求是,如实告知病情,而不虚张声势,吓唬患者。因病情需要由患者做出手术选择时,要尊重患者的知情权,使手术成为患者及家属的自愿选择。如果手术治疗是外科疾病治疗的最佳首选方法,也要让患者做决定,要告知其不良反应和并发症。

对患者要一视同仁,认识的和不认识的,有钱有权和无钱无权的,站在你面前的都是你的患者,只有病情轻重缓急和病种的不同,没有处理上的区别。要有一颗慈善的心来从事高尚的治病救人的职业,不为利所诱,不为钱所趋,不唯利是图,也不求名图报。这种清心寡欲的平静心理,在当今市场经济中得以维系是一件难事,而一旦职业良心被攻破,就会成为名利的追逐者,往往会干出图财害命的坏事,有悖于职业道德而会受到社会和自己良心的谴责。

医德的滑坡和追逐名利,当今已发展为社会关注的焦点问题,开"野刀",野蛮开刀,小刀大开,大刀小开,不当用药和检查等常常为媒体所披露。这是外科学界的不和谐之音,我们应从中吸取教训,防微杜渐,成为良好医德的忠诚实践者。

4. 业务修养　好的外科医生是好学的模范。前人云,好的外科医生必定是个好的内科医生,这说明做外科医生的条件要求更高,知识要更全面、广泛。光有满腹经纶还不行,还要动手、训练、上台磨炼,禁得起风吹浪打,把每一次门诊、查房、手术当作一次学习和实践的机会,没有强烈求知欲和好学精神是坚持不了的。其动力就是掌握治病救人的技能,其目的就是用自己的劳动换取患者的康复。

好的外科医生是临床实践的模范。每个出血点都要止,而十余种止血方法却未必能止住异常出血。这个外科手术中最简单最常用的止血技术,不到退休休刀之时,不能自言解决了出血问题。这说明实践是外科医生一生的活动内容。对外科疾病的讨论和分析都需要通过实践检验,每一技术、技巧包括手术经验和窍门,都要通过实践获得,通过实践表达。高谈阔论是代替不了手术的。

好的外科医生是尊师重教的模范。外科技术是一步步提高的,离不开导师指导和传授,哪怕是台上的训斥也能让你成长进步。因此不能靠独自凭空摸索,以免重蹈失败覆辙。有了经验后,也要带教年轻医生,使一个科室整体水平得到提高。教学医院的导师制和三级医师负责制能很好地规范医生行为，是一项好制度。不尊重老师，想冒尖出风头争"一把刀"的事仍时有发生，尽管产生此类现象的外因不少，但主要还是医生个人的素质问题，综合素质的提高应常抓不懈。

好的外科医生也应是修正错误的模范。外科医生不可能是一辈子无失误的神医，除非你不上台手术，否则失误和并发症就会缠绕着你。智者能吸取教训，举一反三，少犯错误，愚者则同一错误一再发生。暴露错误是难堪和痛苦的，掩饰之心人皆有之，但与鲜血和生命的代价相比，自己的"面子、声誉"所值几何？犯了错误应深刻反省，并及时改正。

好的外科医生还应当是善于思考的模范，勇于创新的模范，是接受新事物、不断总结经验教训的模范。

综上所述，当一名外科医生不难，但做一个好的外科医生真难。可以说没有一个外科医生不想做好医生，那就让我们付出艰辛的劳动，刻苦学习和认真实践，把理想付诸每天的行动中吧！

二、对手术中的不当行为说"不"

正像车站广场前卫生维护队员一样，只要一看到有人乱丢杂物或随地吐痰，走上前去就说"不"，还会要你当场认错立即改正。我们在手术前到结束后的每个环节，只要出现不规范或不当的行为，发现者就要敢于直说"不"，特别是对手术要负完全责任的手术者或手术室内最高年资的医生，要用正确的行为来规范人们的每一个动作。当然并不是每次批评都是百分之百正确和得体，何况各人对手术操作的理解和认识也不一致，但对来自对方的说"不"，当事人要有为之一震的冲击感、有则改之的勇气和无则加勉的胸怀。

现将收集到的常见的和公认的不当行为罗列如下，如果你也认同，那就让我们一起对它说："不"！

(一)基本素养

1. 不得违背医学伦理去做手术 把不该开的刀开了，把不该切的切了，把小刀开大，把病灶留下一半，为自己写文章攒手术病例，诸如此类违背医学伦理的手术是不允许的。科室要建立手术的分级管理，实施上级医师的监督和评价制度来杜绝此类事情的发生。

2. 不做连自己都不放心的手术 哪些步骤堪称杰作，哪些步骤已成败笔，可能别人无法知道，只有手术者对自己的手术质量最了解。使你忐忑不安的手术，常会出乱子。

3. 不随意放弃原定的手术方案而降低手术质量 怕下不了台或不愿承担更大的风险，草草结束手术，缩小手术范围，随意关腹了事，是没有尽职尽责的表现。

4. 不能只盯住手术野而不顾及患者的整体情况 因为它违背了一个基本的治疗原则：任何治疗方法都不能以牺牲机体整体利益为代价。

5. 再熟的手术也不得大意 世界上没有绝对相同的事物，何况是千变万化的疾病。如果我们成了经验主义者，进步就不会再有，失误就会接二连三。

6. 手术中不要一遇困难就打退堂鼓 很多时候胜利就在于再坚持一下的努力之中。

7. 不打乱手术进程，不破坏手术节奏 手术的节奏含义甚广：手术术式、手术步骤、手术层面、术者和助手动作的协调、麻醉和护士的配合、患者的耐受力和全身情况、手术者的信心与心境等。手术室的每个人都有破坏手术节奏的可能且有一定的理由可以申述，比如一句不当的话、一个错误的动作、一个不合时宜的电话等。但从顾全大局和保持手术节奏出发，对自己的行为要有所检点，三思而后言、三思而后行。

8. 手术中不要一意孤行　虽然不说所谓最佳手术术式,但具体到一个患者的某一种疾病的具体化手术术式和方案总有一种是最合适的,固执和偏见常常把主观意见确认为首选。如果对失当的行为一意孤行,可能会铸成大错。能倾听别人的意见和勇于修正错误,也是一种自身修养的美德。

9. 不为标新立异而独出心裁,随意翻新花样　更新、改进和发明除了有灵感之外,还要有反复的试验。随意的翻新本身就不是科学的态度,在患者身上试验就更荒唐了。

10. 不要忘记有时候撤退也是一种有益的选择　我们都想把癌瘤全部切除,当完成这种根治手术会危及患者生命的时候,或者手术并不比其他抗癌疗法有效的时候,终止或缩小手术是明智之举。

11. 不图毛糙快　要知道正规的操作才是最省时的。

12. 不要怕修正自己手术中的错误　手术者担心承认错误会承担责任或失去面子,可执行错误手术的结果是需要患者付出健康和生命的代价,孰重孰轻?

13. 遇事不要慌张　手术风险存在于手术的全过程,只有冷静应对手术意外如出血、损伤、患者全身情况的突然恶化、麻醉意外等,才能采取相对正确的处理办法,适时避免风险。

14. 不要过分在意手术时间　手术中不断看壁上的挂钟,既分散本人的精力,也影响别人的情绪。如果想与别人攀比手术时间,总认为越短越好,其实是进入了一个误区。手术质量中,手术时间并不是重要的指标。

15. 相同的错误不要重犯　没有人手术不犯错误,有了失误和失败,也是可贵的手术经验。如果对自己的错误视而不见,类似的事件一再发生,会使人怀疑你医德和品质出了问题。

16. 再手术需要慎重但不要犹豫不决　再手术的时机和术式选择是个难题,需要及时进行危重或疑难病例讨论确定。因为手术难度加大和不确定因素很多,需要手术者的果敢和勇气。畏缩不前和犹豫不决会错失再手术的最佳手术时机。

17. 不顾手术后生活质量的手术有害无益　以新的创伤和牺牲组织为代价的手术,目的是要换取健康,而有尽可能好的生活质量是健康的最基本内容。失去这一点,手术的目的就会变得苍白。

(二)学习与提高

1. 手术前不要忘记翻书　手术前翻翻书,哪怕是浏览,也是好处多多,你会系统复习一次手术步骤;你会自觉或不自觉地和手术患者的实际联系起来有重点有目的地解决一些问题,获得意外的活知识;你会发现你以前忽视的问题而有所觉悟,如此等等。

2. 不要好高骛远　循序渐进是学习的基本规律。

3. 不忘观摩别人的手术　别人总有高于自己的地方,哪怕是自己的学生或下级医生。

4. 不能光靠手术录像学手术　看手术录像是一种很好的学手术的方法,但光靠它不行,眼睛熟要变成手熟才行。

5. 不要忘记到相关科室学习他人的手术技巧　普外科要学习外科其他各专业的技术,特别是胸外科、泌尿外科、妇科、血管外科,还有小儿外科、骨科、脑外科的技术也要去看去学。宽广的知识面和全面的手术技能是提高手术质量的基础。

6. 不得做花里胡哨的手术动作　华而不实的事,不要说是手术,就是日常生活中也是忌讳的。手术是一针一线实实在在的事,而不是做给别人看的表演。

(三)爱护患者的组织与器官

1. 不得随意粗暴处理患者的组织和器官　麻醉后,患者的一切就交给你了,像爱护自己眼睛一样爱护患者的器官和组织是医疗道德的要求,必须严格遵守。

2. 不用电刀切肠管 电刀切开处的周围有数毫米的烧伤区,而这里就是吻合口所在,蛋白凝固和组织缺血,是缝合不全的罪魁祸首,不要图省事而用电刀切割柔嫩的肠壁。

3. 不得让肠管干燥 肠管浆膜干燥是手术后肠粘连的重要原因,应予以防止。

4. 不要忽视对周围器官和组织的保护 病灶周围器官和组织被污染也好、癌细胞扩散也好、不慎被损伤也好,都是与本次手术目的相反的,一旦发生就是失误,想方设法保护好器官和组织是手术中的一项重要内容。

5. 不能随意把肠管拖出切口外 即使没有肠系膜和肠壁的损伤,浆膜的擦伤和干燥也会成为肠粘连的发源地。

6. 不得损伤不切除的器官和组织 就是要切除的器官也不得人为造成新的损伤。

7. 胃大弯处理 处理胃大弯不得过分牵拉胃脾韧带,那样会发生脾下极的损伤。

8. 手术当前能做的事不要丢到以后再做 如果丢三落四,把手头能做完的事放下来,到处开辟战场,肯定会影响手术的进度和效率。其实按一定的步骤一步步做下去,没有过多的废动作,看起来慢,总时间并不多。而到处都是半截创面,还要一个个去收拾残局,浪费的不仅是时间,还有患者的鲜血。

(四)基本操作

1. 不忘无菌手术发生感染是外科医生的耻辱 你有很多理由说明切口感染不是你造成的,但你不得不在医院感染记录上签名,切口感染率下降也是"匹夫有责"。

2. 戴口罩 口罩上不要露出鼻子,那样会明显影响你的形象。

3. 颜面部 颜面部不要离手术台太近,那样既会造成污染,又会遮挡手术野。

4. 不乱丢乱放脏纱布 一个不经意的动作常常会使污染或感染扩散。

5. 不要忘记换下破损的手套 戴手套的双重意义会因其破裂而丧失。

6. 缝皮前不要忘记洗手 为的是不把污染带到切口内。腹膜有吸收和自洁功能,而腹壁却是细菌滋生的土壤。

7. 不要忘记消毒接触黏膜的器械和手指 不可小视消化道内容物的污染,手术者如果不注意预防污染的各个细节,就不能制止其他人的错误做法。

8. 擦拭胃肠腔内的纱布不用第二次 如果要用第二次的话,用过第一次后的脏纱布你会放置在哪里呢?你也不能保证哪块脏纱布不会碰到洁净的地方。

9. 吸引器有菌的和无菌的不能混用 两套吸引管道虽然未必都能做得到,但却是防止手术野污染的有效手段之一。

10. 不用标注不明或过期失效的一次性材料 那样做是危险的,有可能造成感染或手术失败。

11. 不做不确实的结扎、不打滑结 滑结和连自己都不放心的结扎,手术中被用得太多了。如果你不相信这个说法,可以在主治医师中来一个检验。幸亏其危害没有那么严重,即使是出现少见的线结滑脱,也分不清是谁打的结,一概由手术者承担责任了事。我们自己也来检测一下,是不是有时也会打成滑结,如果是,现在就纠正吧。

12. 打结时不要断线 断线原因有三:线不结实、用力过大和线结方向不对。上台就要试一下线的拉力,护士要对此负责。不同的线要用合适的力,正确的打结方向才不会产生剪切力。

13. 不用太粗的线结扎 可有用放牛的粗麻绳来系米口袋的?小血管和静脉的结扎只有细线才扎得牢。

14. 不要在打第一结时双手就交叉 单手和双手打结时,收紧第一结的双手在止血钳的两侧时,手术视野开阔,能直观结扎的全过程。一开始就交叉双手,会挡住自己和助手的视线,自己和对方都不方便。

15. 用合成线结扎时不要忘记打三个结　纤维合成线的表面摩擦力没有编织的丝线大,为防滑脱打三个结较为可靠。

16. 不得大块结扎大网膜　不主张大块结扎是因为组织缺血坏死量大,结扎不牢,血管没被扎紧,出血和血肿常有发生。

17. 集束结扎线不得剪得过短,吻合口线不要剪得过长　前者是防线结松脱,后者是减少异物残留。

18. 结扎时不得牵拉组织　以防撕脱组织造成更大的损伤和更严重的出血。

19. 外科医生都不得放弃练习打结　这是俗话"曲不离口、拳不离手"在外科医生身上的体现。外科医生停止手术基本功的训练,只能在歇刀不再手术之后。

20. 不得放任活动性出血　能减少总出血量,使手术野清晰。

21. 不因出血点小而疏于止血　术中低血压会使开放的小血管不出血或少出血,血压回升后这些出血点就会成为祸害。

22. 不要忘记全身和局部易出血因素的存在　手术前准备时,全身性出血因素应尽力纠正,至手术中发现不明原因的到处渗血为时已晚。局部水肿、炎症或粘连也易出血,在这样的病理组织分离或吻合容易发生并发症。

23. 意外的出血不得乱夹乱扎　乱夹乱扎出血部位既不能止住血还会造成副损伤,有害无益。可以先用压迫方法止血,冷静一下后再设法找出血点。

24. 不要忽视器官断面的出血　实质器官的断面出血会招致积血和感染,酿成更大的出血或脓肿形成。既然断面处理有缺陷,也可能有胆汁、胰液等漏出,不可等闲视之。

25. 不用纱布搓擦出血部位　即使能自行凝血,也会被擦去血凝块而再出血,往往越擦越多。可以用纱布蘸去积血或用吸引器吸出积血再找到出血点止住。

26. 在确认无出血之前不得关腹　这是确认止血彻底与否的最后机会,不要放弃。

27. 缝合时拔针抽线不要过快　过快拔针不容易保持圆针走行在同一条弧线轨迹上,会造成撕裂或切割。

28. 不对脾脏随意下针乱缝　脾脏包膜薄易碎,血窦含血丰富,针孔的出血也会带来麻烦。

29. 缝合不要过紧过松、过疏过密　这是吻合口愈合的必要条件和预防吻合口漏的措施。

30. 不得用器械吻合来掩饰自己缝合技术的拙劣　高位的食管胃(或空肠)吻合和低位的直肠结肠吻合是需要手术功底的,就是高手也有缝漏的时候。指望自动吻合器来替代手工缝合并不现实,就是吻合器的口径适合,也要人来操作,何况吻合器也存在缝合不全的问题。基本功是最基础的技术。

31. 不要认为吻合器都是好的　器械吻合的不安全因素较多,要严格检查吻合效果,包括吻合口耐压试验。

32. 手术切口不都是越小越好　追求常规开腹手术的过小切口,是与微创手术不同的两个概念。微创虽然是小切口,进腹后却是大视野。单独追求过小的切口,得到的是更小的视野,有时会漏诊、误诊,止血不善、缝合不全、切除不彻底、副损伤等各种问题会接踵而来,可谓得不偿失。

33. 不要死拉钩、拉死钩　反过来说是拉活钩,即拉钩的松紧深浅是随着手术者的操作部位和需要而变动的。活拉钩是指拉钩的人要动脑筋,要根据手术者的意图不断调节拉钩的部位、方向、角度和力量。手术者指责你死拉钩不是恶语,是要你动脑筋、活起来。

34. 不要将创口和内脏裸露在外　有人测算在强照明和温暖的手术室里,腹部切口的蒸发量会有上千毫升。

35. 大棉垫的系带不得塞进腹内　以防

止忙乱中将其遗留在腹内。

36. 不得在眼睛看不到的地方钳夹 盲目的深部结扎常会有错。

37. 不在一处做过深的游离,不在小视野内盲目操作 太深的分离面过于狭小,分离的效果很差,进度也很慢。钝性分离容易撕裂组织,锐性分离难以下钳结扎。在狭缝中分离组织常常发生副损伤,一旦发生意外出血,非常难止血。

38. 不要闲置左手 练习左手的协同操作是一项重要的手术基本功。左手为右手的操作开道:探查、固定、显露、对合,总是先于右手一步。充分活用左手是外科医生的基本功之一。

39. 游离肿块不得孤军深入,要学会打包围战 总是从容易的地方或薄弱的环节上突破,逐渐扩大游离面,最难分离的地方放在最后,手术的主动权就会一直在自己的手里。

40. 开腹后探查不得马虎了事 漏诊和误诊造成的伤害不仅是患者,也包括手术者自己,因为有医疗责任要你去承担。

41. 探查不得从病变部位开始 只有从正常部位有顺序地探查,才能明确病变部位的位置、性质、与周围器官的关系,决定处理病灶的方法,减少病变的扩散或损伤。如果急于从病灶下手,若不了解其与周围的关系,有时会骑虎难下,非常被动。

42. 手术探查不得"翻箱倒柜",费时过长 全腹腔探查对患者的血流动力学影响很大,特别是血压的波动明显。长时间的探查不但患者忍受不了,手术组成员特别是麻醉师也会有意见,手术会失去方向和目标。迅速有效的腹腔探查是一门学问,自己要用心领悟。

43. 术中不得忽视出血颜色的变化 失血过多、缺氧、心肺功能不全都会立即反映在血液的颜色变化上,如果视而不见,常有危险发生。而发现这些变化的却常常是助手和麻醉师,因为主刀人太专心于操作了。

44. 引流管头部不得靠近吻合口 这是防止吻合口漏的措施之一。硬的导管会压迫吻合的胃肠壁,持续的负压吸引也会使胃肠壁被吸附而损伤。引流管端口要离开吻合口2~3cm。

45. 引流管固定线不要离皮肤太远 防止引流管在固定线的下方被拉出。

46. 引流管不要从原切口引出体外 应该另开口引出引流管。引流物从原切口经过,会把污染物或感染的体液带到切口处,发生切口感染。

47. 不过分相信和依赖引流管 就是弥漫性腹膜炎,经过严格的腹腔清洗后也有人不放引流,且腹腔感染率并未升高。彻底切除病灶和大量盐水清洗腹腔的方法是主动的预防性措施,而放置引流是被动的、补救性措施,不能用被动的补救来替代主动的预防。

48. 该放的引流物不要犹豫 不要怕引流会延长住院时间、会留下瘢痕、会有并发症,而把应该放置引流的放弃了,这是因小失大。

49. 吸引器负压不得太大 负压太大并不能提高引流效果,它会使引流管壁闭合、液柱中断,也会吸附住大网膜和肠管壁,造成副损伤。

50. 不在癌肿上操作 因为没有任何一种手术术式是在瘤体上操作的,违反这一原则是不可原谅的错误。

51. 不随意扩大癌根治手术范围 无限扩大癌肿的手术范围,以为这样会提高根治癌症的效果,只是一厢情愿。随意扩大根治手术范围的并发症很多,往往会抵消或大于其手术效果。

52. 不用手直接接触肿瘤 无瘤化手术受到越来越多人的重视,有的用敷料包裹肿块,有的用医用生物胶涂布等。现在,你再用手接触肿瘤,会当即受到指责的。

53. 不要忘记肿瘤的综合治疗 肿瘤到了外科常常是好像只有手术一条路似的。不同癌肿的手术指征和手术时机也不一样,有的癌肿先做化疗或放疗再手术为好,有的并不适宜手术治疗。外科医生应是执行肿瘤综合治疗方针的模范,包括手术后的综合治疗和随访。手术结束后用蒸馏水清洗腹腔,或做一次腹内化疗,也是无瘤化措施之一。

54. 止血时血管钳不要张口太大　第一是没有那么粗的血管让你去夹,第二是开得太大很碍事。

55. 圆弧刀片不用刀尖,尖刀片不用刀腹　圆弧刀片只能用刀腹做切开操作,尖刀片是专为用刀尖挑开小的切口而设计的,用于长的切开难以切深和切直。

56. 持针器长轴不要和切口长轴成角　如成角,缝合线打结后就难与切口长轴或吻合口边缘垂直,针距就会一边宽一边窄,影响愈合。

57. 不得将带钩的器械用在腹内操作　目的是防止副损伤。

58. 手和器械不得放在患者的胸前　以防影响患者的呼吸或造成局部受压、缺血。

59. Ⅱ类以上的手术要在术中计测出血量　手术出血量的多少直接关系到患者的安全。最有效的计算出血量的方法就是将擦血用的纱布称重量。

60. 选择损伤小的术式　优先选用创伤小的手术术式,把微创手术放在首选,这是外科发展的趋势。

(五)手术组成员

1. 手术者自己做不到的事不要要求别人去做　身教重于言教。

2. 不要把手术野显露不好的责任归罪于助手　手术野与体位、切口、拉钩、游离和止血技术都有关系,助手只有在拉钩、固定器官或组织等方面起作用。不当的责怪对助手会有负效应。

3. 手术者不要忘记助手的存在和重要性　忽视助手的存在,不要助手帮忙,助手也

会消极起来,那样以后的操作就会别扭。

4. 术者不要忘记手术护士和麻醉师的存在　他们在另一个范围内保障着手术安全、顺利地进行,发挥着手术者不可替代的作用。

5. 手术者不要忘记把手术术式告诉护士和麻醉师　虽然手术通知单已经载明,还是手术者亲口告知他们为好,既是尊重又能当面讨论,何乐而不为?

6. 不要随意推迟手术时间　除非有正当的理由并及时告知手术室和麻醉科,才可以暂停或推迟手术时间,因为它牵涉到医生的信用问题。

7. 手术者不要在助手洗手后才来到手术室　那样会拉开术者和助手之间的距离。

8. 训斥助手不要体罚和唠唠叨叨　是非明确,点到为止,尊重别人是美德。体罚和唠唠叨叨之类家长式教育方法不会受欢迎,负效应也大。

9. 手术者虽然可以训斥他人,但不要发怒　发怒会使别人难堪,自己的心绪也会搞乱。

10. 不要乱扔护士递错的器械　手术护士一旦紧张起来,不顺手的事会越来越多,你摔出去的器械也越来越多。为什么不可以幽默一番?

11. 不忌讳在自己为难时请上级医生来协助完成手术　有很多原因会使人不愿请别人来帮助自己完成手术,有的怕丢面子、有的怕丢功劳、有的是人际关系紧张、有的是自恃有能力等。其实反过来一想,请别人就是为了以后不请人,为了患者来请别人,是敬业和谦恭的表现。

12. 不忽视手术前向家属交代手术相关事项　这一条必须严格遵守,以取得患者及家属的合作。因为治疗不是医生一方的事,很多治疗措施包括心理治疗是靠患者及其家属的努力来实现的。与他们交流越充分,就越容易取得配合和谅解。

13. 手术中发现新病情不要忘记告知患者家属　手术者或助手应及时把手术中发生的意外和发现新的需要外科同时处理的病变告知家属，并征得同意后再进行必要的手术处理，当面把知情权和治疗选择权交给患者及家属。忽视了这一步就会留有后患。

14. 不要逃避手术　该做的手术一定要做，除非是患者及其家属反对，即使那样也要留有记录。怕风险和怕出事故而逃避手术也是有悖于医德的。

15. 不做无目的的手术　在各种检查手段和影像学检查普及的今天，再以剖腹探查的诊断进腹就说不过去了。

16. 不过高估计自己的实力，贸然做自己不会的手术　如果你想跨越自己的手术类别的纪录，最好有"监护人"和"保驾者"，患者的安全是第一位的。

17. 不得从手术开始就慌慌张张　强调稳扎稳打，不要人为造成紧张，因为手术本身就是紧张的脑力劳动和手工劳动。

18. 不要疏于倾听手术前后患者的主诉　这是发现和解决问题的第一手资料。

19. 不要疏于倾听手术组成员的建议　要记住"旁观者清""兼听则明"的古训。

20. 关腹前不要忘记清点纱布和器械　万一遗留异物在腹腔，则是你一生的耻辱。

21. 术后不得拖延手术标本的处理　手术标本腐烂或自溶要追究责任。

22. 决不能丢失手术标本　手术切下的标本是手术成果的一部分，是确定性诊断的权威性材料。丢失手术标本是无可争议的差错或事故。

23. 不要以任何原因解释没有在手术后就写下手术记录　手术后的放松如果到了连手术记录都不想写的地步，那就放松得过了头。病房值班人员如果不知道患者的手术情况和手术人员在手术室里都做了些什么处理，后续治疗很难衔接起来。

24. 不要由别人代下手术后医嘱　手术后医嘱要相对完整、切合患者的实际。代下医嘱的人少不了要征求你的意见，其实你并没有省时省事。

25. 不要忘记手术后当晚的查房　养成手术后当晚查房的良好习惯，虽然花费了你的一些时间，得到的却是你和患者的一夜好觉。

26. 下台后不要忘记对手术全过程的回忆和反省　这是一个良好的习惯，有人把写手术后记录和回顾手术过程联系起来，事后常常会发现手术中的不足或失误，会提醒自己手术后采取适当的补救措施，挽回手术缺陷带来的损失，也为自己今后手术积累经验和教训。

27. 助手的视线不要离开手术者的左手　手术者的左手才是他的"第一助手"，助手若能起到手术者左手的作用，如显露、固定、止血等，就是一个很称职的助手。助手要是盯住手术者右手的操作，有时候会帮倒忙。当然我们还是要把手术野全部纳入自己的视线才好。

28. 助手不能遮挡手术者的视线　这是术者批评助手最常见的理由，想少挨斥责者就要先做到这一条。

29. 助手不要忘记先洗手　这标志着手术程序已启动，护士、麻醉师会自觉地配合。

30. 助手不得怠慢手术野的显露和手术现场的清理　这是助手的主要任务，其他的动作应该听从手术者的指令，不要自己做主。

31. 开放消化道管腔时，助手的手不要离开吸引器　便于随时吸出外溢的消化道内容物。

32. 术者在用刀剪时助手不得乱动其操作部位　特别是在精细操作时，保持稳定的操作面能使操作准确，避免副损伤。手术者全神贯注操作时，最怕别人动来动去。

33. 术者征求助手意见时，助手不得闪烁其词　明确表态后，术者就有了选择的余地。

34. 未获允许助手不要伸手探查或伸头探视　如果助手想看，就明确向手术者提出要求，术者会在合适的时候满足助手的要求。自作主张伸头探脑会引起术者的不满。

35. 不要接触手术者身体　那样手术者会不自在，也会分散其注意力。

36. 手术组人员分工不能含混　分工不清是造成手术混乱和手术组人员之间矛盾的主要原因。这种现象容易发生在手术者是助手的后辈或学生，既然放手让他主刀，最好就让他做主刀的事。在他有不当之处时要善意提醒，有困难时及时替他解决，但要保持适当的耐心。如果年轻医生没有达到相应的水平，最好不要过早让他当主刀。

37. 手术室内不要废话连篇、喋喋不休　清醒的患者会很反感，不当的言语或误解还会引发手术后纠纷。在手术顺畅的时候，废话就多起来，有的人还想哼小曲，这是很忌讳的。

38. 手术前夜不酗酒、不过劳、不熬夜　手术是何等艰苦复杂的劳动只有外科医生自己知道，战前应养精蓄锐。

39. 不将私情杂念带进手术室　即使自己家中出了事，只要上了台，就要忘掉它。情绪是有感染力的，情绪也是可以调节的，我们要学会控制自己的情绪，因为医生不良的情绪除了伤害自己以外还会伤害患者及其家属。

40. 不要在手术台上评价同事的手术水平高低　不合时宜地乱评价别人，会使更多的人的友谊和情感受到伤害。

41. 不要破坏手术组人员之间的和谐气氛　和谐的、团结的气氛来之不易，人人都要珍惜它。

42. 手术人员的视线不得从手术野游出　那样会令手术组其他成员失望和反感。

43. 不要不吃早餐就踏进手术室　因为人的精力是有限的。

44. 进手术室不要忘了关手机　正是因

为它的害处越来越被认识，卫生部才做出这项要求的。

三、手术质量、手术风险

虽然目前还没有一个完整的手术质量评价标准，但手术质量的高低是客观存在的。现在的一般医院或科室，尚未开展手术质量监测、评价与管理，这是医疗质量管理中的遗憾。随着人们健康意识的增强和提高，新的医疗事故处理条例的实施，这种对手术质量缺乏监管的状况将会得到改变。

不当的手术操作或失误，轻则引起诸多手术后并发症，重则致残致命。一组 523 例医疗事故统计表明，大外科患者占 71.51%，其中因手术失误所致者占 45.27%。我们经历的医疗纠纷和医疗事故中，外科手术患者占 80% 以上。可见外科手术操作的质量不仅影响疗效，关系到患者生命与康复，还影响着医院医疗秩序和日常医疗工作的稳定，它理所当然地应该受到人们的注视。

手术既然是脑力劳动和手工操作的共同成果，就存在着客观和主观因素带来的风险。即使按正规操作，也会因为患者全身情况和解剖变异、病理改变而出现意外的病情变化。手术医生不仅要保证手术质量，也要在围术期间，努力规避手术风险。

手术引发的医患纠纷之所以频发，也是因为患者及其家属对手术质量的不满意、对手术风险的不认同和对手术后结果的不满意等原因引起的。医生与患者及家属的沟通、交流不够，没有尊重患者及其家属的知情权和治疗选择权，服务态度和医德的缺陷，以及手术操作的失当和防范手术风险不力等，也会引发纠纷。通常，只要医患双方有诚意，医疗纠纷是可以通过调解来达成和解的。医疗事故则不同，它是因医疗行为失误而起的致伤致残致命，而这些不良后果原本是不应发生或可以避免的。即使患者家属没有发现，没有提出异议,即使手术医生采取回避、否认的态度,医疗事故也是一种客观存在的既成事实。国家已在法规上对医疗事故做出明确的界定。处于风险作业之中的外科医生,应当认真学习和领会新颁发的《医疗事故处理条例》的精神实质,并逐渐探索出减少和杜绝医疗事故发生的办法,将其贯彻落实在自己的职业生涯中。

(一)手术质量的影响因素

手术,作为一种治疗疾病的方法,有其明显特点:①手术操作是一次性医疗行为,手术结束后其结果有其不可改变性。②手术是有创的,是对正常组织的额外损伤,也会影响病人全身情况和安全,因此手术必须有明确的指征,不可随意决定使用这种治疗疾病的方法。③手术是一组人的共同劳动成果,每个人的工作质量都会影响最终的手术效果,因此必须有严密的组织性,要有协作精神。④手术质量的影响因素极为复杂,控制手术质量显得十分困难,不确定和变化的因素太多。因为社会只承认最终成果,易忽略非手术者以外的质量影响因素。⑤手术是否进行和手术如何进行的决策,只能在少数医生之间进行讨论,像急诊手术之类还必须在有效时间内做出决断。片面、主观等思想方法和意识形态的缺陷也容易影响到手术的结果。手术质量与术者的综合素质关系密切,即人为因素会直接影响手术质量。⑥因上述原因,手术风险的客观存在和防范风险的意识与对策就显得很重要。总之,手术就像多人驾驭的一只航船,要达到胜利的彼岸,全体手术人员必须同舟共济,通力合作,经受风浪的考验。

可以用一个疾病的手术来分析手术质量的影响因素。如腹部外科的重症急性胆管炎(ACST),在急诊手术过程中,影响手术质量的因素主要来源于以下几个方面。

1. 人的因素

(1)病人方面:全身状况、病情严重度、并存疾病、病程、治疗经过、手术耐受性、心理反应等。

(2)医生方面:性格、医风、心理状态、手术技术、业务综合素质、人际关系等。

(3)病人家属:配合与理解、对结果的期望值,医疗费用承受能力等。

2. 物质影响因素　医院的硬件设施完善程度(医院级别、手术室条件、医疗设备、器械器材供应、监护设施、ICU、应急措施、药品供应、血源、后勤保障等)。

3. 管理水平　各项手术制度的执行情况(如会诊制度、术前讨论制度、手术分级管理制度、手术申报制度、查房制度、三级医师负责制、业务学习和继续教育制度等)。科室管理和医疗质量管理和责任追究、医疗纠纷差错、事故处理方法等也间接影响手术质量。

以上诸因素交织成网状,相互影响,形成一个复杂的手术质量控制体系。

(二)手术质量的管理方法

1. 组织管理　根据医院规模建立手术质量管理组织,有的已成立质量管理科,有的从属于医务科或大外科,有专门人对全院手术质量进行监测、评价、分析,并将结果反馈给临床。就像我们控制医院感染一样,成立了医院感染管理科后,纷杂的医院感染影响因素也得到了有效的控制。有专门组织管理手术总体质量、单病种手术质量和医生个人手术质量,肯定会使手术质量得以提高。

2. 完善各项医院质量管理制度　把已定型的有效的好的制度引入手术质量管理体系之中,如手术分级管理制度、术中会诊制度、手术示教和动物实验管理办法、手术中应急预案、医师分级管理制度、继续教育导师制度、手术文书(记录)书写规范、再手术规定、术前讨论制度、重危病人会诊制诊、死亡病人讨论制度、新手术请示制度和新材料器械使用管理办法等。

3. 进行实时监测评价和跟踪调查　如

外科病人治愈率、危重病人抢救成功率、无菌切口感染率、手术并发症发生率、手术死亡率、单病种手术质量对比分析、平均住院日、入院至手术时间、输血量统计、医院感染发生率、平均单病种费用支出数、病人及家属满意度调查等，都是很好的质量监测指标。要不断增加和完善监控指标，逐步筛选出高效的有普适意义的手术质量评价指标体系，并建立长期跟踪调查体系，收集大量信息做出分析，用以提高手术质量管理水平。

4. 发挥学术团体的作用，开展学术活动　手术技术的研究和手术质量的提高，也要求学术团体组织广泛的学术活动。如日本，早就有手术技术研究会，定期确定主题专门讨论手术技术问题，达到百花齐放，百家争鸣，推陈出新的目的。国内外科学界目前尚无专门的外科手术技术学组，但在各种专业会议上，仍不乏以各种形式讨论一些手术中遇到的技术问题，交流手术心得。而且这种知识与技能的交流，更能唤起外科医生的共鸣，引发同道们的兴趣。可以预想，因为没有明确的主题或以专题形式讨论，往往不能深入。相信外科学界是会以不同组织形式和方式来讨论和研究手术技术的。

(三)规避手术风险

手术风险来源于各方面，属于病人方面的有疾病的危重程度、复杂性，有手术反指征存在、解剖结构的变异、手术的配合、强烈的手术应激反应、过敏体质、罕见的血型、麻醉的意外、重要脏器潜在的功能障碍、手术的复杂程度、手术时间过长等。属于医疗方面的有手术前准备不足、不当输血、手术时机和术式选择不良、不满意的麻醉、显露不良、意外损伤、异常大出血、手术操作失误、责任心不强、硬件不完善、消毒不良、违反操作规程等。手术风险是客观存在的，也有人为的因素。规避手术风险首先要消除人为原因造成的风险，尽可能化解客观存在的风险。

1. 化解客观风险　手术前准备的目的就是对各系统各脏器的功能进行必要的检查和支持，提高病人对手术的耐受性。要毫不懈怠地进行充分有效的术前准备，从精神上安慰病人，消除恐惧，治疗并存的慢性疾病，给予营养支持，预防感染，尽可能消除手术的反指征。术者严格按手术操作规范进行，努力提高业务素质，包括手术技术。由于客观存在的风险是事先可以预料的，如慢性病人的手术耐受性、外科病人营养不良及免疫性低下等，会引发很多手术并发症，因此术前就要将手术风险告知病人及其家属，在办好手术签字手续后才能开始手术。外科医生一般都会认定手术治疗方法的有效性，但不要诱导病人只接受手术治疗这一种方法，把手术选择权真正交给病人。这样，病人和家属也会对自己的选择负起责任来。

2. 消除人为因素造成的手术风险　这是如何减少手术失误和并发症的复杂问题。应该说没有外科医生会有意造成手术失误或并发症。但知识和经验的不足，偶然的疏忽或意外造成的医源性损伤，后果往往是严重的，术者也应该为自己的失误承担应有的责任。因此，认真学习外科基本理论与知识，紧密联系临床实践，不断扩大知识面，苦练手术基本功，积累丰富的手术经验，是规避人为因素造成的手术风险的唯一途径。作者们撰写本书的目的之一，就是想和同道们交流手术心得和经验，为青年医生增长规避手术风险的才干。可以说，外科医生从他上班的第一天起，直至歇刀离开临床，没有一天不在学习，没有一天不面对风险，没有一天不经受体力和精力的磨炼。之所以有的外科医生很称职，是因为他付出了比别人更多的体力劳动和脑力劳动。外科医生要给自己定一个目标，定一个阶段成长计划，定一个实现长远目标和阶段成长计划的具体措施，用毕生精力在临床上实践从"会"，到"能"，到"精"，到"绝"，到"化"的全过程，使自己成为一个真正的临床外科学家。

四、手术质量的监测和评估

目前,手术质量的监测和评估在绝大多数医疗单位基本上还处于思想意识层次上,临床实际应用尚少。偶尔测评,也是比较粗糙、空泛。主要原因是手术质量评估涉及内容繁多、缺少量化指标、难以确定各要素比重。然而,只有对手术质量进行有效监测和评估,方能了解手术质量的高低,发现各方面可能存在的问题,并加以改进、提高,乃至创新。因此,目前迫切需要建立一种简便易行、并可量化的评估标准。以下分别介绍三种评估方法。

(一)要素评估

手术质量是医疗质量的重要内容,由人员、手术技术、仪器设备、药品物资、思想作风、规章制度和技术标准等要素组成。其中手术人员的知识水平、手术技能和服务态度对手术质量起决定作用。手术技术高低直接影响手术质量,仪器设备以物质形态反映技术的水平,药品物资是医疗质量的重要基础和物质保障。思想作风不但代表医疗单位的外科形象,更直接对病人产生心理影响。规章制度和技术标准是手术质量的保障措施。因此,可从以上几个方面对一个医疗单位或外科医师的手术质量进行检测和评估。

1. 人员及手术技术 狭义的人员主要是指实施具体手术操作的外科医师,广义的人员泛指所有参与手术医疗活动及为其提供相关服务的医务人员,包括手术医师、麻醉师和手术室护士,甚至包括手术室管理者和提供专门服务的工人等。术中良好的镇痛和肌松效果、细致准确的监测和处理是手术成功的前提。手术者与麻醉师、手术护士之间的协调合作对手术质量具有重要影响。

然而,对手术质量具有决定性影响的仍然是手术者,其知识水平、手术技能的高低直接影响手术质量,只有具有一定资质的专业人员才能从事外科医疗活动。其中知识水平的测评可从其学历、从医前功课尤其是外科成绩、工作年限、临床经验、手术作业量、继续教育、发表论文和承担科研或获奖项目情况等方面进行,或者通过专业的书面考试直接测评,比较容易量化。有学者认为,在一个做得完美的手术中,医师正确的决策占75%,而技巧则占25%。在某些特殊的外科专业或手术中,如微创外科及癌的淋巴结清扫,手术技巧或技能可能显得更加重要。但手术技能的测评,因为没有一个切实可行的标准而难以量化。手术速度可作为评估单个手术质量的依据之一,虽可量化,但过于粗糙,并不实用。因为手术速度快的医生未必就是好医生。当然可以把许多专家集中起来看操作录像或直接到手术室考察手术并做出评估,但这样太费人力和时间,实际上并不可行。由手术者术后自己评判又欠公正。20世纪末,有人研究观察了外科实验室里腹腔镜外科操作的情况,采用一种评分装置可以客观地评价一个医生的操作是否简捷有效及操作速度。这套标准经过手术室内实际检验及虚拟的手术环境下的检验都证明是客观和可靠的,能比较准确地评价一个医生的外科手术技巧,比传统的主观评价系统要好,并可筛选合格的外科医生。当然,手术技巧不是手术质量的唯一要素,较高的专业知识和手术技能还需要良好的服务态度去实现。

2. 仪器设备 与手术相关的仪器设备有各种手术器械、高频电刀、氩气刀、离心泵、手术显微镜、放大镜、X线机、超声仪、各种内镜和空气消毒仪等。高频电刀的使用大大减少了手术出血量,缩短了手术时间。手术显微镜和放大镜的使用让精细的显微操作成为现实。术中胆道X线造影、超声和胆道镜检查可帮助发现易于被常规探查忽略的残余结石和胆管狭窄,胆道镜并可取石,减少术后残石形成,提高手术质量。手术室空气洁净度是影响病人康复的重要因素,空气消毒仪必不可少,条件好的单位应建造国际标准层流超洁净手术室。

3. 药品物资　手术室各种麻醉抢救药品、补液、电解质、止血药是否齐全、存放合理;手术衣、无菌手术单、各种消毒棉球、纱布、贴膜和绷带等是否充足齐备、摆放有序;各种药品物资需要时能否及时取用。任何短缺或不便使用都是影响手术质量的因素。

4. 工作态度　所有参与手术的人均应具有严谨的工作态度,任何散漫和马虎均可能对手术造成不良影响。手术室是进行重要医疗活动的专业场所,手术人员保持严肃安静,工作一丝不苟、紧张有序是良好思想作风的体现。随便说笑、嬉闹、大声喧哗、工作拖拉无序则是作风散漫的表现。

5. 规章制度　主要指手术室规章制度、仪器设备和药品物资管理制度是否健全合理,执行是否严格、坚决,有无有效的监督和奖惩机制等。

6. 技术标准　对每项医疗技术,医疗单位应建立一个科学和切实可行的技术标准,如手术室空气洁净度、无菌伤口感染率、手术并发症率等,并进行控制。对一个特定的手术,也应建立一个标准。如胃癌淋巴结清扫,是行 D_1、D_2,抑或是 D_3 根治术;又如远端胃癌,D_2 根治术应清扫哪些淋巴结,如没有特殊情况,均应统一起来。没有标准就没有规范,手术质量就无从谈起。有了标准,将施行的手术与其进行对照,就能反映其手术质量。在达成共识基础上建立起来的治疗规范,将是重要的手术质量评价标准之一。

(二)手术细节评估

手术主要由外科医生完成,手术细节直接影响手术结果,即所谓"细节决定成败"。因此,基于手术细节的测评可能更有实际应用价值。笔者认为可从以下几个方面进行测评。

1. 手术指征　除非诊断性探查手术,决定病人是否手术、何时手术、采用何种术式是衡量一个手术质量高低的首要指标。如果诊断错误、手术指征和术式选择不当,后续工作即使再好,整个手术也不能视作成功。

2. 术前准备　充分合理的术前准备是手术成功的必要条件。术前准备内容广泛,包括有关检查、纠正重要脏器功能紊乱、备血、肠道清洁、留置胃管和导尿管、特殊器械、抗生素使用等,甚至还包括拟用何种手术方式、术前知情谈话和心理调适。当然具体手术方式还要结合术中探查结果和病人一般状况加以选择或修正。判断其合理性的主要依据是,是否符合生理及简便易行、肿瘤或毁损脏器清除是否彻底、并发症率、死亡率、生存期和术后生活质量等。不少手术失败是由于术前准备不够充分合理而造成的。

3. 手术操作　主要指手术者及其助手在手术室针对病人疾病所施行的一切外科活动。麻醉方式、病人体位和切口选择事关能否方便施行手术操作,故必须引起重视。然而,术者的具体操作可能更为重要。外科基本操作有切割、分离、结扎和缝合等。美国的外科之父 Halsted 提出"轻柔外科手术操作的六项基本原则:对组织轻柔操作;正常止血;锐性解剖分离;手术野清晰干净;避免大块结扎;采用好的缝合材料。"切割分离方法有多种,需正确选用,是用刀片、剪刀还是电刀等,要根据具体情况及术者熟练程度灵活运用。结扎轻柔可减少组织不必要的损伤,血管结扎不牢或结扎线滑脱,可能会导致术后致命性的出血。消化道吻合时进针方向、深度、针距和层次不合理、吻合张力大,是术后吻合口漏的重要原因。现代吻合器的应用减少了手工吻合的机会,却不利于年轻医生的成长。手术操作还有不少其他内容,例如行消化道切除时应减少污染,肿瘤切除时只要病情许可应力求彻底,引流管放置应合理及术中会诊等。对于超出自己能力范围或拿不准的问题,一定要请更具此项手术经验的同道上台协助或指导手术,切不可敷衍了事,因为任何环节的细小疏忽都有可能导致手术失败,乃至病人死亡。因此,手术者不但要有扎实的基本功、良好的操作习惯,更要有踏实、负责任的手术作风。

4. 术后管理和随访　术后管理大致包括对病人一般情况和生命体征的监测、伤口和各种引流物的管理、并发症的处理、补液和(或)用药等,并进行记录。术后监测准确可靠、措施合理及时是保证手术成功、促进病人顺利康复的重要内容,同样十分重要。如单个病人术后并发症少或无、生活质量高、生存时间长,可大致说明该手术的质量较高。医疗单位或手术者个人所施一定数量的某种手术,如并发症率和死亡率较高、平均住院时间较长、术后脏器功能恢复差、1、3 或 5 年生存率低,也可大致说明其所施手术的质量较低。

总之,围术期概念的引用和加入手术质量评估,会更全面、完整地反映出手术的最终结果,即手术治疗效果。

(三)审美评价

目前,在临床医学中已开始引入审美评价。医学审美评价是指人们依据一定的审美原则、审美观念、审美程序等,对医学审美对象进行美的价值判断。与其他的审美评价一样,医学美学的价值判断有它本身的客观性、真实性和一致性。

外科手术中的审美评价主要以是否实施了最佳手术方案为前提。手术目的首先是抢救生命、恢复功能,其次才考虑对形体美的维护。一切有助于实现这一目的的行为,都具有美的价值。如紧急情况下对重症胆管炎病人进行开腹手术,虽然对形体美有一定的影响,但对救助生命是必要的。手术过程中的准确、熟练操作,有助于减少并发症及促进功能的恢复。手术切口的选择,除了考虑便于手术、减少创伤,已有越来越多的术者和病人

考虑切口美感的问题。这些具体的操作,如早期乳癌的保乳手术、腹腔镜胆囊切除、小切口胆囊切除和(或)甲状腺切除等,近 20 年来得到迅猛发展,无疑体现了外科手术的审美价值,满足了部分特殊病人的审美需要。虽然审美评价在我国临床医学中应用尚少,但随着人们生活水平的提高和现代医疗技术的进步及观念转变,外科审美评价必将受到越来越多的关注。

五、手术质量的提高和手术创新

对手术质量进行监测和评估的最终目的是促进医疗单位和手术者提高手术质量,改进手术各要素和各环节中可能存在的问题,并在适当条件下进行手术创新,以便为更多的病人提供更好的手术服务。笔者认为可从以下几个方面进行。

1. 完善制度,严格管理　没有制度,管理就无章可循。制度包括手术室规章制度、仪器设备和药品物资管理制度,要健全合理,并根据变化的形势进行必要的修改和补充。制度建立了,就应严格按各种规章制度办事,以保证手术室空气洁净度和工作有序,尽量减少不良事件的发生,避免各种仪器设备的人为损坏和无人修复状态,杜绝假冒伪劣或过期药品和器械流入院内和手术室。管理者还要及时学习外单位先进管理经验,更新管理观念。

2. 制定手术常规或规范　同样的手术在不同的医疗单位,或由不同的术者施行,其手术步骤、切除范围、修复方法可能存在细微甚至较大差异,其中必有不规范或不够规范者。国际、国内或地方外科学会可结合具体情况探讨制定相关手术常规、规范、规约或标准,以便同行遵照执行。如现阶段施行 D_2 胃癌根治术,根据日本第 13 版《胃癌处理规约》中对胃周围淋巴结的分站,就需将第 2 站以内所有淋巴结进行清除,否则视为不规范的

D_2 胃癌根治术。在某一特定医疗单位或科室,也应经广泛讨论后对常见手术制定若干规定,包括术前准备、术中主要步骤和要求及术后处理等,并随国内外医学发展及时做适当修改和调整,尽早达成共识。没有标准,就没有评估,更谈不上提高。

3. 实施手术分级和手术技术监督 按手术标准进行操作,不同术者之间仍然存在差异。应严格实施手术分级制,要求不同资质的医生施行不同级别的手术。可聘请高年资学术和手术技术权威督导外科手术。

4. 加强技术交流和学习 实施手术分级制有可能限制了年轻或低资质医生手术技术的提高,可通过技术交流和学习加以弥补,如现场手术观摩、观看正规出版的手术录像、科室定期举行手术技术讨论、参加继续教育学习班,乃至进修等。还可先进行大动物手术练习。我院已从 2005 年开始,对低年资住院医师进行动物手术教学。先制定教学大纲和计划,组织高年资医师编写手术讲义,并现场手术表演,然后由学员自己练习,老师全程辅导,收到了良好效果。

5. 手术创新 19 世纪以来,西医外科不断有新的手术方式出现,外科理论逐渐完善。至 20 世纪末,现代外科已基本成熟,许多规则已不可撼动。有人说,西医外科已发展到了顶峰,达到了完美无缺的境界,我们只能老老实实学习,没有突破和超越的可能。这是一种观念上的错误,也造成了我们在西医领域,至今仍跟着西方亦步亦趋的现状,特别在临床手术器械和手术方式方面,90% 以上是靠引进、模仿,没有自主知识产权。研究思路上老跟着外国人跑,真正自己的发明创造很少。但同时,也应该注意到,即使在这种环境下,我国仍有部分外科学家经过长期临床观察、思考和大量科学实验,最终发明了不少新的外科手术器械(如彭氏多功能手术解剖器)和手术方式(如捆绑式胰肠吻合术等),特别是肝胆外科、器官移植技术,取得了良好的手术效果,引起国内外同行的关注。由此可见,只要我们勤于思考、善于发现问题、勇于实践,手术创新是完全有可能的。

六、外科手术艺术

在外科手术中,如何以最小的手术侵袭,达到最佳的治疗效果,是外科医生应遵循的原则,也是对外科医生的基本技术要求。外科医生都讲究"刀"下功夫,即手术技巧,并不断使之完善而成为一种艺术。外科医生不应是做手艺活的"工匠",而应该是集科学家与艺术家素质于一身的外科学家。要提高自身外科手术艺术的水平,达到理想的手术境界,外科医生要从以下几个方面努力。

1. 练就围术期的真功夫 一切要对病人负责,不要一味地追求手术数量,要讲究质量。每个手术都要充分准备,术前要心中有数,术后要回顾下次怎么改进,此所谓"手中无刀,心中有刀"。切口过大或过小,均对病人不利,分离、结扎应轻柔,各种操作要利索,顺序要合理,还要注意无菌和无瘤原则。

2. 微创或无创 传统外科手术均在病人体表留下手术瘢痕。不要小看术后体表留下的刀痕,当手术的痛苦渐渐远离病人时,这一心理和精神的创伤却伴随病人一生。如今,腹腔镜手术已在外科许多领域得到广泛应用。如人体表面巨大的切口消失,代之以小孔,继之仅见无碍美观的微小瘢痕,无疑是外科医生为病人人体美进行的"艺术创作"。当经过进一步药物处理,连这一点小小的瘢痕也不见了踪影,最终实现"无"瘢痕愈合时,外科医生的艺术水平也达到了新境界,同时,病人的心理创伤也减小到最低程度。所以,微创不仅是技术创新,也是外科美学或艺术追求,但要注意适应证和远期手术效果。

3. 学习掌握现代外科技术 从腹腔镜

"钥匙孔"技术、电刀和吻合器等各种器械的广泛应用,到"伊索""宙斯""达·芬奇"机器人辅助手术,其共同特点是手术精准度高,手术时间和创伤均减小,安全性提高,对高难度手术尤为明显。目前,国外已可通过卫星和网络技术进行远程手术。此外,还有超声刀、X刀、γ刀等。可以想象,随着纳米技术的进步,也许将来有一天,超微型手术机器人会漫游在血管及体腔内,自如准确地清除着病灶。新世纪的外科技术正像一艘挂满彩旗的巨舰,一路向我们驶来,并伴随着现代科技扬帆远航。我们每一位外科医生都应搭上这艘巨舰,跟上时代的潮流,让外科手术艺术为人类健康服务。

第2章　常用手术器械的使用技巧

手术器械种类繁多,用途各异。对常用的普通器械,手术者也因经验和习惯不同各有所好。手术刀主要用于切开,有的医生却用它巧妙地解剖和游离组织;剪刀的主要用途是剪切,大多数医生都会用它分离组织,成了手术过程中用得最多的器械;血管钳用于钳夹止血,但把它当镊子用的人也不在少数。所以说,一种手术器械的功用是多元性的,相互交叉的,又是互补的。我们要在多用、多看、多学中掌握器械的使用技巧,使它们真正成为外科医生战胜病魔的利器。

一、手 术 刀

手术刀主要用于切割组织,有时也用刀柄尾端钝性分离组织。腹部手术器械包内通常放有4号和7号2个手术刀柄(图2-1),一把刀柄可以安装几种不同型号的刀片。刀片的种类较多,按其形态可分为圆刀、弯刀及三角刀等;按其大小可分为大刀片、中刀片和小刀片(图2-2)。术前根据手术医生的要求选取手术刀片。刀片可由器械护士安装在刀柄上。装载刀片时,用持针器夹持刀片前端背部,使刀片的缺口对准刀柄前部的刀楞,稍用力向后拉动即可装上。取下时,用持针器夹持刀片尾端背部,稍用力提起刀片向前推即可卸下(图2-3)。

执刀方式有以下4种(图2-4):

执弓式——是最常用的一种执刀方式,动作范围广而灵活,用力在上肢,着力点在腕部。用于较长的皮肤切口和腹直肌前鞘的切

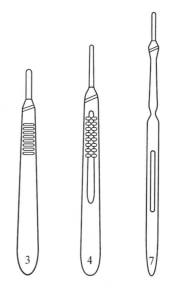

图2-1　手术刀柄

开等。

执笔式——用力轻柔,操作灵活准确,便于控制刀的活动度,用力主要在手指。用于短小切口及精细手术,如解剖血管、神经及切开腹膜等。

握持式——全手握持刀柄,拇指与示指紧捏刀柄刻痕处。此法控刀比较稳定。用力点是肩关节。用于切割范围广、组织坚厚、用力较大的切开,如肌腱切开或较长的皮肤切口等。

反挑式——是执笔式的一种转换形式,刀刃向上挑开,以免损伤深部组织。操作时先刺入,发力点在手指。用于切开脓肿、血管、气管、胆总管或输尿管等空腔脏器,切断钳夹的组织或扩大皮肤切口等。

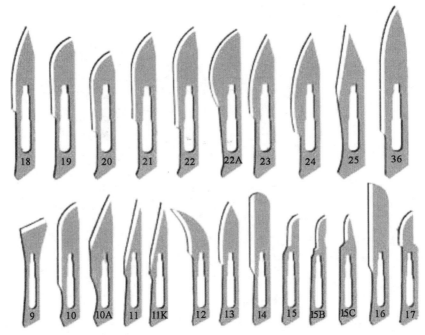

图 2-2 手术刀片

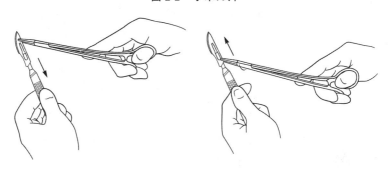

图 2-3 手术刀片的装卸

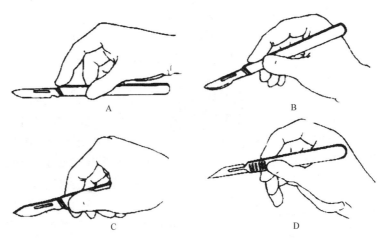

图 2-4 执刀方式
A. 执弓式；B. 执笔式；C. 握持式；D. 反挑式

护士在传递手术刀时,应握住刀柄与刀片衔接处的背部,将刀柄尾端送至术者的手里,不可将刀刃指着术者传递以免造成损伤。

持刀平稳,用刀腹最锋利的部分整齐地一次切开皮肤和组织至一定的深度,是起码的要求。现在,电刀广泛使用,手术刀只是用来切到皮肤的真皮层,有的年轻医生也就不讲究用刀的技巧了。但因为任何手术都是从用刀切开开始,这一刀切下的动作,就成了行内和行外评价医生技术高低的第一印象了。

不要小看这用刀一划,用力过猛就能切破内脏,手术刚刚开始就慌忙止血或修补器官;用力不足只能划破表皮,不得已还得补刀。刀刃与皮肤平面不垂直,切口的两边就会一厚一薄,影响愈合。老年人皮肤的皱褶不用拇指和另外四指绷紧摊平就下刀,切出的切口边缘会呈锯齿形。小儿腹部像个球面,做直切口时要随其球面而划弧,要是和成人平面腹部一样切开,就会使两头浅中间深,两端才切开皮肤,中间已经切过腹肌了。

如手术中间需要延长切口,还得用刀。手术铺巾使暴露的皮肤范围小,下刀方向就不容易掌握。上下或直的延长,要做在原切口的延长线上。斜的延长,要成既定的角度。弧形延长,弧度要与原先的一致。这样要求是为了获得良好的愈合和美观的外形。

肥胖病人的腹壁切开皮肤后,厚厚的皮下脂肪往往使术者迷失了下刀的方向。术者要纠正站在病人一侧所带来的视差,必要时可将头身向前,使术者的眼睛、手术刀和已经切开的皮肤,三者在一个平面上,防止切偏切斜。

有善用刀者,用刀代替剪刀、剥离子做组织分离,游离皮瓣、解剖血管、分离粘连,整个一例乳腺癌根治手术,一把刀用到底。或切或刮,或挑或推,娴熟的技术宛如在塑造一件艺术品。手术者功底绝非一般(图 2-5)。

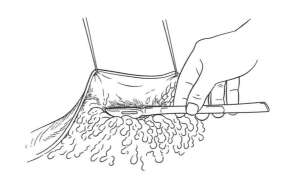

图 2-5　用手术刀游离皮瓣

二、血　管　钳

血管钳(止血钳)主要用于止血,还可用于分离、解剖、夹持组织,也可用于牵引缝线,拔出缝针或代替手术镊子使用。代镊使用时不宜夹持皮肤、脏器及较脆弱的组织,也不可扣紧钳柄上的轮齿,以免损伤组织。

临床上常用者有以下几种。

蚊式血管钳——有弯、直两种,为细小精巧的血管钳,可作微细解剖或钳夹小血管。用于脏器、面部及整形等手术的止血,不宜用于大块组织的钳夹。

直血管钳——用以夹持皮下及浅层组织出血,协助拔针等。弯血管钳——用以夹持深部组织或内脏血管出血的止血,有长、中、短三种型号。

有齿血管钳——用以夹持较厚组织及易滑脱组织内的血管出血,如肠系膜、大网膜等,也可用于切除组织的夹持牵引。因为血管钳的前端钩齿虽可防止滑脱,但对组织的损伤较大,不能用作一般的止血。

血管钳的功用远非其名称所定义的,只是用来止血,其用途广泛且因人而异。血管钳最常用来分离组织。蚊式钳适于分离精细的组织结构,如胰头十二指肠间的小血管的分离、肠系膜边缘血管的分离、疝或血管等手术中。中弯血管钳在分离组织后用于钳夹切断。大弯血管钳用于大块组织、深部组织或重要血管的游离和切断结扎。

不少外科医生用血管钳替代镊子的把持功能，手术中常有一把血管钳在他们的手中不放，因为血管钳的把持作用更强、更精确。在深部操作中，血管钳还可以当探子或拉钩，用来显露局部术野。通常还用血管钳来延长电刀笔的长度，或作为电凝棒用于深部组织的止血等。

血管钳的正确执法基本同手术剪，有时还可采用掌握法或垂直执钳操作（图 2-6），应避免执钳方法错误（图 2-7）。关闭血管钳时，左右两手动作相同，但在开放血管钳时，两手操作则不一样。开放时用拇指和示指持住血管钳一个环口，中指和环指持住另一环口，将拇指和环指轻轻用力对顶一下，即可开放（图 2-8A）。

术者掌心向上，拇指外展，其余四指并拢伸直，表示需要血管钳。传递者握血管钳前

端，以柄环端轻敲术者手掌，传递至术者手中（图 2-8B）。

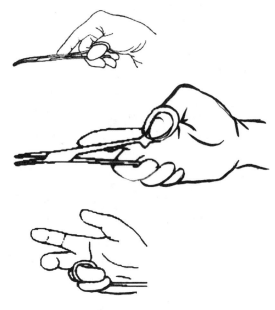

图 2-6　执血管钳方法

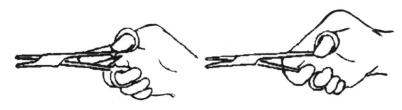

图 2-7　错误执钳方法

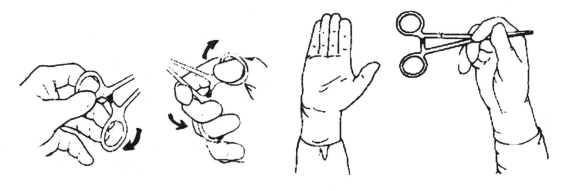

A.血管钳的开合　　　　　　　　　B.血管钳的传递

图 2-8　血管钳的开合与传递

持钳的方法或手法多样。一般用拇指和环指的末指节伸进钳子的环内，手指用力来操作钳子的开合。手指套入钳环过深会使操作笨拙，套入过浅会使操作无力且不稳定。精细的分离要求稳、准、快，用蚊式钳时可用拇指和中指伸进钳环内，示指放在钳背起稳定和加压作用。大块的结扎，手指的力量不足时，就把大血管钳攥在手内，靠拇指和手掌的握力来开合。为了操作的精准，要用指腹而不是指尖操作。没有人会把示指伸进钳环内操作，示指的作用在于稳定和加力。长时间用血管钳要变换持钳手法，以免手指和手掌肌群疲劳。

使用血管钳注意点：①不同大小或张力的血管钳要分类使用，进腹手术要配给小、中、大及适当弹力的钳子；②选用自己用惯了的血管钳，因不同厂家生产的血管钳性能不同，弹性、张力、硬度、咬合面积和钳夹的可靠性等会有差异；③钳子有一定的使用寿命，用久的血管钳一定要更新，咬合错位、无弹性、易松扣或锈蚀等用久的血管钳要废弃；④加强平时手部力量和灵活性的训练；⑤多练习血管钳的各种用法，避免手术中每操作一步换一次器械的不良习惯。

三、手　术　镊

手术镊用以夹持或提取组织，便于分离、剪开和缝合，也可用来夹持缝针或敷料等。其种类较多，有不同的长度，镊的尖端分为有齿和无齿（图 2-9），还有为专科设计的特殊手术镊。

有齿镊——前端有齿，齿分为粗齿与细齿。粗齿镊用于提起皮肤、皮下组织、筋膜等坚韧组织；细齿镊用于肌腱缝合、整形等精细手术，夹持牢固，但对组织有一定的损伤作用。

无齿镊——前端平，尖端无钩齿，分尖头和平头两种，用于夹持组织、脏器及敷料。无

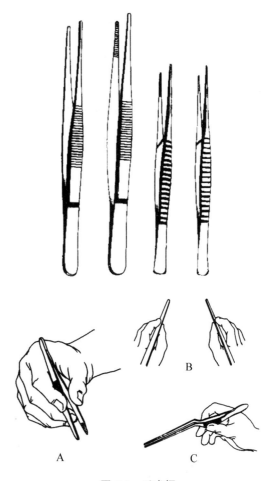

图 2-9　手术镊
A. 小镊子；B. 长镊子；C. 枪状镊子

齿镊对组织的损伤较轻，用于脆弱组织、脏器的夹持。尖头平镊用于神经、血管等精细组织的夹持。浅部操作时用短镊，深部操作时用长镊。

正确的持镊姿势是拇指对示指与中指，把持二镊脚的中部，稳而适度地夹住组织（图 2-10）。错误执镊（图 2-11）既影响操作的灵活性，又不易控制夹持力度大小。

手术镊有多种，进腹后就只有一种大小、长短、粗细和形状不同的无齿镊子了。镊子没有指环，只能用手指捏持。稳定把持镊子在于 3 个接触点，即拇指的指腹、示指的指腹和虎口中部的软组织。其他 3 个手指可贴附

在示指下协助用力。把镊子握在手心只露镊子前段，会限制镊子的自然张开，阻挡操作的视线，不便精准把持，更不能进腹操作，这是不可取的。有此习惯的人，明眼人一看就知道你不内行，要立即改正过来。镊子的把持部位都刻有防滑条纹，因为操作的需要可向前后移动手指的把持部位。

要训练左右手都能用镊子。习惯一只手打结可以被容忍，而只会一只手用镊子却是需要弥补的缺陷。有的医生左手持镊子，右手用电刀几乎能完成一台手术的大部分操作，他们是用镊子的高手。

镊子也是多用途的：①可以把持与固定组织便于右手解剖；②夹住纱布止血；③向腔道内安放导管；④取出物品、结石或异物等；⑤协助分离组织；⑥替代血管钳做小的出血止血；⑦探查腔道和电凝止血等。

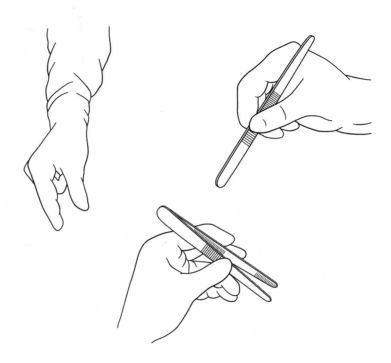

图 2-10 手术镊的传递与执镊方法

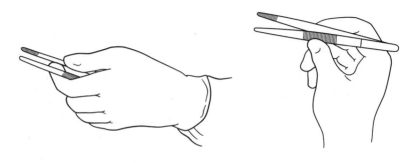

图 2-11 错误执镊方法

四、手术剪刀

手术剪分为组织剪和线剪两大类（图 2-12）。组织剪刀小巧轻薄、锐利，有直弯两型，大小、长短不一，主要用于分离、解剖和剪开组织。浅部手术操作可用较宽厚的直组织剪，深部手术操作一般使用中号或长号弯组织剪，这种手术剪刀修长轻巧，尖端圆钝，刀刃锐利，又称分离剪刀。线剪多为直剪，又分剪线剪和拆线剪，前者用于剪断缝线、敷料、引流物等，后者用于拆除缝线。线剪的刀较钝厚，使用时不能用组织剪代替线剪，以免损坏刀刃。

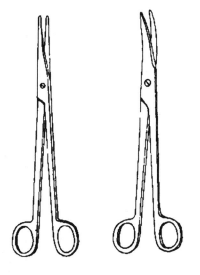

图 2-12　手术剪

正确的执剪姿势为拇指和环指分别扣入剪刀柄的两环，中指放在环指的剪刀柄上，示指压在轴节处起稳定和导向作用（图 2-13）。初学者执剪常犯的错误是将中指扣入柄环（图 2-14），这样的执剪方法不具有良好的三角形稳定作用。剪割组织时，一般采用正剪法，也可采用反剪法，还可采用扶剪法或其他操作如垂剪法（图 2-15），以保持动作的稳定和准确。

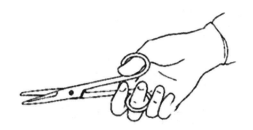

图 2-14　错误的执剪方式

术者示、中指伸直，并做内收、外展的"剪开"动作，表示需要用剪刀（图 2-16）。护士拿在剪刀的关节处，把剪刀环朝向术者递出。

解剖组织用的分离剪刀是手术过程中用得最多的器械，腹壁切开之后，它几乎不离开术者的右手。难怪有人把剪刀环套在环指上，用时握在手中操作，不用时收回到手掌心中，并不影响其他手指的操作。组织剪刀有

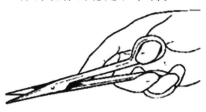

图 2-13　剪刀持法

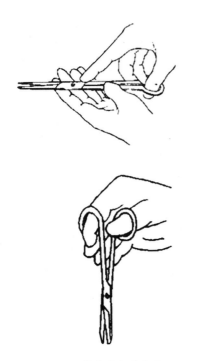

图 2-15　扶剪法和垂剪法

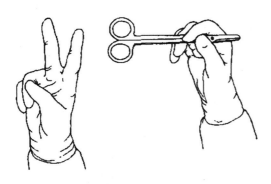

图 2-16　手术剪的传递

多种,一种是剪刀刃窄而薄的,用起来轻巧灵活。一种是剪刀刃宽而厚重一些的,有实质感,用起来手感明显,动作准确。因术者的喜好,都会选用自己得心应手的剪刀。

剪刀的基本持法,是将拇指和环指插进剪刀柄的两边环内,用示指再按在剪刀的背侧中后部,既可以增加稳定与平衡,又可以加压用力。中指贴在剪刀的侧方保持稳定性。弯头剪刀的凹面一般朝下。借助腕关节的运动(主要是屈伸)和手指的开合,做各种钝性

和锐性分离操作。如果只把拇指和中指插进剪刀环,仅示指一个手指作支撑,既不稳定又不能自由开合(图 2-17)。

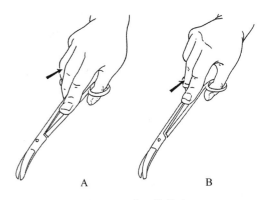

图 2-17　剪刀的持法

A. 正确;B. 错误

剪刀的长短要合适。过短时术者看不到刀刃的动作与效果,深部操作会遮挡手术野。过长时也会碍事,显得笨拙。

剪刀当然能剪开组织,但分离解剖组织才是它的价值所在。能否使用好剪刀,常常是判断医生的手是否灵巧的试金石。在门静脉背侧和腹腔动脉周围,能灵巧地使用剪刀完成淋巴结和疏松结缔组织切除的人,可能就是手术技术高超的外科医生。

剪刀的双刃一般不要开得过大,嵌入的组织太多会影响右手的触感,造成撕断或切割重要组织如血管等。只要剪刀的张开口适中,推刮中剪刀刃会切开薄的疏松组织。遇到血管神经时会有阻力,右手会感觉到明显有东西存在,反射性会停止用力而不会误剪和切断。但剪刀张口过小也不行,分离面过窄,失去锐性分离的作用而只能钝性撕拉。开口的大小视术者的手大小、剥离范围和难易程度而定,自然调节开合面(图 2-18)。这样,在钝性分离中保留锐性分离的成分,刚柔相济,有推有切,随心所欲。在右手用剪刀时,左手像影子一样伴着右手紧密配合,向反方向适当用力,游离会顺畅得多(图 2-19)。

这种连推带切又刮又撕的分离方法,可

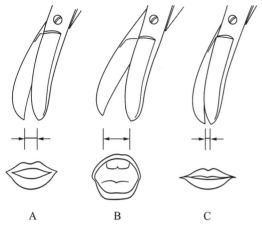

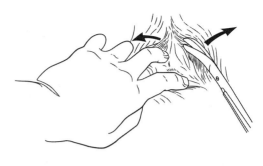

图 2-19　剪刀分离时左手的配合

图 2-18　剪刀开口大小

A. 正确；B. 过大；C. 过小

以在台下训练。方法是，张开剪刀口，把报纸剪开。不是用剪刀刃开合的动作，而是剪刀口张开 1cm 左右固定不动，向前推切。留下的切开缘应是一条直线，没有弯曲和锯齿。这是用剪刀的锐性切开功能。剪刀的钝性分离功能训练，可以用剪刀把连在胶布底上的胶布分下来。这里用的是剪刀推剥的功能（图 2-20）。

剪刀应用举例如下。

1. 再手术时粘连的剥离　再手术遇到的肠管和腹壁、肠管和肠管的粘连，会费去很多手术时间，就是有经验的医生也会感到困难。要是掌握剪刀的使用技巧，连推带切，灵活运用，钝锐结合，常能事半功倍。粘连的分离，是活用剪刀的用武之地。

钝头的剪刀是钝性分离的最佳器具。粘连不能靠一段一段剪除，那样既慢又危险。左手握住粘连的肠管，用剪刀的凸面推开肠壁，显出肠管间的间隙，引起粘连的纤维组织透明可见，用剪刀半钝半锐地推切，游离起来会顺畅而惬意（图 2-21）。

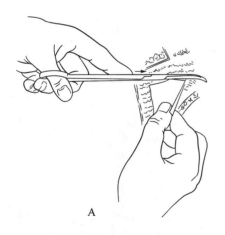

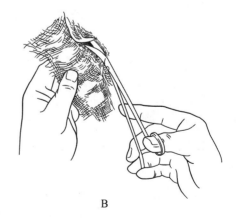

图 2-20　剪刀用法的训练方法

A. 锐性剪开；B. 钝性分离

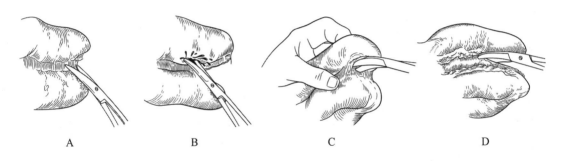

图 2-21　用剪刀分开肠管的粘连
A、B. 错误；C、D. 正确

2. 用剪刀处理肠系膜　肠切除时用剪刀处理肠系膜就很合适。特别是肥胖的病人，肠系膜血管隐藏不见，用血管钳贸然穿过钳夹，常会捅破血管，血肿随之而来，止血无从下手。盲目钳夹会阻断血供，被迫重新决定肠管切除范围，造成难堪局面。

透过肠系膜，在合适的光线下认准血管走行，确定肠切除线。肥胖的病人和肠系膜血管栓塞时，此举只是徒劳，这时可以用剪刀来帮忙。左手把肠管握在手心，示指、中指和环指把肠系膜顶向腹侧。以这 3 个手指为依托平台，用剪刀剪开系膜上的浆膜，刮去脂肪。剪刀碰到条索状物或阻力，就是血管，将其显露，结扎切断（图 2-22）。

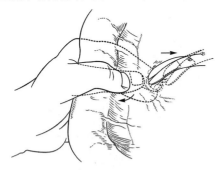

图 2-22　用剪刀分离肠系膜

3. 用剪刀剥离肝十二指肠韧带内的淋巴结　肝十二指肠韧带内有门静脉、胆总管和肝动脉，区域淋巴结呈束状分层排列，胆囊、肝、胃和胰腺肿瘤的手术都不能回避这一区域。用剪刀的高手，可以用剪刀来完成该部的操作。当然也能用剥离子，操作起来也不轻松。

先将左手伸进 Winslow 孔，把要切除的地方向上顶起，用剪刀头在左手指之间，剔除淋巴脂肪组织。用刮、滑、推、切、剪等动作，从上到下，由外到内剥除脉管以外的组织。垫在下面的左手用力要适当，右手的剪刀要轻柔，左右手配合协调，是操作的关键（图 2-23）。

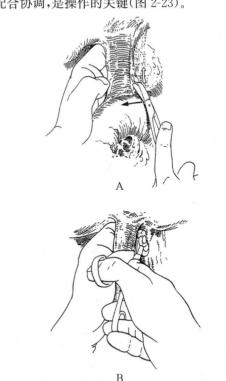

A

B

图 2-23　用剪刀清扫肝十二指肠韧带内的淋巴结
A. 清扫韧带的浅面；B. 清扫韧带的深面

4. 用长剪刀游离直肠　虽然电刀可以使乙状结肠游离出来，但它并无分离组织的作用，只是切断而已。游离直肠、分离输尿管、解剖髂血管及其分支等操作，几乎用一把长剪刀就可以完成。协助它的是左手，把直肠牵向操作一方的对侧，以获得良好的手术野。

五、直　角　钳

直角钳子最适于把胆管和血管之类的管道从周围的组织中分离出来。直角钳的前端呈直角形，容易顺着管道的圆弧形的外周进行分离。最典型的例子是胆囊切除时的分离和显露胆囊管，用该钳子就很合适。先把十二指肠牵向下方使肝十二指肠韧带绷紧，左手伸进 Winslow 孔，右手持剪刀把胆总管前面的脂肪组织分开，显露浅蓝色的胆总管，也可发现汇入的胆囊管。右手持直角钳沿胆囊管方向在胆囊三角内分离，左手指可在背侧引导和抵抗，直至钳尖穿出（图 2-24）。

因为炎症、粘连、淋巴结的阻挡和肿瘤组织的浸润，直角钳单从一个入口分离很难成功，甚至造成分破胆管或血管。一个技巧就是在管道的周围，在多处、在不同方向上分离。从下到上，从上到下，从前到后，从后到前，总有可以打通的薄弱环节。这一分离方法在肝切除分离门静脉及其分支时尤为重要。固执地从一点硬分，阻力突然消失，就是捅破血管发生意外出血之时（图 2-25）。

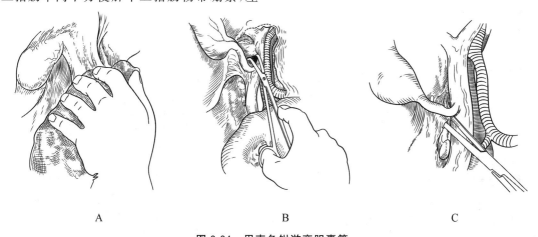

A　　　　　　　　　B　　　　　　　　　C

图 2-24　用直角钳游离胆囊管

A. 显露胆总管；B. 分离胆囊三角；C. 游离出胆囊管

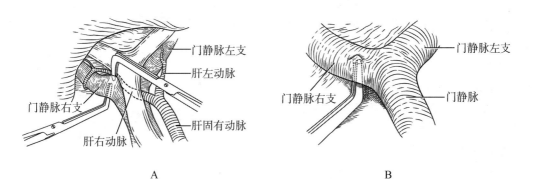

门静脉左支
肝左动脉
门静脉右支
肝固有动脉
肝右动脉

门静脉左支
门静脉右支
门静脉

A　　　　　　　　　　　　　　　　B

图 2-25　用直角钳游离门静脉右支

A. 正确；B. 错误

管道都有一定的弹性,用力触及它时可以凹下去,松开后又会回复。用钳子时,进进退退,一张一弛,钳尖开开合合,管道就不易损伤,剥离面就会逐渐扩大,也就能将其与周围组织分离开来。

六、持 针 器

持针钳(持针器)主要用于夹持缝合针来缝合组织,有时也用于器械打结。持针器的前端齿槽床部短,柄长,钳叶内有交叉齿纹,使夹持缝针稳定,不易滑脱。使用时将持针器的尖端夹住缝针的中、后 1/3 交界处,并将缝线重叠部分也放于内侧针嘴内(图 2-26),否则容易将针折断。

持针钳的执握方法有 4 种(图 2-27)。

把抓式(掌握法)——即用手掌握拿持针钳,钳环紧贴大鱼际肌上,拇指、中指、环指及

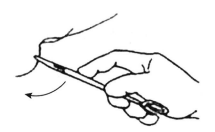

图 2-26　持针钳夹针

小指分别压在钳柄上,示指压在持针钳中部近轴节处。利用拇指及大鱼际肌和掌指关节活动维持、张开持针钳柄环上的齿扣。

指扣式——用拇指、环指套入钳环内,以手指活动力量来控制持针钳关闭,并控制其张开与合拢时的动作范围。

单扣式(掌指法)——拇指套入钳环内,示指压在钳的前半部作支撑引导,其余三指压钳环固定手掌中,拇指可上下开闭活动,控制持针钳的张开与合拢。

掌拇法——示指压在钳的前半部,拇指及其余三指压住一柄环固定手掌中。此法关闭、松钳较容易,进针稳妥。

传递持针钳时,传递者握住持针钳中部,将柄端递给术者(图 2-28)。在持针器的传递和使用过程中切不可刺伤其他手术人员。

有指环的和后端带卡口的两种持针器,使用时手指不必插进指环内。像拿血管钳一样拿持针器,会不便用力,腕部旋转也不方便。用不同弧度的圆针缝合,都

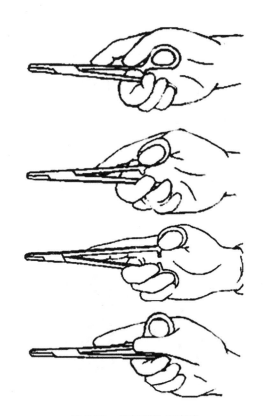

图 2-27　持针钳执握方法

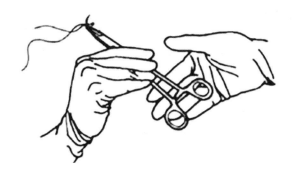

图 2-28　持针器的传递

缝合时,左手可以帮忙。连续缝合时,左手可以牵线,保持缝过的地方不会松开。胃肠吻合时左手牵拉的松紧可以调节针距。手指放在出针的预定处作对抗,可起到固定和反作用力的效果(图 2-30)。

强调顺着针的弧度进针和出针。进针时手心朝下,腕部用力和旋转都很顺手。出针时如果不把向外旋转过的手腕内旋,使手心再次向下的话,拔针时只能向一侧拽出针来,无法实现沿着原弧度出针而造成撕大针孔。因此,每缝一针,一进一出都要旋腕一次(图 2-29)。

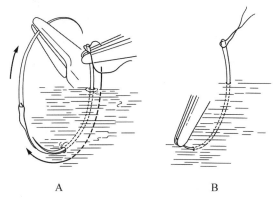

图 2-29　用持针器进针和出针的方法
A. 正确;B. 错误

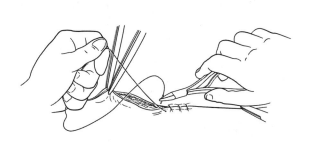

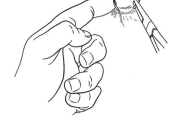

图 2-30　持针器的用法

七、其他常用钳类器械

组织钳——又叫鼠齿钳或 Allis 钳,其前端稍宽,有一排细齿似小耙,闭合时互相嵌合,弹性好,对组织的压榨较血管钳轻,创伤小,一般用以夹持组织,不易滑脱,如皮瓣、筋膜或即将被切除的组织,也用于钳夹纱布垫与皮下组织的固定。

海绵钳——也叫持物钳,钳的前部呈环状,分有齿和无齿两种。前者主要用以夹持、传递已消毒的器械、缝线、缝合针及引流管等,也用于夹持敷料做手术区域皮肤的消毒,或用于手术深处拭血和协助显露、止血;后者主要用于夹提肠管、阑尾、网膜等脏器组织。夹持组织时,一般不必将钳扣关闭。

肠钳——有直、弯两种。钳叶扁平有弹性,咬合面有细纹,无齿,其臂较薄,轻夹时两钳叶间有一定的空隙,钳夹的损伤作用很小,可用以暂时阻止胃肠壁的血管出血和肠内容物流动,常用于夹持肠管。

胃钳——有一多关节轴,压榨力强,齿槽为直纹,且较深,夹持组织不易滑脱,常用于钳夹胃或结肠。

肾蒂钳、脾蒂钳——分别在术中夹持肾蒂或脾蒂使用。

八、牵 开 器

牵开器又称拉钩，用以牵开组织，显露手术野，便于探查和操作，可分为手持拉钩和自动拉钩两类。有各种不同形状和大小的规格，可根据手术需要选择合适的拉钩。常用的拉钩有以下几种（图 2-31）。

甲状腺拉钩——也叫直角拉钩，为平钩状，常用于甲状腺部位牵拉暴露，也常用于其他手术，可牵开皮肤、皮下组织、肌肉和筋膜等。

皮肤拉钩——也叫爪形拉钩，外形如耙状，用于浅部手术的皮肤牵开。

腹腔拉钩——也叫方钩，为较宽大的平滑钩状，用于腹腔较大的手术。

S 形拉钩——也叫弯钩，是一种"S"形腹腔深部拉钩，用于胸腹腔深部手术，有大、中、小、宽、窄之分。注意 S 拉钩的正确使用方法。

自动拉钩——为自行固定牵开器，也称自持性拉钩，如二叶式、三叶式自动牵开器，腹腔、胸腔、盆腔、腰部和颅脑等部位的手术均可使用。

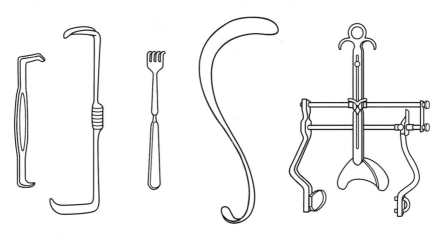

图 2-31　常用的拉钩

使用拉钩时，应掌握正确的持钩方法和使用方法，拉钩下方应衬垫盐水纱布垫或湿治疗巾，特别是在使用腹腔拉钩时更应注意。敷料衬垫可以帮助显露手术野，保护周围器官及组织免受损伤。使用手持拉钩时，牵引动作应轻柔，避免用力过猛，根据术者的意图及手术进程及时调整拉钩的位置，以达到最佳显露（图 2-32）。

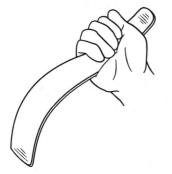
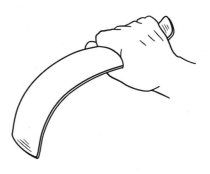

图 2-32　S 拉钩的持法

九、缝合针与手术用线

(一)缝合针

缝合针用于各种组织缝合,它由针尖、针体和针尾三部分组成。针尖形状有圆头、三角头及铲头三种;针体的形状有近圆形、三角形及铲形三种,一般针体前半部分为三角形或圆形,后半部分为扁形,以便于持针钳牢固夹紧;针尾的针眼是供引线所用的孔,分普通孔和弹机孔。目前有许多医院采用针线一体的无损伤缝针,其针尾嵌有与针体粗细相似的线,这种针线对组织所造成的损伤较小,并可防止在缝合时缝线脱针。临床上根据针尖与针尾两点间有无弧度,将缝针分为直针、半弯针和弯针;按针尖横断面的形状分为角针和圆针(图 2-33)。

术者根据要缝合的组织厚薄、硬度、大小和深浅来选用缝合针。除非特需,缝皮肤的三角针不得用在腹腔内的组织和器官。

直针——适合于宽敞或浅部操作时的缝合,如皮肤及胃肠道黏膜的缝合,有时也用于肝脏的缝合。

弯针——临床应用最广,适于狭小或深部组织的缝合。根据弧弯度不同分为 1/2、1/4、3/8、5/8 弧度等。几乎所有组织和器官均可选用不同大小、弧度的弯针做缝合。

无损伤缝针——主要用于小血管、神经外膜等纤细组织的吻合。

三角针——针尖前面呈三角形(三菱形),能穿透较坚硬的组织,用于缝合皮肤、韧带、软骨和瘢痕等组织,但不宜用于颜面部皮肤缝合。

圆针——针尖及针体的截面均为圆形,用于缝合一般软组织,如胃肠壁、血管、筋膜、腹膜和神经等。

临床上应根据需要合理选择缝针,原则上应选用针径较细损伤较小的缝合针。

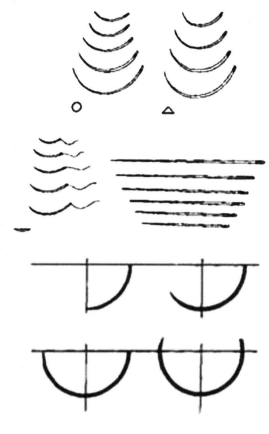

图 2-33　缝合针

(二)手术用线

1. 可吸收缝线　肠线——肠线有普通和铬制两种。普通肠线在体内经一周左右开始吸收,多用于缝合皮肤。铬制肠线于 2～3 周后开始吸收,用于缝合深部组织。肠线的粗细通过编号来表示,号数越大的线越粗,"0"数越多的线越细。一般多用 4-0～2 号肠线,直径 0.02～0.6mm。肠线主要用于内脏如胃、肠、膀胱、输尿管、胆道等黏膜层缝合,一般用 1-0～4-0 的铬制肠线。0～2 号铬制肠线常用于缝合深部组织或感染的腹膜。在感染的创口中使用肠线,可减小由于其他不吸收缝线所造成的难以愈合的窦道。

使用肠线时应注意:①肠线质地较硬,使用前应用盐水浸泡,待变软后再用,但不可用热水浸泡或浸泡时间过长,以免肠线肿胀易折,影响质量;②不能用持针钳或血管钳钳夹肠线,也不可将肠线扭折,以免撕裂易断;③结扎时需要三重结,剪线时留的线头应长一些;④一般多用连续缝合,以免线结太多;⑤胰腺手术时,不用肠线结扎或缝合,以防引起继发出血或吻合口破裂;⑥尽量选用细肠线。

合成纤维线——这类线因富有弹性,打结时要求以四重或更多重的打结法做结。常用的有 DEXON(PGA,聚羟基乙酸),外观呈绿白相间,多股紧密编织而成的针线一体线。粗细从 6-0 到 2 号,抗张力强度高,不易拉断,柔软平顺,易打结,操作手感好,60～90d 完全吸收。3-0 线适合于胃肠、泌尿科、眼科及妇产科手术等;1 号线适合于缝合腹膜、腱鞘等。

2. 不吸收缝线　有桑蚕丝线、棉线、不锈钢丝、尼龙线、钽丝、银丝、亚麻线等多种。根据缝线张力强度及粗细的不同亦分为不同型号,号数越大表示缝线越粗,张力强度越大。"0"数越多的线越细,以 3-0、0、4 和 7 号较常用。

丝线和棉线——丝线最常用,其优点是组织反应小,质软,易打结而不易滑脱,抗张力较强,能耐高温灭菌,价格低。缺点是为组织内永久性异物。0～3-0 为细丝线,适用于一般的结扎与缝合;5-0～7-0 为最细丝线,用于血管神经的缝合;1～4 号常称中号丝线,多用于皮肤、皮下组织、腹膜、筋膜等的缝合;4 号以上为粗丝线,常用于结扎大血管,减张缝合等。

金属线——为合金制成,有不锈钢丝和钽丝,具备灭菌简易、刺激较小、抗张力大等优点,但不易打结。常用于缝合骨、肌腱、筋膜,减张缝合或口腔内牙齿固定等。

不吸收合成纤维线——如尼龙、锦纶、涤纶、普罗纶(prolene)等,优点是光滑、不吸收、组织反应小、抗拉力强,可制成很细的丝,多用于微小血管缝合及整形手术。用于微小血管缝合时,常制成无损伤缝合针线。其缺点是质地稍硬,线结易于松脱,结扎过紧时易在线结处折断,因此不适于有张力的深部组织的缝合。

十、外科缝合器(吻合器或钉合器)

消化道缝合器种类很多,根据功能和使用部位的不同,可分为管型吻合器、线型吻合器、侧侧吻合器、荷包缝合器及皮肤筋膜缝合器。依手术的需要可选择不同种类、不同型号的吻合器。现以管型消化道吻合器为例简单介绍其结构和使用方法。

管型消化道吻合器由几十个部件组成,其基本结构为:①带有中心杆的刀座和抵钉座;②内装两排圆周形排列的钽钉及推钉片和环形刀的塑料钉仓;③装有手柄、推进器、调节螺杆的中空器身(图 2-34)。

使用时,先关好保险杆,检查塑料钉仓内钽钉是否安放合适。将塑料钉仓装在器身顶部,塑料钉架上的凸口对准器身的凹口,旋紧金属外罩,将钉仓固定在吻合器上,塑料刀座装入抵钉座内,组装好的吻合器抵钉座和钉架分别放入待吻合的消化道两端,并围绕中心杆将消化道两端各做一荷包,缝线紧扎于中心杆上。中心杆插入器身后,顺时针方向旋转调节螺杆,使消化道两断端靠拢,压紧。打开保险杆,单手或双手握住手柄,一次性击发,吻合和残端环形切除一次完成,再逆时针方向旋转尾部调节螺杆,使中心杆与缝合器逐渐脱开。再将器身前端依次向两侧倾斜,以便于抵钉座先退出吻合口,然后再将整个缝合器轻柔缓慢地退出,吻合即已完成(图 2-34)。

吻合器钉合的优点是节省时间、对合整齐和金属钉的组织反应轻微。缺点是各种器官的钉合器不能通用,有时发生钉合不全,且价格贵。

吻（缝）合器种类繁多,按工作原理分为压合式和钉合式两种。按吻合器形状分为直线切割缝合器、圆形切割缝合器和弧形切割缝合器等(表2-1)。

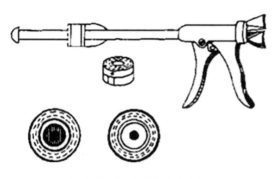

图 2-34　管型消化道吻合器

(一)线性缝合器(图 2-35)

线性缝合器虽只有一种功能,但应用较为广泛,主要用于支气管、食管、胃、十二指肠、肠、血管等残端的封闭。根据组织不同可以选用不同型号,但需注意,这类吻合器不具有切割功能。

表 2-1　胃肠外科常用吻(缝)合器分类

名称	吻合器特性	应用范围
线性缝合器(Linear Stapler)	将组织进行直线型缝合(无切割功能)	支气管、食管、胃、十二指肠、血管等残端的封闭
环形吻合器(Circular Stapler)	一次性手术适用,避免交叉感染;整体的环形刀,保证可靠性	食管、胃、肠等消化道端端吻合、端侧吻合以及肛肠的痔切除
线性切割缝合器(Linear Cutter)	较大开合口有助于调整位置;同一种器械可以更换适合不同厚度组织的针仓	胃-空肠侧侧吻合,空肠-空肠侧侧吻合,肠-肠侧侧吻合,不全肺裂离断,肺部分切除
弧形切割缝合器	四排缝合钉成弧形排列,中间一把弧形切割刀;盆腔空间狭窄,弧形切割缝合更利于手术效果;手术视野大,便于操作	胃肠道手术中组织的横切和切除
(胸腹)腔镜专用吻合器	胸腔镜或腹腔镜下的吻合操作	腔镜下完成胃肠吻合、肠肠吻合以及胃肠残端的切割缝合
荷包缝合器(Pursestring Device)	简化操作步骤,避免狭窄空间下常规荷包缝合操作困难	食管、胃肠外科术中荷包缝合

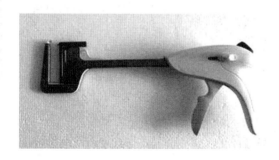

图 2-35　线性缝合器

(二)圆形(肛肠)吻合器(图 2-36)

这个类型又可以分为:吻合器 PPH(痔上黏膜环切吻合术)及 TST(开环式微创痔吻合器)。TST 利用特制的肛肠镜形成不同的开环式窗口,利用吻合探头,锁定痔核,针对痔核的大小和多少来调节痔黏膜的切除范围,可最大限度地保护肛门的正常功能。

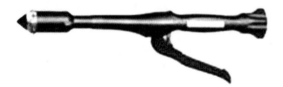

图 2-36 圆形(肛肠)吻合器

(三)管型(消化道)吻合器(图 2-37)

产品特性:加大的弯曲弧度,便于器械的置入;整体的环形刀,保证可靠性;独特的缝针设计和处理,更有利于缝合和切除。适用于一次性手术。

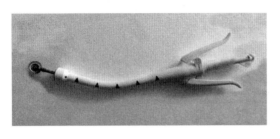

图 2-37 管型(消化道)吻合器

注意事项:准备吻合的肠管断端应充分游离,并剥光至少 2 cm;退出吻合器要轻柔,并检查被切下组织是否为一完整的环形;荷包缝合针距不超过 0.5 cm,边距 2～3 mm,过多组织易嵌入吻合口,妨碍吻合;注意不要遗漏黏膜。

(四)直线切割缝合器(图 2-38)

产品特性:较大开合口,有助于调整位置;独特击发钮,利于左右操作;齐全的规格,适于各种手术;凸轮专利设计,操作更轻松;同一种器械可以更换适合不同厚度组织的针仓。

注意事项:击发完毕勿马上打开器械,需保持器械处于关闭状态 15～20s,以加强止血效果。击发过程一气呵成,一推到底,击发中不可停歇;待击发组织放在刻度线内(尤其

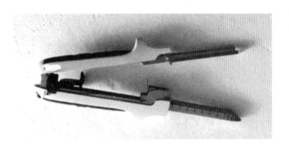

图 2-38 直线切割缝合器

注意组织尾端),避免无效操作;正确使用半锁定装置,要求待击发组织平整,无褶皱和折叠。

(五)弧形切割缝合器(图 2-39)

产品特性:既能切割也能缝合,具有体积小、适合盆腔解剖的特点,在低位直肠癌保肛手术中具有一定的优势;切割缝合同步完成;独特的弧形头端设计;可被切断的垫片;易置入盆腔;可更换的钉仓;可进入盆腔较低位置。

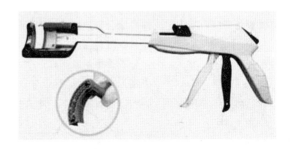

图 2-39 弧形切割缝合器

注意事项:保证吻合口无张力,在根治的前提下,适度切除近侧结肠,吻合口疑有张力时,应充分游离近侧结肠或松解结肠脾曲;吻合口应做在直肠闭合缘的中点偏背侧,直肠下段切除肠壁应含有部分直肠闭合缘。吻合后行肛门指检检查吻合钉是否为规整一圈,女性患者常规检查阴道后壁确保无吻合损伤。

(六)胸(腹)腔镜专用吻合器

使用时须保证吻合口无张力;保证吻合口血供;一定要根据组织厚度选择相应钉腿长度的钉闸,在完成数排相互交错、均匀分布的钛钉线中间推进刀片切割离断(图 2-40)。

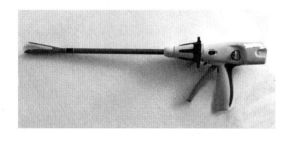

图 2-40　胸(腹)腔镜专用吻合器

(七)荷包缝合器

产品特性:在消化道两端行手术时,术野狭窄,徒手荷包缝合费时困难,使用荷包器在一定程度上可以克服上述困难;荷包缝合器由上下两个叶片组成,叶片上均有相对应的带孔凹凸齿槽,钳夹组织时,组织嵌入齿槽内,当用带线直针穿过齿槽孔时便自动做好荷包缝合(图 2-41)。

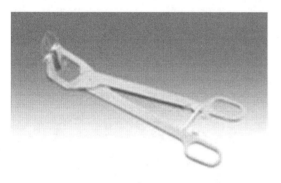

图 2-41　荷包缝合器

十一、电外科手术装置

(一)高频电刀

高频电刀有主机、电刀刀柄、刀头、病人极板和脚踏开关等组件,通过有效电极尖端产生的高频高压电流与机体接触时对组织进行加热,实现对机体组织的分离和凝固,起到切割和止血的作用。高频手术装置大致可分为多功能高频电刀、单极高频电刀、双极电凝器、电灼器、内镜专用高频发生器和高频氩气刀等类型。

在高频电刀的单极模式中,由完整的电路来切割和凝固组织。单极装置中的病人极板必须具有相对大的与病人相接触的面积,以提供低阻抗和低电流密度的通道。单极电刀有 3 种输出方式:①切割。连续输出电流范围为 100～750W,用于切割组织。先用普通刀片切开皮肤 2～3mm 深,再顺着刀口边用电刀刀头继续切开并止血。最佳效果是过刀后被切开的组织呈白色略黄,止血良好,组织灼伤程度极小。②凝血。输出功率为 80～200W 的脉冲电流,为凝结血管而使用。可用刀头平面点血管两点,当血管呈白色略黄时表明血管已被封住,即可在两点间切断血管。③切割凝血混合。结合上述 2 种方式术中大都用此功能。

高频电刀的双极模式用于双极电凝,是通过双极镊子的两个尖端的高频电能,使双极镊子两端之间的血管脱水凝固,从而达到止血的目的,主要用于显微外科和脑外科手术。使用时,用双极镊两个镊尖夹含出血组织越少止血效果越好。双极电凝有手控和脚控两种方式。手控(双极自动输出)方式只要双极镊轻轻夹于组织后即自动进行凝血,在一般手术中会给医生带来许多方便。双极电凝的安全性正在逐渐被人们所认识,其使用范围也在逐渐扩大。

1. 高频电刀的优点　①切割速度快、止血效果好、操作简单、安全方便;②缩短手术时间,减少病人失血量;③与其他电外科手术装置相比,适用手术范围广,费用低。

2. 高频电刀的负极板粘贴　通常粘贴在接近手术切口易于观察的部位,平坦的肌肉区或血管丰富区,距离心电导联电极 15cm 以上。15kg 以下小儿应选择婴幼儿负极板。粘贴负极板时应垂直于身体的纵轴。

3. 高频电刀的操作步骤　连接电源线、负极板线路。接通电源,开机自检。根据说明书和手术医生的需求选择合适的输出功率。连接电刀笔线路,使用手控开关或脚控开关。使用完毕,先关主机电源开关,再拔电源插头。

4. 高频电刀的注意事项　高频电刀的供电电源要有可靠接地线。避免在有挥发性易燃易爆气体的环境中使用。及时清除电刀头上的焦痂,保持良好的传导功能。安装心脏起搏器的病人禁止使用高频单极电刀。暂时不用电刀时,应将其放入绝缘容器内,勿放置在妨碍医生操作的部位及病人暴露的体表,避免引起医务人员及病人的灼伤。避免病人的肢体直接与金属接触,病人与金属床之间至少要保持 4cm 厚度的绝缘层,必要时可用布类、手托板固定肢体。使用过程中如有异常,立即停止使用,查明原因。

(二)超声刀

超声刀是通过超声频率发生器,使金属刀头以 55.5kHz 的超声频率振荡,使组织内的水分子汽化、蛋白质氢键断裂、细胞崩解,达到组织被切开、凝固,血管闭合的效果。超声刀可凝闭直径为 3mm 左右的血管。现已较广泛应用于各种外科手术(包括腔镜手术)中。

1. 超声刀的优点　①超声刀对周围组织的损伤远小于电刀,切割精确,可安全地在重要脏器和大血管旁边进行分离切割;②少烟、少焦痂,使手术视野更清晰,缩短手术时间;③无电流通过人体,更安全。

2. 术中使用的注意事项　①使用超声刀时最好把组织钳夹在刀头前 2/3 的部位,不要将刀头浸在血水中;②切忌空踩,测试和清洗刀头时刀鞘两嘴要打开,工作时刀头端不可闭合使用,避免绝缘面损坏,缩短使用寿命;③主机与其他仪器分开放置,以免震动损坏其他机器;④及时清洁刀头,去除刀头上的组织及血液积聚物,保证超声刀能有效切割止血。

(三)结扎速切割闭合系统

结扎速切割闭合系统(LigSure Vessel Sealing System)应用实时反馈技术和智能主机技术,输出高频电能,结合血管钳口压力,使人体组织内胶原蛋白和纤维蛋白溶解变性,血管壁融合形成一透明带,产生永久性管腔闭合。结扎速切割闭合系统能安全永久地闭合直径 7mm 以内的血管。

1. 高频血管闭合切割系统的特点　①直接闭合组织束,无需对组织束内的血管进行仔细分离,只需将含有血管的组织束纳入器械前端的钳口之中,启动主机即可;②给临床医生提供了更快捷的操作方式,与缝线相比,很大程度上节约了手术时间;③精确作用于组织血管,极小的热扩散和热损伤;④无组织粘连,极少有烟雾和焦痂,手术视野清晰,更利于创面吸收和愈合;⑤体内无异物存留。由于血管闭合切割系统具有上述特点,使得一些复杂手术和恶性肿瘤的根治手术在腹腔镜下得以完成,它的推广使用促进了腔镜外科的发展。

2. 高频电刀、超声刀和结扎速切割闭合系统的比较　见表2-2。

表 2-2　高频电刀、超声刀和结扎速切割闭合系统的比较

	单极电刀	双极电凝	超声刀	结扎速切割闭合系统
操作	简单	简单	较简单	较简单
速度	快	快	快	较慢
组织损伤	大	较小	小	小
效果	好	好	好	血管永久闭合
焦痂和烟雾	有	有但小	无	无
适用血管直径	小于 3mm	小于 3mm	3mm 左右	7mm 以下
止血效果	较确实	较确实	确实	确实
安全性	稍差	好	好	好
费用	低	低	高	高

十二、腹腔镜手术器械

1. 基本设备

(1)摄像系统：由腹腔镜、冷光源、摄像机、监视器及录像设备组成,目前摄像系统多采用数字信号,视频图像清晰,且利于保存及交流。腹腔镜使用进程中注意保护镜面。清洗后用软布擦干并盖上保护帽,轻拿轻放。光缆使用及保存中切忌折叠,应无角度盘旋,其他设备保养同普通电器设备。

(2)气腹机：现多用全自动二氧化碳气腹机,预先设定气腹压力,术中根据需求调整流量钮控制进气速度即可。术中须注意保持二氧化碳气量充足,术后应将气腹机内残气完全释放后再将机器保存。

(3)电切、电凝系统：切割组织及凝血用,高频电流在 100～300kHz 范围内。使用时多采用混合输出,电凝输出占切割输出的 1/3～1/2,此时做切割时切割与止血效果最佳。

2. 基本操作器械　以腹腔镜胆囊切除术为例,见图 2-42。

(1)气腹针：1938 年由 Veress 发明,使用时注意保持针头的锋利。术前术后均要检查保证弹簧的性能与针管通畅良好。

(2)穿刺锥及穿刺套管：穿刺锥有圆锥形和三刃形两种。圆形不易损伤腹壁肌肉及血管,但穿刺时稍费力,三刃形易切割肌肉及血管。使用过程中须防止损伤穿刺锥头的锋利度。套管有金属、塑料两种。金属制品可反复使用,塑料制品多为一次性用品,透明或半透明。穿刺锥锋利,适合初学者使用。使用时注意保护尾端防漏气阀门,清洗时应打开各阀门及侧孔的螺帽清洗,内腔冲洗干净后擦干,再依次旋上。不要遗失套管的橡皮帽。术中如器械移动困难,可用灭菌液状石蜡润滑套管内壁。

(3)抓钳：分有创与无创两种,无创抓钳用于胆囊的牵引固定及肠管的抓取,有创钳用于钝性分离、取出胆囊等。使用过程中不可力量过大,以免损伤抓钳的关节。

(4)电凝钩、电凝棒、电凝铲：电凝钩有 J 形、L 形两种,主要用于解剖分离组织。电凝棒用于电凝止血,电凝铲用于分离胆囊床及止血。使用过程中均须及时清除炭化组织。分离组织时紧贴组织,以防产生电弧造成副损伤。电极接触组织面积应＜3mm,利于切割,减少组织炭化。注意检查杆上绝缘层的完整,避免副损伤。

(5)钛夹及钛夹钳：钛夹有不同型号,选择以稍超过需夹闭组织的长径钛夹为宜。钛夹不可反复使用以免断裂。注意保护钛夹钳头部,保证关节灵活,施夹时切忌过分用力。

(6)分离钳、剪：有弯钳、直钳两种,弯钳常用,用于 Calot 三角的分离。剪刀型号多种多样,主要用于组织锐性分离及剪线等。

使用时不可过分用力,保持头部锋利及关节灵活。

(7)切口撑开器:胆囊提至切口处难以取出时,用其撑开切口协助取出胆囊。置入时紧贴胆囊壁,勿损伤切口。

3. 特殊设备 腹腔镜外科的发展得益于现代科技在医学领域的广泛应用,例如胃肠吻合器、超声刀、微波刀及新型材料在腔镜外科中都被广泛使用,使用方法与普通手术基本相同。

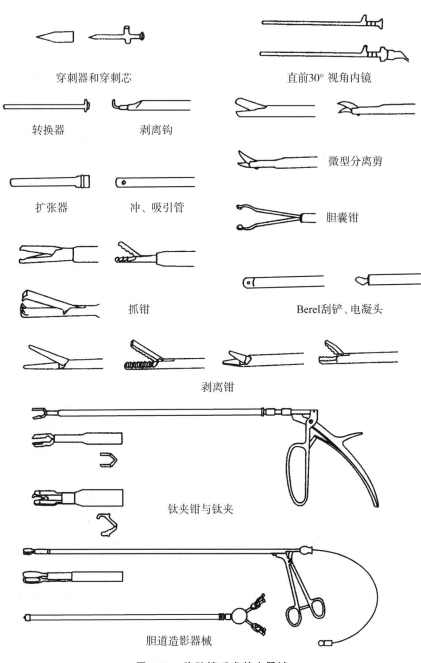

穿刺器和穿刺芯

直前30°视角内镜

转换器　剥离钩

微型分离剪

扩张器　冲、吸引管

胆囊钳

抓钳

Berel刮铲、电凝头

剥离钳

钛夹钳与钛夹

胆道造影器械

图 2-42　腹腔镜手术基本器械

第3章 腹部手术的麻醉

一、麻醉前会诊与手术前用药

(一)麻醉前会诊

1. 病情估计　因所有的麻醉药和麻醉方法都可能影响病人的生理状态及稳定性，手术创伤和出血可使病人生理功能处于应激状态，外科疾病与并存的内科疾病又有各自的病理生理改变，这些因素会成为机体生理潜能的巨大负担。为了减轻这种负担和提高手术麻醉安全性，在手术麻醉前对病人全身情况和重要器官生理功能应做出充分估计，并尽可能地加以纠正和维护。这是外科手术治疗学中的重要环节，也是临床麻醉医生工作的重点之一。

麻醉前对病人的全面估计包括：①充分了解病人的健康状况和特殊病情；②明确全身状况和器官功能存在的不足，麻醉前须做哪些准备；③明确器官疾病和特殊病情的安危所在，术中可能出现的并发症及防治措施；④估计、评定病人接受麻醉和手术的耐受力；选定相适应的麻醉前用药、麻醉药、麻醉方法和拟订麻醉实施方案。实践证明，充分的麻醉术前准备，不仅提高安全性，减少并发症和加速病人康复，还能明显地扩大手术范围和指征，使外科学得到进一步发展。

2. 麻醉前访视及体格检查

(1)病史复习：麻醉前对病历资料进行系统复习，尽可能做到全面详细的了解。

①个人史：包括劳动能力，有无饮酒、吸烟嗜好及每日量多少，有无长期咳嗽、咳痰、气短史，有无吸毒成瘾史，有无长期服用催眠药史等，有无怀孕等。对已出现戒断综合征的病人，除非急诊，应延期麻醉和手术。

②过去史：了解以往有无与麻醉有关的疾病（抽搐、癫痫、高血压、脑血管意外、心脏病、心肌梗死、肺结核、哮喘、慢性支气管炎、肝炎、肾病、疟疾、脊柱疾病、过敏性疾病或出血性疾病等），同时追询曾否出现过心肺功能不全或休克等症状，近期是否还存在有关征象，要重视心前区疼痛、心悸、头晕、昏厥、活动后呼吸困难、夜间憋醒、长期咳嗽多痰等征象，以判断目前的心肺功能状况。

③过敏史：以往接触过任何药物及有无过敏或不良反应。

④以往麻醉与手术史：以往做过哪种手术，采用过何种麻醉药和麻醉方法，麻醉中及麻醉后是否出现特殊情况，有无意外、并发症和后遗症，有无药物过敏史，家庭成员中是否发生过类似的麻醉严重问题等。

⑤麻醉与手术前病人用药情况：手术病人合并内科疾病进行药物治疗，常用的有降压药、β受体阻滞药、皮质激素、洋地黄、利尿药、抗生素、降糖药、抗癌药、镇静安定药、单胺氧化酶抑制药、三环类抗忧郁药等。应了解其药名、用药时间和用量，有无特殊反应；明确哪些药物与麻醉药之间可能存在相互作用。据此，决定术前是否需要继续使用或停止用药。

（2）体格检查

①全身情况的评估：有无发育不全、畸形、营养障碍、贫血、脱水、水肿、发绀、发热、消瘦或过度肥胖等。

②生命体征：术前应常规测定血压、脉搏、呼吸、体温和体重（kg），并作记录。测定脉搏血氧饱和度（SpO_2）基础值，国际上已将 SpO_2 列为常规生命体征监测项目。

③气道、牙、颈检查：应包括颈椎活动度、颞下颌关节功能、牙及张口度等，以便麻醉前评估气管插管的难易程度。

④心、肺功能的临床估计：除常规听诊及物理检查外，还可以应用简单易行的方法对心、肺功能进行粗略估计，必要时可通过仪器精确测定。

呼吸功能：测量胸腔周径法，测量深吸气和深呼气时，胸腔周径的差值，超过 4cm 以上者，提示无严重肺部疾病及肺功能不全。吹火柴火试验，病人安静后，深吸气，然后张口快速呼气，能将置于 15cm 远的火柴火吹熄者，提示肺的储备功能好，否则提示储备功能低下。对于慢性肺部疾病及呼吸困难的病人，应通过较精确的肺功能仪及血气测定，估计手术后并发肺功能不全的可能性（表 3-1）。

表 3-1　估计手术后并发肺功能不全的高危指标

肺功能测验项目	正常值	高危值
肺活量（VC）	$2.44 \sim 3.47L$	$<1.0L$
第 1 秒时间肺活量（FEV_1）	2.83L	$<0.5L$
最大呼气流率（MEFR）	$336 \sim 288L/min$	$<100L/min$
最大通气量（MVV）	$82.5 \sim 104L/min$	$<50L/min$
动脉血氧分压（PaO_2）	$75 \sim 90mmHg$	$<55mmHg$
动脉血二氧化碳分压（$PaCO_2$）	$35 \sim 45mmHg$	$<45mmHg$

心功能：应注意心率、心律、心脏杂音、颈外静脉膨胀情况。心脏听诊有杂音但无心功能障碍者，对麻醉的耐受未必太差。有心律失常者，用心电图确诊其性质，并予治疗。对 40 岁以上的病人，术前应常规做心电图检查。缺血性心脏病病人，是否存在心绞痛，其严重程度如何，是否发生过心肌梗死。明确最近的一次发作时间，择期手术应推迟到心肌梗死后 6 个月施行。为进一步估计临床心功能情况，可有以下几种方法。

a. 体力活动试验：见表 3-2。

表 3-2　心功能分级及其意义（体力活动试验法）

心功能	屏气试验	临床表现	心功能与耐受力
Ⅰ 级	30s 以上	普通体力劳动、负重、快速步行、下坡，不感到心慌气短	心功能正常
Ⅱ 级	$20 \sim 30s$	能胜任正常活动，但不能跑步或做较用力的工作，否则心慌气短	心功能较差。麻醉处理恰当，麻醉耐受力仍好
Ⅲ 级	$10 \sim 20s$	必须静坐或卧床休息，轻度体力活动后即出现心慌气短	心功能不全，麻醉前准备充分，麻醉中避免任何心脏负担增加
Ⅳ 级	10s 以内	不能平卧，端坐呼吸，肺底啰音，任何轻微活动即出现心慌气短	心功能衰竭，麻醉耐受力极差，择期手术必须推迟

b. 屏气试验:病人安静 5~10min 后,深吸气后屏气,计算最长的屏气时间,超过 30s 者表示心脏功能正常;20s 以下者表示心脏代偿功能低下,对麻醉的耐受性差。

c. 起立试验:病人卧床 10min 后,测量血压、脉搏,然后嘱病人骤然从床上站起,立即测血压、脉搏,2min 后再测一次。血压改变在 20mmHg 以上,脉搏增快超过 20 次/

min 者,表示心脏功能低下,对麻醉耐受力差。但本法不适用于心功能Ⅳ级的病人。

⑤肾功能的临床估计:尿液分析(血、糖、蛋白)、血浆白蛋白、血尿素氮(BUN)、血肌酐值、内生肌酐清除率、尿浓缩试验和酚红试验等,是临床较有价值的肾功能测定。以 24h 内生肌酐清除率和 BUN 为指标,可将肾功能损害分为轻、中、重三类(表 3-3)。

表 3-3　肾功能损害程度分类

	正常值	损害程度		
		轻度	中度	重度
24h 内生肌酐清除率 (ml/min)	80~100	51~80	21~50	<20
血尿素氮(mmol/L)	1.79~7.14	7.5~14.28	14.64~25.00	25.35~35.7

⑥肝功能的临床估计:目前临床上习用的肝功能试验,大多属于非特异性的。如果单凭几项试验结果作为判断依据,往往是不可靠的,还必须结合临床征象进行综合分析,

才能做出较为合理的诊断。有关肝功能损害程度,可用 Pugh 推荐的肝功能不全评估分级加以评定(表 3-4)。

表 3-4　Pugh 肝功能不全评估分级

每项异常积分	1 分	2 分	3 分
血清胆红素(μmol/L)	<25	25~40	>40
血清白蛋白(g/L)	35	28~35	<28
凝血酶原时间超过对照值(s)	<4	4~6	>6
脑病分级	无	1~2	3~4

按表计算累计分:1~4 分者为轻度肝功能不全;5~8 分者为中度肝功能不全;9~12 分者为重度肝功能不全。肝病合并出血,或有出血倾向时,提示已有多种凝血因子缺乏或不足。若凝血酶原时间延长、凝血酶时间延长、部分凝血活酶时间显著延长、纤维蛋白原和血小板明显减少,提示已出现弥散性血管内凝血(DIC)和纤维蛋白溶解,表示肝脏已有坏死,禁忌做任何手术。

⑦神经系统功能的临床估计:应常规询问中枢系统的情况,是否有头痛史,神志消失

史,局灶性症状如一过性单眼失明、复视、麻痹、吞咽困难等。必要时邀请神经科医生会诊。

⑧四肢脊柱:检查穿刺标志是否清楚,脊柱有无畸形或变形,穿刺点邻近组织有无感染,有无出血点及瘀斑等。如拟施行桡动脉穿刺插管直接动脉压测定还应做 Allen 试验。

3. 实验室常规检查　常规手术应纠正贫血:成人 Hb 应>80g/L;年龄小于 3 个月婴儿 Hb 至少>100g/L;大于 3 个月者,至少

应达到 90g/L。

病人术前应做常规心电图（ECG）检查，如发现明显异常或严重心律失常者，必要时行术前 24h 动态心电图（Holter）监测、超声心动图（echocardiography）和选择性放射性核素血管造影（gated radionuclide angiography），可以明确冠心病病人围术期心脏意外的危险程度。

对于患有慢性肺部疾病者，术前除做肺功能检查外，还应做动脉血气分析，它是预测肺部并发症的可靠指标。

4. 麻醉危险性估计

（1）ASA 体格情况分级：根据麻醉前访视的结果，将病史、体格检查和实验室检查资料，结合手术麻醉的安危进行综合分析，对病人全身情况和麻醉手术耐受力做出比较全面的估计。美国麻醉医师协会（ASA）引用了由 Dripps 在 1963 年定的 5 级评估分级法，把其定名为"ASA 体格情况分级"（表3-5）。

表 3-5　ASA 体格情况评估分级

分级	评估标准
Ⅰ	健康病人
Ⅱ	轻度系统疾病，无功能受限，如轻度糖尿病和贫血，新生儿和 80 岁以上老年人
Ⅲ	重度系统疾病，有一定的功能受限，但未丧失工作能力
Ⅳ	重度系统疾病，终身需要不间断治疗，已丧失工作能力
Ⅴ	濒死病人，不论手术与否，在 24h 内不太可能存活

如系急诊，在每级数字前标注"急"（或"E"字）

一般来说Ⅰ、Ⅱ级病人对麻醉的耐受力均良好，麻醉经过平稳。Ⅲ级病人接受麻醉存在一定危险，麻醉前尽可能做好充分准备，对麻醉中和麻醉后可能发生的并发症要采取有效措施，积极预防。Ⅳ、Ⅴ级病人的麻醉危险性极大，更需充分细致的麻醉前准备。

（2）我国根据临床病人对手术麻醉的实践经验，将病人的全身情况归纳为两类四级（表3-6）。

表 3-6　我国手术病人全身情况分级

类、级	全身情况	外科病变	重要生命器官	耐受性
1类1级	良好	局限，不影响全身	无器质性病变	良好
1类2级	好	轻度全身影响，易纠正	早期病变，代偿	好
2类1级	较差	全身明显影响，代偿	明显器质性病变，代偿	差
2类2级	很差	全身严重影响，失代偿	严重器质性病变，失代偿	劣

对于 1 类病人，术前无须特殊处理，仅作一般性准备，可接受任何类型手术和麻醉。对 2 类病人必须对营养状况、中枢神经、心血管、呼吸、血液（凝血功能）、代谢（水、电解质代谢）及肝、肾功能等做好全面特殊准备工作，方可施行麻醉和手术，必要时采取分期手术，待全身情况得到改善后再进行根治性手术。

（二）麻醉及手术前用药

1. 目的　使病人情绪安定、合作，减少恐惧，解除焦虑。减少某些麻醉药的不良反应,如呼吸道分泌物增加,局部麻醉药的毒性作用等。调整自主神经功能,消除或减弱一些不利的神经反射活动,特别是迷走神经反射。缓解术前疼痛。

2. 用药途径 成人最常用的是术前肌内注射,但有的学者认为病人进入手术室后,静脉用药比较合理。小儿可经直肠或经鼻滴注给药。

3. 麻醉前常用药的种类

(1)镇静催眠药:常用药苯巴比妥(或称鲁米那,Phenobarbital),成人剂量 100～200mg,术前 2h 肌内注射;小儿按 1～2mg/kg 计算。

(2)麻醉性镇痛药

吗啡(Morphine):成人剂量 0.1～0.2mg/kg;小儿 0.1～0.15mg/kg。禁忌证:胆道、支气管痉挛疾病、糖尿病、肾功能不全、妊娠、肝功能不全、颅压增高、急性呼吸道梗阻及 2 岁以内的小儿。

哌替啶(Pethidine)或称杜冷丁(Dolantin):肌内注射剂量 1～2mg/kg,麻醉前 30～60min 注射;静脉注射剂量 0.5～1mg/kg。哌替啶与吗啡的不同点有:产生镇痛后出现醑睡;缩瞳作用不明显;恶心、呕吐、呼吸抑制、镇咳、欣快等不良反应比吗啡轻;有类似阿托品作用,使呼吸道腺体分泌减少,支气管平滑肌松弛;引起血管扩张、血压下降;有抗组胺作用,目前已基本替代吗啡作为麻醉前用药。

芬太尼(Fentanyl):产生强烈的镇痛功效,比吗啡强 80～100 倍,较哌替啶强 350～500 倍,且起效迅速,对循环影响轻微。最适用于伴剧痛的门诊或急诊病人。也可以与氟哌利多组成依诺伐(氟芬合剂)作为住院手术病人的麻醉前用药。成人肌内注射 0.1～0.2mg/次,静脉注射 0.05～0.1mg/次。

(3)神经安定镇痛药

氟哌利多(Droperidol)或氟哌啶醇(Haloperidol):均为强安定药,镇静作用弱

于氯丙嗪,抗肾上腺作用也较氯丙嗪弱,对血压影响较轻,镇吐作用很强。用药后产生精神运动性改变,表现为神情安定,对外界漠不关心,懒于活动,但意识仍存在,能对答问话并良好配合。氟哌利多的作用较氟哌啶醇强,且锥体外系兴奋不良反应较少,故目前多用氟哌利多。成人剂量:0.1mg/kg,麻醉前 1～2h 肌内注射,静脉注射 0.05～0.1 mg/kg,麻醉前 5min 静脉注射。

依诺伐(氟芬合剂,英诺佛,Innovar,NLA):氟哌利多 5mg 与芬太尼 0.1mg 混合成 50:1 合剂应用(即每毫升含氟哌利多 2.5mg 和芬太尼 0.05mg)。

(4)苯二氮䓬类药:解焦虑药物,能有效解除病人紧张恐惧和疼痛应激反应,特别对精神高度紧张的病人,解焦虑效果显著。

地西泮(Diazepam,安定,Valium):剂量为成人 0.1～0.2mg/kg,肌内注射或静脉注射。

咪达唑仑(Midazolam,Dormicum):0.05～0.1mg/kg 于诱导前 1～2h 肌内注射。

(5)抗胆碱药:麻醉前所用抗胆碱药(anticholinergics)均为 M 胆碱受体阻滞药,能抑制多种平滑肌,抑制多种腺体分泌,抑制迷走神经反射。

阿托品(Atropine):成人剂量 0.5mg 肌内注射术前 1h,儿童:0.01～0.02mg/kg。在抑制迷走神经的作用方面强于东莨菪碱,在甲状腺功能亢进、心动过速、心脏病、发热、青光眼等情况下忌用。

东莨菪碱(Scopolamine,Hyoscine):在扩瞳、抑制腺体分泌和中枢镇静方面强于阿托品。对心率影响很小,青光眼病人忌用。剂量:0.3mg 肌内注射术前 1h 或 0.01mg/kg 肌内注射。

格隆溴铵(Glycopyrronium Bromide,Glycopyrrolate):又名胃长宁,也可以用于麻醉前给药。其作用时间较阿托品长 3～4 倍。

剂量为 $4\sim8\mu g/kg$ 于麻醉前 1h 肌内注射。

(6)H_2 组胺受体拮抗药：本类药为可逆性、竞争性 H_2 组胺受体拮抗药。能抑制组胺、促胃液素和 M 胆碱受体激动药所引起的胃酸分泌，使胃液量及胃液中 $[H^+]$ 下降。一般不作为常规用药，主要用于术前准备不足有胃反流危险的病人和临产妇。可减少发生反流和误吸的危险及误吸的严重程度。

西咪替丁(Cimetidine)：又称甲氰咪胍、泰胃美，成人口服 400mg，静脉滴注 200mg。

雷尼替丁(Ranitidine)：成人口服 150mg(或 300mg)，肌内注射、静脉滴注 50mg(或 100mg)。

法莫替丁(Famotidine)：成人口服 20mg(或 40mg)。

应注意，这些药静脉滴注过快可致心率减慢、心肌收缩力减弱。

二、腹部外科麻醉的选择

临床腹部外科手术麻醉的首要任务是在保证病人安全的前提下，满足镇痛、肌肉松弛和消除内脏牵拉反应等手术的要求。麻醉的选择应取决于病情特点、手术性质和要求、麻醉方法本身的优缺点、麻醉者的理论水平和技术经验，以及设备条件等几方面因素，同时还要尽可能考虑手术者对麻醉选择的意见和病人自己的意愿。各种麻醉都有自己的优缺点，但在理论上还可因具体的病情及操作熟练程度和经验，出现效果上、程度上，甚至性质上的差别。

作为麻醉医生，首先考虑选用对全身影响最轻、最熟悉的麻醉方法，要防止因麻醉选择不当或处理不妥所造成的病情加重，也须防止片面满足手术要求而忽视加重病人负担的倾向。

(一)腹部手术常用的麻醉方法

1. 局部麻醉(local anesthesia) 方法有局部浸润麻醉、区域阻滞麻醉及肋间神经阻滞麻醉。腹腔内手术中还应常规施行肠系膜根部和腹腔神经丛封闭。本法安全，对机体生理影响小，适用于短小手术及严重休克病人。但阻滞不易完善，肌松不满意，术野显露差，故使用上有局限性。

2. 腰麻又称脊麻或蛛网膜下腔麻醉(spinal anesthesia) 仅适用于下腹部会阴手术。脊麻后尿潴留发生率较高，偶有"头痛"发生，禁忌证相对较多。

3. 连续硬膜外阻滞[continuation epidural block(anesthesia)] 在我国，为腹部手术常用的麻醉方法之一。该法痛觉阻滞完善，腹部肌松满意，相对地对呼吸、循环、肝、肾功能影响小。因交感神经被部分阻滞，肠管收缩，手术野显露较好。麻醉作用不受手术时间限制，并可用于手术后止痛，故是较理想的麻醉方法。但内脏牵拉反应较重为其不足。

4. 全身麻醉(general anesthesia) 随着麻醉条件的改善，腹部手术选用全身麻醉日益增加。目前主张上腹部以上的手术，有条件地选用全身麻醉，如全胃切除术、腹腔镜手术、右半肝切除术、胸腹联合切口手术及休克病人手术。

由于病人的情况不同，重要器官损害的程度及代偿能力的差异，全身麻醉药物的选择与组合应因人而异。目前常用方法有静吸复合麻醉、神经安定镇痛复合麻醉、硬膜外阻滞与全麻复合麻醉等。麻醉诱导方式须根据病人有无饱食及气管插管的难易而定。饱食、饱胃者(如进食、上消化道出血、肠梗阻等)，为防止胃内容物误吸，可选择清醒表麻插管。有肝损害者或 3 个月内曾用过氟烷者，应禁用氟烷。胆道疾病术前慎用吗啡类镇痛药。

(二)腹部麻醉的特点和要求

腹部外科主要为腹腔内脏器质性疾病的

手术,腹腔内脏器官的主要生理功能是消化吸收,代谢,清除有毒物质和致病微生物,参与机体免疫功能,分泌多种激素调节消化系统和全身生理功能等。因此,消化器官疾病必然导致相应的生理功能紊乱及全身营养状态的恶化。为保证手术麻醉的安全性,减少术后并发症,麻醉前根据病人病理生理改变及伴随疾病的不同,积极调整治疗以改善全身状况,提高对手术和麻醉的耐受性。

胃肠道每日分泌大量含有相当数量电解质的消化液,一旦发生肠道蠕动异常或肠梗阻,消化液将在胃肠道内潴留,或因呕吐、腹泻等导致大量体液丢失,细胞内、外液的水和电解质锐减,酸碱平衡紊乱及肾功能损害。纠正上述紊乱是消化道手术麻醉前准备的重要内容之一。

消化道肿瘤、溃疡或食管胃底静脉曲张,可以继发大出血。除表现呕血、便血外,胃肠道可潴留大量血液,失血量难以估计。麻醉前应根据血红蛋白(Hb)、血细胞比容(Hct)、尿量、尿比重、血压、脉率、脉压、中心静脉压等指标,补充血容量和细胞外液量,并做好大量输血的准备。

肥胖、严重腹胀、大量腹水和巨大腹内肿瘤等病人,当术中排出大量腹水或搬动和摘除巨大肿瘤时,腹内压容易骤然下降而发生血流动力学及呼吸的明显变化。因此,应根据病情做好防治,并避免发生缺氧、二氧化碳蓄积和休克。

腹内手术中牵拉内脏容易发生腹肌紧张、鼓肠、恶心、呕吐和膈肌抽动,不仅影响手术操作,且易导致血流动力学剧变和病人痛苦。因此,良好的肌肉松弛是腹部手术不可忽视的问题。

急腹症是常见手术,胃肠穿孔、腹膜炎、急性胆囊炎、化脓性阻塞性肝胆管炎、胆汁性腹膜炎及肝、脾、肠破裂等,病情危重,需急诊手术,麻醉前往往无充裕时间进行综合性治疗。急腹症手术的危险性、意外及并发症发生率,均较择期手术为高。因此,应尽可能在术前短时间内对病情做出全面估计和准备,选择适合病人的麻醉方法和麻醉前用药,以保证病人的生命安全和手术顺利进行,这是急腹症麻醉关键所在。

呕吐误吸或反流误吸是腹部手术麻醉常见的死亡原因。胃液、血液、胆汁、肠内容物都有被误吸的可能。一旦发生,可导致急性呼吸道梗阻、吸入性肺炎或肺不张等严重后果,麻醉时应采取有效的预防措施。

(三)腹腔手术麻醉中的注意事项

1. 胆道手术麻醉　胆道疾病尤其是有梗阻性黄疸的病人,增高的胆红素、胆酸兴奋迷走神经,使这类病人迷走神经张力增高。胆囊、胆道部位迷走神经分布密集,手术游离胆囊床、胆囊颈和探查胆总管时,可出现强烈的迷走反射即胆-心反射,导致血压骤降、心动过缓,甚至心脏停搏。临床上病人不但有内脏牵拉痛、心动过缓,而且还可以有反射性的冠状动脉痉挛、心肌缺血,也有心律失常和严重的血压下降。近年来,胆道系统手术中发生反射性心脏停搏且难以复苏的报道比以往增多,应引起临床重视。

预防及处理:麻醉前应用足量抗胆碱类药。术中出现心动过缓时要及早静注阿托品纠正,伴有血压下降时加用麻黄碱,必要时应暂停手术刺激。也可以用利多卡因局部淋洒做表面麻醉,或行腹腔神经丛阻滞等。

胆道手术可使纤维蛋白溶酶活性增强,导致异常出血。遇有异常渗血或出血,应即时检查纤维蛋白原、血小板。必要时给予抗纤溶药物如氨基己酸或氨甲苯酸治疗。

单纯胆囊切除或胆总管探查T形管引流术,出血一般不多,无须输血。但胆总管癌切除涉及十二指肠、胃及空肠等脏器,创伤大,出血多,应适量输血,维持循环稳定。

2. 门静脉高压症和脾切除麻醉　病人多数有肝硬化和明显肝功能损害,表现为血浆蛋白减少、出血倾向、凝血功能障碍、水钠潴留和腹水。持续门静脉高压导致脾大、脾功能亢进,由此引起的全血细胞减少又使贫血和出血倾向加重。此外,重症门静脉高压症病人还常并发肾功能障碍,导致氮质血症和少尿。长期门静脉高压必有侧支循环形成,出现食管下段静脉曲张。部分病人曲张静脉破裂出血,可致严重休克。

门静脉高压症的治标手术(脾切除、脾-腔或脾-肾静脉分流、胃底横断或胃底静脉结扎术等)麻醉的适应证和危险性,主要取决于肝功能受损程度。门静脉高压症的肝功能可分为三级(表 3-7),Ⅲ级肝功能者不适于手术麻醉,应力求纠正到Ⅰ或Ⅱ级。Ⅰ、Ⅱ级术后病死率为 5%,Ⅲ级者病死率甚高。

表 3-7　门静脉高压症肝功能分级

	肝功能分级		
	Ⅰ级	Ⅱ级	Ⅲ级
胆红素(μmol/L)[*]	<20.5	20.5~34.2	>34.2
血清白蛋白(g/L)	≥35	26~34	≤25
凝血酶原时间超过对照值(min)	1~3	4~6	>6
丙氨酸转氨酶			
金氏法(U)	<100	100~200	>200
赖氏法(U)	<40	40~80	>80
腹水	(—)	少量,易控制	大量,不易控制
肝性脑病	(—)	(—)	(＋)

*. μmol/L÷17.1＝mg/dl

有学者认为,门静脉高压症麻醉危险性增加的界限为:黄疸指数>40U;血清胆红素>20.5μmol/L;血浆总蛋白<50g/L;白蛋白<25g/L;A/G<0.8;GPT、GOT>100U;磺溴酞钠(BSP)潴留试验>15%;吲哚氰绿(ICG)消失率<0.08。为探讨肝细胞功能的储备能力,糖耐量曲线试验有一定价值。90~120min 值如高于 60min 值者,提示肝细胞储备力明显低下,麻醉手术死亡率极高。

3. 盆腔手术麻醉　盆腔脏器深藏于骨盆内,其外科疾病肿瘤居多,经腹手术为主要途径。盆腔手术的难度和病人的情况差异悬殊,常因肿瘤及病灶的慢性失血而伴有严重贫血。硬膜外阻滞麻醉可满足下腹、盆腔操作的要求,成为这类手术的主要麻醉选择。实施时,无论是采用一点或两点穿刺注药法,均需使上界阻滞平面达胸₆节段,使骶神经阻滞完善。这样,下腹肌肉松弛较好,骶部的

操作反应轻微。辅以适量镇痛、镇静药物,麻醉效果更好。但在一些创伤大的手术,例如宫颈癌扩大根治术、全膀胱切除结肠(或回肠)膀胱成形术或直肠癌根治术等,也常用气管内插管全身麻醉。低位硬膜外阻滞常需较大的局麻药量才能达到预期的阻滞范围。在追加局麻药时,不要过量,以免发生局麻药逾量中毒。

4. 急腹症手术的麻醉

(1)急腹症病人的特点:常见的急腹症往往起病急、病情危重,需急诊手术,术前常无充裕时间进行全面检查和麻醉前准备,因而麻醉的危险性大,麻醉并发症发生率高。

(2)麻醉前准备:虽然急腹症病人常须尽快手术,但麻醉前应争取时间对病情做尽可能多的了解和评估,以便选择合适的麻醉方法和药物,对可能出现的意外、并发症采取防治措施。询问病人的最近一次进食时间。只

要允许,急腹症病人也应做适当的禁食、禁饮准备。对饱胃、肠梗阻、消化道穿孔或出血、弥漫性腹膜炎等病人,术前必须插入鼻胃管,进行有效的胃肠减压。对有大量出血病人,要求备足血源。对伴有休克的急腹症病人,应采取积极有效的治疗措施,对已存在的血容量不足、电解质紊乱和酸碱失衡等应适当纠正。对失血性休克病人,立即开放静脉,争取时间边补充血容量,边准备实施麻醉,切勿延误手术时机。对感染性休克者,如化脓性胆管炎伴中毒性休克病人,应根据中心静脉压和心功能情况,积极进行输液、扩容治疗,改善微循环,待休克好转后尽快实施麻醉和手术。

(3)麻醉选择和处理:临床常用的椎管内阻滞和全身麻醉均可供急腹症病人选用。胃穿孔、阑尾炎、肠梗阻或陈旧性宫外孕等病情尚轻的手术病人均可在硬膜外麻醉下完成。但对因腹腔内脏器活动性出血不宜搬动或病

情危重病人,如伴有休克或年老体弱者,均应选择气管内插管全身麻醉,以保证充分给氧,有利于休克治疗。

(4)急腹症麻醉注意事项:实施椎管内麻醉时应避免阻滞平面过广,以免广泛交感神经阻滞致血压严重下降。硬膜外注药前加速输入 500～1000ml 平衡液或 500ml 羧甲淀粉有益于维持循环功能稳定。饱食病人实施全麻时应谨防反流误吸,选用快速诱导气管插管。诱导时指压环状软骨(Sellick 手法)的方法亦有阻止胃内容物反流的作用,可适当采用。在伴有休克的急腹症病人,麻醉期间同时采取积极的抗休克综合治疗,包括输血补液、纠正电解质紊乱和酸碱失衡,以维持心、肺、肾功能。加强生命体征的监测。除常规的血压、心电图、脉搏血氧饱和度等监测外,对危重的急腹症病人还宜进行中心静脉压(CVP)测定和血气分析,用以指导输血补液和维持酸碱平衡。

第4章 选择最佳手术体位

一、何谓最佳手术体位

(一)有利于病人

1. 能保证手术期间病人的正常呼吸和循环功能,不过度增加病人心脏负担,不影响肢体和身体各部位的血液循环。

2. 不压迫神经,不过度伸展神经以防神经麻痹。

3. 骨、关节和肌肉均不超过其正常生理活动限度,最低要求是不造成损伤。

4. 不用过多过复杂的创口展开手段就可以到达手术部位,并能获得良好的手术视野。

(二)便于手术者操作

1. 能获得满意的手术野显露。不同手术部位、不同手术目标器官、不同操作习惯的医生会选择操作起来方便、舒适的手术体位,使术者不易疲劳。

2. 手术体位能保证手术野离切口的距离最近,因而操作几乎能在直视下进行。

3. 术者视线在到达手术操作面上的途中,不受腹内器官或组织的遮蔽。

4. 选择血液、体液(如腹腔内积液)不易积聚在手术野的体位。这在膈下和盆腔手术中很重要。

(三)术中不易受污染

手术操作进程中,如需要变换体位,应事先选取变动范围不是过大的适中体位,使手术台调节、手术敷料的更换、手术中监护设备的连接都不需要翻倒重来。如贲门癌手术,可经腹路径、胸路径或胸腹联合路径手术。如不能决定能否切除或是否需要开胸,就选左前斜卧位,此后进胸和进腹只需调节手术台面角度,而不需要重新摆体位。腹会阴联合直肠癌切除术,可先摆成膀胱截石位,腹腔操作时头部摇低,盆腔操作时头部摇高,会阴部操作时使臀部抬高,一次铺单可以分区使用,只要更换少量敷料就行,以减少手术野的污染。

(四)有利于麻醉管理

给麻醉师一个便于术中管理的空间,同时也要便于术中照明。

二、体位、视野和手术野的关系

腹腔的横断面大致呈椭圆形,在矢状面和额状面上大致呈长圆形。在三维空间里,腹腔里都存在一定的弧度。从理论上说,在视点固定、切口面积固定的条件下,体位的改变与视野大小、深度和器官的显露程度直接相关。

图 4-1 中 A、B、C、D、E 5 点间的线段长度相等,从上往下看,各线段在水平面上投影

的长度则不相等。如果缩小 A-E 之间的垂直距离(例如将手术台向 E 的一侧倾斜),由 B-E 的可视距离增大,在 C、D、E 处的操作就变得开阔多了。

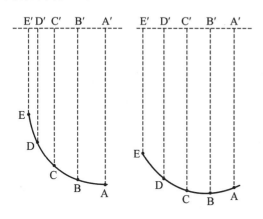

图 4-1　视野和手术野的关系

再如,在图 4-2 中,操作点在 A 处,手术者可见到 A 点的视点在 P 处。如果在腹壁切口 M 处向外牵拉来扩大切口,术者视线位置即可移到 P_1 处,此时视点的位置变化了,但因为弧面的缘故,A 点的可视范围没有扩大反而变小了。相反,将切口向 N 方向牵开,或延长切口,视线 PA 扩大到 P_2A,则 A 处的可视范围被扩大了,深部的显露就得到了改善。这样的视野改善,还可以通过调整体位(如抬高右侧 N 处)来实现。

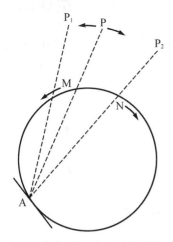

图 4-2　体位、视野和手术野的关系

食管下段手术显露与体位关系见图 4-3。

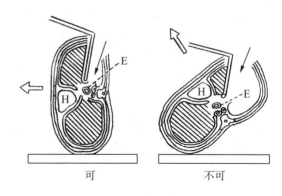

图 4-3　体位与食管显露的关系
E. 食管;H. 心脏

临床上在经腹做全胃切除时,为了充分显露腹部食管,将切口下缘延至脐下,切口上方牵拉并提起或抬高腰部,就能使食管裂孔处变近变浅,有利于直视下操作。再如胆囊切除术,上腹正中切口进腹,向上延长切口不会增加显露,可向下切一些,垫高腰桥,或将手术台近术者一侧摇低一些,胆囊就容易暴露在切口下。腹会阴直肠癌切除术,在处理肠系膜下血管根部时,可取手术床的头端轻度低位。在盆腔操作,可取手术床的下端稍低位,使盆腔近于垂直面而接近于下腹部切口,操作深度变浅。在会阴部操作,垫高臀部,使肛管和术者视线平行。上述体位的调节都有利于改善视线,增大手术野。

三、使手术野周围的躯体放松

如何使腹肌松弛?首先想到的是麻醉师的麻醉效果,其实,手术者也不是一点帮不上忙。不合适的体位,例如头低、腰部垫高、下肢放低的近似"角弓反张"的体位,再好的麻醉师也只能让腹肌局部松弛下来,无法改变全身绷紧的体态。有人在全胃切除时,喜欢头低腰高足低的体位,使身体像一个"弓",腹壁这根"弦"也就绷紧了。虽然膈肌下的视野改善了,切口却变紧变窄了。如果放下腰桥,膝下垫枕稍屈,上述的"弓"变松了,绷紧的"弦"也弛缓许多(图 4-4)。如果觉得膈下显露不满意,还可以用悬吊拉钩之类辅助手段来达到充分显露的目的。

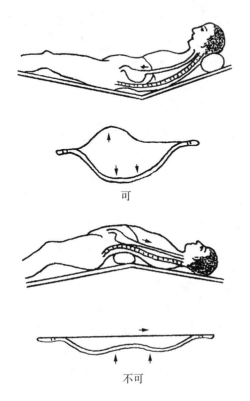

图 4-4　体位不同腹肌的松紧也不同

四、枕垫的作用

手术室备有多种枕垫,大小、厚度、形状、软硬度各不相同,其用途是多方面的。枕垫是保持特殊体位的支持物,如经胸手术,腹部、背部、腰部、膝部、上肢等处都要加枕垫,支持身体处于前斜位。枕垫是减压器,在骨突关节和长时间受压处加软垫,可以防止组织受压缺血。枕垫可增加局部显露,肾切除时用腰垫,胆囊切除时用腰桥,会阴手术的臀垫等都会使手术野变得浅近一些。不适当的加垫也会有不良反应,如图 4-4 那样在食管裂孔下方加枕,虽然使食管位置变浅了,但其效果却被绷紧的躯体给抵消了。在达到加垫目的后,还应及时去除枕垫。如胆囊切除后忘记摇下腰桥,就会使关腹困难。

五、用手术台调节体位

手术台分头、胸、腰、腹、下肢等多个部分,可在多个平面上做不同角度的调节。病人体位选定后均被固定在手术台上,这时如果要部分变动病人体位,就要依靠手术台的调节了。不了解手术台,包括新开发的多功能手术台的调节方法,也就失去了一个改善显露和视线的手段。如直肠癌切除术术中体位的变换,就是依靠手术台的调节来实现的。在做直肠侧韧带分离结扎或一侧盆壁淋巴结清扫时,也可以向侧方倾斜台面,如做右侧直肠侧韧带分离时,可将手术台面向术者侧倾向,操作也便利多了(图 4-5)。

手术台的调节,是根据术者的指定由手术室护士实现的。病人体位的变动要取得护士的配合,也要告知麻醉师和手术器械护士,以便相互协调,统一行动。

六、按术者的习惯摆放患者体位

每个医生都有自己的手术操作习惯,一般情况下,各人对手术体位的要求大同小异,但也因手术种类不同,个人间的差异很大。

如果术者是左势,惯于用左手操作,应事先言明对病人手术体位的要求。同一类手术,因导师传授的对体位的要求不同,也相差甚远。如会阴部的操作,有人用截石位,有人用侧卧位,有人喜用屈俯卧位(图 4-6)。常用的手术体位见图 4-7。

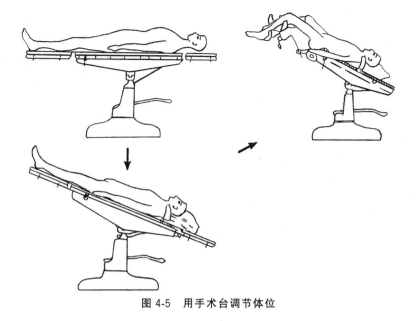

图 4-5　用手术台调节体位

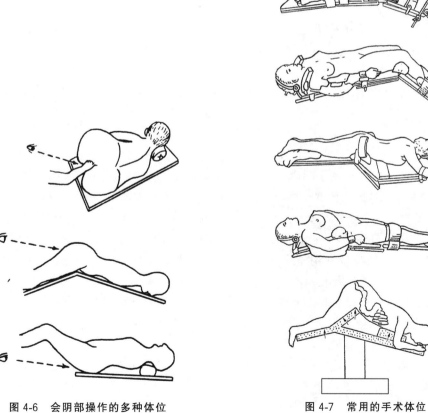

图 4-6　会阴部操作的多种体位

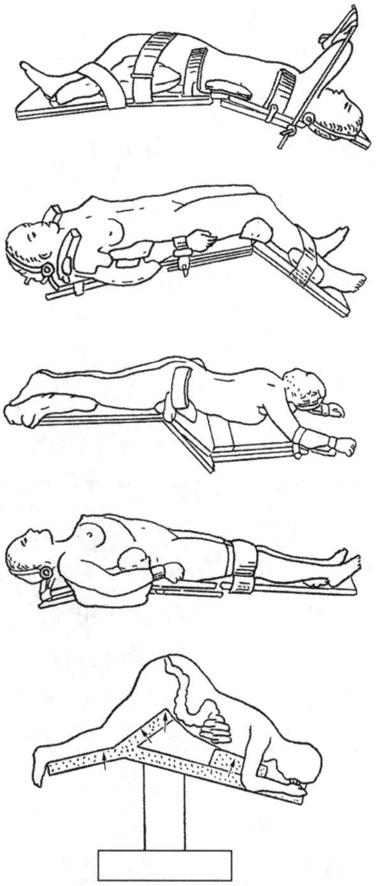

图 4-7　常用的手术体位

术者如对病人体位有特殊要求，或想按照自己的习惯摆放体位，在病人进手术室后，就要告诉手术室护士和麻醉师，以便他们准备必要的器具和适当的麻醉体位。术者要养成与病人同时进手术室的习惯，术前就参与整个手术的活动，这样既融洽了同事的关系，也对病人心理上起到安慰作用。由助手进腹后术者才去操作，有不少弊病。除非不得已，术者没有理由迟到。如果发现体位不合适、麻醉不符合要求、切口位置不当等不满意的事，后悔也迟了。笔者主张术者参加并指导病人体位的摆放，在手术前向手术组成员明示每个人的站位，以免其他人员在你上台之前不知所措。

七、腹腔镜手术体位的选择

(一)腹腔镜手术体位摆放的原则

腹腔镜手术体位同样须遵循"正确、安全、便利和舒适"原则，最大程度地暴露术野便于术者操作。患者体位的安置应不影响麻醉效果，防止术后由于体位不当安置引发的并发症。

(二)常用的腹腔镜手术体位

1. 平仰卧位　患者平卧于手术床，头部垫枕，双上肢平放于身体两侧并用中单固定，膝部下面放置软枕以缓解腘窝处压力，使腹部肌肉放松。膝关节约束带松紧度以容纳1～2手指为宜。平仰卧位常用于中腹部脏器的腹腔镜手术如胆囊切除术。

2. 头高足低位　在平仰卧位的基础上，床头向上摇高10°～30°，膝关节予以约束，足底部上支撑挡并放置厚棉垫固定，预防身体下滑。此体位常应用于上腹部手术，如胆囊、肝脏、升结肠、横结肠、胃部的手术，小儿脾脏手术。

3. 头低足高位　患者取平仰卧位，做好肢体的固定，尽量把双上肢约束在躯干旁边，不要外展。然后调床的整体水平头低足高，床头下倾10°～20°。倾斜度调节合适后，再把头部床板适当调高至水平位或稍低，以防头部过低引起头颈部充血。肩部需安置肩挡，肩挡前面应放置厚棉垫。阑尾、小儿疝气修补术常采用此体位。直肠、乙状结肠手术也常用此体位，即人字体位加头低足高位。

4. 膀胱截石位　患者仰卧位，臀部放在手术床下折处位置，臀下垫一小棉枕。屈膝小腿置于腿架上，腿架与床垂直。髋关节屈曲约90°，屈膝90°，大腿外展45°，小腿呈水平位。腿支架处垫一棉垫。患者双手平放于床的两侧，包裹在中单下面。腹腔镜直肠癌根治术也应用此体位。长时间处于此体位可出现腘神经及腓骨神经损伤等并发症。

5. 改良截石位　患者小腿置于支架上，支架与床尾间的夹角成小于45°。两腿分开的角度约110°，老年病人角度适当缩小。术者站在病人右侧操作时，可适当调低右侧支腿架。会阴部略超出床沿，臀部垫一小硅胶垫。此体位常用于降结肠癌、乙状结肠癌、直肠癌手术。其优点是右侧腿稍低，左侧腿稍高，方便术者操作。

6. 人字体位(大字体位或称剪刀位)　患者于清醒状态下仰卧于手术台上，双下肢的活动腿板平行外展，使两下肢夹角为60°左右。询问患者是否舒适，并用约束带约束双下肢。双上肢约束于身体两侧，两肩部用肩托固定。该体位适用于胃癌根治术、右半结肠癌根治术、横结肠及降结肠癌根治术等。

7. 侧卧位　位置摆放与开腹手术相同，常用于胸外科及泌尿外科腔镜手术。

(三)常见的并发症及预防

1. 通气不足　常见于头低足高位，易致缺氧和CO_2潴留。采用头低足高位时应重视呼吸力学和氧分压的监测，加强术中呼吸管理。腹内压控制在10～14mmHg，床头向下倾斜 10°～30° 时,一般不影响呼吸功能。所以,气腹压力不能过大,床倾斜不能超过 30°。

2. 低血压　患者处于头低足高位时,腹腔内压力较高,膈肌上升,突然变化体位时可导致体位性低血压。截石位时突然放平双下肢,有效循环血容量降低,可导致体位性低血压。

3. 吸入性肺炎　患者处于头低足高位时,突然改变体位,或是禁食时间不足导致胃内容物反流引起误吸所致。要求患者积极配合禁食禁饮时间,注意术中术毕改变体位时,使患者头偏向一侧。防止误吸术前应常规应用阿托品,胃肠道术前插胃管,术中抽吸排空胃内容物。

4. 压疮　骶部压疮多发生于截石位手术时间过长的病例,在骶部放置一果冻状硅胶垫可有效预防压疮的发生。外踝、膝部、髋部、耳郭部的压疮,多发生于侧卧位的胸科手术。

5. 神经损伤　上肢外展大于 90° 容易导致臂丛神经损伤,表现为上肢麻木、疼痛。见于侧卧位手术时,手术医生靠近手托板使上肢外展超过 90°。头低足高位时,病人肩部没有上肩托支撑,患者躯体往头部滑移,导致臂丛神经过度牵拉受损。腓神经损伤见于截石位时,小腿部位置支撑不当,约束带过紧,医生操作压到膝关节,手术时间过长,约束带过紧。腓神经损伤,患者感到小腿外侧皮肤麻木,踝关节不能背屈和足下垂。

6. 下肢静脉栓塞　当患者腹内压高于下肢静脉回流压力时,引起血流速度减慢,下肢静脉血管扩张,血管内皮损伤,导致血栓形成。此并发症发生率较低。建立气腹后,腹内压控制在 10～14mmHg 范围内;此外,预计手术时间过长的患者,选择性术前穿下肢抗血栓弹力袜,也可以有效地预防静脉血栓。

7. 其他　如肩部酸痛,颈部、头面部、眼睛充血水肿,角膜干燥等。

(四)体位举例

1. 胃癌根治术　在麻醉前病人清醒时摆放体位。病人仰卧,分别将两块活动腿板平行外展 30°,使两下肢成 60° 夹角。病人无不适感后用约束带固定好双下肢。双上肢放于身体两侧,并用中单固定。对侧肩部及髋部分别加双层海绵固定,既便于术中根据手术操作的需要而调整手术床,又能防止病人发生不必要的意外。固定时松紧度要适宜,绑约束带时应以放一手指为宜,体位固定要舒适、牢固、准确,防止移动。巡回护士在手术过程中应勤观察病人的肢端血供。

2. 结直肠癌手术　患者保持清醒的状态下,臀部平行于手术床被板边缘,将软枕垫于臀下侧,使臀部高于床沿约 10 cm。将患者左腿弯曲放于腿架上,腿架的高度与患者屈髋高度相同。腘窝部放一薄垫。将小腿保持水平状态,不可下垂。右腿放于支腿板上,膝下采用棉垫抬高。两大腿外展不超过 45°。确认患者体位摆放无不适后进行全身麻醉,实施手术。

(五)自制体位安置流程图册的应用

各手术室可自制体位安置图册,记录各种体位的摆放方法、图片、所需体位垫、体位安置流程及注意事项等,供护士查阅,可以提高工作的准确性和效率。

第5章　腹壁切开和手术野的展开

良好的手术野暴露,决定于病人体位、手术切口的位置和拉钩等对腹壁及内脏的牵开三个主要因素。病人手术时的体位,已在第4章做过讨论,本章讨论切口位置的选择及手术野的展开。

一、腹 壁 切 开

(一)腹壁切开的五条要求

腹部手术切口都是在腹壁健康组织上进行的,即使是腹壁开放性损伤的探查,原则上也不经创口进腹。切口这种新的创伤,虽然是手术必需的路径,也应将此创伤的影响降低到最低限度。如果发生切口出血、血肿、感染、哆开、切口下粘连等并发症,理论上是不应该的。为了保证切口创伤顺利愈合,减少并发症的发生,应达到以下五条要求。

1. 安全性　腹壁切口不得损伤重要血管、神经和内脏。下腹经腹直肌或腹直肌旁切口,会遇到腹壁下动、静脉和神经,斜向内上跨过切线,切断后会影响腹肌的血供和神经支配,在牵拉中还会撕破血管发生出血或血肿。阑尾切除的右下腹斜切口定位不准,会在腹直肌边缘处切开,受腹肌腱膜和腹直肌鞘的限制,使切口无法牵拉开,切口斜拉不成,直拉也不成,进腹时只是一个圆洞。如果腹部高度腹胀或切口下有肠管与腹壁粘连时,更需注意切开的安全性,避免尚未进腹就切通肠壁的被动局面发生。斜行或横行切断过多的腹直肌纤维,甚至使肌束在两处被切断,会使部分腹肌失活。切口内的止血不彻底,大的出血点未能结扎,会再次出血,形成切口内血肿,这样的切开显然不是安全的切开。

2. 便捷性　切口最好径直对向手术的目标器官或部位,为此要选好切开的位置。操作范围广的手术,切口要能兼顾到全方位,不留操作难以到达的死角。所以胃癌和直肠手术,分别常用上腹和下腹长的正中切开。对术前诊断未完全肯定者施行带有诊断性探查性质手术的切口,术前更要周密设计,既能完成前一段的全腹探查,又能继续进行后一段的确定性手术。

3. 可改变性　选定的切口可在手术中根据需要延长、扩大或附加新的切口。腹内闭合性损伤,术前诊断是脾破裂而行左经腹直肌或左肋缘下切口,进腹后发现并非脾损伤,如果是肝损伤的话,上述切口就难以改变,被迫新取切口。如改用正中切口进腹探查,按受损器官向左或右附加横切口,这种正中切口的可变性优点就显现出来了。当然,明确诊断的手术便捷性比可改变性更重要和实用。

4. 有利于愈合　沿皮肤纹理切开,少损伤切口的营养血管和神经分布。整齐的切缘和良好的分层对合缝合,都有利于切口的愈合。同时要预防感染,不在污染严重区切开。

5. 兼顾美学效果　在不违背上述各原则的前提下,要顾及术后美学效果。手术只是短暂的数小时,手术瘢痕要遗留终身。病愈出院后,病人关心的常是外露的瘢痕和切口的不适。有时可以见到手术后的病人互相比瘢痕的大小和平整,说明手术后的遗迹对病人的心理影响是不可轻视的。

(二)正中切开是最常用的腹部切口

越来越多的医生选用腹部正中切口进行腹部手术操作,这是有道理的。正中线上的腹壁血管最少,来自腹主动脉分支的血管,到腹前壁中线处已经只是细小的终末血管了。腹正中处层次少,腹壁薄,进入腹腔迅速。腹腔是一个立体的空间,即使是做胆囊切除术,上腹正中切开后,拉开切口缘,也能显露胆囊。腹直肌旁切口较少采用,因为它切断了从脊髓走向前腹壁的数支肋间神经分支,导致腹肌萎缩、肌力减退,腹壁抗张力下降,甚至腹肌无力也会对妇女分娩产生影响。上、下腹的横切口也有应用,胰腺、肝脏、直肠、妇科手术就用到横切口,这种切口和皮纹及腹膜纤维的纹理方向一致,利于切口的愈合。为了肝手术的便利,也可采用上腹正中切口附加横切口的方法进腹(图 5-1)。

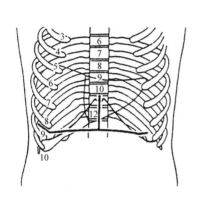
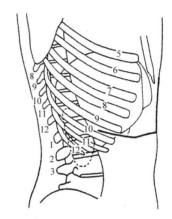

图 5-1 肝切除时的皮肤切开线

病人会关心手术后切口疼痛的问题,相对其他类型的切口,腹正中切口术后疼痛不是太剧烈。横切口疼痛较轻。因为皮纹和神经走行方向和被损伤的程度与范围不同,疼痛程度也不同。

(三)上腹部手术常用切口

随着麻醉、手术技术、器械的进步,现在已经不必要在病灶上切开,而是综合考虑手术过程、术后效果等诸因素指导切开。图 5-2 是常用的上腹部切口。国内多用切口 2,2、3 的差别不大,在麻醉技术进展后,特别是全麻的稳定性和安全性提高后的现在,用切口 3 的人多了起来。

按损伤程度来分,切口 3 最小,切口 2 次

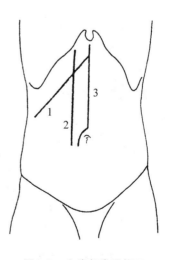

图 5-2 上腹部常用切口
1. 斜切口;2. 经腹直肌切口;3. 上腹正中切口

之,切口1最重。切口1用于肥胖病人,需切断腹肌、7～9肋间神经和腹壁上动脉,但术后对腹壁功能影响不大,无明显不适感,也被临床应用。正中切开附加斜的肋间切口,可以完成肝脏手术。正中切口也能完成脾切除术。

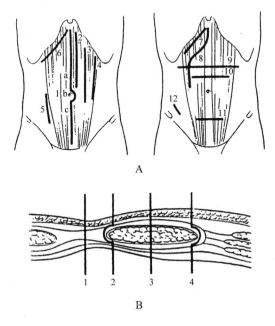

图 5-3　腹部手术的切口种类
A. 切口位置;B. 直切开与腹直肌的关系

(四)上腹部手术时的切口选择

腹部手术时的切口选择参考图 5-3。

胃切除术——上腹正中切开。

胆囊切除术——上腹正中、旁正中、经腹直肌切开。

脾切除术——上腹正中＋横切开。

结肠切除术——下正中、中正中、下旁正中、下经腹直肌切开。

阑尾切除术——腹直肌旁、阑尾斜切口。

急腹症的探查——参见图 5-4。

再次手术切口——参见图 5-5。

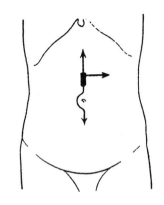

图 5-4　急腹症探查切口,箭头为切口延长方向

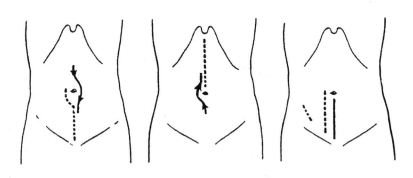

图 5-5　再次手术切口举例
虚线为手术瘢痕,实线为再手术切口

(五)腹壁切开操作要领

1. 选取合适体位,一般为仰卧位,有时应采用特殊体位。

2. 保持腹肌于松弛状态。满意的麻醉配合和适当的体位,可使紧张的腹肌弛缓下来。

3. 正中线切开皮肤。正中线上最易做到使刀片垂直于皮面切开皮肤。习惯于右手持刀的术者,切线可稍偏在中线左侧一点,因为病人一般都是右势(右手劳动量大),右侧腹直肌会比左侧的发达一些,偏左一些切开,可不损伤右腹直肌或切开右侧腹直肌鞘,暴露出肌纤维等。正中线的辨认,可用腹壁上茸毛的方向作标志,两侧的茸毛都倒向中线。

4. 平直运刀。用刀腹切到皮下组织,露出腹白线,病人惯用右手劳动,可在中线左侧3～4mm 切开腹白线较为顺当。白线较坚韧,而腹直肌鞘偏软偏薄。肥胖病人的深切口,白线的切开常不标准,要及时调节,不要切进腹直肌鞘内(图 5-6)。

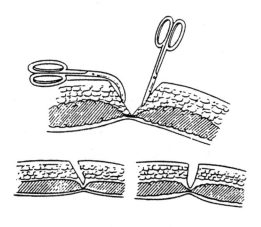

图 5-6　腹壁的切开方法
在正中切开腹白线

5. 上腹正中切开时遇到突出的剑突在皮肤切口下,要切除剑突,以防关腹时,局部皮肤受抵压缺血(图 5-7A)。

6. 正中切口经过脐孔时,一般都习惯于绕过脐孔,这是基于三点考虑:一是脐孔被认为是污染重的地方,二是切开脐孔会导致脐疝发生,三是不愿破坏脐孔的自然形态美。在绕过脐孔进向一侧时,太远会偏离中线,露出腹直肌,太近皮肤会切开不整齐,呈犬牙状。切线呈自然的圆弧形,此处应抬起刀柄,

缓速切开。

如果换一种方法,直接通过脐孔直线拉至脐下正中,操作就会方便得多。脐孔的污染应该在术前就处理好,不会将污染带进术野。切口整齐缝合,瘢痕在脐孔处消失,并不影响美观,反而没有令人不快的弧形瘢痕。至于脐疝,并不是手术切口的产物。相反,如原发有脐疝,倒可以一并处理。因此有的术者使用经过脐孔的正中切口应不为怪,是有其道理的。

7. 腹膜的切开应尽量沿其纤维方向上进行。腹膜的纤维方向是横行的,但在腹壁前中线上有 1～1.5cm 宽的纵行纤维。可偏在纵行纤维的一侧切正中腹膜(图 5-7B)。切开时避开肝圆韧带,胃的手术可在肝圆韧带左侧切开腹膜,胆囊手术可在其右侧切开腹膜。有的手术要切断肝圆韧带并结扎断端,那是在切开腹膜后的操作。当然切腹膜时应先提起,不得伤及其下的器官。

8. 腹壁横切开时,可预先结扎腹壁上、下动静脉,以防撕破出血。关腹时,肌肉仅缝肌膜。

9. 腹膜切开时,注意有无气体逸出。短时喷出的水蒸气,并非腹内游离气体。如系腹膜炎积液、积脓或积血,切开腹膜时会溢出或喷出,造成术野的污染。应小切口吸出减压后再全切开腹膜,并以敷料或特殊的保护膜保护腹壁切口的断面。如果绕脐切开,腹膜也要在中线上切开(图 5-7C)。

10. 腹壁全层切开后,放置合适的拉钩,进行手术探查和操作。有人开腹后,向洁净的腹腔洒进 50ml 的生理盐水,据称有湿润浆膜、减少体液蒸发作用,也应可取。

(六)关于腹膜纤维的方向

腹膜纤维的方向,在切开和关闭腹膜时能予以关注的话,应有利于促进愈合,减少术后粘连。腹内壁腹膜纤维方向见图 5-8,可供切开、缝合时参考。

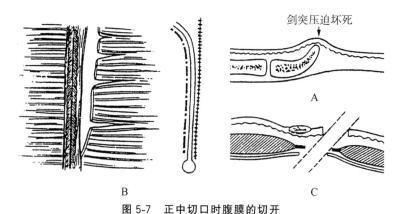

图 5-7　正中切口时腹膜的切开
A. 切除剑突；B. 腹膜切开偏在正中线一侧；C. 绕开脐孔在中线上切开腹膜

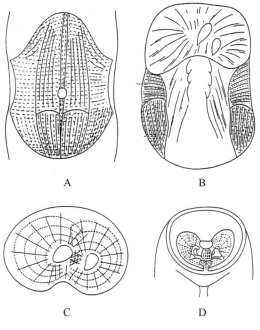

图 5-8　腹膜纤维方向
A. 前腹壁腹膜；B. 后腹膜；C. 膈下；D. 盆腔腹膜

(七)腹壁切口的止血

不要试图一刀切到腹膜，因为这很难做到，也非常危险。也曾有人一下刀就切破巨脾和妊娠子宫。分层切开便于止血。皮内出血可不必过多顾及，但皮下和肌肉的出血，位置较深，可反复出血，输卵管结扎术的小切口虽然只有 1～2cm，但因为用钳夹提起组织剪切的方法切开腹壁，发生皮下血肿，术后切口

渗血的并不少见。在皮肤切开后，可以用电刀继续向下切开腹壁，途中遇有出血，可电凝止血。电凝止血复又出血的一定要结扎止血点。

要像熟悉腹内器官解剖一样，腹壁的解剖也不要忽视，现将其解剖图列出，以便读者有一个总体印象(图 5-9)。

(八)安全的右肋缘下切口

虽然胆囊切除术有多种切口可以选择，对于肥胖病人或胆道再手术病人来说，右肋缘下切口是安全的进腹路径。需要注意的是，切口的两端肌肉内常有较大的出血点，必要时应缝扎(图 5-10)。

(九)关于切口裂开

根据 Hadded 统计 18 000 例腹部手术，切口裂开率为 0.4%，其原因主要为肥胖(40%)、肠胀气(35%)、切口感染(33%)。腹部切口裂开发生具体原因可以罗列为：缝合技术和缝合材料的问题，术后腹压增高，电刀应用，年老体弱，急诊手术，肥胖症，糖尿病，营养不良，贫血，黄疸，腹水，肾功能不全，维生素 C 缺乏，锌缺乏，恶性疾病，切口感染，糖皮质激素的应用，围术期的化疗或放疗等。医生的操作技术及其相关材料的缺陷可归纳为 5 个方面：缝线缝针太浅；缝线拉断；滑结；结扎太紧、过松或缝合间隙过大，允许腹腔内

容物突出;缝线撕裂筋膜等。

切口裂开后平均病死率为25%,近年来切口裂开引起病死率并无下降趋势。切口裂开死亡中,心脏衰竭者占50%,腹膜炎占15%。其次是老年病人,尤其是老年女性。非手术治疗切口疝是一个常见的后遗症。有作者报道所有非手术处理的切口裂开病人,几乎均会发展为切口疝。

1. 切口裂开的征兆与表现 手术后早期切口裂开一般突然发生于患者过度用力后,切口内突然有"松开"的感觉,随后自觉切口疼痛、流液,切口敷料血染或有肠管膨出。严重者伴有血压改变或虚脱。有的患者叙述听到有"砰"的一声响。大多的切口裂开发生在间断拆除缝线后1～2d。检查时发现切口上的敷料甚至腹带和被褥均被渗出的粉红色血水浸润,这种粉红色的渗出液几乎是切口不全裂开的特有表现。肠管或大网膜裸露在切口上。

2. 切口裂开的预防

(1)避免筋膜撕裂和增加组织抗张力的强度:术毕缝合腹壁切口时必须避免缝线撕裂腹膜和筋膜,特别在缝合筋膜时要足够吃针。急诊手术如缝合有困难,一定要在较好的麻醉配合下,待腹肌松弛后迅速结扎事先已缝合好的缝线,以避免术后发生急性切口裂开。此外,术后早期必须采取各种预防引起腹压增高因素发生的措施,如必要的胃肠减压、镇痛、止咳、止吐等非常重要。为了增加组织抗张力的强度,可较多地缝合筋膜组织。对有明显影响切口愈合因素存在的病人,亦可采取切口减张缝合来预防切口裂开。

(2)合理应用电刀:随着手术切口的电刀应用越来越多,如使用不当也有其影响切口愈合的不良反应。实验发现用电刀切开的纵切口,比用解剖刀切开的伤口的愈合强度要减低1/3。因为电刀可使切开的周围组织加热、脱水、变性而影响切口愈合,在切开筋膜时应避免以电刀切开。

(3)预防切口感染:切口感染,尤其筋膜感染坏死是术后切口裂开的重要原因之一。为了防止其发生,必须遵循外科原则,保护好手术切口,严格遵守无菌操作。做到切口止血彻底,防止局部血肿形成。手术者操作应轻柔,避免粗暴分离和大块组织结扎所造成日后的组织缺血坏死。过多的电灼也会造成局部组织的变性、坏死、液化而继发感染。仔细小心操作,减少切口污染。对有污染可能的伤口,手术前30～60min适当预防性地用一些抗生素,对术后伤口感染有一定预防作用。缝合切口前宜更换污染器械及手套并加压冲洗伤口,以减少污染细菌数。

(4)围术期的处理:在手术前后对存在影响切口愈合的不利因素的治疗,是防止切口裂开的重要环节。如纠正营养不良、贫血,控制血糖在正常范围,改善黄疸情况。如无禁忌及早恢复进食是提高病人免疫功能的有效方法。尤应注意手术前后2周避免化疗、局部放射治疗和类固醇的应用。必须应用类固醇者应同时口服维生素A和维生素E,以减少类固醇对伤口愈合的影响。术后保证充足的血容量、保暖、止痛、吸氧,都有改善伤口血供、防止缺氧的作用。有研究证实,蛋白热卡量和切口强度有相关性,术后适当补充蛋白制剂很有必要。

(5)切口的选择:横切口(缝合进出针距切缘0.5cm)的强度比正中切口的强度增加33%,当缝合距切缘1cm时,横切口的抗张力强度是正中切口的2倍。故对有术后切口裂开因素存在的腹部手术病人,可适当地选用腹部横切口。

3. 切口裂开的处理

(1)非手术治疗:应用填塞法,主要用于部分切口裂开或局部伤口不宜立即缝合者。用纱布块填塞和腹带或绷带包扎、收紧,闭合伤口,或者待伤口好转再延期手术缝合。

(2)手术治疗:即刻给予裂开切口清创缝合。方法有全层或分层缝合,全层缝合优点是安全、有效、省时。无论是全层还是分层缝合，都须加有减张缝合。

手术方法：用普通 10 号丝线间断全层减张缝合＋丝线分层间断缝合裂开的腹壁。具体操作为，距皮缘 2.5～3.0cm 垂直进针，穿过腹壁全层出针，在对侧腹膜等距处进针，垂直穿过腹壁全层离出针。预置减张缝线，暂

不打结。以间距 2.0cm 左右做第 2 针减张缝合，同样不打结。按切口裂开长度安置减张缝合线。强调裂开切口的上下两端的减张缝合线，要置放在没有裂开的腹壁上。然后分层间断缝合腹壁各层。最后同时收紧各个减张缝合线，分别打紧。

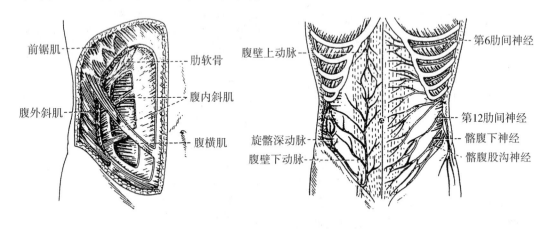

图 5-9　前腹壁的解剖

前锯肌　肋软骨　腹内斜肌　腹外斜肌　腹横肌　腹壁上动脉　第6肋间神经　旋髂深动脉　腹壁下动脉　第12肋间神经　髂腹下神经　髂腹股沟神经

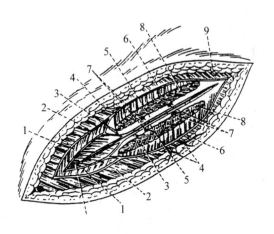

图 5-10　右肋缘下切口的解剖

1. 腹横肌；2. 腹外斜肌；3. 第 9 肋间神经；4. 第 8 肋间神经；5. 腹直肌后鞘；6. 前鞘；7. 腹壁上动脉分支；8. 腹直肌；9. 第 7 肋间神经

（十）关于横切口

小儿外科的上腹部手术常用横切口，虽

然进腹时间稍长，要切断腹肌，有出血，但的确能获得良好的术野显露，术后切口痛较轻。横切口少有切口疝发生，切口哆开也不多见。由于有这些优点，横切口也可以用于高龄病人和再手术病人的腹部手术。

下腹横切口也用于小儿疝修补手术，其部位常被描写为"在下腹横纹处做小的横切口"。2 岁以内的婴幼儿腹横纹要辨认清楚，这个横纹左右可联在一起，通过脐耻之间的水平。常担心按此纹取一侧的横切口是否太高，其实没有必要担心。因为小儿的腹部像一个球面，不严格按腹横纹取切口，切开后很易斜向下分去，不经意中就会伤及股血管。这时切口的切面不是与水平面垂直，而是要在近似球面的腹壁上，与弧面的切线垂直向下切开，才能到达外环口，找到疝囊。

（十一）关于小切口手术

小切口手术的进步，在胆囊切除术演绎

得最充分。开始是由 7～8cm 缩小为 6cm，然后为 5cm 的腹直肌旁切开，以后改在肋缘下 5cm 斜切口，最终定型为 2～3cm 的肋缘下小切口完成胆囊切除术。与此同时，腹腔镜的手术迅速普及起来，形成了经典式切口、3.3cm（1 寸）小切口和腹腔镜微创手术三架马车同行的局面。国内小切口尚未流行起来，就淹没于腹腔镜的微创手术的潮流之中。

小切口胆囊切除优点突出，具有损伤小、手术时间短、恢复快、出院早、瘢痕小、粘连少等特点；但要求术者有经验，应用小的拉钩之类专用器械。习惯于大切口的术者来说，不愿切口过小，因为妨碍术中探查。对那些要求小切口的病人，多被劝说改做腹腔镜手术了。而且有条件做内镜手术的医疗单位，沿用经典的胆囊切除方法常常和腹腔镜手术并用。

上述过程也表明一种趋向，小创口、微创手术以其明显的优势逐渐为医生和病人所接受，成为普通外科发展的一个显著标志。

二、手术野的展开

（一）展开手术野的功夫

1. 切口延长　腹壁切口完成以后，接着就是腹腔内的探查，确认诊断后，根据手术的需要展开手术野。如果觉得先前的腹壁切口不能完成既定的手术，首先想到的是扩大切口，可以按原切口方向向一端或二端延长切口，也可以附加切口与原切口相连接。

2. 使用拉钩　用拉钩来增加显露的范围。切口是线形的裂隙，向切缘两侧垂直牵开，切口呈一个长圆形的面，腹肌松弛时甚至可以拉成近圆形。可牵开一侧切缘，使手术野移向该侧，也可牵开一端，使手术野偏向一方。一般在保护好切缘腹壁组织后，用固定的自动拉钩使切口能显露的面积达到最大范围，然后进行腹腔内操作。悬吊拉钩常用于

上腹部手术，如全胃和肝切除时使用可使显露明显改善。

3. 遮挡和排除网膜及肠管　手术对象的器官或组织很少就在切口之下，有的深在腹膜后，有的在器官间，大网膜和肠管会阻挡术者的视线，因此需要用遮挡、排除、移动等方法，显露深部组织器官。各式腹腔拉钩和特殊的拉钩，或附加照明的拉钩应运而生，也被广泛应用。较复杂的深部手术，如直肠、胰腺、食管、贲门、肝右叶等处的手术，术前要选用或备有多种深部拉钩，也要按病人年龄、体型选用尺寸大小相当的拉钩。术者惯用的拉钩或特殊的显露器材，要事先通知手术室准备好。

4. 腹膜切开加器官松动　除了上述机械方法增加术野显露外，腹腔内腹膜的切开可以使器官松动、翻转或靠拢。上腹最常用的有十二指肠外侧腹膜切开，十二指肠第三段下方浆膜切开，肝、脾周围韧带的切开等，其他如左右结肠侧腹膜切开，直肠左、右侧韧带切断，食管周围膈肌裂孔切开等。为了使游离松动的器官靠近手术切口，可在其背面或侧方填塞棉垫。此外，纱布遮挡或填塞用于推开小肠，显露阑尾、胆囊或深在的血管等。

5. 特殊显露用具　不少外科专家为扩大手术空间想方设法，也研发了不少新的器材。盆腔手术时，为了防止小肠下滑，可用特殊的塑胶袋套住小肠，在系膜处收紧袋口，可将小肠一起推向脐上。也可用直径约 6cm 的海绵棒，弓形卡在两侧髂窝上，阻挡小肠下滑。三叶自动拉钩可向多个方向展开手术野，肋弓悬吊拉钩可以展开上腹部达膈下等等。

6. 附加的手术用于显露的操作　某些附加手术操作也能达到扩大术野的作用。如将悬垂于盆内的膀胱前壁腹膜缝到下腹切口的皮肤上，对直肠操作非常有利。由助手扇形提起大网膜，以便于找出其在横结肠附着

的无血管区,切进横结肠系膜前后叶之间。先切断十二指肠就拓展了处理胃小弯的空间。离断乙状结肠将远段牵向前方,分离直肠后间隙会顺利得多。用阑尾钳夹住胆囊壶腹部,向外向下牵开,胆囊三角会展现出来。诸如此类显露的技巧,不胜枚举,可在术中灵活应用。

当然,满意的腹肌松弛可以扩大显露,必须有麻醉师的合作。

总之,要灵活运用各种可利用的方法来改善手术野的显露,适度扩大操作空间,力争在直视下完成每一步操作。切口、体位选定之后,或其增加显露的作用已经用尽,术者就须利用各种别人用过的或自己临时"创造"的方法来获得良好的手术野。

(二)胃癌手术的手术野展开

皮肤切开有多种方式,现在几乎全用上腹正中切口。切口的自动拉钩有二叶的,也有框架式全切口扩开并能向某个方向调节的拉钩、深部 S 拉钩或附加冷光源照明的深部拉钩。这些临时加用的拉钩部是人工牵拉和固定的,甚至有的助手是专为拉钩而洗手上台的。术者应指导拉钩的方法和技巧,提醒和纠正不适当的牵开。医生的流动性增大和独立性提高,相对固定的手术组成员较少,有些青年医生难耐拉钩的单调和寂寞,这会引起术者的不满,如果术者能宽容,助手能自觉配合,手术室气氛就会融洽得多。

全胃切除在腹部食管处操作时,位置深在膈下,有专制的悬吊式腹部拉钩或悬吊式肋缘下拉钩,可以满足显露的需要。两侧拉钩提起肋弓,向上向外牵拉使下胸部上提,食管贲门处变浅变近,直视下可以操作(图 5-11)。这种拉钩的支架在麻醉后即安放固定于手术台上,消毒的拉钩和拉线部分在术中安放。

进腹后的操作,用以下方法增加显露:

1. 切开十二指肠侧方的腹膜,使胰头十

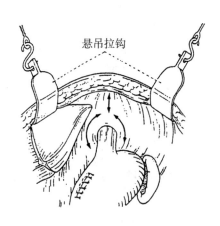

悬吊拉钩

图 5-11　胃癌手术时使用悬吊拉钩

二指肠松动,分离胰头后间隙至下腔静脉左缘。

2. 切开肝左叶的三角韧带,游离肝左外叶,并将其拉向右侧,以便显露膈下食管贲门部。

3. 提起并铺开大网膜找到其结肠缘附着点,便于在同一层面上游离。

4. 胃远端和十二指肠上下缘处理后,切断十二指肠,将胃拉向左下方以便处理小网膜囊和清扫腹腔动脉分支周围的淋巴结。

5. 肝十二指肠韧带前叶切开后,游离出胆管和肝动脉,并加布带牵引,以便清扫肝十二指肠韧带上下及后方淋巴结。

6. 切开脾肾韧带和脾结肠韧带,从腹后壁游离并向右侧掀起脾和胰尾,在脾背后膈下加大棉垫填塞,便于小网膜囊切除和脾动脉周围淋巴结清扫。

7. 胃癌切除标本整块移除后,术野开阔,便于进一步清除残留的淋巴脂肪组织,重建消化道。

(三)肝脏手术的手术野展开

皮肤切开方法见图 5-12。向右附加横切口的多用于肝右叶手术。是否需要进胸,视手术要求而定。开胸后,右后叶和膈面部位的操作方便很多,但开胸的术后并发症也多起来。右上斜切口也可用悬吊拉钩扩大视野。

　　进腹后要切断肝脏的固定韧带：三角韧带、镰状韧带和冠状韧带。右叶切除和右后叶手术，还要翻转肝右叶，分离肝裸区，切断肝短静脉和肝右静脉。肝左叶的手术，在肝右叶游离后，肝后膈下塞入大棉垫，使肝脏靠近中线，便于操作。肝门部操作首先要切断肝门板，才能分离解剖肝门内的胆管和血管。切断并牵拉肝圆韧带，也可以使肝脏位置部分下移，增加显露。

（四）直肠手术的手术野展开

　　1. 下腹正中切开后用二叶、三叶自动拉钩扩大术野。

　　2. 排开小肠的遮挡，可以用大棉垫填塞遮挡、塑胶袋包绕、海绵棒遮拦和头低位倾斜等方法，使小肠留在中上腹部。

　　3. 术前插导尿管排空膀胱，腹壁切开后，可将膀胱顶的腹膜缝到腹壁切口下缘皮肤上吊起来。

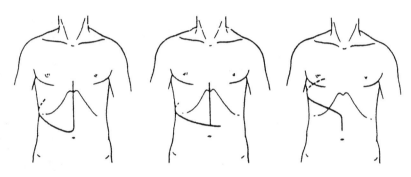

图 5-12　肝脏手术的皮肤切开方法

　　4. 肠系膜下动脉处理后，结扎切断乙状结肠系膜。较早切断乙状结肠，使盆腔内的操作独立于大腹腔之外。在分离直肠后壁时，可将乙状结肠断端和直肠一同牵向前上方，充分显露直肠后间隙，也可用直角拉钩增大间隙，以防止撕破骶前静脉丛。

　　5. 游离右侧韧带时，将直肠拉向左侧；处理左侧韧带时，将直肠牵向右侧。同时稍稍倾斜手术台面，也可增加显露。

　　6. 深部操作时，可用特殊的深直角拉钩压开或拉开器官，扩大分离间隙，便于结扎、止血和切断等操作。可用头灯或带照明的深部拉钩使术野光线充足，视野清晰。

　　7. 吸尽积血，或较早开始会阴的操作，打通盆膈，使积血排出。对于活动性出血，要边吸边止血，不在血池中盲目乱夹止血。

　　8. 会阴部操作时，要抬高臀部，展开双下肢，并有良好的照明。

第 6 章　手术中探查的技巧

腹壁切开之后，第一件事就是腹腔内探查，即使是危及生命的腹腔内出血，探查也是找出出血原因的必经之路，更不要说一些术前诊断明确的或不明确的手术，腹腔内的操作都是开始于探查。我们讨论的术中探查，不是"剖腹检查术"。在影像诊断等现代诊断技术发达的今天，单纯依靠打开腹腔再定诊断的事已是罕见了，张口闭口"剖腹探查"，已经为病人、家属和同事们不能接受和容纳。我们讨论术中探查，是为了更好地证实诊断疾病的实态和为达到根除病因或切除病灶的手术目的所做的准备。

一、术中探查的几项要求

1. 全面普查，重点处精查　进腹后，如无大出血之类危及病人生命的重症，手术探查要全面普查，从上到下，从左到右都要查遍，特别是腹内间隙、隐窝、陷凹和后腹膜都要查到、摸到、看到，力争不遗漏死角。掌握全腹内器官状态后，重点细查病灶处，弄清其病理、解剖和生理功能的实态，以便选择正确的手术方案。

2. 有相对固定的探查程序　忌东翻西找，应围绕病灶探查。杂乱无章，虽然翻了个底朝天，却不知要找什么，这是很忌讳的事。一般先查实质器官，顺序可以是肝、脾、膈下，往深处是双肾、胰腺的触摸。然后进入盆腔子宫附件等。探查空腔器官，结肠上区可先从幽门向上查胃体、贲门，向下查十二指肠各部。再找到 Treitz 韧带，开始逐段查看小肠至回盲部。往下沿结肠摸到直肠中下段。腹内间隙的探查可先从上查膈下、肝下间隙，小网膜囊，结肠两侧间隙和小肠系膜根部两侧，往下沿髂窝（包括内环处）到盆底部。第三查胆道系统，从胆囊到肝门再沿十二指肠上缘向后，如系胆道疾病还要切开十二指肠外侧腹膜，松动胰头十二指肠后触摸胆管和胰头。上述顺序并不是机械和固定的，在查上腹区时，肝、脾、胃、肾、胰和膈下、肝下间隙可一同触摸，有怀疑处要直视下检查。然后再往中、下腹去探查，即按照分区探查的程序进行。

3. 探查要留有记录　虽然不是写在纸上，探者在手到之处，口中可念出词来："这是肝，没有阳性发现""这是脾，也是正常的"，诸如此类。一是让人知道你的手在腹腔内干么，有什么发现没有，二是让人知道你遗漏了什么地方没查。一旦发现了某器官某处有病灶或异常，更要说出来，"这是升结肠，有个肿块，还固定不动，表面不平，硬得很……"。如能请麻醉师或护士记录下来更好。

4. 少骚扰腹腔，保证病人安全　病人情况稳定，麻醉师首肯后才能开始全面探查。动作应轻巧，减少废动作，防止一进腹伸手就撕破脾脏出血之类的副损伤出现。动作稳妥且迅速，尽量缩短探查时间，先执行全面探查程序至结束后，再对情况不明的地方重点细查、精查。

5. 学会用肉眼识别病理组织　炎症、肿瘤、出血、损伤之类的肉眼病理变化人人都能识别,局部的不典型变化,也要逐渐能辨别其病变的性质。要求外科医生尽可能熟悉外科病理学知识,特别是各种肿瘤的肉眼病理学表现,并活用于手术中指导手术式的选择。术前或术中诊断为肿瘤者,术中应严格执行"无瘤化"操作,探查应从肿瘤周边开始,尽力避免手指或器械接触肿瘤。

手术结束后,应再全面探查腹腔一次。

二、腹部外伤的术中探查

(一)开放性损伤的术中探查

开放性腹部损伤的伤口未必就是进腹探查的切口。可见的腹内器官暴露,自然是腹壁完全破损,探查的目的在于查清哪些器官在何处受到什么性质的损伤,小的腹壁裂伤要查明是否与腹腔相通。消毒后可插入手指的,用手指触诊,不能插入手指的小伤口或弹道外口,可插进导尿管注入生理盐水,注水后不溢出或不能回抽者很可能伤道已进入腹腔。开放伤发现内脏伤时如仍有活动性出血要立即止血,内容物外溢的,应先封闭破裂口后再做进一步处理。开放伤可有多处或多器官同时损伤,不应满足于一处一伤的发现,应全面探查。血块凝结,纤维素性渗出物覆盖或有大网膜粘连之处,常为受伤部位所在,应予以精查。

异物的存在为探查和手术带来困难,应先冲洗散落在肠管上或污染肠管的异物(如尘土、衣物纤维或自行止血覆盖用的纸张、药物粉末等),尽量不带入腹内。残留腹内的玻璃、金属异物,应在决定处置方法后才能拔除,以防引发大出血或管腔开放和内容物外溢。

对有进出口的贯通伤,要虚拟弹道经过途中所涉及的器官和前后腹壁的血管神经,以便心中有数查明其损伤的范围及程度。

由于遗漏损伤器官而未做处理造成的结果属于医疗事故,要以对病人负责和对自己负责的高度责任心做好全面探查。发现出血,要找到出血部位;发现胃肠内容物要找到胃肠穿孔部位;发现胆汁要查遍胆道;发现尿液,泌尿系就是精查的重点;发现混合性腹内漏出液,要多方位寻找其来源。

(二)闭合性损伤的术中探查

闭合性腹部损伤明确为腹内器官损伤有活动性出血或伴发腹膜炎时,就需进腹手术探查。在切开腹膜时,透过菲薄的腹膜看一下其深部的颜色和体会一下腹膜的张力大小。如为紫色向外膨出,当为腹内大量出血;如果是黄白色膨出,系大量腹内炎性渗出物。只要腹膜有张力并向外鼓出,就只能先切一个小口减压后再开大腹膜切口。此时要看喷出的是血还是炎性腹水,有无气体喷出,有无臭味。如果出血,稍加吸除后即应将手伸进腹腔,触摸肝、脾和肾,如其包膜完整光滑且周围无血凝块时,重点转向腹膜和肠系膜,看是否有血肿存在。全无阳性发现时再向下看盆腔子宫附件(女性)和盆底有无血块,阴性时查盆壁筋膜下有无血肿。仍为阴性时,就要意识到,此手术遇到了麻烦,可能系罕见的内出血。

笔者有两次经历。第一次是一屠工在宰猪屏气用力时自己突然晕倒,当地医院开腹探查见腹内大量出血,找不到出血点,多块棉垫填充腹部加压包扎转入本科。直接进急诊手术室探查,发现胰腺尾部下缘近脾门部有血块,吸除后其下有一硬结,中央凹进后腹后壁内,直径 1cm,深 2.5cm,有血涌出,怀疑为血管瘤破裂。大网膜填塞缝合后止血,痊愈出院。另一例 23 岁女青年,在公交汽车途中颠簸时突觉上腹痛,入院后低血压,腹穿有不凝血,疑及宫外孕探查后否定,全腹探查见胰体尾处有稍硬的组织团块,直径约 2cm,结扎后出血停止。因怀疑是脾血管组织,遂行脾切除。后因脾窝多处渗血,重新止血后出血停止,但死于多器官衰竭。像这样少见的不明原因腹内出血,出血灶在低血压期间并不明显,也常被忽视。但在全腹内仅此一处异常的情况下,这异常处可能就是出血的所在,应特别重视该处的正规处理。

腹腔穿刺虽对闭合性损伤诊断的阳性率达 90% 以上,但它不能替代手术探查。认为抽到血就是出血,而忽视空腔器官的探查,抽到脓就是空腔器官伤,而忽视对实质器官和肠系膜、腹膜后血管和器官的探查,也是危险的。何况腹腔穿刺阴性并不能否定器官损伤的存在,因为发病时间、病程演进都不是一次穿刺就能定格的。

前述开放伤中的一些探查技巧也适用于腹部闭合性损伤的开腹探查。由于影像学诊断的进展,出血、穿孔和后腹膜血肿在术前多能定位诊断,探查的目的明确,重点突出。只是不要忘记有多发性器官损伤的存在。如果全部都无阳性发现,应进一步分析腹壁挫伤能否解释临床表现。

三、急腹症手术中的探查

急腹症是一大类需要外科治疗的以腹痛为主要表现的外科疾病,术前应该明确疾病诊断名称,而不应以"急腹症"或"腹痛待查"之类的术前诊断来进手术室。明确诊断后的手术目的是处理病灶,针对出血、穿孔、炎症、梗阻、绞窄和肿瘤六类疾病的病因或病灶,做出确定性诊断后,以确定性手术来治疗。这样的过程是否暗示手术中探查必要性降低了呢?否。

极端地说,就是 3～4cm 小切口行单纯性炎症的阑尾切除术,也不要忘了触摸末段回肠和回盲部,因为这是唯一一次能发现上述区域内疾病(肿瘤、类癌、炎症、憩室等)的绝好机会,关腹之后就关上了直接探查之门。

急腹症的特点在于"急",出血的急诊处理,在腹部损伤手术探查中已经讨论。炎症

如弥漫性腹膜炎,探查往往受限或有所顾忌,害怕把炎症带入膈下、肝下间隙等难以引流和处理的地方。这就需要外科医生设计出根据污染程度不同进行分区探查的办法。例如先吸尽脓汁,清洗腹腔后探查病灶,病灶处理好后,再清洗,然后再探查相对清洁的区域。

梗阻部位的确认和处理,是肠梗阻手术的关键步骤。如大家都知道从萎瘪的肠管开始探查和确认梗阻部位,找到与膨大的肠管交界处即是梗阻部位,这是经典的手术经验。但粘连严重的肠管,往哪一侧探,即何处是近端肠管,何处是远侧肠段,未必都能分清,尤其是在肠管高度膨胀时,连空回肠也不易鉴别。如果大肠膨胀就先查盆腔的直肠和乙状结肠,倒过来查到回盲部;如果全腹都被膨胀肠管塞满,甚至暴露到切口外,就先找低位小肠(如回肠)来减压,然后再找梗阻部位。期间,Treitz 韧带、回盲部、结肠肝曲和脾曲、乙状结肠都是确认肠段位置的标志处,回肠、空肠的肉眼区别也很有意义。

复杂的肠扭转往往不易查清扭转方向和角度。先不要把闭合性肠襻抱起来左转右转,那样很容易撕破近于坏死的肠壁。可用手指伸进深部的肠系膜根部,顺此根部向上移向肠管,常可发现扭转的系膜皱褶,以此来确认扭转度数和方向。

粘连性肠梗阻的探查较为复杂,因为可探查腹腔的范围很小,需分开部分粘连后手术才会有进展。束带、点状粘连先切断,团块状粘连要设法分清远近端,其处理方法见第15 章。

腔内堵塞,如蛔虫、异物、肠套叠、粪块和肿瘤,要查明界限、位置、与周围的关系,以及可动性、引流淋巴结状态等,以便决定手术方法和术式。

腹腔内出血,除了损伤原因之外,可能是穿孔伴发出血,肝癌、胃癌破裂出血,腹内血管病变(腹主动脉瘤、血管瘤破裂)出血等,肠坏死的广泛浆膜出血也会积聚在腹腔形成血

样腹水。全面探查才能找出原因。自发性肠破裂、脾破裂等罕见出血原因在探查中也能查明。

为做出消化道出血病因诊断而剖腹探查者日渐减少,因为内镜(胃镜、十二指肠镜、小肠镜、胰胆管镜和结肠镜)几乎可以查遍全消化道,腔内出血几乎不进腹就能查明。

四、腹部肿瘤手术中的探查

(一)肿瘤的一般探查

由于诊断技术的进步,术中不再为肿瘤的部位、大小、性质(实质性或囊性)、包膜、与周围大血管等重要结构的关系等而费心探查了,只需要确认一下术前的定位定性诊断是否正确即可。即便如此,仍要按固定程序探查整个腹腔,以防遗漏诊断。也可以先探查肿瘤病灶周边,再探查全腹。如可疑为恶性肿瘤,还要看肝、腹膜、盆腔和引流各组淋巴结的转移情况。除了原发灶外,还应尽力寻找有无继发性病灶或转移灶。然后决定肿瘤能否切除,切除范围有多大,如何设计消化道再建等。贲门癌和胰头癌(包括壶腹周围癌)能否切除,有固定的探查路线、程序和方法,应按章办事。发现肿瘤表面有曲张的血管,常常是其丰富血流或血流受阻的标志,但并非是不能切除的依据。对肿瘤的探查一般程序是,由浅入深,由非重要结构到重要结构,由表面到蒂(基底)部。全面查明活动度、可切除性、可根治性及可能发生的并发症等。

(二)肿瘤精查的特殊方法

1. **空腔器官切开探查**　胆管、胃肠道内肿瘤为了确定其性质,可切开腔道直接探查,如肠道内的肿瘤是息肉、腺瘤还是癌肿,切开查明后,可以确定手术切除的范围。胆道的肿瘤,如壶腹部肿瘤,在切开胆总管或十二指肠后才能明确肿瘤性质。这种术中探查方法

很易造成手术野污染和肿瘤的扩散,不宜常规应用。

2. **肿块穿刺细胞学检查**　如为囊性肿块,穿刺囊液一般可以明确性质,如胰腺囊肿、血肿、黏液性囊肿、胆总管囊肿、畸胎瘤等。但诊断为卵巢巧克力囊肿者,穿刺应视为禁忌。实质性器官性质未定时,也可以直视下穿刺做细胞学检查,以供诊断和选择手术术式的参考。但要防止囊液外渗污染手术野和肿瘤细胞扩散。

3. **手术中活组织检查**

(1)以诊断肿瘤性质为目的:如胰腺肿瘤术前不易确定,是否选择胰十二指肠切除术,很大程度上取决于术中胰头肿块的活检和冷冻切片的结果。此时一般要切得深一些,但需防止切断主胰管。为此需先游离胰头十二指肠,用手在胰头下背部将肿块抵向前方,最好切取标本的方向要和主胰管平行,在肿块的边缘处切取。因胰腺肿块活检并发症多,故常有人用粗针抽吸活组织病检或穿刺细胞学检查来代替术中活检。

(2)以确定切缘癌残留为目的:贲门、胃、十二指肠、小肠、结肠和直肠癌切除时,切除范围是否充分、切缘断端是否有癌浸润备受术者关注,因为它关系到手术疗效,故切除标本的病理检查很必要,有的医院将其列为常规。如用消化道自动吻合器吻合,切下的环状管壁也要做病理检查。

断端癌残留的病理检查,要求快速准确,冷冻切片方法一般在30min内即可完成,但有时不能下肯定的全面诊断。有一种方法是酶联免疫法,可在12min内诊断出胃癌来。

4. **区域淋巴结染色**　可用微粒活性炭(CH40)作染色剂,术前2d经胃镜黏膜下注射、术中经胃浆膜下注射或淋巴结内注射三种方法注入。一般在15min左右即可看到淋巴结变黑,淋巴结染色。由于能染色的淋巴管和淋巴结都是没有被癌细胞堵塞的,以此作为切除标志尚有疑问,但如属癌转移

的淋巴结,即使不被染色肉眼也可区分出来。

5. 术中超声波诊断

(1)肝脏手术术中超声应用范围:①发现5cm 以下的小肝癌;②显示肝内管道的解剖关系和肿瘤位置关系,指导手术切除;③发现门静脉、肝管内癌栓;④肝癌复发再次手术;⑤其他内脏癌的肝转移;⑥肝肿瘤 B 超引导术中穿刺;⑦指导微波针刺入,局部栓塞、化疗、乙醇注射等介入治疗。

(2)胆道手术术中超声应用范围:①发现肝内和肝外胆管结石,残余结石;②了解肝内外胆管肿瘤大小、范围及与肝、胰的关系,决定手术方案;③了解胆囊癌的壁内和邻近肝组织的浸润程度、范围;④发现肝内外胆管梗阻的原因及部位;⑤寻找粘连、位置变异的胆管;⑥发现胆道出血的部位。

(3)胰腺手术术中超声应用范围:①胰岛细胞瘤 1cm 以下者的发现;②检查胰癌的大小、部位、范围,与门静脉、肠系膜静脉、腔静脉的关系;③囊肿定位、厚度、最低位;④指导脓肿的引流;⑤慢性胰腺炎时确认胰管的扩张或狭窄、胰石等。

(4)胃癌术中超声应用范围:①确认肿瘤界线;②确认深度范围;③与周围组织的关系(有无浸润、粘连);④有无肝转移等。

(三)肿瘤的肉眼病理学诊断

1. 胃息肉 Peutz-Jeghers(P-J)息肉:直径 1~3cm,表面呈分叶状,蒂短而宽。幼年性息肉:表面光滑,直径 1~2cm,有短而狭窄的蒂。增生性息肉:好发于胃窦与胃体交界处,直径 0.5~2cm,表面略呈分叶状,小息肉无蒂,大息肉蒂短而宽。胃底腺息肉:为多个小息肉状隆起,直径 1~5cm。

2. 胃腺瘤 一般较大,大小不一,表面多呈绒毛状。

3. 胃癌

(1)早期胃癌:是位于黏膜下层以上尚未侵及肌层的胃癌,不论其面积大小,诊断仅依靠深度,可有或无淋巴结转移。早期胃癌主要位于胃的远端,特别是小弯侧,10%为多发性,病变范围多>2cm。分为Ⅲ型:Ⅰ型(隆起型);Ⅱ型(表浅型);Ⅱa 型(表浅隆起型);Ⅱb 型(表浅平坦型);Ⅱc 型(表浅凹陷型);Ⅲ型(凹陷型)(图 6-1)。

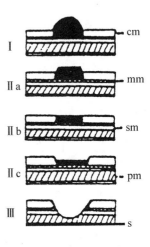

图 6-1 早期胃癌的分型

(2)进展期胃癌:分型方法见图 6-2。

4. 胃肠道淋巴瘤 是常见的淋巴结外淋巴瘤,多为 B 细胞性,好发于胃(55%~60%),次为小肠(25%~30%),大肠仅占10%。肿瘤肉眼所见与癌相似,可呈外生性生长,为结节性或息肉样肿块,局部增厚或溃疡形成。诊断胃肠大细胞淋巴瘤需靠病理切片与低分化癌相鉴别。小肠恶性淋巴瘤早期,肠壁较广泛地弥漫性增厚,以黏膜层和黏膜下层增厚为主,病变肠段多长达数 10cm界限不清,表面凹凸不平。晚期可形成较大团块,侵犯肠壁各层,肠系膜淋巴结可肿大。

5. 阑尾类癌 阑尾类癌占消化道类癌的 50%,阑尾肿瘤中 85%为类癌。最常发生于阑尾盲端,为黏膜下的淡黄色结节。

6. 大肠息肉 ①炎症性息肉:在炎性溃疡的周边有黏膜增生、隆起,形成大小不等、形态不一的息肉;②增生性息肉:主要发生于

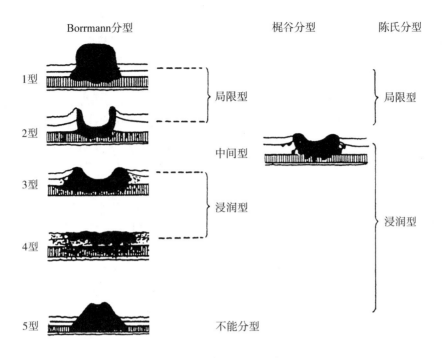

图 6-2　进展期胃癌的分型

结肠,息肉多小于 5mm,半球状、无蒂、表面光滑;③幼年性息肉:单发性,呈球形,有蒂,形似蘑菇,表面光滑或略有分叶,灰白或粉红色,质软;④Peutz-Jeghers 息肉:常为小圆形广基性肿瘤,好发于直肠下 1/3 处,多为单个,也可 4～5 个。

7. 大肠腺瘤　是大肠最常见的良性肿瘤,属于癌前病变。①管状腺瘤:为广基的丘状肿物,表面光滑,体积小,直径＜1cm 者恶变率＜1％,多见于乙状结肠和直肠;②绒毛状腺瘤:少见,单发,体积大,多见于直肠,癌变率高,对较大者应检查其是否恶变,单纯局部切除易复发;③增生性腺瘤性混合息肉:大小不等,直径 0.2～7.5cm,有蒂或无蒂,表面光滑,非常少见;④扁平腺瘤:少见,位于黏膜上的广基性扁平隆起斑块,形状多不规则,边界多不清,直径＜1cm。

8. 家族性腺瘤病(结肠家族性息肉病)整个大肠黏膜布满大小不等、形态不一的小息肉,直径多＜1cm,数目上千。可累及阑尾、小肠和胃。

9. 大肠癌

(1)早期大肠癌:肉眼分为三型。①息肉隆起型:黏膜表面呈现小隆起,有蒂或广基,多为黏膜内癌;②扁平隆起型:黏膜表面呈现钱币样隆起,多为黏膜下癌;③扁平隆起伴溃疡型:肿块如小盘状,边缘隆起,中央凹陷,均为黏膜下癌。

(2)进展期大肠癌:肉眼分为四型。①隆起型(息肉型、菜花型):肿瘤主体长入肠腔内,呈结节状、息肉状或菜花状,有粗蒂或广基。切面,肿瘤境界较清,浸润较浅。表面有坏死者,形成表浅溃疡,形如盘状。②溃疡型:肿瘤形成较深的溃疡,达到或超过肌层。③浸润型(缩窄型):肿瘤向肠壁各层弥漫浸润,局部肠壁增厚,但黏膜面常无隆起或溃疡,多累及肠管全周,伴纤维组织增生使肠管呈环状狭窄,相应的浆膜面可见因纤维组织牵引而形成的缩窄环。

10. 肝细胞性肝癌　肉眼分为三型:

①巨块型：直径多＞10cm,常见于肝右叶,占据肝叶大部或全部;②结节型：呈多发性瘤结,最大直径＜5cm,此型约占肝细胞性肝癌的2/3;③弥漫型：无数直径＜1cm的小瘤结均匀、弥漫地分布于全肝,较少见。肿瘤质软,灰褐色,常有灶性出血和坏死。有的肿瘤有包膜。

肝肿瘤常侵入门静脉、肝静脉或胆管,并在其中形成癌栓,常形成肝内转移灶——卫星瘤结。单个肿瘤结节的直径或两个相邻的肿瘤结节直径之和＜3cm时,称为小肝癌。

11. 肝内胆管癌 本型与肝细胞型肝癌相同,以巨块型最常见,单个,灰白色,质硬韧,边界不清,常有卫星瘤灶。

12. 肝转移癌 多为单发性结节,位于肝包膜下,直径＜5cm,边界清楚但无完整包膜,可见纤维组织将病灶分隔为数个小结节。切面呈红褐色,病灶中央或偏心处可见一个或多个灰白色星芒状瘢痕。

13. 胆囊腺瘤 多单发,蒂短而细,红棕色,较小,表面光滑或颗粒状、菜花状。

14. 胆囊癌 60％的胆囊癌发生于胆囊底部,30％在体部,10％在颈部。可能来源于胆囊上皮细胞非典型增生进而恶变,或是胆囊息肉恶变成乳头状腺癌。

15. 肝外胆管癌 半数以上发生在肝管上部或肝总管下部。肿瘤呈灰白色,质硬,常沿胆管壁浸润性生长,管壁局部增厚、僵硬。也可呈结节状息肉样长入胆管腔内,使胆管部分或完全堵塞。病程较长者,可发生胆汁性肝硬化。

16. 胰腺先天性囊肿 多见于小儿,为单房或多房,囊内充满清亮液体,囊壁周围组织无炎性粘连。

17. 胰腺后天性囊肿 假性囊肿又称损伤性囊肿,为单房,囊壁无上皮衬覆,囊内为血性液体或浆液,囊周呈慢性炎症。

18. 胰腺癌 ①导管腺癌：肉眼所见为单发,椭圆形,边界不清,灰白色,质硬,有的呈结节状,多位于胰腺中,有的向外突出。平均直径5～6cm,大者＞10cm。切面黄白色,常有坏死,有的富含黏液,切面呈胶冻状。②腺泡细胞癌：位于胰腺内,界限清楚。切面呈实质性,灰白色,细腻,出血和坏死明显。

19. 胰岛细胞瘤 位于胰体、尾部的胰岛细胞瘤多浅表,易被发现。胰头的肿瘤多埋于胰腺组织中。肿瘤呈椭圆形或圆形,灰白色或鲜红色,中等硬度,直径1～5cm,多有包膜,偶见囊性变。

20. 壶腹周围癌 少见,是十二指肠最常见的恶性肿瘤,位于壶腹乳头内。肿瘤呈小结节样赘生物型、溃疡型或乳头息肉型。

21. 腹膜后肿瘤 ①原发肿瘤：好发于腹膜后的良性肿瘤有淋巴管瘤、骶尾部畸胎瘤、副神经节瘤和神经纤维瘤。恶性肿瘤有脂肪肉瘤、平滑肌肉瘤、恶性纤维组织细胞瘤、神经源性肉瘤、节细胞性神经瘤、神经母细胞瘤、恶性淋巴瘤等。②转移瘤：腹膜后器官的恶性肿瘤可在腹膜后直接蔓延或通过淋巴管道转移到腹膜后。结肠、直肠癌和女性生殖系的恶性肿瘤也可经淋巴管道转移到腹膜后。

五、腹腔镜手术探查

早在1956年Lany等就将腹腔镜技术用于腹腔探查。该项诊断技术优点是,创伤相对较小、视野开阔、层次清晰,可直接观察腹腔病变情况、确诊率高,能减少手术探查的盲目性,有助于决定手术方式及切口部位选择等,极具临床诊断价值。腹腔镜探查诊断明确后能同时进行腹腔镜手术治疗,做到诊疗一体化。近几年用腹腔镜行腹腔探查已广泛应用于腹外伤、不明原因的腹膜炎、腹痛和腹水的诊疗,并应用于腹腔肿瘤的分期中。

(一)急腹症和腹部闭合性损伤的腹腔镜探查

1. 腹腔镜探查适应证 严格说来,只有

在常规的医学检查、必要的化验、影像学检查等无创诊疗手段不能明确诊断时,才考虑腹腔镜下腹腔探查。患者的全身情况、心肺功能对全麻手术的承受力,术前应予充分考虑。基于腹腔镜存在诸如缺乏手指触感、有探查死角等缺陷,术者应充分认识到此类局限性。只要具有剖腹探查指征的急腹症患者,原则上均可行腹腔镜下进行腹腔探查。生命体征平稳,血液流变学稳定,无严重的心肺疾病和腹腔广泛粘连的患者,可作为腹腔镜探查的首选。高龄老人、儿童及慢性病等对开腹手术耐受力较差的,也可选择腹腔镜探查。随着器械的改进和医师水平的提高,腹腔镜探查的指征会不断扩大。

腹腔镜腹腔探查最适用于肠粘连、盆腔粘连或粘连性不全肠梗阻,有创伤小、直视下分离粘连和预防再粘连,以及可在腹腔镜下明确诊断并行粘连松解等治疗的优点。对于肥胖、老人的肠粘连患者,实施腹腔镜探查优点更为突出。对于预测腹内广泛粘连或有绞窄性肠梗阻的患者,应视为腹腔镜探查手术禁忌,凡腹腔镜下手术操作困难,或因分离粘连出现肠瘘等较严重并发症时,应及时中转开腹手术。

其禁忌证有:严重心肺疾病,生命体征不平稳,不能行气管插管全麻者;高度怀疑病变部位在腹膜后的急腹症者;病情复杂的腹部外伤者;严重腹胀探查时较大可能损伤肠管者等。

2. 腹腔镜腹腔探查的操作

(1)戳孔。术前常规放置胃管、尿管。患者取平卧,双下肢分开体位。采用气管插管全麻。根据临床检查结果定位戳孔点,腹腔镜的插入孔常规位于脐下缘,视术前诊断及主操作孔方便性可做适当调整。可疑腹腔粘连的患者,为避免穿刺副损伤,可采取开放式置入套管针。取脐缘纵行 2～3cm 切口,进腹后置入穿刺套管,此种方法相对穿穿安全、进镜快。根据病情及初步观察结果,再决定

其他戳孔位置的选择。然后置入无损伤抓钳后进一步全面有序探查。

(2)探查顺序。"先全面后局部",即先用腹腔镜观察全部腹腔,再探查局部。在局部探查中,先探查明确有病变或液体(血液、脓液等)的部位,再探查其余。在外伤或未发现明确病变而行全面探查时,应"先实质后空腔",先探查肝、脾等实质性脏器,再探查胃、小肠及结肠等空腔脏器。

肝、脾等实质脏器的探查:肝脏两叶的前、上、下缘一般观察得比较清楚,而其膈面的深部难以观察到,术前或术中怀疑肝脏后缘有病变时,不易用腹腔镜探查。脾脏位置深、较固定,不易观察清楚,多只能观察到其前缘。胰腺在胃后,用腹腔镜无法探查,需要切开网膜囊详细探查。膈肌两侧的前缘易于探查,深面则较困难。

胃及十二指肠的探查:胃的前面及十二指肠球部用腹腔镜探查很容易,而胃的后壁及十二指肠二、三、四段则很难探查到。

小肠的探查:由于屈氏韧带在腹腔镜下很难确切寻找到,而回盲部在腹腔镜下很易发现,所以可先从回盲部开始向上逐段进行。用无损伤抓钳抓持肠管探查,既可避免肠管的损伤,又可防止肠管滑脱。应该用两把抓钳由远到近交替抓持肠管,两钳的大致距离是 10cm,以便于确定小肠的远近和具体病变距回盲部的位置。根据探查小肠的部位来调整腹腔镜的位置。如发现肠管损伤处,应先在此处上一枚钛夹,再探查其余部位,最后找到损伤部位后再行相应处理。当到达屈氏韧带时,应确定在横结肠系膜根部的小肠起始段,防止定位错误而漏查。探查时一应将肠管的周边及其系膜全面观察清楚。

结肠的探查:在腹腔镜探查中,盲肠和阑尾较容易探查,横结肠在揭开大网膜后,探查也较容易,乙状结肠亦然。而升、降结肠则需排除网膜及小肠的干扰,应仔细探查,其腹膜外部分难以探查。

腹腔间隙的探查：在探查和相应的处理完毕后，应仔细观察和冲洗膈下、肠间及盆腔三个间隙，如发现其内的液体与所发现的病变不相符，或处理、冲洗后仍不断有液体流出，应再行探查或开腹探查。

探查困难的部位有：肝脏和脾脏膈面深部，膈肌的深部，胰腺，胃的后壁，十二指肠的二、三、四段，结肠腹膜外部分等。如怀疑上述部位有病变而在腹腔镜下无法查明者，应开腹探查。

（3）活检问题。怀疑腹腔肿瘤者必须活检。应注意在比较明显的病变部位，用活检钳（取石钳）或分离钳钳取标本，但不要过度挤压组织以免影响病理结果。应在多点切取组织。尽量不用电凝以免组织炭化。活检后如有出血可用电凝止血。取活检要在比较明显的病变部位进行，钳取的活组织应用隔离袋移出，防止腹腔内医源性播散。

越来越多的急腹症是由腹腔肿瘤导致的并发症，其中肠道肿瘤引起的梗阻或出血、穿孔最为常见。腔镜探查最大的优势是可以切取少量病灶明确病变的性质，对不明原因的腹水也可抽取标本以明确诊断。

（4）腹腔体液化验。对于不明原因的腹水包括血性腹水、脓液，应抽取少量标本，进行生化、细菌鉴定以及药敏等检验，以期明确诊断，肿瘤患者要行细胞学检查或细胞培养。

3. 操作中注意事项

（1）进入腹腔后，可使 Trocar 慢慢退至腹膜水平，先观察穿刺戳孔周围有无损伤，然后以零角度观察全腹部，探查要全面，再观察各脏器的具体情况。

（2）如探查中发现腹腔渗液较多，需先吸尽渗液，再具体探查网膜包裹、脓苔附着处等，寻找病变。如腹腔内积血较多，在吸尽积血后需仔细探查肝、脾、血管、卵巢等有无破损。

（3）掌握好中转开腹的时机。果断中转开腹也是恰当的选择。

（4）对于消化道穿孔的患者，最好在进行修补术的同时进行组织活检，避免漏诊。如术中考虑恶性病变，需根据病情和手术条件决定行活检术还是行根治术。

（二）腹腔镜探查下恶性肿瘤分期

腹腔器官恶性肿瘤手术前，医生应尽可能实现准确的肿瘤分期，从而决定治疗方案。但是术前各种检测和影像学诊断的准确性难以得到保证，给治疗方案的正确性埋下隐患。腹腔镜却可以直视下对病变进行评估，配合腹腔镜超声、活组织病理检查和腹水细胞学检查等手段，实现正确的肿瘤分期，是恶性肿瘤诊断、分期，以及判断姑息或手术切除的理想检查手段。

1. 腹腔镜肿瘤探查分期技术 此项技术包括腹腔和盆腔的评估、可疑病灶的活检、淋巴结的辨认和活检，吸取腹腔的积液（或腹腔灌洗液）的细胞学检查和培养。上述操作一般在全麻下进行，也常用到气腹技术。

腹腔镜分期的顺序按照"反 TNM 分期"进行。即先评估远处的转移灶（M），第二步查看淋巴结的状态（N），最后才是肿瘤病灶的本身评估（T）。如果有腹水，必须吸取腹水检查。还有的医生加入了腹腔灌洗细胞学检查。

多个腹壁戳孔有利于全腹腔检查。在完整检查了腹腔是否有转移病灶之后，视线就集中到了肝脏。分离肝脏与腹膜的粘连，近距离观察有无结节或局部凹陷，对可疑病灶进行活检后妥善止血。下一步系统检查每个器官及其区域引流淋巴结的状态。例如胃癌，需要切开小网膜检查网膜囊间隙，检查胃大弯侧周围淋巴结，进一步查看胃贲门部、肝十二指肠韧带、胰十二指肠后及脾门处，最后查看肠系膜血管周围的淋巴结。也就是说尽可能把胃的 16 组淋巴结查个遍。第三步，集中查看肿瘤病灶并做活检。

2. 腹腔镜探查举例

（1）食管和胃恶性肿瘤的腹腔镜探查分

期:腹腔镜分期检查发现有近40%的食管癌原来检查认为可以手术的患者,有出乎意料的转移灶。此检查可以辨识小的远处转移灶、腹腔淋巴结和局部浸润。有人认为此检查改变了超过1/3经常规分期检查患者的手术方案。

手术仍然是胃癌的主要治疗方法。准确分期能实现准确选择术式。腹腔镜分期检查已被广泛应用于胃癌手术治疗之前。当然,胃癌腹腔镜手术也可以开始于肿瘤分期探查,根据腹腔镜探查确定的肿瘤分期,来修订手术方案。

(2)肝胆系统恶性肿瘤的腹腔镜探查分期:肝胆系恶性肿瘤不可切除率较高,术前多通过影像学检查来确定能否手术。腹腔镜分期可以帮助排除那些能否安全切除肿瘤的因素,减少不必要的开腹手术。对于肝门部胆管癌和胆囊癌,在腹腔镜分期探查后,放弃手术的概率很高。约2/3的肝癌在腹腔镜分期

探查后发现不可切除,因而避免了无谓的开腹手术。此检查的目的在于发现额外的病灶和肝硬化。腹腔镜分期对于结肠癌肝转移也有同样的价值。

(3)胰腺恶性肿瘤的腹腔镜探查分期:胰腺癌和壶腹癌的准确分期直接关系到治疗是否正确,因为有远处转移者应予以姑息治疗,停止不必要的手术切除。常规腹腔镜诊断检查认为可以手术切除的患者,只有45%是真正可以手术切除的,只有用"扩展性诊断性腹腔镜探查"才能正确评估能否手术切除。后者的探查方法,就是在腹壁放置4个套管。先检查游离腹腔,寻找远处转移灶,并对可疑病灶进行活检。然后冲洗腹腔。随后完成对胰腺原发肿瘤的大小、局部浸润程度、固定程度进行评估。接着检查门静脉周围区域,同时活检可疑淋巴结。系统地检查肝的两叶。然后查结肠、结肠系膜、结肠中血管。再打开胃结肠韧带检查肝尾状叶、下腔静脉和腹腔干。

第7章 巧用左手

习惯于用右手的人,手术的主要操作都是用右手来完成的。人有两只手,在手术中如果有了左手的密切配合,就会事半功倍。就像拳击运动,运动员出的是右拳,有了左拳的防守、引诱和偶尔的偷袭,常会出奇制胜。左手有时也能完成右手不能完成的操作。熟练的外科医生绝不会让左手闲着,他们左右开弓,配合默契,使手术操作稳准轻快,恰似在做艺术品的雕琢。我们要有意识地训练左手的操作,勤学苦练左手的技能,使用双手共同完成高质量的手术。

一、训练左手操作,发挥左手的作用

(一)学会左手打结

有幸的是,在外科学总论实验教学中,老师教会我们用左手单手打结。左手打结的好处是在一定程度上解放了右手,把打结这个术中常用的操作交给左手完成,使右手承担起其他各种更复杂的操作,如剥离、止血、缝合等,减轻了右手的疲劳程度。左手打结在术者自己做深部结扎时也显得方便,视野清楚。这并不意味着让右手打结的人都改为左手,而是有可能的话,双手都会打结是最理想的了。平常在台下练打结时,不妨也学着练练左手单手打结。

(二)用左手显露手术野

手是最好的拉钩,它轻柔、有知觉、能随意志调节松紧,能随着操作面而移动。小到一个指头可以显露需要缝合的小出血点,大到五指分开大把抓住肠管处理其系膜,有了左手的披荆斩棘,右手才有操作的空间和路径。深在的拉钩无法到达的地方,如食管裂孔、脾窝、肝膈面、直肠周围间隙等处,在局部显露时起主要作用的还是术者的左手,做这样的手术下台后,不光累了右手,左手也会酸麻胀痛。

(三)用左手协助探查腹腔

因为术者位置固定在病人的一侧,全腹腔三维空间的探查必有死角之处。如立于右侧的术者,有了左手的配合,就可以查遍全腹腔。固定的大肿瘤基底部的探查也要双手合诊。胰腺癌能否切除也是靠双手指合诊来确定的。灵活用左、右手联合探查,会减少漏诊、误诊。

(四)用左手压迫止血

术中的出血常用的止血方法是压迫止血。一旦发生出血,术者会下意识用左手按压住,很少有人放下右手的器械再去用右手压迫止血。熟练的外科医生用左手止血的动作常常成了动力定型,即使手指压不住,也会用纱布压迫,左手按压,右手用止血钳止血或缝合止血。短时间的肝蒂、脾蒂或重要血管的阻断,也是左手来完成的。

（五）用左手牵拉和固定

用左手牵拉和固定正在操作中的组织和器官，给右手创造一个做精细操作的平台和空间。如在做各种吻合术时，左手不仅能固定，增加手术野显露，其对吻合口两边肠管的牵拉松紧程度，也会起到控制针距和缝头的作用，用以调节吻合口一周的每根缝线受力均匀，距离一致。这种精细的调节作用，是任何器械也代替不了的。

（六）用左手做钝性分离

一般做钝性分离是用右手或右手指，像肝膈面的钝性分离，升结肠的游离和处理直肠周围疏松组织时，用左手操作会觉得更顺当一些。因为手感很灵敏，一旦分离中发现需要结扎的重要组织，就可以用左手分出界限来，并引导正确上止血钳，使止血钳定位准确。

以上仅介绍左手能在何种场合下发挥何种作用。实际操作中，总是左、右手相互配合，密不可分的。我们单独强调左手的功能，只是希望术者在手术操作中让右手大显身手时，不要忽视和放弃左手的功能。下面就一些手术的实际操作过程，介绍左手是如何配合右手的操作，充分发挥其作用的。

二、活用左手举例

（一）胆囊切除时的左手配合

1. 助手把十二指肠拉向下方，使肝十二指肠韧带绷紧，术者用剪刀或电刀切开韧带的腹侧浆膜，有时可以看到胆囊管（图7-1）。

2. 将左手示指和中指伸进小网膜孔，把韧带内的脉管顶向腹侧，用左拇指边推边捋，加上右手用剪刀半钝半锐分离脉管前面的纤维脂肪组织，胆总管特有的淡蓝色管道清晰可见（图7-2）。

3. 寻及胆囊管的走行方向后，游离约

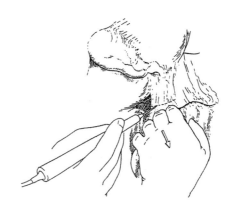

图 7-1　切开肝十二指肠韧带前浆膜层

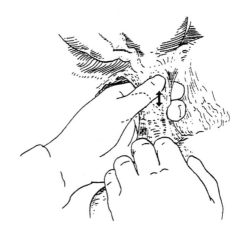

图 7-2　用左手显露出胆总管

1cm 即可。如须经胆囊管行胆管术中造影，可游离胆囊管全长。

4. 显露、结扎和切断胆囊动脉。该动脉从肝右动脉发出后，在肝门和胆囊管之间走行至胆囊。只要炎症不是太严重，一般都能发现这支动脉。为了防止误扎肝右动脉，要认准是走向胆囊壁的那支血管。在主干上结扎血管，仅结扎分支常不能控制出血。胆囊动脉变异很多，要认真辨认（图7-3）。

5. 经过上述4步处理后，下面的操作很少出血。切开胆囊浆膜层后，左手滑向胆囊颈的后侧，用示指和拇指把胆囊颈和胆囊床及后腹膜的疏松组织剔除开来，剩下的条索状物，可能就是肝总管或肝动脉，一般不会损伤，经分离解剖后可以确认。

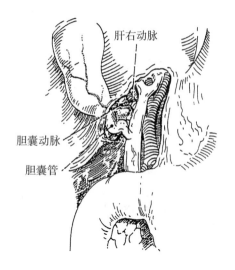

图 7-3　胆囊三角的解剖

6. 炎症重的厚壁胆囊，可从胆囊底部开始用剪刀或电刀靠近胆囊床处分离，边切边止血结扎。左手捏住胆囊作牵引，合适的切离面既不切破肝床又不切破胆囊。逐步向胆囊颈进展。严重的炎症常常使胆囊动脉栓塞，一般并无严重出血的危险。关键在于左手必须捏住胆囊颈部，一旦有出血，立即反射性地用拇指、示指捏住或压住出血后再结扎（图 7-4）。要是发生难以控制的大出血，则快速解剖出肝固有动脉和左、右肝动脉。上止血带阻断血流并找到出血点。

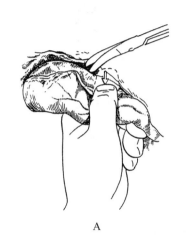
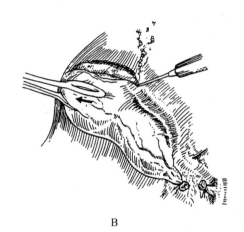

A　　　　　　　　　　B

图 7-4　从肝床上剥下胆囊
A. 用剪刀；B. 用电刀

7. 炎症再重的胆囊管也不会完全坏死，胆囊管的认定不会太困难。大的结石只是在胆囊颈部，小的结石嵌顿在胆囊管，嵌顿结石以下的胆囊管不会坏死，无论如何是可以找到胆囊管的。

（二）胃全切除时的左手配合

全胃切除的难点在于离断食管前后的操作，食管胃吻合更让人费神。这些操作都是在高位狭小的术野中进行。切除剑突、使用上腹部悬吊拉钩、附加切口等措施可以扩大术野。肿瘤在小弯侧，要沿肝缘切断肝胃韧带和肝十二指肠韧带前叶。此前大弯侧的胃脾韧带已经切断。

从打开的胃小弯向胃的背侧插入左手，拇指外的 4 指伸进胃脾韧带，拇指跨向胃前壁，把胃牵向肝侧，右手很方便地切断胃脾韧带（图 7-5）。

然后，将左手移向食管右侧残存的小网膜与胃小弯的附着部。在食管边缘顶出左示指，上下扩大裂口后，在肝缘处切断肝胃韧带的余部（图 7-6）。

将左手示指和中指沿着食管胃结合部的右侧滑向左侧，游离食管后把食管顶向腹侧，左手示指勾住食管与胃底所形成的夹角（His角），在左手拇指和示指间可触到迷走神经的前支主干，分离并切断之。迷走神经后干，在左手示指沿食管后壁滑行触及后，用指头勾住翻向前壁显露后切断。至此，食管可拉向腹部延长数厘米，即使切断食管，也不会缩向胸腔（图7-7）。

位于大弯的肿瘤需要同时切除脾和胰尾时，在食管离断后，使劲将左手伸进脾膈之间，拇指之外的4指把脾扒向胃侧并紧紧固定住，右手持剪刀游离并切断脾与后腹膜间的韧带，使脾松动，脾的动、静脉要在胰腺的背侧结扎切断（图7-8）。因为术者的左手托住脾和胰尾不能松开，结扎就全托付给助手了。以上的操作可以说是全手术的最难点，左手始终负有重任。当然，以后的消化道再建，左手也不会闲着。

（三）肠切除时的左手配合

肠切除的三要点是：确定好切除范围；在健康的肠管上切断；在安全的前提下牺牲最

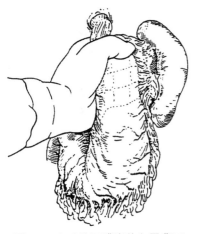

图7-5　左手从网膜囊伸向胃背面

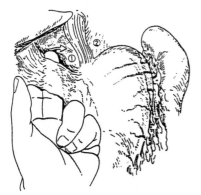

图7-6　左手引导切断肝胃韧带

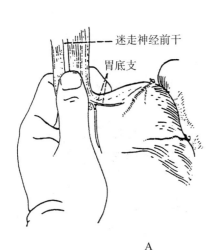

迷走神经前干
胃底支

A

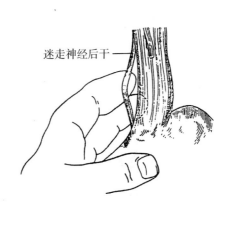

迷走神经后干

B

图7-7　左手引导切断迷走神经
A. 切断迷走神经前支；B. 切断迷走神经后支

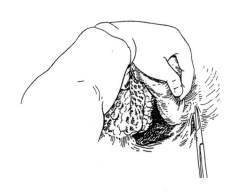

图 7-8　左手协助脾的游离

少的肠管做吻合。在上述操作过程中,左手始终握住肠管及系膜,保证右手平稳地操作。处理肠系膜时,4 指在背侧,拇指在腹侧抓住并铺开肠系膜。以下方的左手指为抵抗,右手用剪刀切开肠系膜的浆膜层,在无血管区切通系膜后,下方的左手指从切开处露出,看清血管后分次逐一结扎切断(图 7-9)。

在肠吻合时,术者左手拇指和示指捏住吻合部固定之,右手刺入缝合针就会准确、方便(图 7-10)。在做浆肌层缝合时,左手示指垫在缝合针的下方,可以控制缝合的厚度和距离(图 7-11)。

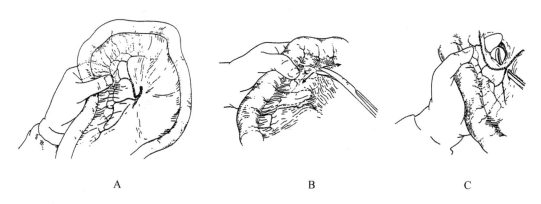

A　　　　　　　　　　　　　B　　　　　　　　　　　　　C

图 7-9　左手协助肠系膜的游离
A. 提起肠管看清血管;B. 分离肠系膜;C. 切断肠系膜血管

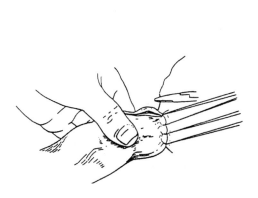

图 7-10　左手协助做肠吻合

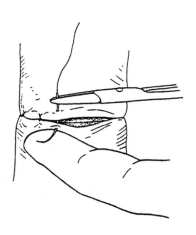

图 7-11　左手协助做浆肌层缝合

（四）结肠脾曲部癌切除时的左手配合

病例是结肠脾曲部癌，穿破浆膜形成膈下脓肿，肿瘤的浸润和脓肿的炎性反应，在左上腹形成一个固定性包块。此时肿瘤和结肠不能游离到切口下，脾脏也受累及极易造成副损伤。只有连同脾脏胰尾和肿瘤上下段结肠的大范围整块切除，才能达到治疗的目的。在这种深在的部位操作，必须要有左右手紧密的配合才能完成。

1. 上腹正中长切口进腹，右手在左季肋区探查。切开胃结肠韧带，左手伸进网膜囊内进行触诊。并与右手合诊，确定肿瘤的大小、范围、浸润和（或）胃、脾、肾的关系。决定切除范围包括结肠脾曲肿瘤上下 10cm 结肠、脾、胰尾及周围淋巴结，在不破坏脓肿炎性壁的前提下整块切除（图 7-12）。

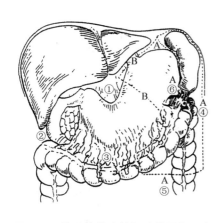

图 7-12　结肠脾曲癌的切除范围和顺序
虚线为切除范围，序号为手术顺序

2. 从薄弱处找出游离间隙。切开胃结肠韧带，显露胰腺和脾，并在降结肠外侧切开侧腹膜，在左手的指引下逐渐扩大上述切开面。因为胃没有被浸润，将胃和脾的炎性粘连分开，并切断胃脾韧带，将胃提向右上方，扩大左膈下的显露（图 7-13）。

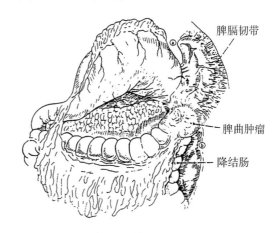

图 7-13　显露切除部位

3. 游离脾和胰尾。因为炎性粘连，脾与后腹壁间的粘连采用钝锐结合的办法分离。左手从脾上极插入，右手从脾下极插入，逐渐分开疏松的组织，使两手的手指靠近。如果有血管等重要组织或紧密的粘连，左手固定该段需切断的重要组织，右手持钳钳夹切断。因为是由双手触诊的手感来确认组织的性质，所以是比较可靠的，又有左手的指引，钳夹也是到位的。因此即使视野差不能直视下操作，也比较放心（图 7-14）。如此逐渐将脾和胰尾游离出来，从基底部将肿块连同结肠左曲的系膜从后腹壁整块游离下来。

4. 离开肿瘤 10cm 以上切断降结肠。再离开肿瘤 10cm 以上切断横结肠。此时只有胰尾部和切除标本相连了，处理脾蒂和胰尾部后，即成功地整块切除标本（图 7-15）。

除上述几个实例之外，在脾切除、肝右叶切除、直肠癌切除时，左手都扮演重要的配角。正如奥斯卡电影奖项设立最佳配角奖一样，在任何手术中，左手的作用是不可忽视和替代的手术最佳"配角"。

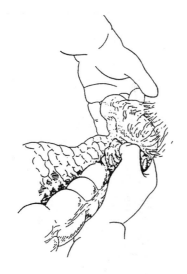

图 7-14　游离脾、胰尾和肿块

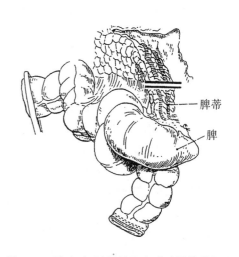

脾蒂

脾

图 7-15　肿瘤、远近段结肠和脾胰尾整块切除

(五)腹腔镜手术中活用左手

开腹手术时,即使左手的操作不熟练,单用右手操作也能完成手术,或者说对手术质量并无大的影响。可是,操作腹腔镜时离开左手的有力配合,就很难完成手术。腹腔镜操作的左手训练不是可有可无,而是必须达到和右手般的熟练程度才行。由于屏幕显示的腹内图像是二维的平面图像,双手的操作训练难度成倍增加,左手配合右手的难度也会增加,所以非得下一番苦功,有足够的训练时间才行。

腹腔镜手术操作的训练,通常从模拟场景开始,达到一定程度后开始动物实验性操作,再到临床操作。掌握了一定基本功之后,依靠经验的积累和不断学习,对显露、分离、切开、止血、结扎、缝合等基本操作熟练之后,才能获得一定的技巧。目前对腹腔镜手术的培训有专门的基地,可以在那里逐渐获得技能的。

第8章 结扎与止血技巧

一、结　　扎

(一)牢固的结扎是止血的基本要求

切开、止血、分离和缝合是四项外科手术基本技术,止血操作伴随着手术全过程,结扎是达到止血目的的操作,牢固的结扎是止血的基本要求。

打结,是医学生时期就开始练习的外科基本操作。临床实习时,会不厌其烦坚持练习打结。进了医院,要求严格的上级医生也会要求下级医生每天坚持练习打结,持续多年。

打结不熟练、不正确,首先影响手术速度,也会使结扎过松、过紧,甚至扯断结扎线,造成止血失败。重要的出血点结扎,深部结扎,往往只有一次打结的机会,一旦失败就会造成难以挽回的后果。失败的结扎,陡然增加止血的难度。术者在重要部位结扎时,往往都是自己去打结,怕的就是助手会出现这种不牢靠的结扎。

结扎是否牢靠,只有打结者自己才知道。手术者常忙于止血,打结的任务多是由助手完成。一声"松钳"之后,术者对止血和结扎就再无主动权,全仰仗助手的技术水平了。如果助手不打出正确的、可靠的结,抛开其后果不说,是否也是对术者劳动的不尊重。所以于病人,于手术者,于自己,拙劣的结扎技术都是有害的。术者自己打出滑结来,更是不能容忍的。打结如果不熟练,可以肯定地说就是没下功夫去练,态度也不认真。

(二)"死结"原则

线结分为死结和滑结。外科手术的打结要求是打"死结",不打"滑结"。无论结扎出血血管或是缝合线,都必须要求线结不得滑脱。有些重要的结扎,为了防止松脱,要打三个结、多个结或打成外科结(图8-1)。

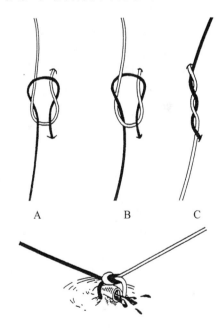

图 8-1　死结(A)、滑结(B)和外科结(C)

浅部的打结,很容易做到双手持线用力均匀,三点一线等基本动作要领。而深部打结,没有空间,不能看到打结的效果,往往全凭自己的手感来打结。这需要一定的功夫才能达到"打死结"的要求。这种深部结扎,要求术者和助手密切配合,何时引入结扎线、何时打第一个结、何时松开止血钳等都要协调一致,紧密配合。同时要有一个好的手术野和操作空间。有人在一个指头都进不去的狭缝内,用长血管钳代替手打结,连旁观者都会胆战心惊。松开止血钳前和松钳后,打第一个结的双手要一直处于收紧状态。松钳的一刹那,明显觉得有收紧的感觉,用力适度后,不得松开线头,继续打第二、三个结。这样,即使没有宽的空间,仍能做到"三点一线"。只不过这一条线不是水平的,而是从切口外到切口深处的一条直线;不是线结两边线段等距离,而是外面的长,里面的短。尽管如此,线结两端的用力都是一样大。有人用一紧一松向下滑动的办法来收紧线结,似有不妥之处。这种一顿一顿地打结,用力常常使不到线结上,只是在线的弹性限度内做弛张运动,并产生打紧的假象,觉得是在用力,其实没有用上力。应该持续绷紧缝线一直用力打下去,到收紧为止。为了避免打紧的第一个结弹回放松,不要松开一侧线头,保持线两端于紧张状态。或由助手在第一线结处上钳固定,但不上齿钳夹,以防伤线断裂(图8-2)。

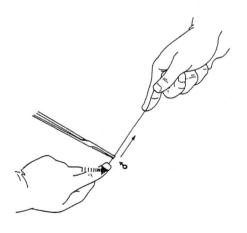

图8-2 深处的结扎

外科结少有应用,在缝合张力很大的组织或用金属线缝合时才用外科结。

(三)"三点一线"原则

持线的两手和要结扎的点之间成一条直线,谓之"三点一线"。"三点一线"原则是为了保证打结力量通过结扎线最终传到结扎点上,使结扎线收紧。三点一线是在三维空间内都必须遵循的原则(图8-3A)。有的在某个面上是一线,在另一面上(如垂于前一面的面上)成角,同样会使结扎的组织受到组合力的侧向牵拉而撕裂。较深处的结扎,打结的双手都在切口外,达到水平面上的三点一线,是不可能的,那样反会使结扎组织或出血点被连根拔起。这是初学者常犯的毛病。要求必须有一只手的手指伸进深处,并进入结扎点的另一侧,才可能打成结,才可以打成可靠的结。

(四)持线长度离结扎点近好

结扎线过长会发生弯曲,操作不便,力传导路径长易受干扰,或会在中途被别的组织阻挡造成假结扎。给的线长了,术者自己可以调节,使持线的手指靠近结扎点就可以了。此时结扎力传导好,要求术野小,容易做到三点一线(图8-3B)。

(五)用力的同时收紧结扎线

在深处打结不像在浅处打结那样可以双手同时用力,有时只能在切口外的手用力,而在深处的手指持线不动,只做相反方向的对抗。这时在一边用力的同时收紧结扎线,因为深处没有空间,收紧结扎线的动作,也要靠切口外的手来完成,这样也可以打紧结。多加练习后可以达到正确打结的要求(图8-4)。

(六)脆弱组织的结扎

脆弱组织是指细小动脉、静脉、淋巴结脂肪纤维组织,它们不耐钳夹,血管钳的重力或

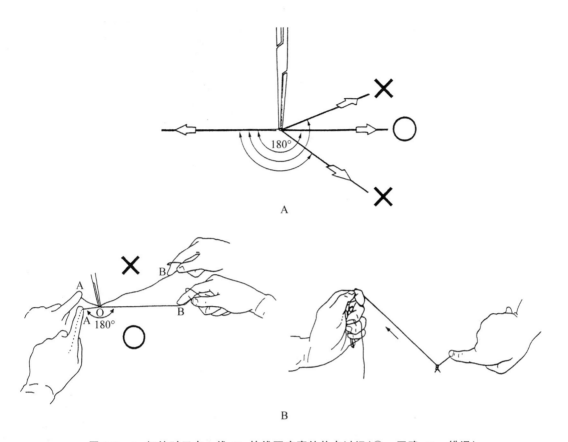

图 8-3　A. 打结时三点一线；B. 持线不应离结扎点过远(○－正确；×－错误)

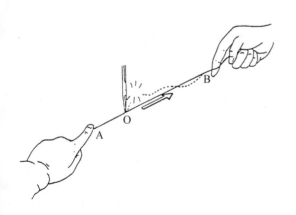

图 8-4　打结时需收紧结扎线

稍加活动即可造成组织撕脱或裂开。在用结扎线结扎时，过粗的线不易扎牢而松脱，过细的线会切割而割裂。如用有轴线圈线结扎这些脆弱的组织，不能递线头绕过钳夹的血管钳，那样在抽收结扎线时，组织要在近 360°

的范围内承受切割力量，易造成割裂或撕脱。可以用线轴递过血管钳。只是在结扎组织的背侧近 180°范围内受到切割力，减少损伤的机会。必要时，先在钳子上打好第一个结，手指抵住没有扎紧的线套，顺血管钳滑到结扎的组织上再收紧第一个结(图 8-5)。在结扎线置好以后，持钳者可向下压住一些，以对抗结扎的向上拉力，可以防止撕裂组织(图 8-6)。

(七)肥厚组织的结扎

肥厚组织的结扎，见于皮肤、皮下组织的缝合及网膜、肠系膜断端或血管的结扎。组织厚，有弹性，不容易扎紧。虽然第一个结线打得已很紧，但在打第二个结时，第一个结因组织张力而变松。有时外面结扎似乎很紧，其实并未扎住其内的血管，发生结扎端出血

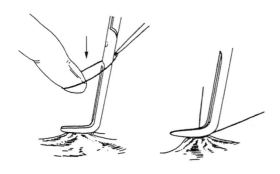

图 8-5 脆弱组织的结扎
先打好第一个结再套在组织上

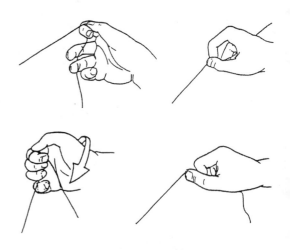

图 8-7 肥厚组织的结扎
用手腕力量打紧线结

缝扎一次。

(八)深部结扎

深部结扎必须用深部结扎线来打结,即用直血管钳夹住线的一端,拉直后绕过钳夹组织的血管钳下,再打结结扎组织。要一直收紧线的两端,一放松就可能使线离开要扎的组织。在绕过血管钳时,不要造成剪切力或切割力,防止损伤被结扎的组织。绕线时要在直视下进行,助手或对方不要遮挡结扎者的视线。更不能先在血管钳上打好结再去套上被扎组织,这种操作很危险。深部结扎成功的关键,在于被结扎组织一定要被血管钳全部夹住,即血管钳的尖端不得埋入组织内。如果那样,即使结打得再紧,也会因为组织张力或是有部分组织在结扎线之外而发生滑脱。如果钳夹的组织不能露出钳尖,应重新在该血管钳下方再夹一把血管钳,撤去原先的钳子后再结扎。或者再次剪开组织,使钳尖露出。有的组织钳夹后无法再变换钳位,可在钳夹的另一端再上一把血管钳,使钳夹的组织被提起一周,再进行结扎较为可靠。遇到不能再切开的重要组织,应果断地改为缝合结扎的方法处理需结扎的组织(图 8-8)。

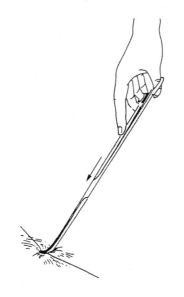

图 8-6 脆弱组织的结扎
打结时将止血钳下压一些

或组织内血肿。皮下组织、皮肤结扎不紧会留下间隙,影响愈合或发生切口感染。

必要时可用外科结来打第一个结,以防止肥厚组织的回弹。手指的力量是有限的,结扎较多的肥厚组织,必须用手腕的力量才能扎紧(图 8-7)。结扎线穿过脂肪组织会很滑腻,影响用力。可在打第一个结后,由助手用钳子或镊子夹住结节处的结扎线,防止回弹松脱。其实很多时候不必做大块的肥厚组织结扎,切开组织浆膜,分出血管同样可以达到止血目的。如果觉得断端需结扎,可再加

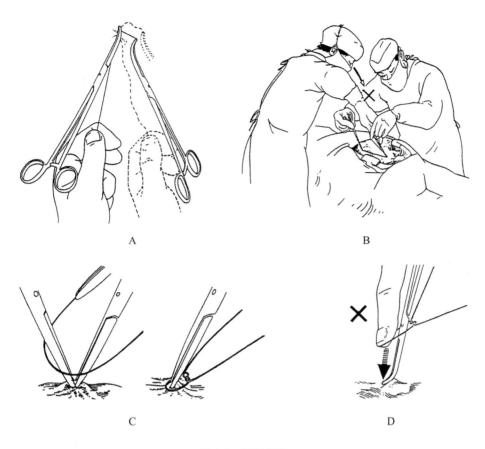

图 8-8　深部打结
A. 用钳子引结扎线；B. 直视下结扎；C. 另加一钳钳夹；D. 不可先打结后套入

　　深部组织结扎视野小，操作空间小，往往只有一次钳夹的机会，打结要严格按照前述的原则和方法进行。令人懊恼的是缝线折断，不是由于术者的原因而是结扎线的抗张力不够。所以在上台时，术者、助手要先试折一下缝线，看看其抗张性如何，用多大力可以拉断，以便心中有数。不合格的缝线坚决弃之不用，另换新的，以防误事。

（九）血管的结扎

　　1. 动脉的结扎　像胃切除术就要结扎 4 支动脉，胃右动脉和胃网膜动脉双重结扎一般是安全的，而胃左动脉那样较粗的血管，结扎后再加贯穿缝扎才能放心。再粗一些口径的动脉如脾动脉、肾动脉、髂内动脉，有人在断端上用细线做连续缝合封闭，也不为过。如果是结扎加缝扎，这缝线是缝在原结扎线的远侧还是近侧？如果单独结扎动脉，以缝在结扎线的远侧为好，因为直接贯穿动脉缝扎，缝线穿过动脉壁，会损伤该处。这样的结扎方法，要求多游离一段动脉才行。如果血管连同周围组织一同结扎，缝线可穿过动脉旁的组织，使缝线固定于结扎部，缝扎线也可置于结扎线的里侧。

　　2. 静脉的结扎　静脉壁薄，腔内压力低，尽量用细的线结扎较为可靠。用过粗的线来结扎静脉，打结时不易收紧，留下间隙可发生漏血。脾静脉、门静脉分支可以双重结扎或加缝扎。肝左、右静脉有时宽达 2～3cm 以上，断端宽的静脉不易扎牢，而且要游离出较多一段才能扎紧,所以应做连续缝合封闭断端,可用血管缝合针线缝合血管断端。缝线针脚要密,不漏血为度。

(十)血管的切断,是先结扎后切断,还是先切断后结扎

较粗的血管结扎,有人先游离一段血管,穿过两根结扎线,分别结扎后再切断血管,这是先结扎后切断的方法。有的医生在分出血管后,上两把血管钳,切断血管后分别在两断端上做结扎,谓之先切断后结扎。

其实上述两种方法都是常用的血管结扎方法,谈不上这个坏那个好,应是各有优点,随术者习惯而定,被分别应用在不同场合下的结扎。

先结扎后切断,要求游离出一段血管,使两根结扎线间至少有适当的距离,才能保证切断后的结扎端仍有少许组织,线结才不会脱落。这种直视下的结扎,牢靠、确实、放心,但操作稍费时。有的地方因血管太短,如肝短静脉或胰钩突和肠系膜上静脉间的短小静脉,先结扎就有困难。此时也可先结扎一端,另一端钳夹后切断,再扎上另一端(图 8-9)。

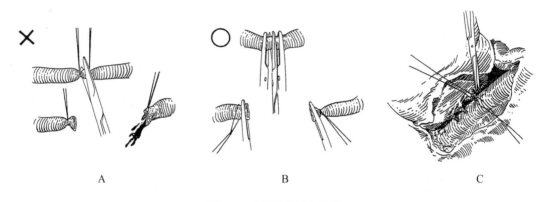

图 8-9 血管的切断与结扎
A. 先结扎后切断;B. 先切断后结扎;C. 肝短静脉的结扎方法;×. 结扎线滑脱;○. 结扎可靠

在较宽敞的术野中,先切断再结扎,可使手术操作连贯、省时,而且可同时切断数支血管,再一起做结扎,如游离胃大弯或小肠系膜时都可采用此法。

外科医生应该掌握这两种切断血管的方法,分别用在适当的场合,做到既安全可靠,又省时省力。

二、手术中出血的对策

外科医生在手术中讨厌的就是出血,害怕的也是出血,离不开的就是止血。如果能不出血做手术,该是多么让人高兴的事。意外的大出血,常常使术者措手不及、晕头转向,一会儿填塞,一会儿吸血,一会儿钳夹,一会儿缝扎,忙得不亦乐乎,提心吊胆总算止住出血后,再细一看,才觉得真没有紧张的必要,畏惧出血的心理导演了一场混战。有的出血,压之不出,松之又来,丝毫没有减少的迹象,钳夹苦于找不到出血点,缝扎又怕伤及重要组织不敢下针。犹豫不决中不断改换止血方法,不经意中出血扩大,终致无法控制,慌乱中错失良机。上述场景相信外科医生也是不陌生的。

所谓手术中意外出血,是指因不熟悉局部解剖而贸然伤及器官或血管,或因肿瘤浸润、炎症瘢痕挛缩导致血管移位或遇到异位血管所发生的大出血。年轻医生遭遇的出血

多是因为解剖不熟而误伤漏扎血管。有经验的外科医生做的较复杂手术中发生的出血,多是癌灶浸润、瘢痕挛缩所致的血管位置变异所发生的出血。先天性血管变异是客观存在的,外科医生都可能碰到,经验少者发生意外出血的机会较多。

有出血就要止血。如果结扎出血血管不影响器官功能或不会对机体产生全身性影响的话,首先应该结扎该出血的血管。但有的血管结扎后,有可能发生某器官功能不全,有的血管结扎一定会发生某器官功能衰竭,这样的血管出血当然不能随意结扎,而要在控制出血的同时修复血管的损伤,恢复血流畅通。如此看来,手术不光是机械性操作,术者必须具备解剖知识、生理知识、病理知识,熟知血管与器官功能的关系,才能做到胸有成竹,临危不惧,万无一失。以下分动脉系、静脉系、小血管出血和实质器官出血等几个方面,来讨论术中止血问题。

(一)动脉系损伤

1. 胃十二指肠动脉

(1)解剖位置:从肝固有动脉分出后,经幽门后方至幽门下缘,分出胃网膜右动脉、胰十二指肠上动脉(图8-10)。

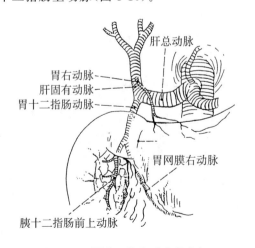

图 8-10 胃十二指肠动脉的走行

(2)损伤原因:通常在胃切除时,特别是十二指肠溃疡行胃次全切除时会被切断。严重的瘢痕挛缩,会使该动脉被牵向幽门部。如果十二指肠上段后壁游离不充分,在切断幽门以下的十二指肠时会切断该动脉。胃切除线在幽门括约肌近端的幽门管时,就不会伤及此动脉(图8-11)。

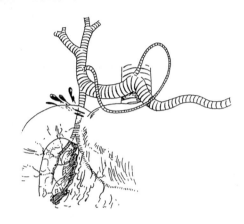

图 8-11 胃十二指肠动脉损伤

(3)损伤后果:本动脉向胃大弯侧下部、十二指肠降部及胰头部供血,损伤后理论上会发生上述部位缺血。但通过胃网膜左动脉、十二指肠后动脉或肠系膜上动脉的胃十二指肠动脉分支的代偿,上述部位血供会得到保证,不至于发生缺血、坏死。

2. 肝右动脉

(1)解剖位置:由肝固有动脉分出后,向上方经肝总管(前)和门静脉的分叉点(后)之间进入胆囊三角,在此分出胆囊动脉,继续向右上入肝门右部。国人79.5%肝右动脉经肝总管之后,有13.25%经肝总管之前入胆囊三角(Calot三角),其他的可经门静脉的后方走行或是有"副肝右动脉"(图8-12)。

(2)变异:见图8-13。

(3)损伤原因:最多发生于胆囊切除时,将本动脉误认为是胆囊动脉切断。胆囊颈部炎性粘连可将肝右动脉牵拉靠近胆囊颈部,在胆囊管切断后,首先就能遇到此动脉。如

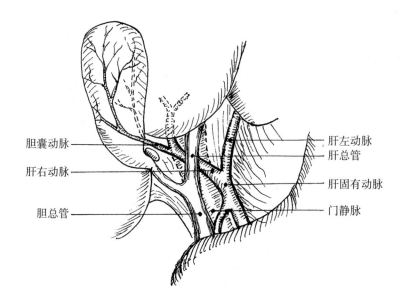

图 8-12　胆囊三角(示肝右动脉的走行)

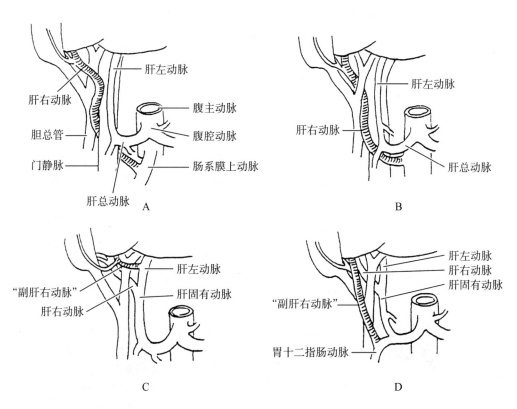

图 8-13　肝右动脉的变异

果不看清动脉分支与胆囊壁的关系(即不论胆囊动脉是从何处发出,都必定会走向胆囊壁),就会误扎误切。一般认为肝右动脉进入肝右叶,较粗。其实其管径和胆囊动脉相近,不能从粗细上来鉴别肝右动脉和胆囊动脉,如果在胆囊三角内看到动脉就认为是胆囊动脉,误切的事会时有发生(图 8-14)。

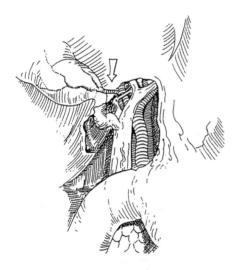

图 8-14　把肝右动脉误当胆囊动脉切断

(4)损伤后果:肝动脉向肝供血占总血供量的 1/5,另 4/5 为门静脉入肝血流。即使肝动脉被结扎,也不至于引起致命性肝坏死。如胆囊癌侵及肝动脉并使之闭塞时,右肝并不会缺血、坏死。误扎肝动脉不会发生肝坏死。但如果肝硬化病人的肝动脉结扎,肝功能会有损害。肝右动脉被结扎、切断,胆囊就不能保留,否则会发生胆囊坏死,所以应同时切除胆囊。

3. 肝固有动脉

(1)解剖位置:行于肝十二指肠韧带内,在门静脉前方胆总管左侧上行至肝门,于肝门附近分为左、右支,分别进入肝左右叶。右支在进入肝门之前,发出一支胆囊动脉,经胆囊三角到胆囊颈后上方,分支到胆囊壁。

(2)变异:见图 8-15,图 8-16。

(3)损伤原因:直接切断或损伤肝固有动

脉者少见。在严重胆囊炎、肝十二指肠韧带肥厚、Mirizzi 综合征时,为了游离胆总管而损伤本动脉者偶见。肝硬化、糖尿病等凝血机制异常者,术中压迫该动脉可诱发血栓形成。如果触不到该动脉搏动,即可诊断。这种意外血栓形成的正确处理方法就是放置不动,不能切开取栓,那样反会加重栓塞。

(4)后果及处理:不幸伤及肝固有动脉,发现后立即试行修补,如已切断应做吻合。因为断裂血管的回缩,吻合有困难时,应切断肝左或肝右动脉,以减少远侧断端的张力,或许吻合即可成功。当然切断肝右动脉时不要忘记切除胆囊。吻合用 5-0、6-0 血管缝合线并阻断血流后直视下进行,很少需要手术显微镜。如果根本无法修复,只得结扎。只要门静脉血流正常,应该不会发生致命性的肝坏死。如原有肝损害如肝硬化、慢性活动性肝炎,可发生肝衰竭。

4. 肝总动脉

(1)解剖位置:从腹腔干分出后沿胰腺上缘行向右前方,至十二指肠上部的上缘进入肝十二指肠韧带,分出肝固有动脉和胃十二指肠动脉。

(2)变异:见图 8-15,图 8-16。

(3)损伤原因:本动脉被切断者罕见,在胃癌根治术中,有被误当脾动脉或胃左动脉切断者。本动脉栓塞者有之。

(4)后果:理论上说肝总动脉阻断后,肝固有动脉和胃十二指肠动脉血液中断,但有来自脾动脉和肠系膜上动脉的代偿,多无严重后果。

5. 胃左动脉

(1)解剖位置:胃左动脉从腹腔动脉分出后,向左上方走行,到胃贲门部附近转向右,沿胃小弯左行于小网膜两层之间,沿途分支至食管腹段、贲门和胃小弯附近的胃壁。

(2)变异:图 8-17。

(3)损伤原因及后果:胃切除时胃左动脉是要切断的血管,不会引起特别损害。偶有

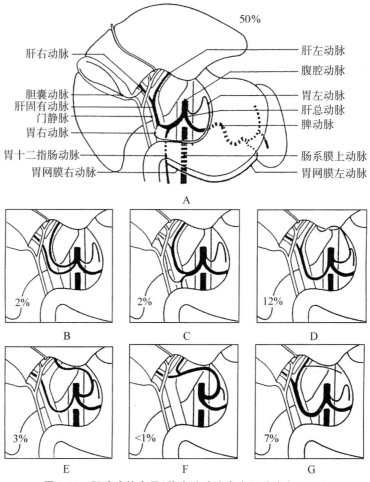

肝右动脉　　　　　　　　　　　　　50%　　　　肝左动脉
　　　　　　　　　　　　　　　　　　　　　　　　腹腔动脉
胆囊动脉　　　　　　　　　　　　　　　　　　　　胃左动脉
肝固有动脉　　　　　　　　　　　　　　　　　　　肝总动脉
门静脉　　　　　　　　　　　　　　　　　　　　　脾动脉
胃右动脉
胃十二指肠动脉　　　　　　　　　　　　　　　　　肠系膜上动脉
胃网膜右动脉　　　　　　　　　　　　　　　　　　胃网膜左动脉

图 8-15　肝动脉的变异(从腹腔动脉发出肝动脉占 76%)

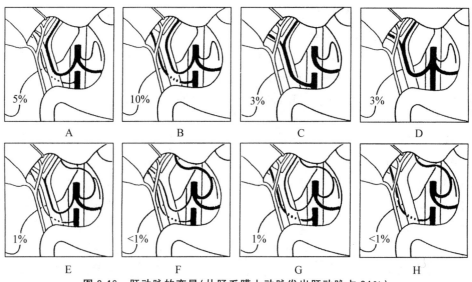

图 8-16　肝动脉的变异(从肠系膜上动脉发出肝动脉占 24%)

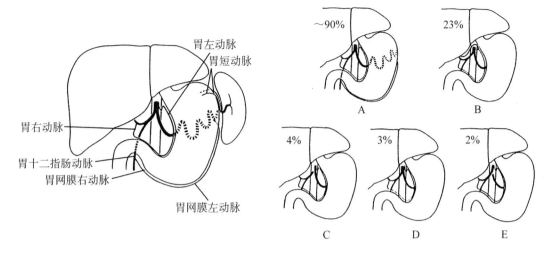

图 8-17　胃左动脉的变异

从胃左动脉分出副肝动脉,供应左肝血流者,而肝左动脉缺如。有报道从根部切断胃左动脉发生左肝坏死的病例。如果门静脉血流正常,当不会发生上述情况。

6. **脾动脉**

(1)解剖位置:沿胰腺上缘蜿蜒左行至脾门,分数支入脾,走行中分出数条细小胰支到胰体尾,发出 1～2 支胃后动脉、多支胃短动脉及胃网膜左动脉。

(2)变异:见图 8-18。

(3)损伤原因:脾动脉从腹腔动脉分出后,沿胰上缘钻进胰的背面走向脾门,胰背处有一沟即是脾动脉的行径。因为它被胰腺遮蔽,不易受损伤。在刚从腹腔动脉分出时,部分裸露在腹腔,可被伤及。

(4)处理:小的损伤裂口,可在血流阻断后缝合修补。如果几乎全部断裂,可做脾动脉结扎加脾切除。脾动脉结扎后切脾,出血较少。在切脾前,一般先处理脾静脉。可以从胰腺下缘切开后腹膜,将胰腺向上掀起,即可见到在胰腺背侧中央走行的脾静脉主干,可在此游离一段静脉,并将其结扎、切断。

7. **中结肠动脉**

(1)解剖位置:在胰腺下缘附近发于肠系膜上动脉,向前并稍偏右侧进入横结肠系膜,分左右两支,分别与左、右结肠动脉吻合,分支营养横结肠。

(2)损伤原因及处理:在处理横结肠系膜时,尤其是在胃癌切除的开始,分离结肠系膜前叶在到达胰腺下缘时,很易伤及中结肠动脉。粘连和癌肿浸润更易损伤此动脉。

中结肠动脉主干,或是其分支的切断,都不会发生结肠缺血。因为横结肠的血管网是由右结肠动脉、中结肠动脉和左结肠动脉共同形成,中结肠动脉血流阻断后,有来自另外两支动脉供血的代偿。但如果其近肠边缘的终末支损伤,会发生该处结肠的缺血,需要特殊处理。一旦中结肠动脉损伤,应直视下分清血管的走向和分支,确认横结肠全程的边缘动脉搏动情况和肠壁血供变化,手术结束时再复查一次。确认无缺血等情况发生,当可放心(图 8-19)。

8. **髂内动脉及其分支**

(1)解剖位置:髂内动脉为一短干,沿盆腔侧壁下行,发出壁支和脏支。壁支有闭孔动脉、臀上动脉、臀下动脉等;脏支有脐动脉、膀胱下动脉、直肠下动脉、子宫动脉、阴部内动脉。

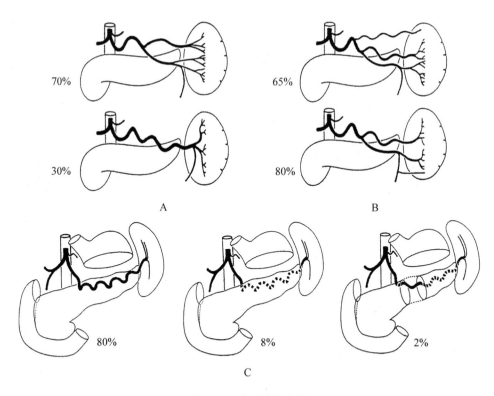

图 8-18　脾动脉的变异
A. 分支类型；B. 上、下极动脉；C. 动脉位置变异

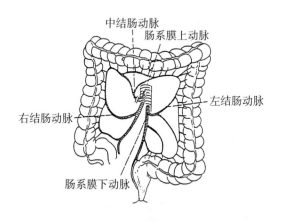

图 8-19　中结肠动脉干损伤后的代偿

（2）变异：见图 8-20。

（3）损伤原因：下腹部手术，特别是直肠癌切除，一定会遭遇到本血管，只有显露它后，盆壁的淋巴结清扫才能彻底完成。直视

下髂内动脉干很少会损伤。但如肿瘤浸润或发生盆腔内脏或骶前静脉丛异常出血时，常需要有意结扎此动脉以控制出血。

（4）后果：本动脉有走向直肠、膀胱、子宫等盆内器官的分支，血流阻断后不会发生上述器官的坏死。即使结扎髂内动脉再做直肠癌切除术，也不会出现异常。但手术中注意，此时不能再发生膀胱损伤。如果结扎双侧髂内动脉又发生膀胱损伤再做膀胱修补术时，可能会发生修补失败而出现尿漏。髂内动脉的分支结扎，直肠侧韧带切断时结扎直肠中动脉，也不会发生直肠坏死。

（二）静脉系损伤

腹部手术中损伤或结扎静脉的危险性，因静脉的部位（名称）而不同。按危险性及不良后果的大小排列，从小到大的顺序是：①胃

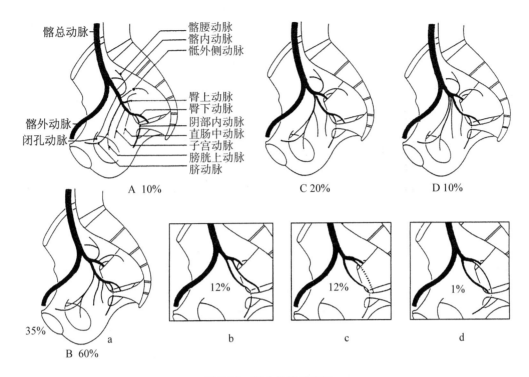

图 8-20　髂内动脉的变异

网膜右静脉;②胃左静脉;③脾静脉;④髂内静脉分支;⑤中结肠静脉;⑥肠系膜下静脉;⑦骶正中静脉;⑧肠系膜上静脉;⑨门静脉;⑩下腔静脉。静脉被结扎后会引起生命危险的三条静脉是⑧、⑨、⑩,因此它们损伤必须修复。其他粗的静脉虽然可以被结扎,但有可能的话,也应在阻断血流后修补静脉壁的损伤。

　　静脉损伤后,往往比动脉损伤的出血更难止住,因为这种出血没有搏动,只是向外涌出,难以准确找到出血点,而且静脉壁薄弱,很易被撕裂。断裂后的静脉端口敞开,不像动脉壁有弹性收缩使断口缩小,因此更要认真对待和处理静脉性出血。

1. 胃网膜右静脉

（1）损伤原因:胃癌或胰头癌手术,在游离胰下缘时,粗暴的动作会撕裂本静脉。破裂口大时出血会汹涌,随意乱夹乱缝不但不能止血,还能伤及胰十二指肠前下静脉和结

肠中静脉(图 8-21)。

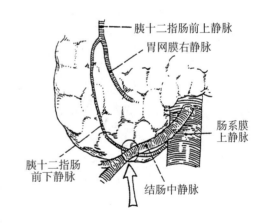

图 8-21　胃网膜右静脉与周围静脉的解剖位置

　　（2）处理:首先用纱布压住出血部位,然后切开十二指肠侧腹膜,使胰头十二指肠松动。左手从背侧握住胰头及十二指肠,从背侧压迫静脉可以止血(但压迫力量过大的话,可使肠系膜上静脉淤血,使出血加重)。除去

压迫止血的纱布,吸净积血,寻找发现破损处。静脉壁部分损伤常呈鱼口状裂开,只要

压迫裂口的远心侧,即可阻断血流止血。找到该静脉后结扎止血(图 8-22)。

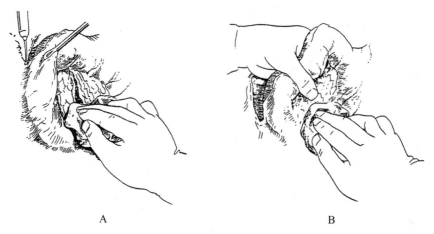

A　　　　　　　　　　　　B

图 8-22　胃网膜右静脉损伤处理

A. 游离胰十二指肠;B. 从胰头背面压迫止血

2. 胃左静脉

(1)损伤原因:肝硬化时,门静脉高压,食管静脉曲张,胃左静脉怒张。在做食管静脉曲张手术时易损伤该静脉。胃癌手术,胰上

缘淋巴结清扫时要露出肝总动脉,一定会遇到胃左静脉,因为该静脉在肝总动脉背侧于胰上缘汇入门静脉(图 8-23)。

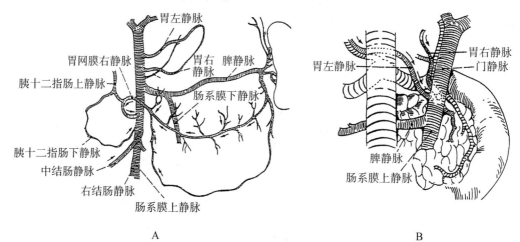

A　　　　　　　　　　　　B

图 8-23　胃左静脉解剖

A. 正面观;B. 背面观

(2)处理:如果是门静脉高压,门静脉血经胃左静脉侧流至食管下段静脉时,必须结扎出血处的门静脉侧,以阻断血流。没有肝硬化时结扎食管侧静脉可止血(图 8-24)。

破口难以寻找时,可向小网膜孔插入手指,从背侧向前压迫肝十二指肠韧带内的门静脉可获得止血,再找到出血处,从破口的两端,结扎处理。

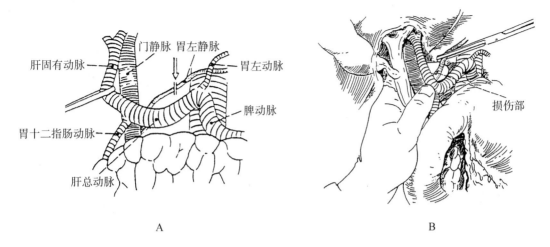

图 8-24 胃左静脉出血的处理

胃癌根治术在显露肝总动脉时,会伤及胃左静脉,因为该静脉是从肝动脉的背侧沿胰腺上缘汇入门静脉的,应尽量避开。如有损伤,应及早结扎切断。

3. 脾静脉

(1)损伤原因:从后腹膜游离脾脏,在搬动翻转时会撕破脾静脉。该静脉粗大,出血量多。

(2)处理:不能确认出血处的脾背面涌血,应用大的棉垫填塞脾窝压迫止血并将脾复位,在胰腺上缘寻找到脾动脉并结扎二道或结扎后切断,此后脾静脉出血减少。因为有胃短静脉入脾,上述出血还不会完全停止。此时再将脾脏托出切口外,继续切脾操作(图 8-25)。

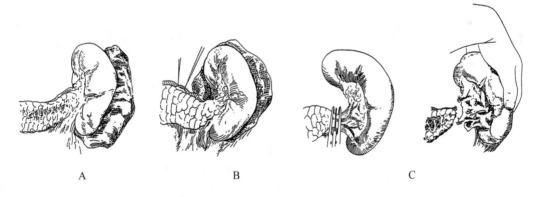

图 8-25 脾静脉损伤的处理
A. 棉垫填塞;B. 结扎脾动脉;C. 结扎脾蒂、切脾

4. 髂内静脉分支

(1)损伤原因:直肠癌切除术游离直肠时过深过窄,在膀胱两侧间隙的输尿管下段附近滥用钝性分离,可伤及血管。癌块突破浆膜层或癌块过大,如果不用钳夹切断分离直肠周围组织及精囊、前列腺等,而用手钝性分离,会引发出血。

(2)处理:直肠侧方的间隙狭小,一旦发生出血难以止住。垂直向下的骨盆侧壁的出血,一般止血钳夹不住,可改用直角钳钳夹止血后缝扎出血处。也可在吸除出血的同时，在出血处做"8"字缝合。难以控制的出血，可以结扎双侧髂内动脉。仍不能止血，只能用填塞的办法止血，结束手术。在直肠下段出血处塞入的纱布或绷带，也可以从直肠旁穿过盆腔，从会阴处肛门旁引出体外，48h后没有新鲜出血可分次抽出压迫的纱布。抽出纱布的操作应在手术室内进行，以防继续出血。

5. 中结肠静脉

（1）损伤原因：胃癌或胰腺癌切除时易损伤横结肠前叶下的横结肠系膜血管。如果在静脉壁的浅面游离，用剪刀或手指轻轻剥离系膜前叶，可避开其下的静脉。如果分离过深，脂肪过厚，用电刀粗暴分离或用手指撕剥，就可能损伤中结肠静脉（图8-26）。缓慢持续的牵拉不易损伤静脉，突然牵拉系膜就会撕破静脉，就像猛地托起脾脏会损伤脾静脉一样。

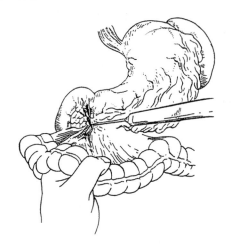

图8-26　中结肠静脉损伤

（2）处理：中结肠静脉损伤可以结扎止血，不必修复，因为有来自左、右侧静脉的代偿，可以保证横结肠静脉血回流。

6. 肠系膜下静脉

（1）静脉行径：结肠和直肠的静脉离开肠管后汇合成肠系膜下静脉，在 Treitz 韧带左侧走向横结肠，向上在胰腺背面汇入脾静脉，

有很少的人是汇入肠系膜上静脉的。

（2）损伤原因及处理：胰腺和肠系膜根部手术时可能伤及此静脉。理论上说静脉结扎后会发生左半结肠淤血、肿胀和血供障碍，但事实上并非如此。有的人经此静脉向肝内灌注抗癌药，以治疗直肠癌的肝转移，牺牲肠系膜下静脉后，并未出现左半结肠血供障碍。图8-27所示的侧支循环路径可以代偿。

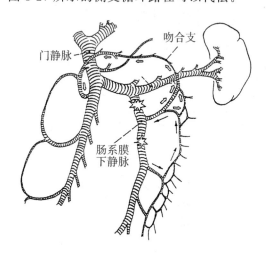

图8-27　阻断肠系膜下静脉后的侧支循环

7. 骶前静脉丛

（1）损伤原因：直肠癌切除术游离直肠后壁时，如果撕破骶前筋膜，在其后方游离直肠，极易分破骶前静脉丛，引起难以控制的大出血。

此静脉丛是脊柱静脉系统的一部分，是无瓣膜的薄弱静脉。脊柱静脉是由脊柱内、脊柱外和椎体内三个静脉系组成，是一个容血量大的低压"血库"，也是上、下腔静脉间的侧支通道。部分骶骨椎体有粗大的椎体静脉汇入骶前静脉丛，这些粗大的椎体静脉与脊椎内和脊椎外静脉广泛交通，所以骶前静脉损伤后，可有大量血液从骶骨骨孔内涌出。骶前静脉丛在平卧位时也处于躯体静脉的最低位，承受的静水压也最大，它紧贴于骶骨前面的骨面上，除有骶前筋膜覆盖外并无疏松组织包绕，一旦损伤，断端可缩入骨孔内，止

血困难。腔静脉血可经交通支从损伤处流出，故出血量极大。

分离直肠后壁时，过深地沿骶骨向会阴部分离可撕断此静脉丛；钝性分离、钳夹骶前筋膜使筋膜从骶骨面上掀起，可造成椎体静脉在骶骨孔处断裂；会阴部的切开，过深地分到骶骨面上，也可从下方剥离骶骨筋膜而损伤骶前静脉丛。

（2）后果及处理：一旦撕裂、撕断骶前静脉丛和粗大的椎体静脉，出血汹涌，钳夹几乎不可能止血，会因不能控制的大出血导致出血性休克死亡。发生大出血后，需竭力保持镇静，切忌慌乱，因为此时危机四伏，稍有不慎，即损失无可挽回，可按下列方法止血：

首先用热盐水纱布垫填塞止血。如果是在钝性游离后壁时发生的大量涌血，多为此静脉丛出血；如果是在游离直肠侧壁时发生的出血，有可能是直肠中动脉损伤出血。如果在分离直肠上段后壁时发生出血，则可能是骶正中静脉出血。后几种出血与骶前静脉丛出血性质不同，显露良好时多能及时止血。压迫止血可以使损伤不重的骶前静脉丛出血停止，但压迫部位要准确，要持续压迫。在输血、补液和良好麻醉等条件下，应稳妥地扩大术野显露，快速、准确找到出血点，电灼或缝扎（图 8-28）。也可用不锈钢汤匙在酒精灯上烧热后蘸无菌液状石蜡，在出血面上烧灼止血。

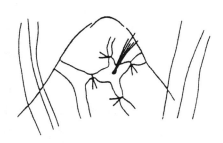

图 8-28 缝扎骶前出血点周围的静脉止血

可见到出血点的小静脉损伤，可用手指压迫，吸尽血液后，用针缝合其周围的各个静脉支。也可以在其周围静脉注入止血生物凝胶（ZT 胶或 TH 胶），但不能从骨孔向内快速注入止血胶，以防发生异位栓塞。见到骨孔的涌血，可向骨孔内压塞骨蜡。用特制的止血图钉加骨蜡按捺在出血处往往止血有效（图 8-29）。

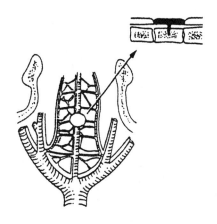

图 8-29 用特制的图钉按捺止住骶前
静脉丛大出血

结扎双侧髂内动脉可减少出血，并加纱布填塞，用于上述方法均不能止血者。此时应终止手术或改为姑息性手术（切除癌块，或关闭远端结肠，乙状结肠造口），以保全生命。有可能的话，填塞的纱布可在直肠侧方的会阴分出隧道从会阴部引出。术后 3d 开始在手术室内逐段取出，以后每天取出部分，1 周内取尽，并引流残腔（图 8-30）。

8. 肠系膜上静脉

（1）损伤原因：胃癌、胰癌、结肠癌切除术，在剥离到胰腺背面时可能损伤该静脉。

（2）后果及处理：肠系膜上静脉收集小肠、结肠的血流，结扎后肠管淤血肿胀，发生肠坏死，导致致命性结果，因此损伤后必须修复。该静脉在胰头下的破口可在直视下发现，因为其血液是流向门静脉方向的，所以只要在离开破口的远侧横结肠的中结肠静脉汇入处，用手指压迫住该静脉就能控制出血。用拉钩轻轻牵开胰腺下缘，暴露出破口

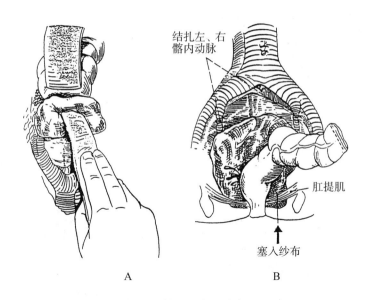

图 8-30 骶前静脉丛出血的填塞止血
A. 从盆腔向直肠后间隙填塞止血；B. 从会阴部创口填塞止血

后直视下用 6-0 尼龙血管缝合针线进行裂口修补。

右半结肠切除时往往会损伤到胃结肠静脉干（Henle 静脉干）。这是位于肠系膜上静脉外科干上的静脉支，外科干是从回结肠静脉到胰下缘的一段约 10cm 的肠系膜上静脉。胃结肠静脉干并不与动脉并行，而是单独分离走行，向右由网膜右静脉、胰十二指肠静脉和中结肠静脉汇流而成。该干损伤后出血较多（图 8-31）。如果将胃向上牵引，结肠向下牵引的力量不平衡，可撕裂此静脉干。发生出血后，如果慌忙用钳夹止血，可能会发生门静脉更重的损伤。压迫止血反会更有效，将拉紧张的横结肠或升结肠放松，出血量会大为减少。如果用纱布压迫放置，结肠复回原位几乎都会止血。此时转做其他部位的手术，30min 后再复查，多数出血已经止住，或出血部位明确后再缝合止血。如果出血汹涌，可在吸除积血后用心耳钳夹住出血处的上下静脉干，进行血管修复。只要能获得良好视野，非血管外科医生也能完成此处的血管修复。有人推荐预先结扎胃结肠静脉干以

减少撕裂，是否可取，值得商讨。

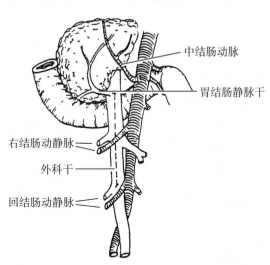

图 8-31 胃结肠静脉干的解剖

9. 门静脉 门静脉的裂伤应在控制出血后修补。在行胰十二指肠切除时，少数肿瘤侵犯门静脉，需合并该静脉切除。完全结扎门静脉的报道结果不尽相同，Child 报道 6 例，无 1 例死亡，他本人用猴做实验研究发现，结扎门静脉有 80% 存活。结扎门静脉后

血压急剧下降,1～4h 血压恢复正常,门静脉内压明显升高,3 周后降低,有侧支循环形成。Ivataury R. R.(1987)收集 36 例门静脉结扎病例,15 例生存,占 41.7%。Stane 等随访 5 例门静脉切断病人 2～36 个月,发现有充分的侧支循环代偿,但并未出现食管静脉曲张。

门静脉损伤应当修补,有缺损不能修补者,应用自体静脉移植。结扎门静脉后果严重,应避免结扎门静脉。

10. 下腔静脉

(1)损伤原因:除非外伤,腹部手术很少伤及下腔静脉。但肝右叶切除处理肝右静脉或肝短静脉时,过度用力搬动肝脏,也能发生下腔静脉撕裂伤。

(2)处理:首先用手指指腹压住破口,用心耳钳在手指下夹住受损段部分腔静脉壁,再缝合修补。也可用气囊导管阻断下方血流后进行静脉壁修复。缺损处可用自体静脉补片修复。如果是外伤引起的腔静脉严重损伤无法修复者,在肾静脉以下结扎腔静脉也是可行的(图 8-32)。此时回心血量突然减少,血压下降,但并不致命。术后可有暂时的下肢水肿,以后由侧支循环得到代偿。人造血管可以修复腔静脉缺损,应争取条件应用。

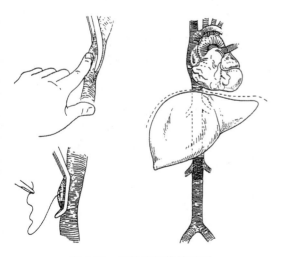

图 8-32 腔静脉损伤的处理

(三)小血管损伤出血

1. 常见的小血管出血部位和原因

(1)胆囊动脉出血(图 8-33)

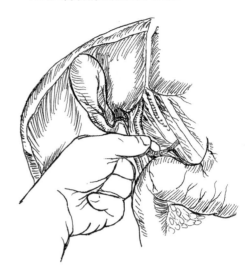

图 8-33 胆囊动脉出血时的肝门阻断

解剖位置:肝右动脉在肝十二指肠韧带上部内经胆总管后方至胆囊三角内,在此分出胆囊动脉,向前下达胆囊颈左侧缘分浅深二支,浅支至胆囊下面浆膜下,深支至胆囊上面与肝胆囊窝底之间,二主支分出 4～8 对侧支形成网状分布至胆囊壁。

变异:见图 8-34。

出血原因:胆囊手术在切开肝十二指肠韧带时切断跨过其上的血管;解剖胆囊三角时,过分牵拉胆囊壶腹部撕断;壶腹部与周围粘连强行分离时损伤;结扎后滑脱等均为损伤的原因。

(2)阑尾动脉出血原因:系膜炎性水肿肥厚,结扎线勒断血管;阑尾与周围炎性粘连;过短卷曲的阑尾处理系膜时撕脱;切口过小,显露不良,系膜撕裂或滑脱;术后动脉结扎线滑脱;阑尾动脉的分支未被结扎。

(3)肝十二指肠韧带内血管出血:见于十二指肠上缘至胆总管表面的血管断裂,胃右静脉损伤,游离肝固有动脉时小血管断裂,门

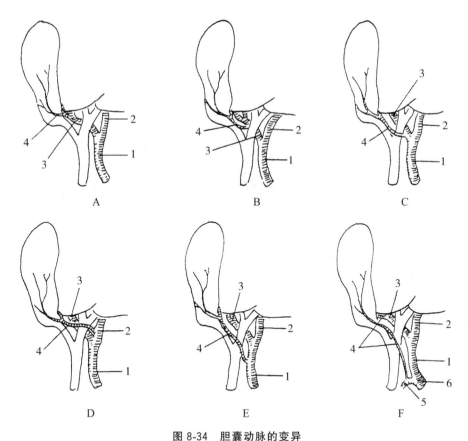

图 8-34　胆囊动脉的变异

1. 肝固有动脉；2. 肝左动脉；3. 肝右动脉；4. 胆囊动脉；5. 胃十二指肠动脉；6. 肝总动脉

静脉高压时，曲张的静脉损伤出血等（图 8-35）。

（4）胰腺周围小血管出血原因：游离十二指肠上部与胰腺粘连处；游离胰头钩突与肠系膜上静脉间的小静脉；胃、结肠、脾手术游离时；十二指肠内侧壁憩室切除，均会损伤胰周小血管。

（5）脾周围小血管出血原因：胃脾韧带、脾与结肠系膜的粘连，脾膈韧带等撕裂或结扎线滑脱，巨脾、粘连脾的游离时撕破血管。脾切除后脾窝的小血管出血。

（6）肝脏周围小血管出血原因：肝三角韧带、冠状韧带切断时结扎滑脱或钝性分离造成撕裂，在门静脉高压时肝包膜、韧带与周围粘连的小血管出血。

（7）肠系膜内小血管出血原因：在肠切除

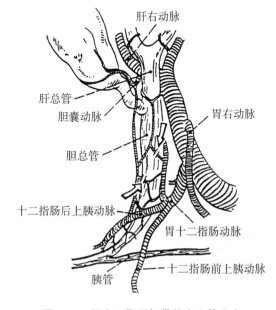

图 8-35　肝十二指肠韧带的小血管分布

时损伤或结扎后滑脱,肠系膜肥厚时大块结扎或结扎组织过少等。

(8)腹壁下血管出血原因:阑尾手术向下延长切口时损伤,或疝手术游离疝囊不当撕破。

(9)直肠中动脉出血原因:钝性游离直肠侧韧带时撕裂,或盆壁侧结扎线滑脱。

(10)膈肌下小血管出血原因:胃全切手术在游离贲门或做膈肌裂孔切开时损伤膈肌血管;开胸膈肌切开时血管滑脱;迷走神经切断和胃底贲门周围血管离断手术时出血。

2.腹腔手术中小血管出血的对策　发生上述小血管损伤出血的处理程序如下。

(1)发现出血后立即用纱布压迫,停止操作。

(2)保持镇静,回想当前手术所在部位、深度、范围,可能伤及操作面上的哪根血管,是动脉还是静脉,是主干还是分支,是深在的血管还是浅在的血管。如果认为是浅在的分支血管,肯定是能止住的,树立起止血的信心。

(3)采用有效的止血措施。压迫的纱布在数秒钟内没有被血浸透,一块纱布就能压住的出血,出血量不会太大,可开动吸引器,松开压迫纱布,在极短时间内找到出血点钳夹止血。如没有看到出血处,不要试图下钳子钳夹,可再压住。然后重新开始移除纱布,按上法边吸边找到出血点钳夹之。缩入深处的血管(如缩回胰实质内的短小血管),可用血管外科镊子钳夹住后稍稍拉出再上蚊式钳钳夹,立即结扎或缝扎止血。也可以在出血处的背面用手指压迫止血再结扎。看到出血点,而又不能用止血钳者,只要出血范围不大,就可以直接连同周围组织"8"字缝扎止血。但在肝门处缝扎止血时应十分谨慎,以防伤及胆管、肝动脉或门静脉(图8-36)。

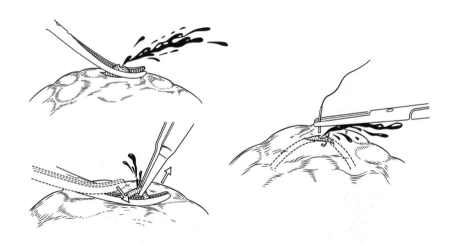

图 8-36　小血管出血的止血方法

反复寻找不能确认出血点,已用上述方法无法止血时,就应该歇一歇,中止止血的意图和操作。用纱布压住出血点,或由助手用手或拉钩压迫住,放置一边,继续下面的手术步骤。通常在10min后,超过出血时间和凝血时间,再移除纱布检查出血处,出血也能自行停止。如仍有出血,应设法止血或保留压迫的纱布至手术以后再取出。

(四)实质器官损伤出血

1.手术中肝损伤出血　剥离胆囊时,胆囊窝及其边缘可有出血。在胆囊炎波及周围时出血较多、面广,此时可用电凝止血。胆囊床边缘也可以缝扎。肝包膜及肝实质撕裂后可用稍粗丝线(1号、4号)缝合,或加大网膜填塞后缝合。无法缝合的可用明胶海绵贴附或生物止血胶涂布止血,用大网膜覆盖压迫,一般都能止血。肝段或不规则肝切除时,断面的出血可用上述方法止血,也可对合缝合切断面,或加大网膜填塞后缝合缺损处。

2. 手术中脾损伤出血　脾损伤出血,放在第16章"腹部手术副损伤的对策"中讨论。有时会在腹腔手术结束,清洗腹腔时伤及脾和脾窝,发生急性损伤出血。可用压迫、填塞、加网膜铺垫缝合等方法止血。纱布不能压住的凶猛出血,可能是撕裂了脾静脉。

3. 手术中胰腺实质出血　胰腺切除时实质出血可以缝扎止血。胰腺周边的出血,也可以连同胰边缘的实质一起缝合止血。断面的褥式缝合也可以达到止血效果。切断胰腺时,可在胰腺体部游离后,加小儿肠钳后切断,然后从容处理断面,止血多无困难。

4. 手术中肾损伤出血　因为涉及腹部外科医生不太熟悉的泌尿外科知识,故多介绍一些,包括肾外伤的处理方法。

肾损伤出血向外可形成包膜下血肿和肾周围出血,向内可发生肾盂肾盏出血而表现为血尿。需要外科处理的肾实质出血主要原因是外伤和手术。肾血流量占心排血量的1/5,血流丰富。肾蒂是血流进出之门户,容易阻断。甚至可以将肾摘出在体外处理后再移植到髂窝内。肾动脉分为5支供给肾5个段的血流(上段、前上段、前下段、后段和下段),各支的分界清楚,而肾静脉形态变化多端。

(1)肾的切开与止血:阻断肾蒂后,在肾的后背部(肾背面中央前后一横指)切开,损伤肾内血管较少(图8-37)。这样的切开用于肾结石、肾血管病变的手术。切开之后的止血和修复方法是:①肾盏颈部成形术;②肾盂肾盏的缝合;③肾实质的缝合:1层缝合法、2层缝合法和血管的结扎(图8-38)。

(2)肾部分切除与止血:肾部分切除适用于肾结石、肿瘤、外伤、血管病变。切除方法有楔形切除、肾部分切除。切除时肾实质的止血方法同肾切开术的止血方法,也可暴露切除面,一根一根缝扎血管止血,缝合肾盏断面后,用肾包膜覆盖(图8-39)。

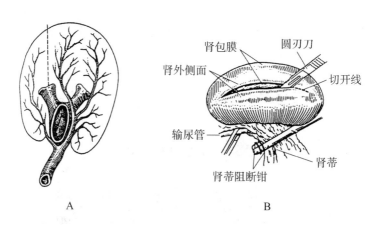

图 8-37　肾实质的切开

A. 肾切开线(虚线);B. 肾切开方法

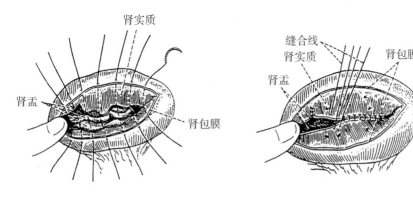

图 8-38　肾切开的缝合法

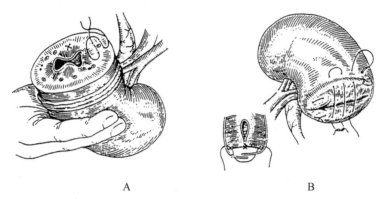

图 8-39　肾部分切除的止血方法
A. 分别结扎出血点；B. 肾包膜缝合止血

（3）肾外伤的止血：肾挫伤和肾裂伤一般采用非手术治疗。肾断裂和肾蒂部及肾血管损伤时用手术治疗。肾蒂部和血管损伤常常因为救命而难以保留肾脏，只得做肾切除，而肾断裂伤需要彻底止血与修复。

深入肾实质的断裂伤，因为继续出血，常需急诊手术。如果肾粉碎性断裂伤，无法修复，就只能做肾切除了。肾的断裂面尚属整齐时，就需做肾缝合修补术。如断端面不整齐，则需做整形，即做部分肾切除。

首先取出积血块，用手抓住肾脏压迫止血，并观察损伤情况。如果手不能控制止血，则用示、中指夹住肾蒂止血，然后改用肾蒂阻断钳止血。如图 8-40 的肾破裂，切除中央破碎部分，肾盂整形，缝合修补后，对合缝残

留的肾，止血成功，也成功地维护了肾功能。

（五）淋巴结清扫时的出血

腹内器官肿瘤的根治手术，淋巴结清扫是手术操作的重要内容。根治性淋巴结清扫，要求是剥离切除血管周围一圈的淋巴结和脂肪组织，使动脉裸露出来。由于动脉血管有很多分支，又常与静脉同行，腹腔的神经丛和神经支纤维也在血管周围绕缠，淋巴结内也有细小的血管支与动静脉相通，所以清扫淋巴结常常伴有出血。有癌转移的淋巴结质硬、体积大，癌细胞的浸润和堵塞，使其周边小血管栓塞，故切除时少有出血。而尚属正常的淋巴结小而软，易碎，用不上钳子夹，也不能用镊子提，稍碰即碎，稍拉即裂，故易

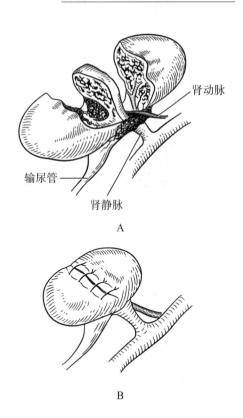

肾动脉

输尿管

肾静脉

A

B

图 8-40　肾外伤的处理

A. 伤情；B. 肾部分切除加肾盂整形，残肾缝合
修复

发生出血。这种出血，浸染了切除的界面，血肿形成和不断渗血使视野不清，又是在大血管旁，动作不能过大，处理非常棘手。最常发生这种不快之事的是在腹腔动脉及其 3 个主要分支周围的淋巴结、肝十二指肠韧带内的淋巴结、幽门下淋巴结、盆腔内髂内动脉及其分支（闭孔动脉、膀胱上动脉、直肠中动脉）在盆壁处的淋巴结。

　　淋巴结出血的止血方法，虽可以钳夹、结扎，但结扎后淋巴结的切除反而更困难。可用阑尾钳或鼠齿钳轻轻整个抓起出血的淋巴结，将其单个切除后，结扎出血的包膜。也可以缝住出血淋巴结边缘的纤维脂肪组织，将淋巴结提起切除后再结扎。如果止血不成功，就设法压迫止血。

　　例如胃癌切除术，做门静脉背侧及肝总

动脉的淋巴结切除时发生出血（图 8-41），止血很费劲，年轻医生常常束手无策。此时，可以将左手指伸进 Winslow 孔内，捏住肝十二指肠韧带内侧，用纱布团盖在拇指面上压住手指，以右手压住纱布团，再将左手拇指翻起用纱布团压在出血的淋巴结及韧带上（图 8-42）。压住出血点后，逐渐开放原先切除的剥离面，继续以后的淋巴结清扫直达胃左动脉根部，而攥住纱布团压迫肝十二指肠韧带的左手一直不松。由助手协助以后的清扫操作。待从肝总动脉到胃左动脉的沿途淋巴结都清扫完毕，松开纱布团，出血也已经停止了。这是以不变应万变的战术。如此随机应变的方法，术者在术中也会设计出来，成为自己的"一招绝技"。

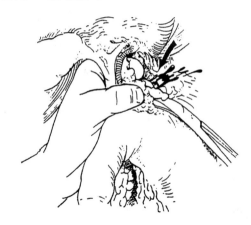

图 8-41　肝动脉周围淋巴结清扫时发生出血

（六）常用止血技法

　　1. 钳夹止血　血管钳钳夹止血，直角钳钳夹止血，心耳钳钳夹止血，血管夹止血，鼠齿钳钳夹止血，肾蒂钳、肝钳、脾蒂钳钳夹止血等。

　　钳夹止血后，必须结扎，用线结扎或用贯穿缝线缝合结扎，或血管断端连续缝合。

　　2. 缝合止血　直接缝合出血点，缝合方法有"8"字缝合、褥式缝合、结节缝合、连续缝合等。

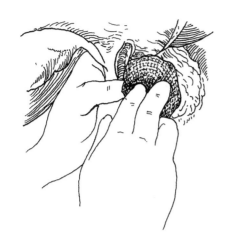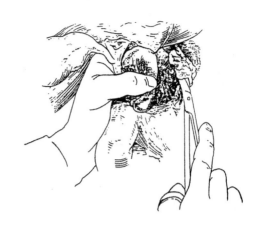

图 8-42　肝动脉周围淋巴结清扫时出血的止血方法

3. 电凝止血　直接电凝出血点或小血管,钳夹后电凝止血,镊子夹住后电凝止血等。用烧热的汤匙烧灼较大面积出血区如骶前静脉丛止血也属利用热力的止血方法。

4. 压迫止血　手指压迫、手掌压迫、双手压迫、纱布块压迫、纱布团压迫、明胶海绵贴附后压迫等。

5. 填塞止血　纱布填塞、棉垫填塞、大网膜填塞、明胶海绵填塞止血等。

6. 特殊止血器械　电刀、双极或单极电凝、结扎速血管融合技术、超声刀、高压水刀、氩气局部冷冻等高科技器械止血。塑料网套用于肾破裂固定压迫止血,金属钉(不锈钢图钉)按捺骶前出血的骨孔等。

7. 生物止血胶、生物止血膜　ZT 胶、TH 胶、止血纸、明胶海绵等高分子生物材料贴附或黏合止血。

8. 药物止血　全身止血药物应用,局部涂布止血药物,内镜局部喷洒止血药物等。

9. 切除止血　脾、肾、肝切除等。

10. 阻断止血　肝门、肾蒂、脾蒂、腔静脉阻断等。远处血管结扎属永久性阻断止血,如髂内动脉结扎用于骶前静脉丛大出血,肝动脉结扎用于肝外伤出血等。

11. 气囊止血　向血管腔内放入带气囊的导管充气阻断血流止血。

12. 放射介入止血　X 线下向血管内放入血管导管,注入栓塞剂止血。

13. 注射止血　直接向出血血管周围注入硬化剂,如在内镜下向食管静脉曲张血管旁注入鱼肝油酸钠、无水乙醇、肾上腺素等。

14. 体外止血法　肾摘除体外止血后再植体内(髂窝处)。

15. 综合止血法　系上述诸法的联合运用。

仍有一些开发中的止血方法和少用的方法未予列出。

相信以上诸法,总有一种或几种适用于手术中的止血操作。

(七)关于腹腔填塞压迫止血

1. 纱布填塞止血法　作为肝脏外科、胰腺坏死出血、胰十二指肠手术、骶前静脉丛大出血等损伤较重、难以控制的广泛性出血的紧急抢救之用,能快速止血,从而为下一步的治疗争取时间。但也易致周围组织压迫坏死、感染、胆瘘,妨碍创面引流,且取出纱布时易导致再次出血等并发症。过早取出填塞的纱布则止血效果不确切,可导致再次出血;纱布取出过迟,则大大增加了感染的概率。

填塞止血符合损伤控制理论,避免过多的、非必需的手术操作对机体所造成的创伤。

填塞的纱布应长宽适宜,可选用妇科填塞宫腔止血的纱条,一端自切口下段引出,拔除时韧性强不易拉断,因纱条细,拔除后创口无须处理便可自愈。缝合操作时应避免缝到纱布。纱布与创面间可衬一层带蒂网膜、止血纱布或一次性引流袋等,从而减少拔纱条时对创面的损伤,减少再出血的发生。

2. 气囊填塞法　是在纱布填塞法的基础上改良后的一种止血方法。该方法是将一个接有导尿管的气囊置于出血创面,然后经导尿管向气囊内注入气体,直至使创腔充满且创口不再出血为止。记录充入的气体量,将导尿管近端固定于腹壁皮肤,避免因活动而使气囊改变位置从而影响止血效果。待纠正患者凝血功能、内环境维持稳定后取出气囊。气囊填塞法具有减少继发感染和再出血的优点,应主动提前实施,不要等到其他方法都试用无效后才采用。

(八)关于药物止血方法

1. 局部药物止血

(1)主动性止血药物:较常用的是凝血酶,凝血酶首先要与血液中的纤维蛋白原结合形成纤维蛋白凝块后才会发挥止血效果,其局部止血效应很少受机体其他凝血因子或血小板缺乏的影响。主动性局部止血材料具有起效迅速的优点,对于广泛创面渗血可局部喷洒进行止血,无须压迫填塞。凝血酶作为异物蛋白,可能会诱导机体产生抗体进而诱发过敏反应。

(2)被动性局部止血:药物包括胶原、纤维素和明胶等,它们的共同作用机制是促进血小板聚集,从而形成血栓。胶原具有良好的生物相容性和可降解性,以粉剂状、胶状、海绵状等形式广泛应用于临床止血。

2. 全身性药物止血　全身性止血药物除传统的蛇毒血凝酶(巴曲亭)、氨甲苯酸、维生素 K_1 等外,近年来重组人活化凝血因子Ⅶ(rFⅦa)亦受到了广泛关注。研究认为,rFⅦa 的止血作用只局限于动静脉损伤,促进局部凝血因子Ⅹa、凝血酶和纤维蛋白生成增多,起到局部止血作用,但并不激活全身的凝血系统,从而减少全身性广泛血栓的形成。

rFⅦa 有两条止血途径:损伤的小动脉处和 TF 结合启动外源性凝血途径,以及在活化的血小板表面不依赖 TF 产生凝血酶途径。近年来,关于 rFⅦ在外科止血中应用的报道日益增多,在肝移植、心脏手术中能有效帮助控制心脏手术后的出血等。FⅦa 的不良反应多为播散性血管内凝血、血栓形成和心肌梗死,但发生率很低,其中血栓发生率在 0.4% 以下,可能与使用的剂量密切相关。

三、腹腔镜手术的结扎与止血

腹腔镜手术止血方法,从简单的手工机械止血法进展到能量止血法,从简单能量止血法又进步到智能能量止血法。常用的腹腔镜手术止血方法有超声刀、微波刀、钛夹、自动切割吻合器、内套圈结扎、单极电凝和双极电凝等。在临床工作中常联合应用多种止血方法,来达到妥善止血的目的。随着科学技术的发展,止血效果更佳、安全性更好、可靠性更强的腹腔镜手术止血方法一定会出现。

(一)腹腔镜手术的常用止血技术

1. 一般器械止血

(1)钛夹:钛夹止血需要将血管分离出一定的长度以避免夹闭后滑脱。优点是可夹闭不同直径的血管,效果可靠,对周围组织无损伤。缺点是价格较贵,只用于能游离的血管,不可吸收的钛夹会成为体内异物。

(2)自动切割吻合器:由切割吻合器和钉夹两部分组成。钉夹的工作长度为 3～6cm,宽为 1cm,两侧各有 3 排细小的钛钉,两侧钛钉中间有一小槽,为刀片工作区。当吻合器夹闭切割时,钉夹的钛钉类似订书机的工作原理,在切割组织的同时,被切割的组织两侧残端用钛钉闭合达到切割止血目的。其优缺点同钛夹,但不易切割坚硬的组织。

(3)闭合器:仅用于闭合组织,不能切割。通过对分离组织的闭合达到止血目的。

(4)缝扎:腹腔镜下缝合不像常规手术那样容易,不是首选的止血方法。用在出血不多又有组织切割创伤需要缝合时。优点是止血可靠,适用于较大的血管或用其他方法无法止血时。组织有切割伤伴有出血时可选用缝扎。缺点是操作困难、费时,易致副损伤。

(5)内套圈结扎:是较常用的一种结扎术。将结扎套圈送入腹腔,向结扎部位推入套圈,用持钳在套圈内提起组织,用另一把持钳将线圈套在组织根部,用推结器推进套在需结扎的组织上。优点是止血可靠,适用于较大的血管或用其他方法无法止血时。缺点是成品套圈结扎的组织直径有限制,自制套圈要在使用时临时制作好后立即用于结扎。

2. 高频电凝固 高频电凝固是利用高频电流与机体接触时产生的热效应达到切割与止血的效果。包括单极、双极方式。高频电凝是目前腹腔镜手术中应用广泛的一种止血器械。

(1)单极电凝:电凝时使组织细胞迅速脱水、凝固,达到止血目的。优点是操作简单、省时、经济。缺点是产生大量含有毒气体的烟雾,需不断排烟;热损伤大,伤周围组织可达15mm;止血效果较差;形成焦痂,术后并发症多;易发生电损伤如伤及肠管、大血管及输尿管等;术后形成粘连;不宜用于装有心脏起搏器的患者。

(2)双极电凝:其作用范围只限于两钳叶之间,不需用极板。优点是止血效果较单极电凝好,可电凝直径3mm的血管;不易发生电损伤;适用于装有起搏器的患者。缺点同

于单极电凝,仅热损伤范围较小。

3. PK刀 PK刀是改进的高频电刀,具有电凝和电切功能。其工作原理是采用双极技术,利用射频电场在刀头周围形成等离子体薄层,离子被电场加速后将能量传给组织,达到止血效果。优点是热效应小,热损伤范围不超过4mm;可以闭合7mm以下的血管;具有抓持、电凝、切割、分离和钝性拨棒5种功能;组织粘连较轻,焦痂形成少,术后并发症少;切割准确快捷、操作简单。缺点是可产生有毒烟雾,但较电刀少。

4. 结扎速血管闭合系统(Liga Sure) 其工作原理是应用实时反馈技术和智能主机技术,输出高频电能,结合血管钳口压力使人体组织的胶原蛋白和纤维蛋白熔解变性,血管壁熔合形成透明带,产生永久性的管腔闭合。优点是热损伤小(侧向热传导距离1～2mm);能完全和永久闭合直径小于7mm的血管,闭合带持久且几乎透明,熔合坚固,可达到与缝线结扎相似的强度;直接闭合组织束,无须切开和剥离;没有或有极少粘连和焦痂形成。缺点是价格较贵;产生少量烟雾;不宜用于分离较精细的组织。

5. 激光 内镜下应用的激光技术发展迅速。有CO_2激光、Nd:YAG激光、KTP-532激光、Ho:YAG激光和氩激光等。激光的应用原理较复杂,使用者需有周密的准备和具备安全使用的知识。

CO_2激光——最早用于腹腔镜手术,作为切割工具时穿透深度一般小于0.2cm,对周围组织损伤小,安全有效,用于毛细血管渗血和小动脉止血有效。缺点是产生大量烟雾,止血效果相对较差,仅能封闭直径小于0.5mm的血管,术后易形成粘连,应用不方便。

Nd:YAG激光——止血效果相对较好,可封闭直径小于1mm的动脉和直径小于2mm的静脉。可凝固肿瘤、溃疡止血和消融病灶,具有灵活的光纤传输系统,术后粘连较小。缺点是产生大量烟雾,对周围正常组织

损伤大;可损伤术者的眼睛。

KTP-532 激光——优点是产生烟雾较 CO_2 激光少,具有光纤传输系统,具有凝固、切割和汽化等全部功能。缺点是对眼睛有损伤,对周围组织损伤程度相对较大。

Ho:YAG 激光——优点是术后粘连形成在激光中是最小的,穿透深度约 0.4mm,对周围组织的损伤较小,止血效果相对较好,对眼睛损伤小。缺点是价格昂贵。

6. 超声刀 是将电能转变为机械能,利用超声频率发生器使金属刀头以 55.5kHz 的频率进行机械振荡,使组织细胞内水汽化、蛋白氢键断裂、细胞崩解、组织被切开或凝血,达到切割组织和止血的目的。优点是只产生小水滴而不产生烟雾,手术视野清晰;热损伤小,损伤周围 3mm 范围;兼有组织切割、凝固和分离的作用,且可精确控制切割和凝固范围,缩短了手术时间;无电损伤的可能;组织粘连少,焦痂形成少,术后粘连少;快速振荡有自净作用,不会发生刀与组织的黏合;适用于装有心脏起搏器患者。缺点是操作迟缓,价格昂贵,凝固较大的血管仍需使用其他方法,每次不能切割太多组织。

7. 微波刀 微波刀作用于人体时,使分子之间相互摩擦产生热量,机体组织的作用部位在短时间内迅速升温,蛋白质发生凝固变性,血管闭合。优点是术野清晰,无电损伤的可能,安全性高,热效应小,不炭化,术后并发症少,止血效果可靠,设备价格低廉。缺点

是仅能凝固封闭直径 3mm 以内的血管,对胆管只起暂时性闭塞作用,不能凝固闭塞。

8. 氩气刀 氩气刀优点是止血时不会产生烟雾,术野清晰,组织损伤小,深度 <3mm,能有效制止大面积出血,热效应小,形成的焦痂致密,止血效果好、速度快。缺点是仅能凝固直径 <2mm 的血管,有增加气腹压力的危险,有可能促进气体栓塞和发生呼吸、循环功能障碍的可能。

9. 射频刀 射频刀是一种新式的手术器械,其工作原理是射频能量以双极形式,能量传给组织,在 $40\sim70^\circ\text{C}$ 的低温下破坏蛋白质的离子键,使之凝固,获得切割、止血或消融的效果。优点是极少产生烟雾,术野清晰,热效应小,热损伤小,不易发生电损伤;止血效果好、止血精确、术中出血少;集止血、解剖、管道永久闭合等功能于一体。缺点是对超过 2mm 血管止血时,不如超声刀效果好,切割膜状结构时不如电刀快。需要在液态环境下工作,更换器械时相对不便。

10. 低温等离子手术刀 为近年来最具发展潜力的外科器械。与传统的电外科器械相比,输出功率低、消耗能量少,并具有手术钢刀的精度和高频电刀的止血效果,同时克服了传统高频电刀固有的侧向热损伤。国外已将此项技术应用于临床,但因其高昂的价格使其在国内的应用受到限制。

几种止血器械功能和优缺点比较见表 8-1。

表 8-1 几种止血器械功能和优缺点比较

止血器械名称	适用血管直径	使用优点	使用缺点
单极电凝	直径 3mm 以下	操作简单、省时、经济	产生大量烟,易发生电损伤
			止血效果较差
			局部炭化,术后形成粘连
			不宜用于较精细的手术
			不适用装有心脏起搏器者

（续　表）

止血器械名称	适用血管直径	使用优点	使用缺点
双极电凝	直径 3mm 以下	止血效果相对较好 不易发生电损伤 适用有心脏起搏器者	产生大量有毒烟雾 热效应大、热损伤较大 形成焦痂,组织粘连严重 不宜用于较精细的手术
PK 刀	闭合 7mm 以下	热效应小 具有抓、凝、切、分离多种功能 焦痂形成少 切割准确	产生有毒烟雾,但较电刀少
结扎速 （Liga Sure）	直径小于 7mm	热损伤小 强度与缝线结扎相似 无须切开和剥离 极少焦痂形成	价格较贵 虽产生和烟雾,但较电刀产生的少 不宜用于分离较精细的组织
超声刀	凝固直径<3mm	不产生烟雾,热效应小 兼有组织切割、凝固和分离功能 适用于安装心脏起搏器者	操作迟缓 价格昂贵 凝固较大的血管仍需用其他方法 每次不能切割太多组织
微波刀	直径 3mm 以内	不产生烟雾,术野清晰 热效应小 止血效果可靠 设备价格低廉	不能凝固闭塞胆管等组织
氩气刀	凝固直径<2mm	不会产生烟雾 热效应小 能制止大面积出血 止血效果好、速度快	有增加气腹压力的危险 有可能促进血管气体栓塞发生
射频刀	凝固直径<2mm	产生烟雾少,热效应小 止血效果好、止血精确 集止血、分离、闭合等功能于一体	超过 2mm 血管止血时不如超声刀好 切割膜状结构时不如电刀快 需要在液态环境下工作 更换器械相对不便

（二）脏器出血的腹腔镜止血方法

1. 肝脾破裂的腹腔镜止血　肝脾破裂程度在术前虽可用多种影像检查进行了解,但是难以保证检查结果完全准确。腹腔镜检查是一种简单、直接、准确的检查方法,在判断出血部位、程度后,可选用最有效的治疗方法,避免不必要的开腹手术。但需要手术医生有一定的腹腔镜技术基础和开腹手术治疗肝脾破裂的经验。其手术原则和方法基本与开腹手术相同。如为非复合伤可用腹腔镜治疗。小而表浅的损伤可用电凝止血和在破裂处覆盖止血纱布或明胶海绵。若裂口较深,上述方法止血不满意可缝合裂口止血。也有人报道在电凝止血失败的病人用 ZT 胶粘合裂口成功。破碎组织难以缝合或缝合不满意时可用脾动、静脉结扎和网套包拢脾脏组织的方法止血。难以用上述方法止血的病人需要及时切除脾脏或中转开腹手术。

单极电凝在损伤的肝脾组织表面止血容易产生烟雾和形成焦痂，影响术野的清晰和止血的可靠性。氩气刀止血时虽然氩气能吹走血液便于止血，不易产生烟雾和焦痂，但氩气在腹腔内积聚有发生气体栓塞的可能。Sims C 使用等离子刀（或射频电刀）进行猪的肝脾损伤后的止血试验，但在外科临床使用尚少。

2. 食管胃底曲张静脉破裂大出血　目前认为断流手术可能是止血效果较好且脑病发生率较少的方法。Helmy A 报道用腹腔镜方法做断流手术 18 例获得成功。腹腔镜手术采用全麻，气腹压为 1.6～1.9kPa（12～14mmHg）。血管断流的范围包括食道下端 7～8cm，胃大、小弯到角切迹和胃后壁，以及腹膜后入胃的曲张血管。大血管用钛夹夹闭（包括胃左动脉），小血管用超声刀封闭。平均手术时间（111±19）min，平均失血量（388±183）ml，术后无死亡病例，未发生再出血。所有病人于术后 3 周恢复正常活动。术后内镜检查发现所有病人的曲张静脉均由原有的 Ⅲ、Ⅳ 级降到 Ⅰ、Ⅱ 级，其中 3 例完全消失。作者认为腹腔镜断流手术是可行的，且创伤小、应激反应轻、免疫功能损害少，效果优于开腹断流手术、内镜注射及其他手术。腹腔镜的手术时间虽比开腹手术缩短，但无显著性差异，而术中出血量、术后排气时间、术后住院时间、切口长度和切口感染等指标的比较，腹腔镜手术均显著少于或短于开腹手术。由于手助腹腔镜脾切除加门、奇静脉阻断术具有上述优点，作者认为此手术是安全可行的。

第9章　不漏不堵做吻合

几乎腹内所有器官在处理病灶之后,都有一个重建管道以恢复器官功能的手术过程,这就是吻合术。胃、肠、胆道、胰腺、泌尿道和血管的吻合,必须保证管道的畅通和完整的连续性,即做到不漏和不堵塞。

一、保证吻合术成功的要素

1. 认真选择吻合口的部位。肠管吻合时的部位选择有较大的余地,应在血供良好、无张力、易操作、符合生理功能的部位做吻合口。如系端侧吻合,要特别留心盲端的蠕动方向。侧向吻合口应在盲端顺蠕动方向的下方,盲端一般不应过长,以防出现"盲端综合征"。食管胃(空肠)吻合、胆肠吻合和胰肠吻合时,有一方的位置是相对固定、无伸展性的管道,有选择余地的仅为有活动性的小肠(如空肠),则要优先考虑食管、胆管、胰管的吻合条件来选择小肠与之吻合的部位。

2. 吻合口血供丰富。吻合口血供是否充足,在吻合之前就要充分估计,不要等吻合后松开肠钳才发现局部血供不良。

3. 缝合的针距、缝头(缝针离吻合口边缘的垂直距离)、进针深度都要适当。针距、缝头和深度视吻合口大小、组织性质、正常的管腔内压、缝合方法和缝合材料的不同而异,灵活掌握。

4. 保证黏膜下层对合良好。

5. 黏膜对合良好,不外翻,无缺损。

6. 吻合口不得有出血或血肿形成。

7. 缝线分布均匀,应以管道中轴线为圆心放射状排列。

8. 吻合口无张力,避免牵拉和扭曲。

9. 吻合段管腔内减压(血管吻合例外)。

10. 吻合口周围无污染,无感染灶。

11. 选择合适的缝合材料(针、线等)。

12. 必要时在吻合口附近预防性放置引流管。

充分满足或创造条件满足以上条件,就有了实现不漏不堵做吻合的基础,加上良好的操作手法,可以获得成功的吻合。

二、缝针、缝线的选择

一般的腹腔手术,都是由护士预先选定不同规格的针线,当护士术前询问有何特殊要求时,医生应该明示需准备的非常规使用的缝合材料,如无损伤血管缝合针线,特殊的可吸收缝线或高强度的合成纤维线等。术者有时对缝针的弧度、大小、粗细、弯直都会有要求,以适应手术的需要。这就要求手术者必须知道手术用的针和线应符合哪些条件。

先说缝针,要求对组织损伤小,锐而不钝,在保证机械强度前提下尽可能细一些,能弯曲有弹性而不易折断,便于持针器稳定地夹持,针和线的粗细差别不宜过大等。再说缝线,好的手术用缝线要有足够的抗张性以承受一定的拉力,打结后能保持结节状态而不易回弹松套,与机体组织有良好的相容性,异物反应轻,不易成为感染灶,通过组织时切割性损伤小,柔软,不自行缠绕扭结,便于手持打结,质量稳定,易于消毒灭菌等。

缝合针有很多种类,有弯针和直针,三角针和圆针,针的弧度有 1/2 圆和 1/3～3/8 圆的针,针孔有普通孔和能压进线的针孔,还有和缝线连在一起的无损伤针(图 9-1)。

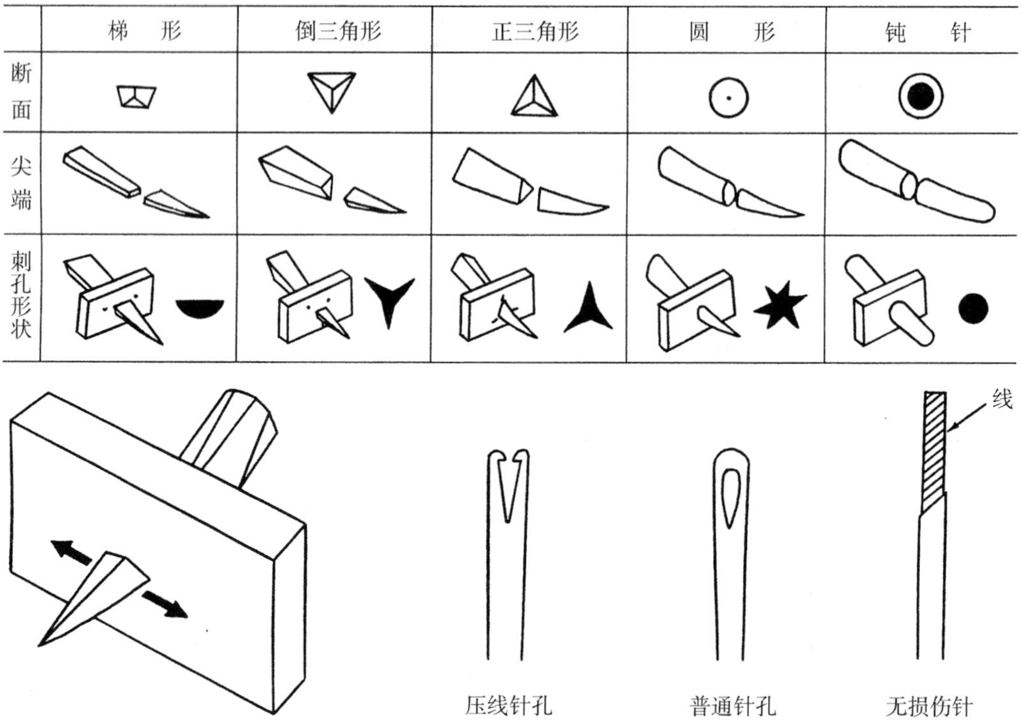

	梯 形	倒三角形	正三角形	圆 形	钝 针
断面					
尖端					
刺孔形状					

压线针孔　　　　普通针孔　　　　无损伤针

图 9-1　手术缝针的种类

缝线的种类也很多,有吸收性缝线和不可吸收缝线,前者常用肠线,后者常用丝线。现在有很多人工合成纤维制成的线,耐拉力强,不易滑,软硬度适中,可根据不同组织缝合的需要选择。

三、造成缝合不全
(吻合口漏)的原因

首先是全身因素。高龄、营养不良、恶病质状态、低蛋白血症、缺氧、患有各种慢性疾病或有重要器官功能不全、长期使用激素、癌化学治疗期间等,都不利于吻合口的愈合。

其次是局部因素。牵拉、剥离、结扎止血等手术操作造成吻合口缺血;管腔内压升高使吻合口承受压力增高,局部血供不良;吻合口及其周围炎症、感染、血肿、异物存在;缝合技术的缺陷等,都会影响吻合口的愈合。

缝合技术的缺陷表现在很多方面:过多剥离浆膜层;结扎吻合口边缘的供血血管;吻合口两侧有持续存在的张力牵拉;吻合处受压挫;缝线过紧、过松、过疏、过密、过近、过远、过浅、过深;针线过粗、过细、过大、过小;组织对合不整齐;黏膜漏缝;打结的缺陷(滑结、过度牵拉切割组织、过松、线结过大等);双层吻合时在两层缝合间留有间隙;前后壁转角处或所谓"危险角"处处理不当等。

至于用吻合器、缝合器缝合时发生渗漏的原因暂不在此讨论。

四、吻合口狭窄的原因

如果设计的吻合口过小不符合生理功能,当然会出现堵塞,这种情况常发生于端侧的食管空肠、胃空肠、胆肠吻合。上了肠钳(或心耳钳)的吻合口两端是一个平面的距离,此时的 5cm,在吻合口松开肠钳时,即成了三维空间的椭圆,其直径绝不会有 5cm,按计算也只有 3cm 左右。如果你想做一个吻合口直径为 5cm,上了肠钳来量取的距离就需要 7cm 以上了。吻合口水肿虽然是暂时的,如属异物、血肿感染等引起者,此后的瘢痕形成,会造成永久性狭窄。吻合口以下的引流不畅或梗阻,也会波及吻合口,代偿性管腔扩大会出现吻合口相对狭窄。

像吻合口漏一样,吻合术的技术缺陷也会引起吻合口狭窄。缝合时内翻的组织过多,使看似足够大的吻合口内腔大打折扣。连续缝合时过分抽紧缝线,就等于在吻合口的"荷包口"上套上了箍,毫无弹性和扩张能力,被禁锢在既定的箍内。更有甚者,如果前后壁缝到一起,后果更为严重。胃管或支撑管被结扎或缝扎在吻合口缝线上,吻合口90°以上的扭曲,肠管蠕动方向的错位倒置,严重的盲端综合征,系膜的过度牵拉或肠系膜裂口过紧、悬吊、悬挂垂幕样压迫,以及大网膜横结肠的牵拉和压迫等,都有可能发生吻合口狭窄而出现梗阻或堵塞。

五、常用的吻合术

(一)食管胃(空肠)吻合术

1. 设计好胃(空肠)吻合部位切开处的尺寸　多见的失误在于切口过大,特别是青年医生,容易犯此错误(图 9-2)。这样,在后壁缝合时偏于过密,食管已转向前壁吻合时,胃(空肠)仍在后壁处,为了调节两侧的对合,

在两侧转角处食管的针距过密,胃(空肠)侧的针距过宽。勉强对合会使前壁吻合留有空隙。食管肌层的撕裂和胃(空肠)黏膜的外翻是吻合口漏的成因之一。因此,食管和空肠(胃)吻合时,空肠(胃)一侧的切口可偏小一些,空肠是一平滑肌发达的管道,纵行切开后外翻,正好与食管的吻合口尺寸大小一致。

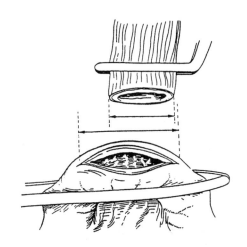

图 9-2　食管空肠吻合口时空肠切口过大

2. 食管钳压挫过的部分不能做吻合口　常使用硬的长直角钳(食管钳)钳夹食管后切断之,待胃切除标本移除后,脆弱的食管全层已被压挫失活。在吻合时,应环形切除被压挫的部分,在新鲜的切缘处做吻合才能保证组织愈合。

用食管钳的优点是便于操作,防止出血和内容物溢出,但却使组织受压挫,造成血行障碍。如果用血管钳钳夹食管 10min,就会发生肌层全部断裂。如用心耳钳钳夹结肠 10min,几乎无明显变化,钳夹 40min 以上可见黏膜缺损、肌层断裂。因此各种有齿的钳子过紧夹持消化道,都会造成组织损伤,有损伤的组织是不适宜做吻合口的。

3. 食管的黏膜要稍留长 2～3mm　如果像胃、小肠一样在一个断面上切断食管,其黏膜非但不会外翻,反会回缩。吻合口的愈合条件之一就是黏膜要对合整齐,只有多留

出一些食管黏膜,直视下分层吻合,才能满足吻合口愈合的条件(图9-3)。如果采用二层分层吻合的方法,更为理想(图9-4)。

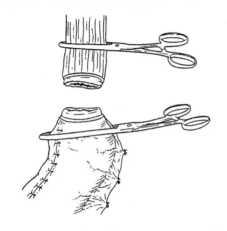

图 9-3　食管胃吻合时食管黏膜多留一些

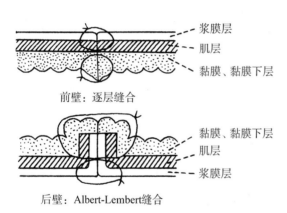

前壁:逐层缝合

后壁:Albert-Lembert缝合

图 9-4　二层分层吻合

4. 后壁缝线全部安置好后再打结　如果后壁全层结节缝合逐一单个打结的话容易撕脱,因为每根缝线都要承受吻合口两边存在距离所带来的张力。全部缝线安置好后,可将空肠(胃)上提靠拢食管,再打结。这样既可分解缝线的承受拉力,也便于掌握针距大小的一致(图9-5)。

5. 前后壁转拐处的缝线要封死　空肠(胃)切开处的两侧顶点要严密对合缝合,以防留下空隙。

6. 用食管裂孔周围组织覆盖吻合口

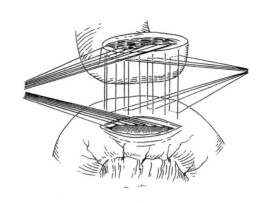

图 9-5　后壁缝线全部安置好后再打结

一般用膈下的腹膜、膈肌和空肠(胃)的浆肌层固定一周,不须过密。其目的在于使吻合口再腹膜化和减少吻合口张力。但膈肌裂孔周围切除的组织过多,强行把空肠(胃)缝到膈下,在吻合口周围造成一个人为的间隙,渗液和污染反会不利于吻合口的愈合(图9-6)。

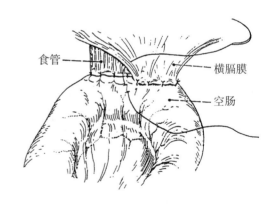

食管

横膈膜

空肠

图 9-6　用周围组织覆盖吻合口

7. 食管胃一层吻合法　见图9-7。

8. Cameron-Haight 吻合法　1943 年由该作者发表的吻合法,适应于吻合两方的组织厚度不同(如食管-胃、小肠-结肠的吻合)和怀疑一方组织供血不良时的吻合。吻合口的后壁是食管的全层和空肠(胃)的全层一层连续缝合。前壁第一层为食管黏膜胃全层连续缝合,第二层是食管的肌层和空肠

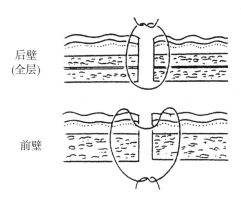

后壁
(全层)

前壁

图 9-7　食管胃一层吻合法

（胃）的浆肌层结节缝合（图 9-8）。此法较 Albert-Lembert 缝合吻合口狭窄发生率减少，因为是连续缝合，节约了手术时间。

9. 贲门侧胃切除食管-胃吻合一般应加幽门成形术　胃癌根治手术会切除迷走神经干和胃支及鸦爪支，预防性幽门成形术会防止胃排空障碍。

10. 术后发现胃管被缝住怎么办　可先试行小力量多次外抽拔出，如发现牵拉过紧，不得使用暴力强行拔除，此时可在内镜下剪断缝线拔出。需注意的是胃管应延迟时间拔除，7～10d 后拔出为宜。

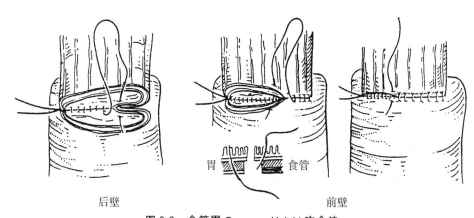

后壁　　　　　　　　　　　　前壁

图 9-8　食管胃 Cameron-Haight 吻合法

胃　食管

（二）胃空肠吻合

1. 吻合前应考虑的几个问题　首先要妥善关闭十二指肠残端（比尔罗特Ⅱ式吻合）。胃浆膜下血管结扎。胃断端的一部分（一般是大弯侧）与空肠做端侧吻合。吻合口的大小适中。结肠前胃空肠吻合，宜在 Treitz 韧带下 40～50cm 处加做空肠输入、输出襻的侧侧吻合。结肠后的胃空肠吻合，应在 Treitz 韧带下 8cm 左右处切开空肠做吻合。结肠系膜的裂口应缝在吻合口上方的胃壁上，以防发生内疝。吻合方法多用二层缝合法，黏膜要长于浆肌层 2mm，针距 5mm 左右。至于吻合后肠蠕动方向呈顺蠕动还是逆蠕动，不必过分介意。结肠前胃空肠吻合的空肠侧侧吻合（Braun 吻合）应在胃空肠吻合口下方 10cm 以下做，口径 4～5cm，超过小肠口径的 Braun 吻合无实际意义，一般做二层缝合。

2. 关于一层胃空肠吻合　一层胃空肠吻合术，因其优点突出而为外科医生所常用。一层缝合的方法很多，一般都用连续缝合，也可用结节缝合，不论哪种方法都必须保证黏膜对合良好（图 9-9）。

（1）Gambee 缝合法：着重于两断端黏膜下层的严密对合，其优点是线结异物残留少，有利于愈合，吻合口狭窄少，省时。但缝合必须一丝不苟，比尔罗特Ⅱ式（BillrothⅡ）胃十二指肠吻合方法见图 9-10。其缝头和间距如图 9-11 所示。

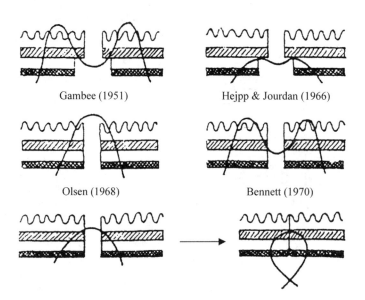

Gambee (1951)　　　　Hejpp & Jourdan (1966)

Olsen (1968)　　　　Bennett (1970)

图 9-9　一层吻合

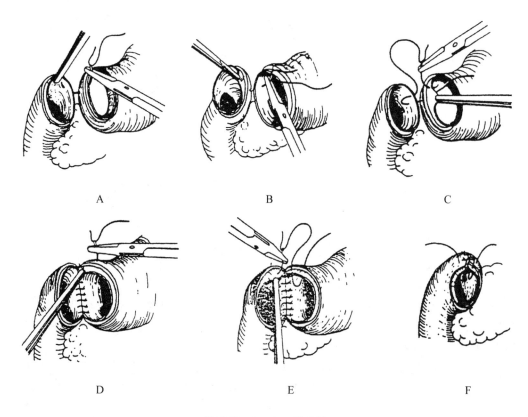

A　　　　　　　B　　　　　　　C

D　　　　　　　E　　　　　　　F

图 9-10　Gambee 缝合法

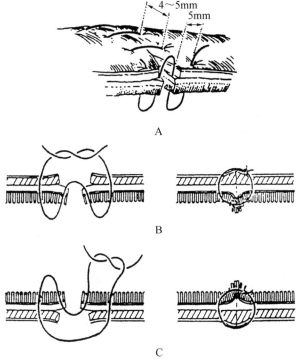

图 9-11　一层缝合的针距(A)和断面(B、C)

（2）连续一层缝合法：可先从后壁中央开始缝向小弯侧转拐处打结固定缝线，再用另一根长线仍从后壁中央开始缝向大弯侧再转向前壁中央，固定缝线，第一根缝线再从小弯侧缝向前壁中央，二根缝线汇合打结在前壁中点上（图 9-12）。后壁也可用连续毯边缝合，前壁用连续内翻缝合（图 9-13）。如果应用连续缝合，缝线以合成纤维线（抗张强度较高）为好。

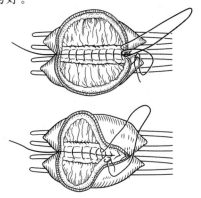

图 9-12　连续一层缝合

以上一层缝合时为了保证止血完善，防止吻合口出血或血肿形成，在吻合完后壁后，可松开肠钳一次，如发现有活动性出血，应加结节缝合。吻合后再检查一次针距大小是否合适，有无漏缝之处，必要时应以间断全层缝合加固。

（三）大肠吻合术

大肠肠壁较薄，缺乏纵行肌层，内容物含菌量大，口径变化大，肠壁供血血管是终末支，在吻合时需特别留心，避免出现技术上的缺陷。

1. 不用电刀切断肠管　电刀切断肠管能很好止血，但做吻合口时，组织会因血供障碍而延迟愈合。用电刀全层切开大肠壁做吻合口会增加瘘的发生率，仅做浆肌层切开还会增加术后粘连，仅用电刀切开黏膜，会使黏膜形成溃疡。用电刀切开肠壁，其热传导范围较广，50℃以上高温区范围可达 2cm，被焦

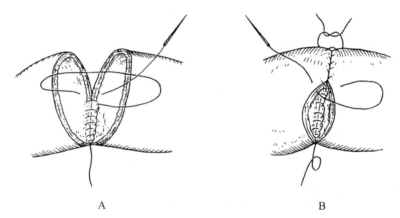

图 9-13 连续一层缝合
A. 后壁为毯边缘缝合；B. 前壁为内翻缝合

灼的范围约为 5mm。间隔 2cm 做三处电刀点状切割，红外线图像显示其高温区几乎全部相连。虽然电刀切开肠壁可以杀死癌细胞，有良好的止血作用，但其对组织的灼伤造成的损害也不能忽视。

因此，建议吻合用的肠管切开不用电刀而用普通手术刀或剪。

2. 大肠一层吻合法 这是欧美的常用方法，应在充分的肠道准备、熟练的缝合技术基础上进行。对于在盆腔内显露不良的直肠下段的吻合，更应做到耐心、细致、准确无误，把防止吻合口瘘放在优先考虑之中。

3. 漏水试验 对缝合不确实或不放心的大肠吻合，有的医生用术中漏水试验来检测。正常肠管耐受的最高压力，文献报道为 $40\sim184cmH_2O$，术中向肠腔内注水，压力为 $35cmH_2O$，如果不漏的话，术后一般不会发生漏。如发现有渗漏处，可缝合加固。妥善的加固方法不是光缝浆肌层，应包括黏膜和黏膜下层。

4. 不同口径大肠的吻合 如果两侧口径差别不大，即没有超过口径的 1/3，能在术中用针距大小调节，可使吻合口对合良好。偏大的口径差异，可用整形的方法，即用斜行切除或切开来扩大口径。整形切成的斜面有几种方式（图 9-14），从几何学角度来看，椭

圆形斜面利于吻合。如果口径相差悬殊，如小肠与结肠吻合，可用端侧吻合。须注意，近口端的管道用端，远口端的管道用侧，无论如何不得形成无排出道的盲端。

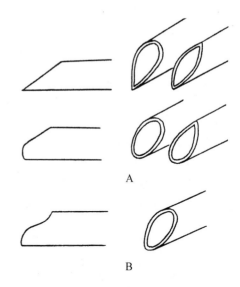

图 9-14 用整形方法扩大吻合肠管的口径
A. 斜面有尖角；B. 斜面呈长圆形

5. 经肛门结肠-直肠、结肠-肛管吻合术 可以把结肠从肛管拖出肛门外，与游离后从肛门口翻出的下段直肠或肛管在肛门外直视下吻合，完成后将多出的结肠移除，吻合段肠管再经肛管送回盆腔内。此方法用于保留肛门

括约肌功能的直肠癌切除术后的再建(图 9-15)。有一种特殊的缝针,在针尖处开孔置缝线,前端弯成不同的弧形,可以经肛管在腔内做结肠-直肠吻合,操作较为方便(图 9-16)。

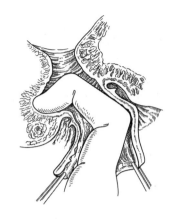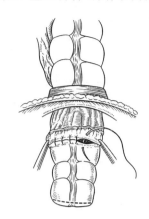

图 9-15　经肛门直肠-结肠吻合术

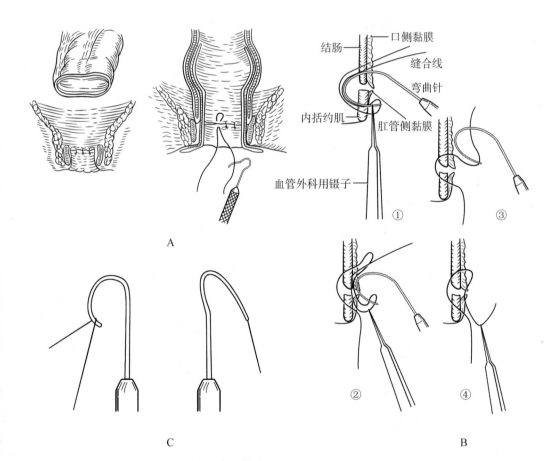

图 9-16　用特殊缝针在肛管内做肠吻合

A、B. 缝合方法;C. 特殊缝针

6. 术中直肠灌洗 肠道准备从术前 3d 开始，低渣饮食、禁食、口服和(或)静脉应用杀灭肠道的细菌抗生素。此外，可用导管经直肠用生理盐水灌洗直肠。方法是在直肠游离结束之后，准备切除肿瘤段直肠时，用弯肠钳等器械夹住预定切除处的直肠，然后经肛管冲洗直肠下段，这样可以减少创口污染和癌细胞的扩散(图 9-17)。

7. 有水肿的消化道吻合 炎性水肿或有血肿的组织应该说不适于做吻合，在有限的情况下，如穿孔附近肠段无法找到正常肠段等，不得不在这样的肠管上做吻合时要格外小心，应做技术上的特殊处理。最好的选择是离开水肿、出血处做吻合，或避开此处下针。要适当加宽缝头，如仍按原先设定的 5mm 下针，水肿消退后就不足 5mm 了。所置缝线打结后，应与吻合口线呈直角，如斜行缝合，不仅对合不良，张力加大，还会撕开水肿的管壁。有人提出在针孔处加组织垫片，提高组织的抗张力性。如系术中因肠钳钳夹造成血流淤滞形成的水肿，用纱布包裹组织，轻加压迫，可使水肿部分消退。

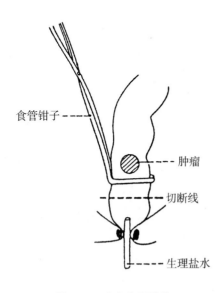

食管钳子

肿瘤

切断线

生理盐水

图 9-17 术中直肠灌洗

(四)胆管吻合术与胆肠吻合术

胆管吻合术和胆肠吻合术需要讨论的问题是：一层还是二层缝合；内翻缝合还是外翻缝合；间断缝合还是连续缝合；用可吸收缝线还是不可吸收缝线；针距多大才合适；放不放支架管和引流管等。有作者用犬做胆管吻合试验和总结临床上发生胆瘘病例的手术资料做回顾性研究，总的印象是，以上各问题的双方在结果统计上无明显差别，故不必陷于争论之中，按一般的吻合术原则和规律行事不会有大的失误。

1. 基本的胆肠吻合方法 后壁全层一层间断缝合，结打在腔内；前壁一层间断缝合，结打在壁外。还可以用空肠的浆肌层与胆管的外膜或肝门部胆管周围的结缔组织，再缝合、包埋吻合口的前壁全部或部分(间断缝合)(图 9-18)。

2. 几种胆肠吻合方式 端侧、端端、侧侧、Y 形、双襻式等术式视具体病情和手术状况需要而定。

3. 肝胆管空肠 Roux-en-Y 吻合术 手术难点在于肝胆管的显露，如系肝胆管狭窄，则须沿肝总管上的探查切口向上延伸，至狭窄段切开直至其以上 2cm 处的肝左或肝右管，肝胆管壁的出血应用 3-0 缝线缝扎止血。经过整形后的肝左(右)管与肝总管或胆总管的切开处形成一个长圆形的吻合口，再与空肠做 Roux-en-Y 吻合。吻合用 3-0 单纤维缝线做单层间断吻合，后壁缝合好后转向前壁。因吻合空间狭小，位置较深，后壁缝线全部预置好后，将空肠向上靠拢再一起收紧所有缝线，逐个打结。前壁也可先放缝线后再统一逐个打结。打结前，可经空肠的戳孔向吻合口内安置支架管作为引流固定用(图 9-19)。在显露肝胆管有困难时，须做相应区域(肝方叶)的部分肝切除。吻合好后，可利用肝门处的肝包膜与空肠浆肌层缝合，既可以使局部腹膜化，又可以减少下垂空肠对吻合口产生的张力。

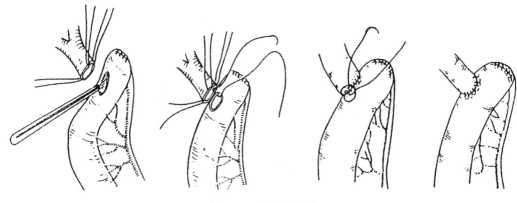

图 9-18　胆肠吻合法

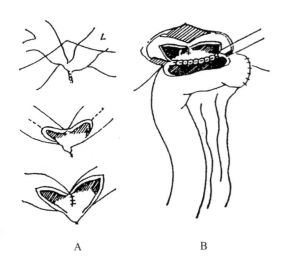

A　　　　　　　　B

图 9-19　肝管空肠 Y 吻合

A. 切开狭窄的肝右管；整形成大的开口；B. 以大的胆管开口与空肠吻合

4. 肝内胆管空肠吻合术　手术关键仍在于胆管方面的分离解剖和整形。左肝内胆管空肠吻合时，可在镰状韧带左侧切开肝组织，找到左外叶肝胆管，并沿此处分出左外叶上段和下段的肝胆管分支，可将二分支的间隔剪开合并成一个大的开口，再与空肠吻合。也可经过肝圆韧带解剖出肝内胆管。

有的作者认为，只要肝内胆管直径有 1cm 左右即不做整形，可将汇合处肝内胆管的两个开口与空肠的同一个切口吻合。支架管可以用后壁的缝线打结固定，术后拔除并

无困难（图 9-20）。直径大于 1cm 的肝内胆管吻合，可经肝面引出支架管；不足 1cm 的肝内胆管可经肠放入多根支架管（图 9-21）。

5. 肝门部胆管整形术　先切开狭窄的胆管，视情况将相邻的胆管壁整形成较大的胆管吻合口，再与空肠行端侧吻合（图 9-22）。

6. 胆管空肠吻合防止食物反流的措施　①人工套叠瓣（图 9-24）；②半环形吻合（空肠-空肠）（图 9-23）；③矩形瓣方法（图 9-25）。

7. 空肠间置胆肠吻合术　这是黄志强教授设计的胆肠吻合术，又名胆管游离空肠段 Y 形吻合术。其优点在于减少肠内容物向胆管反流引起的胆道感染。

手术要点是：①在 Treitz 韧带以下 15cm 处切断空肠，再在此切断处以下 50cm 切断空肠，并保留该 50cm 肠段的血管供应，做该游离段空肠的系膜整形，使之具有较大的移动性，以便向右上在肝门处与胆管做吻合，缝闭该肠段的近端口；②将切断的空肠近端和远端吻合，以恢复空肠的正常延续性；③带系膜的 50cm 游离肠段的下端与空肠吻合，吻合口设计在上述端端吻合口下方 10cm 以下处（空肠上吻合口切开宜用横切口）；④带系膜的游离空肠上端与胆管做端侧吻合，用单层结节缝合法吻合。应在肝管内放支架管引流（图 9-26）。

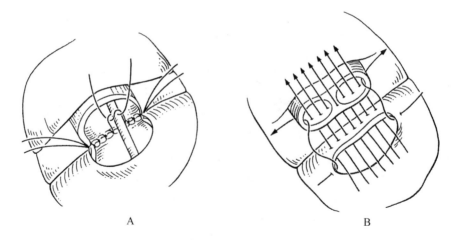

图 9-20　胆肠吻合口内放置支架管

A. 放入支架管；B. 先缝合后壁

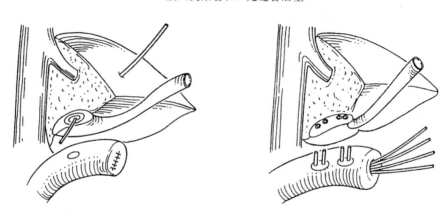

图 9-21　肝内胆管空肠吻合术

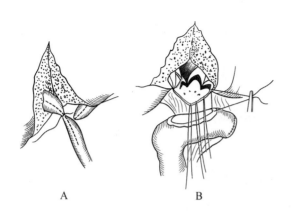

图 9-22　肝门部胆管整形术

A. 整形成大的胆管开口；B. 胆肠吻合

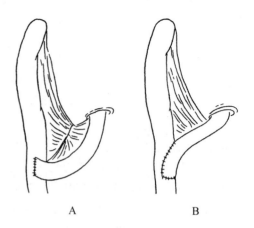

图 9-23　半环形空肠吻合防止反流

A. Y 形吻合；B. 半环形（C 形）吻合

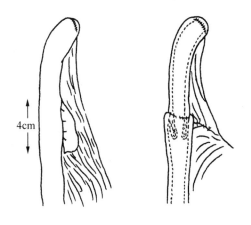

图 9-24　人工套叠瓣

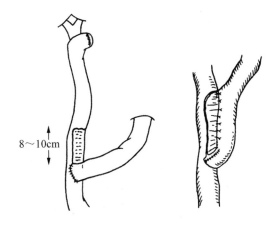

图 9-25　矩形瓣防反流装置

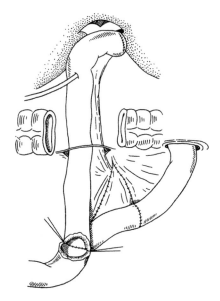

图 9-26　空肠间置胆肠吻合术

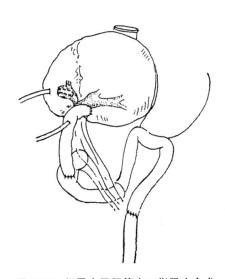

图 9-27　间置空肠胆管十二指肠吻合术

上述间置空肠的远端也可以与十二指肠降部吻合,成为间置空肠胆管十二指肠吻合,亦有满意的抗反流效果(图 9-27)。

8. 胆管内的引流管放置　其目的在于减低胆道内压,排出炎性胆汁,促进胆肠吻合口的愈合,减少胆漏的发生率。该引流管还具有支架管的作用,使吻合口保持于开放位。用于肝外胆管引流的引流管主要是 T 形管、Y 形管或短臂带有气囊的 Y 形管等,用乳胶或硅胶制成不同口径供选择。经肝胆管引流除以上导管外,还可用长的较细的导管临时剪开侧孔,做单向或双向(U 形管)经肝面引出固定于腹壁外。

(1)肝外胆管引流:在胆总管、肝总管或肝门部肝管内放 T 形管引流技术上并无困难,在水肿、炎症明显的肝外胆管切开放 T 形管时,切开处的缝合要确实,必要时通过 T 形管注水检查切开处有无渗漏。作者见到一例拔 T 形管时很困难,用力后才能拔出,当天即出现胆汁性腹膜炎。有一针缝线从 T 形管的短臂绕过长臂打在另一短臂上,强行拔管时该线一并被拔除,撕裂了胆总管。T

形管的皮肤固定不能马虎,作者见一例 6 岁小儿胆总管穿孔放入 T 形管引流,术后刚回到病房 T 形管即被拔出,后经在原引流道重放导尿管吸引 2 周后胆漏停止。这些教训可引以为戒。Y 形引流管的长臂经过空肠引出,有时需在长臂上剪开一个侧孔,使部分胆汁能流入肠内。

(2)经肝胆管引流:经肝面引出放在肝管或胆管内的硅胶管或塑胶管,可以保留较长时间的引流效果(图 9-28)。也可以将导管的两端都在肝面引出,或一端在肝面,另一端从肠管或肝外胆管引出,即呈 U 形管引流(图 9-29)。

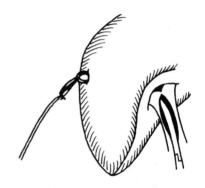

图 9-29　U 形管的放置

肝管内放置引流管或支架管的方法很多,应在术中灵活应用(图 9-30)。

(五)胰肠吻合术

胰肠吻合是胰十二指肠切除后最常做的吻合,其吻合口漏发生率较高(26.5%)。胰漏是消化道吻合中致死率最高的漏,为防止胰漏发生的临床研究和手术术式的设计及改进十分活跃。

1. **胰腺断端的处理**　一般手术学都介绍胰腺断端应向内斜切成鱼口状,找出主胰管后插入导管,合掌式间断缝合胰腺切断面。这是因为胰腺是实质器官,无法内翻缝合,包膜菲薄,无法包埋断面。但是胰腺横行切断

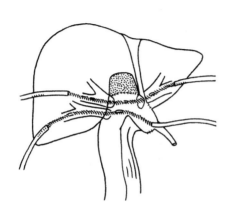

图 9-28　经肝面胆道内引流

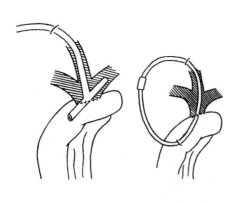

A

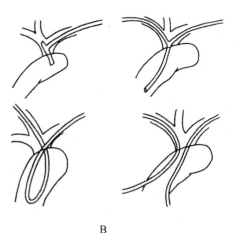

B

图 9-30　胆道内引流支架管的放置

A. 经肝引出;B. T 形管和 U 形管

后,除主胰管开放外,断面上的主胰管分支也一样被切断开放。即使结扎了主胰管,其周边的胰实质必然有胰液漏出。故对肥厚的胰腺,胰上下缘的两个角也应同时切除,使缝合后断端呈弧形,这样既可以减少胰液漏出,也可以防止上下角部胰实质缺血(图9-31)。

2. **主胰管的游离**　通常主胰管位置在胰纵轴偏下方,正常时管壁菲薄,半透亮,有纯清的液体溢出。小儿肠钳钳夹切断时,应分层次逐渐向深面进展,并将二肠钳稍微外翻,使胰腺深部显露。切线应斜向正切面的内侧,使断端成鱼口状。见到有脉络组织,应

将刀横行刮过其上,清除胰腺组织,逐步显露胰管。尽量使胰管长于断面1cm以上,过长的胰管虽利于插管和吻合,但有血供障碍的危险。此时如决定做胰肠吻合,可选择合适的乳胶管插入主胰管3cm左右,其外用细线两道结扎,最里的一根结扎线应离开胰实质5mm左右,以便留下胰管和空肠黏膜吻合的空间(图9-32)。

3. **胰腺空肠端端吻合**　这个传统的方法因其漏发生率过高而较少采用,但其基本缝合方法都是一致的。首先将胰后壁和空肠浆肌层间断缝合一排,为防止撕裂胰腺,可先

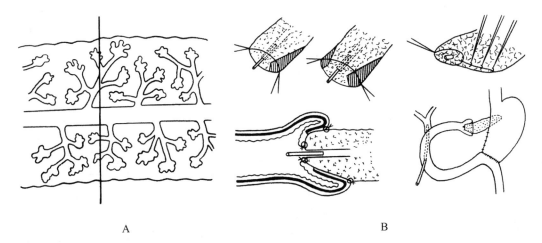

图 9-31　胰腺断端的处理
A. 胰切断面上还有开放的小胰管;B. 切除胰断面上下角后吻合

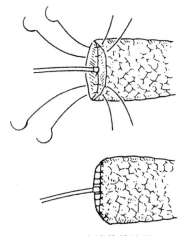

图 9-32　主胰管的处理

缝空肠再缝胰腺。再将胰断面边缘和空肠全层缝合一层,胰管导管放入肠腔,在适当部位引出肠壁外。前壁胰断面和空肠前壁全层缝合一层。再将胰前壁和空肠浆肌层缝合一层。这样前后壁都完成了两层缝合。这种缝合方法得当的话,最外一层缝合后,胰腺自然嵌入空肠断端内(图9-33)。

胰断面不做缝合,主胰管开放,集束捆扎胰断端再行端端吻合,可用于无法找到胰管或胰管过细插管困难的病人,视胰腺病理状态灵活而定。端端吻合的方法同上。

4. **胰肠端侧吻合**　胰腺断端和空肠侧

壁吻合方法如下。

（1）断端集束结扎,端侧吻合(图 9-34)。

（2）胰管插入法端侧吻合(图 9-35)。

（3）空肠浆肌层切除胰管空肠吻合(图 9-36)。

端侧吻合使吻合口不承受肠内的正向压力,仅为侧方压力。切除浆肌层使黏膜紧贴胰断端,可能便于愈合,同时断面不接触肠

液,胰液不被激活,减少自身消化和组织反应。胰管插管引流,使胰液在吻合口愈合期间不进入肠内,更利于胰液的减压。胰管与肠黏膜加缝一周(一般 3～6 针),利于胰管的开放和胰管与肠黏膜间的愈合。需要指出的是,胰肠吻合的缝线最好用合成纤维线(单纤维更好),丝线有被腐蚀的可能。

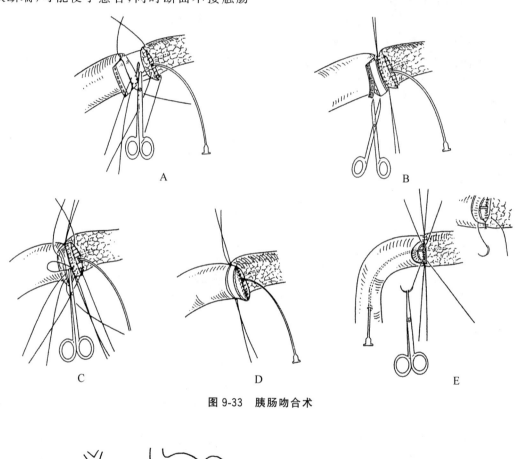

A

B

C

D

E

图 9-33　胰肠吻合术

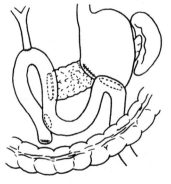

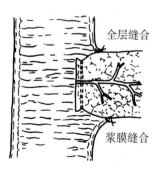

全层缝合

浆膜缝合

图 9-34　胰肠吻合术(胰断端集束结扎)

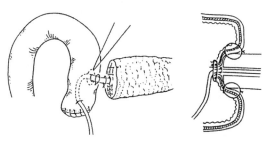

图 9-35　胰肠吻合术（胰管插入法）

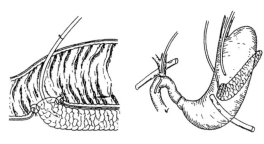

图 9-37　胰胃吻合术（放置腹腔引流管）

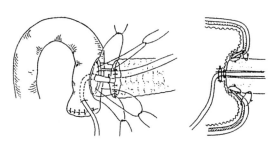

图 9-36　胰肠吻合术（空肠浆肌层切除法）

5. 胰胃吻合术　有学者报道胰胃吻合术使胰漏发生率降低，原因在于胰断面的渗出液不会被酸性的胃液激活，因而不具有生物活性。即使发生漏，也不会到达腹腔或体外，易于非手术治疗。胃壁宽大厚实，便于操作，但其缺点也是显而易见的，食物残渣堵塞胰管和感染概率增大。

胰胃吻合方法：选取胰腺能自然与胃靠近的胃后壁的合适部位切开胃。胃壁血供丰富，虽利于愈合，但易发生出血，用电刀切开或细线缝扎止血。胃壁全层和胰实质一层缝合，将胰管导管放入胃腔，从适当部位引出胃前壁外。胰胃吻合口附近或合适部位放置腹腔引流管（图 9-37）。胰管可与胃黏膜缝合数针。胰胃吻合发生胰管堵塞、胰腺炎症纤维化的病例见诸报道，这是因为胃黏膜再生能力强，易覆盖胰管的开口所致。一旦胰管堵塞或形成假性胰腺囊肿，可经胃镜做腔内引流治疗。

6. 胰管的粘堵　经主胰管注入 TH 胶 3～5ml，使主胰管及侧支闭塞，胰断端可再与空肠吻合。由于残留胰腺失去了外分泌功能，很少会发生胰漏，残留胰仍保留内分泌功能。此法防止胰漏的效果据称较好。

（六）尿路的再建法

腹部手术范围有时需要涉及泌尿系管道，尤其是输尿管和膀胱。特别复杂的情况，有条件时可请泌尿外科医生指导或协助处理。但术者对这类泌尿道再建手术也要熟悉，最好能掌握输尿管吻合、输尿管膀胱吻合或输尿管肠管吻合术。吻合方法见第 16 章。

六、胃肠吻合器的使用

医学工程学的发展，成功地开发了从食管到肛管的全程消化道各式吻合器，除反复使用的金属吻合器外，一次性使用的吻合器在临床上广泛应用起来。年轻的外科医生特别愿意使用器械吻合，因为他们更看重其实用性和便捷性。熟练的手术者，用手缝和器械吻合所花的时间大致相当，因为有经验和自信，用手缝觉得较放心。而有的年轻医生难以用手缝来完成盆腔内狭窄部位的直肠吻合，因而更喜欢使用吻合器。器械吻合较适于高位的膈下食管、空肠（胃）和低位的直肠等手缝不便处的吻合。两种吻合方法在吻合口漏和狭窄等并发症的发生率上差别不大。手缝时发生的上述并发症较易用非手术方法治愈，且手缝时吻合口狭窄者较少发生。看起来器械吻合只是捏一下把手这几秒钟的工夫,其实,其吻合前的准备时间,如吻合器芯的插入固定、插入外套和肠管(或胃)切开等都很费时。因此,做吻合时选择手缝或吻合器,不仅有其相对指征,也因条件和个人而异。

吻合器的使用对改进胃肠吻合技术有重要意义。使胃肠吻合标准化和程式化,显著提高了安全性。吻合器较手工缝合操作方便,在操作困难(如食管空肠吻合或低位直肠吻合)或需进行多个吻合时尤其方便。吻合器的应用缩短了手术时间,同时保证了手术质量。此外,吻合器技术还具有以下优势:由于小血管可以从吻合器"B"形缝钉的空隙中通过,故不影响缝合部及其远端的血液供应;缝钉为金属钛或钽制成,与手工缝线相比,组织反应小;由于缝钉排列整齐,间距相等,保证了组织的良好愈合;机械吻合将开放式缝合变为密闭式缝合,可减少消化道重建时造成的污染。

腹腔镜辅助手术中,消化道的重建是通过开腹小切口进行,在手术操作方面与开腹手术并无大差别。

吻合器吻合时,要确保两侧组织的血供。吻合器的口径要选择恰当。预先估算好吻合后吻合口所承受的张力,要留有充分的余地。还要考虑器械吻合失败后的再吻合或手工缝合。不能过分信任或依赖器械吻合,它的缺陷没有手缝时容易发现,术者应多积累经验。

使用吻合器通常需要注意:

1. 如何选定吻合器的口径 一般应与所吻合对象的肠管口径相当,随体形和肠管状态而调整。

2. 插入内芯时不要撑裂消化道 一旦发生肌层裂开,应追加浆肌层缝合修补,如果有全层裂开,应放弃器械吻合而改用手工缝合,或切去裂开段重新放入合适的吻合器芯(图9-38)。

3. 按程序进行器械吻合 器械吻合时,先在一侧管腔内放入吻合器内芯,荷包缝合

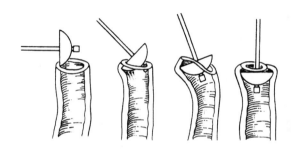

图 9-38　插入吻合器内芯要防止撕裂肠管

固定内芯。然后在另一端管壁切开一口插入外套。对合两侧吻合管道壁,捏合吻合器柄,钉入吻合用金属钉,环形刀切下腔内的多余管壁。退出吻合器,开通吻合口。缝合放入外套管的管壁切口。检查切下的环形管壁(应该包括吻合口两侧各一周的管壁),壁外探查吻合口大小及通畅情况,评价吻合口的质量和是否需要补救措施(图9-39)。如果发现切下的组织不呈环形或有缺损,就表明该吻合有潜在的缺陷,有缝合不全发生漏的可能。此时要追加缝合或再吻合。必要时试行膨胀试验(腔内气体通过或漏水试验),根据试验结果采取补救措施,更应重视吻合处的腔内减压。一旦发生吻合口漏,应行禁食、引流减压、营养支持等综合治疗,必要时再手术引流和择期再吻合。

4. 减少吻合口张力的办法 如用十二指肠侧腹膜切开减压的方法来缓解胃食管的吻合。也可以将胃缝制成管状,缩短与食管断端的距离。更可以用间置带蒂(系膜)的空肠等。

5. 关于吻合口狭窄 张力过大时的牵

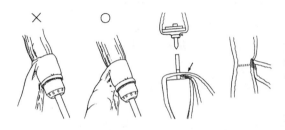

图 9-39　器械吻合时要防止吻合口漏
×. 造成夹角;○. 正确

拉使吻合口周围失去弹性处于过度伸展状态,位置和中轴发生偏移、扭转会导致通过障碍。此时吻合口周围有组织内翻、水肿或有膜样组织形成等病理状态出现。其治疗除手术措施外,可以经内镜做适当处理。

(一)吻合器的选择

1. 管状吻合器　可在腔道组织内击入两排环形交叉排列的缝钉,使两层腔道组织缝合在一起,同时内置的环形刀可切除多余的组织,形成圆形吻合口,完成腔道的吻合,主要用于食管、胃肠等消化道的端端吻合或端侧吻合。

2. 线性缝合器　可牢固地将两层组织钉合封闭,但这种缝合器无切割功能,主要用于食管、胃、肠等残端的封闭。

3. 直线切割缝合器　可同时在组织的两侧各击入两排交叉排列的缝钉,然后用推刀在两侧已缝合好的组织之间进行切割离断,缝合切割一次完成。主要用于完成胃-肠侧侧吻合,肠-肠侧侧吻合及管状胃的制作等操作。最近生产的带刀具的弧形缝合器(Contour),头端呈弧形,切割和缝合同步进行,两种型号,分别适合缝合的组织厚度各为 1.5mm 和 2.0mm。

4. 腔镜下专用切割吻合器　此缝合器共有 6 排缝钉,且钉匣中有刀片,在钉合的同时刀片从中间切开组织,使两边各 3 排缝钉完成缝合、止血等功能,主要用于腔镜手术中。手工行消化道重建操作较为复杂,技术要求和并发症发生率高于器械吻合,只要经济情况允许,推荐使用吻合器。应根据手术方式、重建方式、管腔情况等,选择恰当的吻合器类型和型号。

(二)管状吻合器进行胃肠吻合的操作举例

在拟切断的胃(肠)管一侧夹荷包钳,穿荷包线(或手缝荷包),切断胃(肠)后,消毒后置入吻合器钉砧头,收紧荷包线,结扎,将钉砧头包于荷包内(荷包线不能扎到砧头轴的锁片簧上)。在拟切除的胃(肠)另一端切断肠管,置入吻合器,旋出中心杆,从肠腔对系膜缘刺穿肠壁,与钉砧头衔接,确认肠管无扭转或夹杂其他组织后,调节旋钮至标记刻度处,击发,旋松吻合器,退出,检查吻合口,如无出血,用线型闭合器(或用可吸收线连续缝合)关闭胃(肠)断端。

用直线切割吻合器进行胃肠吻合:将侧侧吻合器的两排钉槽分别伸入胃腔和肠腔,使肠管的对系膜缘靠紧胃,扣上吻合器操作柄,完成钉合及切割。更换钉仓,用同一把吻合器将已吻合的胃肠管残端夹闭,即完成残端闭合,并切除多余的残端。残端关闭也可采用残端闭合器或连续缝合的方法完成。

(三)吻合器吻合可能出现的问题及处理方法

1. 吻合器不能插入管腔　主要原因是吻合器选型过大。应根据肠管直径选择吻合器。

2. 吻合器退出困难　其主要原因是吻合器选型过大和吻合口切割不全。如为切割不全应重新吻合。

3. 吻合口周边组织裂开　组织过厚或消化道管壁水肿时使用吻合器可能出现组织裂开,如出现这种情况,可进行修补,但以徒手缝合为妥。

4. 吻合口出血　出血原因包括吻合组织过薄或缝合了系膜血管。预防方法为选择钉脚长度合适的钉仓并避免压榨系膜血管。

5. 吻合口梗阻　主要原因为吻合器选型过小或两个吻合端扭曲。缝合不全或吻合口切割不完全主要原因有,消化管周围系膜或网膜组织没有清除、吻合器没有旋紧至合适位置、钉仓内组织嵌入组织过多、吻合口张力扩大、荷包缝合线滑脱等。在退出吻合器后,应常规立即检查切除圈是否完整,如发现切除圈不完整,必须在相应位置全层加固缝合。

(四)直肠手术的吻合器操作举例

1. 双吻合技术　将直肠充分游离后,切线远端用闭合器封闭,或用弧形缝合器同时完成闭合切割。在近端结肠断端做好荷包缝合,将吻合器钉砧头置入,收紧荷包线固定钉砧头。将吻合器经肛门送入,使中心杆从直肠断端中央穿出,将中心杆与钉砧对接,缓慢转动旋钮使吻合器收紧至安全范围,打开保险,用力合拢手柄完成击发并维持数秒。

2. 单吻合技术　与双吻合器技术的区别在于需要在直肠远端做荷包缝合,吻合器从远端荷包中间穿出,与近端结肠断端内的钉砧头对接。低位直肠吻合时,远端手工进行荷包缝合常常有困难,可选用荷包钳进行操作。

吻合器操作注意事项:在旋紧吻合器的过程中,要防止近端肠管发生扭转,防止周围组织特别是女性阴道或男性精囊嵌入吻合器中。此外,近端结肠的系膜需充分游离,以使近端结肠可以轻松下降至骶骨前方,这样吻合后吻合口便不会有太大张力。退出吻合器后,检查两组织断圈是否完整,必要时间断缝合修补。

直肠手术进行吻合,建议采用吻合器操作,低位直肠吻合可采用双吻合器技术。

七、消化道吻合口漏的术中预防

(一)食管胃吻合口漏

1. 发生原因　贲门癌经胸切除时的吻合口留在胸腔内,经腹切除时的吻合口在膈下,此处吻合口漏发生率不低于腹内其他胃肠吻合口漏的发生率。究其原因:①食管无浆膜面,系纵行肌纤维,断面上黏膜是缩回的,其血供也没有胃肠丰富,在组织解剖上有其特殊性;②不易保持无张力状态,胃全切或上部胃切除而残留下部胃游离不充分时,吻合口处于张力状态,麻醉后和半卧位张力会有所增加,术中看似张力不高的病例,术后会处于高张力之下;③局部腹膜化困难;④深部位操作术野不清,切缘难以保持在同一平面上,食管前后壁吻合处存在缺陷,如针距过紧或过宽,食管黏膜未缝合留有黏膜间缺损,转角处漏缝,缝线切割撕脱,吻合口水肿;⑤在下拉胃管时损伤吻合口;⑥局部感染,膈下感染等;⑦由食管钳钳夹的部分坏死,而吻合口在其下方。

2. 术中预防　针对上述技术缺陷采取措施:良好的暴露和肌肉松弛,必要时用悬吊拉钩,使膈肌裂孔变浅变近,直视下操作。充分考虑吻合口的张力,游离胃要充分,必须保留其血供。食管的切断放在手术的后期,以减少食管被钳夹的时间。如果需早些去除标本,切除后食管钳夹部的组织生机要充分考虑,宁可再切除一圈,不得在压挫的部位做吻合。缝合的针距 3mm 左右,间距大致相等,离切缘4～5mm,一层或二层吻合视术者经验而定,后壁转向前壁处的危险角按同一针距缝合,过紧过密反会撕裂食管壁。宜分前后壁先置好一排缝线后一起打结。打结时,要将胃向上靠拢后才能用力,绝不能用结扎线的力量来拉近胃和食管的距离。胃切开处黏膜外翻时,可剪除外翻的黏膜或做黏膜浆肌层数处固定(结节缝合)。黏膜出血处应缝扎止血。前层吻合一半时就应下拉胃管,或事先将胃管下拉与食管断端齐平,一同用弯肠钳夹住吻合,回缩的胃管不应用长血管钳掏拉,防止撕伤食管黏膜,可用卵圆钳或阑尾钳试夹。全层吻合好后,将膈肌下组织和胃浆肌层再包埋一层,其间应贴紧不留空隙,以防吻合口泡在积液中发生感染。

(二)十二指肠残端漏

十二指肠残端漏是比尔罗特Ⅱ(Billroth Ⅱ)式胃切除术的严重并发症,发生率 1%～6%,死亡率平均约 30%。由于吻合技术与缝合材料的进步,发生率已降至 0.5%以下。

1. 发生原因　①十二指肠残端分离过广,切断了残端的血液供应;②残端因溃疡瘢痕严重、水肿、粘连,局部愈合能力差;③缝合技术不良,过紧过密或过松过疏;④残端周围有感染灶存在;⑤胰腺损伤,胰液漏出浸渍残端肠壁;⑥输入空肠襻梗阻致十二指肠内压力过高;⑦全身情况不良;⑧引流管压迫等。

2. 术中防范措施

(1)胃溃疡做胃切除手术时,可选择的术式较多,除比尔罗特Ⅱ(Billroth Ⅱ)式胃肠重建外,还可选择比尔罗特Ⅰ(Billroth Ⅰ)式胃十二指肠吻合、半胃切除加迷走神经切断术等。

(2)若溃疡瘢痕严重,关闭十二指肠残端困难时,不要硬行在瘢痕组织上缝合或内翻包埋残端。可采用 Bancroft 溃疡旷置术,或在第二层缝合残端时,将残端前壁缝在胰腺包膜上。也可以在幽门近侧 2～3cm 处切断胃,在幽门远侧用粗线交锁褥式缝合,关闭十二指肠第一段,再剪除残留的黏膜,缝闭其浆肌层(图 9-40)。

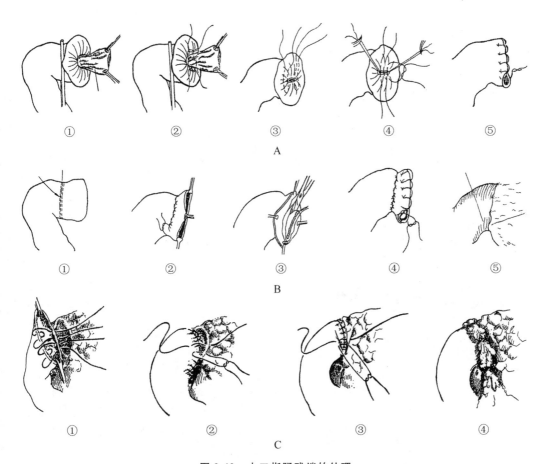

图 9-40　十二指肠残端的处理

A. Bancroft 溃疡旷置术;B. 残端交锁褥式缝合;C. Nissen 法

（3）十二指肠残端空肠 Roux-en-Y 吻合术，可有效地引流十二指肠内容物且不关闭十二指肠残端（图 9-41）。

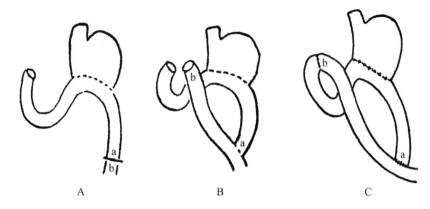

图 9-41　十二指肠残端空肠 Y 吻合术

（4）十二指肠残端引流：在十二指肠残端关闭不满意时，宁肯放置引流管至残端内，使十二指肠液引流至腹腔外，以改善局部的愈合条件，延期愈合。引流管在 2～3 周后视情况拔除，注意引流管周围以大网膜覆盖，如有必要须放置腹腔引流管（图 9-42）。

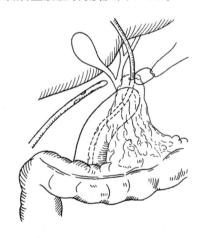

图 9-42　十二指肠残端引流

（三）胃肠吻合口漏

1. 发生原因　残胃缺血，吻合口张力过大，吻合口周围感染，脓肿形成，缝合技术缺陷或此吻合口上角处漏缝等。

2. 术中预防

（1）无论是否有明视的感染存在，胃空肠吻合术都是有污染的手术，必须认真清洗腹腔，特别是术中避免损伤胰腺，防止胰液漏出。

（2）残胃的血液供应一般不会发生障碍，但在老年病人伴有动脉硬化或有糖尿病并发症者，在胃左动脉结扎后，注意保留胃短动脉供血。如发现残胃血供障碍（如断面不出血、残胃无张力），宁可改行胃全切除术。

（3）为使胃肠吻合口不承受张力，须做吻合肠段的充分游离。如切开十二指肠降部外侧腹膜可使胃十二指肠吻合口张力减小；吻合的空肠必须连同系膜一起上拉至吻合处，防止系膜的牵绊导致吻合口被拉紧。结肠后胃肠吻合，横结肠系膜孔要固定在吻合口的上方，防止结肠下垂拉紧吻合口等。

（4）注意吻合口"危险角"处的缝合，应在吻合口的两端将危险角处加固缝合使之腹膜化。为了减少两角处的张力，可以增加 1～2 针浆肌层胃肠缝合（图 9-43）。

（四）阑尾粪瘘

1. 发生原因　阑尾根部和盲肠炎症严

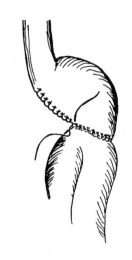

图 9-43 "危险角"处的"加固"

重及坏死、穿孔时,无法妥善结扎处理阑尾根部。包埋残端的盲肠壁荷包口可发生脓肿,穿破后可形成粪瘘(图 9-44)。术后腹腔感染或脓肿波及盲肠或阑尾根部,或是引流管的压迫导致肠壁坏死,引起再穿孔形成粪瘘。罕见的原因是阑尾根部结扎线滑脱或回盲部疾病如结核、癌肿或克罗恩病等。

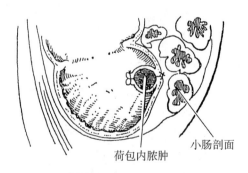

荷包内脓肿　　　小肠剖面

图 9-44 阑尾荷包内脓肿

2. 术中预防措施

(1)无法处理的阑尾根部穿孔,应在盲肠上全部切除阑尾及炎症严重的盲肠,在正常盲肠壁上缝合肠壁的缺损,并以肠脂垂覆盖。

(2)阑尾切除术要探查回盲部这一疾病好发区段,防止遗漏重要疾病而发生新的并发症。

(3)适当放置选择好的引流物,尖端应离开肠壁。

(4)用阑尾根部结扎加包埋法处理阑尾残端。

(5)寻找阑尾时避免过分牵拉回盲部造成肠壁撕裂。

(6)阑尾脓肿形成行切开引流时,应用手指进入脓肿分离脓腔间隔,不用暴力,防止撕破肠管。

(五)直肠、结肠切除术后吻合口漏

发生率为 5%～10%,直肠癌前切除病例约 1.6%死于吻合口瘘,是直肠或结肠切除术的严重并发症。

1. 发生原因　由于病人多为肿瘤且高龄,全身情况很差,择期手术前准备难以充分,加之术中技术原因常发生吻合口漏。

(1)吻合口血供障碍。直肠癌切除必须切断直肠上、中动脉,直肠残端的血供很易发生障碍。如果拉下的乙状结肠或降结肠因系膜牵拉张力过大,扭曲,途中受压,或是肠壁的血管终末支受损而术中未能发现(术中难以看到肠坏死的明确界线),这样的吻合口必会破裂。

(2)吻合口的病变(如肿瘤、溃疡)残留,切除长度不充分,未能在正常的肠壁管上做吻合。

(3)缝合技术缺陷,或用自动吻合器时,有明显的纰漏存在。

(4)盆腔的感染,未能充分引流,波及吻合口。

2. 术中预防措施

(1)保证吻合两端肠管的血液供应。要保留的直肠下段游离段不能过长。为了吻合的方便而留下过长的直肠,会因直肠中动脉的切断而缺血。下拉的降结肠或乙状结肠的系膜不能过紧,必须切断脾曲的韧带,充分游离降结肠。要认清系膜在全程都无受压、受拉、成角或扭转发生。吻合口处不能游离过

多，到肠管的终末血管应予充分保留。在松开肠钳后，两端口的出血应活跃，缓慢的紫色血液溢出，说明血供已发生障碍。

（2）注意正确缝合。用吻合器时，要保证残端一周全包括在吻合器内，不得缺漏。吻合后，要探查一周。有可能的话，应从肛门注水做漏水试验，以发现吻合口的薄弱处并及时补救。

（3）净化盆腔的污染，充分合理的引流，防止盆内感染发生或脓肿形成。

（4）如果对吻合口的愈合没有足够信心，术中要考虑做末端回肠式横结肠造口。特别是急诊行直肠结肠手术时，在没有充分肠道准备下行吻合，往往导致失败。

八、胆漏的术中预防

（一）肝切除术后胆汁渗漏

1. 发生原因　①有较大胆管漏扎或结扎线脱落；②局部肝组织坏死；③肝外胆管不通畅，致肝断面胆道因胆道压力升高而渗漏。肝断面渗出少量胆汁是难以避免的，只要充分引流，会减少而停止渗漏，不至于积聚产生感染。

2. 术中预防　不大块缝扎结扎肝组织，保留肝的血供充分，防止肝脏局部坏死。对肝断面管道脉络组织，应做"8"字缝扎。肝切除断面在同一个平面上，防止在两处切断肝内胆管而仅结扎断面暴露的一端。可行肝外胆管加压注水试验，以保证胆总管下端畅通和发现肝断面的漏扎。

（二）胆囊、胆总管手术后胆漏

1. 发生原因　①胆囊管结扎过松或结扎线脱落；②胆总管下端狭窄或堵塞，致胆道压力过高，在胆总管切开处渗漏胆汁；③胆总管术中被损伤而未能发现；④副肝管被切断而未予结扎；⑤术中胆囊床缝合止血时，撕裂

肝内胆管；⑥术中胆总管探查，金属探子捅破或撕裂胆总管下段；⑦胆总管壁穿刺或缝扎时伤及管壁，且有胆道压力增高时；⑧肝下间隙感染或脓肿形成，薄弱的胆管壁坏死穿孔；⑨胆囊术中异常大出血，缝扎止血中损伤肝外胆管，胆囊床的止血，缝扎过深也可撕裂肝管；⑩炎性胆囊切除不全，残留胆囊漏。

2. 术中预防措施　①妥善结扎胆囊管，必要时加贯穿缝扎。②胆道的切开手术，必须在胆道充分引流后再缝合较为安全。如果胆总管下段狭窄或梗阻未予探明并解除，胆漏可随时发生。T形管引流在胆道手术中有特殊意义，应予充分利用。③及时发现和妥善处理胆管的损伤和副肝管的切断，具体方法在第16章"腹部手术副损伤的对策"中详述。④消除腹腔特别是膈下间隙和肝下间隙的污染，放置有效的腹腔引流。⑤可疑有胆汁渗漏时，要尽力查明，如用术中胆道造影等方法。⑥胆总管探查忌用暴力和金属探杆，可用细导尿管插过十二指肠乳头来确认胆道下端是否通畅。发现胆道下端梗阻或狭窄时，可能的话术中一并处理；如病人不能耐受手术，可先放胆道外引流，择期再手术。

（三）胆肠吻合口漏

1. 发生原因　①吻合口有张力；②缝合技术缺陷，撕裂胆管壁，针距过大过小、断端不齐或有裂隙存在，缝线撕脱；③局部有感染因素存在，如胰液的渗漏或肝下间隙感染；④肠管切开口过大或有活动性出血、血肿存在；⑤内支架管过粗或吻合口外引流管压迫。

2. 术中预防措施　胆肠吻合术中狭窄多于吻合口漏。在胆肠吻合时，应由有经验的医生操作。在直径1cm左右的胆管或肝门部、肝内胆管与空肠吻合时，更应精心缝合结扎每一根线，并用周围结缔组织包绕吻合口。放置支架管引流可防止胆道压力升高。吸除积血或血肿，彻底清洗腹腔，去除周围感染源。

九、胰漏的术中预防

(一)胰肠吻合口漏

1. 发生原因 胰十二指肠切除胰漏发生率为 10%～22%。①胰腺断端缝合不良发生渗漏;②副胰管未能发现,在胰断面上出现胰液漏;③胰管的处理不当,如未能与空肠黏膜缝合;④结扎或缝合胰管壁时撕破或勒断胰管;⑤缝合胰腺与肠管时,缝线过深损伤胰腺,胰液渗漏并为肠液激活后腐蚀吻合口造成渗漏。

2. 术中预防措施 ①胰管的黏膜和空肠黏膜对合吻合;②输入空肠襻或 Y 吻合的失功能肠段不得因扭曲、梗阻而造成肠内压增高,引起吻合口裂开,必要时在输入输出肠襻间做 Broun 吻合;③可向胰管内插入导管,与胰管固定后再与空肠吻合,并将胰管内导管引入空肠内,或经空肠再引出体外,保证胰液有畅通的导出路;④Machado(1976)改良的 Y 吻合术,将胆肠和胰肠分别与空肠做 Y 形吻合,防止胰液和肠液在吻合口近处混合,减少胆漏、胰漏的发生率。

胰肠吻合尽管做了很多改进,仍有胰漏发生,故必须严格按照吻合术的要求精心操作。此外,为避免少量胰液渗漏积聚发生腹腔感染,术后的腹腔引流十分重要。

如果胰肠吻合不牢固,不如牺牲胰腺的外分泌功能,可向主胰管内注入 TH 胶进行胰管栓塞,以预防致命性胰漏的发生。方法是找到保留胰断端的主胰管,用干燥注射器吸入医用 TH 胶 5ml 快速注入胰管内,断面纱布压迫片刻,再行胰断端和空肠的吻合,栓塞的范围及效果,可在术后摄腹部 X 线平片观察。

(二)胰切除面上的渗漏

在胃癌手术胰脾联合切除、脾切除和胰体尾部切除时,可发生在胰尾的切断面上渗漏。因为缝合的缺陷,或胰尾的缺血坏死,可出现胰液渗漏。此时应在术中注意妥善缝合胰远侧断端(如用水平褥式缝合,结扎可显露的胰管,并充分注意保留胰的血液供应),防止术后胰坏死和手术后急性胰腺炎的发生。

(三)胰腺活检后发生胰漏

较小而深在的肿瘤在活检时,可损伤胰腺或主胰管而发生胰漏。要尽量避免切取活组织。可用针吸活组织检查,一有胰腺损伤,即应修补并放置引流。

(四)手术后胰腺炎

胰腺断面的渗出,手术时间过长,胰周的解剖致胰腺的血液供应发生障碍,术中损伤胰管及胰腺活检等均可引起手术后胰腺炎。坏死性胰腺炎会发生更广泛的胰液渗漏。

特别强调术中轻柔的操作、合理的术式选择和可靠的胰肠吻合,以保证对胰腺的损伤减少到最小。充分引流腹腔,避免胰液的渗漏与肠液或胆汁混合,术后应用抑制胰腺分泌的药物如重组生长抑素等,是预防手术后胰腺炎的综合措施。

(五)十二指肠憩室切除术后胰漏

十二指肠降部内侧壁的憩室可深在胰头内,与主胰管相邻,在分离切除该处憩室时,很易发生出血和胰实质或主胰管损伤,发生大流量的胰漏。如有必要应避免切除降段内壁埋入胰头内的憩室,而改行憩室旷置手术,即不切除憩室,行胃次全切除,关闭十二指肠断端,胃空肠吻合。

第10章 净化手术野

医院感染越来越为临床医务人员所重视,因为手术是一个重要的医院感染易发因素而被列为监控的重点,无菌伤口感染率就是医院感染的指标之一。手术和麻醉器械、手术环境、手术人员洗手等各个环节都成为医院感染监测的目标。除上述外部监控之外,手术野污染的防治,也责无旁贷地落在手术组成员的肩上,手术者就是第一责任人。

统计表明,医院规模越大、床位越多、手术台次越多,感染发生率就越高,当然,手术切口感染发生率也越高。手术切口感染与手术野的污染呈正相关。重危病人多,住院时间长,抗生素类药物应用不当和耐药菌株的增加等,是医院感染发生率高的原因。上述原因不仅会引起无菌伤口的感染,一些原发性腹腔内感染的存在,也使外科感染变得复杂和难治,腹腔脓肿的复杂临床病程就是例证。所以,净化手术野的目标不仅仅是减少创口的感染,也是减少腹腔内感染的根本措施。

一、手术切口感染的相关
因素与防治对策

(一)手术切口感染的相关因素

1. 备皮 用旧的剃刀备皮,会引起手术野皮肤的损伤,成为细菌入侵的门户。有人实验证实,不备皮反而比备皮的切口感染发生率低。但毛发的存在势必对切口带来影响,改用电动剃刀备皮和保持器具的洁净,既可以防止皮肤破损,也可以去除毛发。至于脱毛剂等,国内很少应用。

备皮剃毛应在手术开始前进行,不应在手术前一天进行,以减少细菌的侵入和繁殖。手术前入浴,彻底洗净是必要的。有人发现背部、肩胛间区难以洗净部位的外科手术,污染率增加。

2. 皮肤覆膜 消毒后的皮肤用医用膜覆盖,使切口部不再接触到周围皮肤上残存的细菌,也可避免将皮肤潜在的细菌带进腹内。现在有人在皮肤巾铺好后再贴薄膜,这仅起到巾钳的作用,遮盖皮肤范围过于狭窄,似为不妥。应在消毒后待药液干燥,在消毒区满铺薄膜覆盖,使其与皮面紧密黏合,如有气泡可戳小孔挤出后贴紧,脐孔处也尽力紧密敷贴。如有必要,可置皮肤巾于其上,刀就下在预定的切线上,使皮肤以下的组织没有再接触皮面的可能。

3. 洗手问题 洗手容易出现的毛病在于:①紧急手术时没有真正抓紧手术前准备的时间,紧急中只得压缩洗手的数分钟;②熟练手术者的疏忽和过于自信;③实习、进修医生和低年资医生是洗手后手指细菌检出率最高者,术者和手术室护士有监督洗手过程的义务和责任。应严格按常规手术既定的洗手规则执行。

4. 手术室硬件的净化 空调、给水、给气、送电、通风、供氧、麻醉和层流设备,一概应定期检测。器械、敷料严密消毒等是手术室护士长的职责,如果手术后医院感染率异常升高时,也要在上述硬件方面找原因。

　　5. 手术中防止手术野污染　方法见后述。

(二)手术切口感染的防治对策

　　分为软件和硬件两个方面采取措施来预防切口感染(图 10-1)。

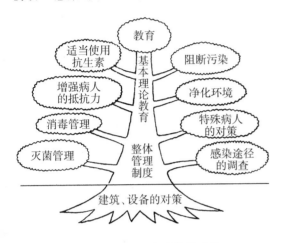

图 10-1　防止手术感染的对策

　　硬件设施贯穿于手术室建筑和设备、器材等各个方面,应逐一落实净化措施。

　　软件方面包括以下两方面。

　　1. 综合对策

　　(1)无菌的管理。

　　(2)感染途径的调查与监测。

　　2. 具体措施

　　(1)消毒的管理。

　　(2)增强病人抗感染力,保护病人的免疫功能。

　　(3)特殊病人的特殊处理。

　　(4)正确使用抗生素。

　　(5)环境净化。

　　(6)消灭污染源和阻断污染途径。

　　(7)医院感染的整体意识和基本教育。

二、上消化道手术污染的对策

　　消化道手术污染源在于消化道内容物的渗漏,也可以来源于外环境的污染。如果原发疾病是炎症或化脓性病灶,其在腹腔内的扩散和残留就是污染的原因。

(一)上消化道细菌污染的特点

　　1. 口腔、黏膜、上呼吸道和皮肤的常在菌与手术野接近,在抵抗力下降时也可以通过血行途径引起全身性或局部感染。这些细菌多是非致病菌,有的是条件致病菌。当药物使用不当、手术侵袭或器官功能障碍时,感染就会出现。

　　2. 消化液如胆汁、胰液具有消化自身组织的特性,组织破坏和各种细胞因子、炎性介质的大量出现,使机体的防御功能发生障碍,为细菌感染创造良好条件。

　　3. 癌手术淋巴结的清扫和腹膜的广泛破坏,失去了正常的淋巴和腹膜防御屏障,全身和局部免疫功能减退使感染极易发生。

　　4. 消化道内容物的反流破坏了胃黏膜屏障功能,误吸消化道内容物更可以发生肺部感染。

　　5. 腹壁切口哆开既可以是感染的结果,也是感染加重的原因之一。

　　因此,即使不是消化道内细菌的污染,上述特点的存在,也促成了感染的发生。

(二)上消化道吻合时防止污染的方法

　　1. 消化道切断端的处理:切开时立即吸出漏出的内容物。吸引器要分开使用,分有污染和洁净的两种。用消毒液消毒消化道的切断端,并用干纱布严密包裹,如系切除端,也可用荷包缝线包埋残端。吻合端在需要松开肠钳时,仍按上法清洁处理。

　　2. 注意保护周围的正常组织,可以在切断处下方垫干纱布吸引漏出物,用潮纱布覆盖肠管,有污染处及时清洗或消毒。在切断操作完成后,一并移除铺垫的防污染的纱布或棉垫,必要时更换新的无菌敷料。

3. 缝针、持针器和接触肠内容物的器械要洗净和消毒，必要时需要换新的器材。切断、吻合操作结束后，手术组成员要更换手套和术野附近的敷料。

(三)关于腹腔冲洗

腹部手术中或手术结束前腹腔冲洗，在有污染的手术中尤为重要，其作用也很明显。腹腔冲洗可以使残留于手术野和腹腔内的细菌总数明显减少。在清洗过程中还可以确认有无异物残留，如纱布、器械等。冲洗也有防止肠粘连的效果。

腹腔冲洗范围并非越大越好、越广越好。如果腹腔原发感染仅限于手术野局部，或术中有污染区域仅在手术操作的局部范围内，而又可以确认局部以外没有感染灶或未被污染，局部冲洗就可以了，以防冲洗的液体把污染带向别处，使污染扩大化。如果腹腔弥漫性感染，或全腹内污染，则必须彻底清洗全腹腔。腹腔清洗的效果决定于所用清洗液的量，也受清洗范围、残留液的多少和术后引流效果的影响。细菌数 $10^8/ml$ 为细菌量（＋＋＋），用 1000ml 清洗液清洗后，可使之降为 $10^5/ml$（＋＋）。再用 1000ml 清洗，可降至 $10^2/ml$（±），再加 1000ml 则细菌可为（－）。因此，一般认为，清洗液可用生理盐水，用量应在 3000ml 以上，才能达到腹腔净化的目的。看来临床上多未能达到此要求。

腹腔冲洗液是否加抗生素，一般认为没有必要，因为冲洗的净化作用是以物理作用为主。明确的感染可加入合适的抗生素，有人在清洗后放入甲硝唑溶液 50～100ml 于腹腔内，其效果和对术后的影响尚待定论。术前术中静脉注射抗生素，能充分进入腹腔内，使腹腔内的抗生素浓度增高。如果直接倒进腹腔内，经腹膜吸收后，血药浓度在 1h 后达高峰，6h 后血和腹腔内的药浓度仍可维持在抑菌的有效浓度范围内。如果腹腔内和静脉内同时应用，体内会一直保持较高的药物浓度。因此，可以根据以上实验结果来考虑应用抗生素的途径和方法。

三、下消化道手术污染的对策

(一)术前管理

1. 肠道准备　与上消化道不同，下消化道肠管内含有细菌、粪便和有毒物质，在手术前可以通过多种方法清洁肠道。肠道准备宜在手术前 3d 就开始，可用缓泻药口服导泻。术前 3d 口服抗生素，如甲硝唑、新霉素片或氨苄西林片剂。排便不畅时每晚睡前可灌肠一次。手术前晚和手术日晨应做清洁灌肠。预防性抗生素应在手术下刀前 30min 开始静脉滴注。清洁灌肠和静滴抗生素是肠道去污染的重要措施，特别是清洁灌肠，可避免因肠道净化不满意而在术中出现漏粪的尴尬场面。过分相信甘露醇或番泻叶等导泻药，让病人自行口服来准备肠道，清洁灌肠不彻底等，是肠道污染的主要原因，应予纠正。

2. 其他增强病人抗感染能力的措施　如术前肠内肠外营养支持、控制各种慢性疾病、提高免疫力等均与术后感染率相关。

(二)术中操作注意事项

术前肠道净化、皮肤消毒、腹壁切口的保护、腹腔内清洗、污染器械的处理、合理选择缝线（粗细、吸收性和非吸收性、丝线或人造纤维线等的选择）、对肠管的保护性操作和肠管断端的处理，已有前述。此外，还要注意：

1. 腹内无效腔的处理　所谓无效腔，是器官切除和腹后壁腹膜切除后留下的腹内间隙，它是积血、积液的场所，是粘连的好发部位，是梗阻的发源地之一，应设法消除之。可尽力使后腹壁缺损得到修复。可用小肠有序地填放，并行低位无效腔的引流。引流物选择要合理，放在低位并不得压迫肠

管或血管,必要时放多根引流或加负压吸引。也可在肛门切口两侧放引流管,加负压

吸引(图 10-2)。引流方法参见第 11 章"腹腔引流术"。

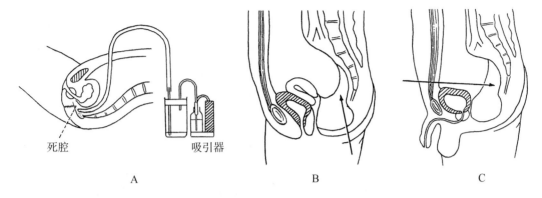

A　　　　　　　　B　　　　　　　　C

图 10-2　盆腔的引流

A. 负压吸引;B. 从会阴部引流;C. 从下腹部引流

2. 肠梗阻手术时的防污染

(1)手术注意事项:操作要轻柔,防止膨胀肠管的撕裂或意外发生穿孔。分离粘连时,一旦发生浆膜面裂伤要立即修复。不能随意切开肠管减压,确实需要减压者,应选在最易引流的部位切开。尽量以闭合方式吸出内容物,或半开放状态,使内容物流出时污染减低到最小范围。往往一处减压并不能使全部膨胀肠管萎瘪,要全面兼顾,选准部位,使一处切开就能达到充分减压的目的。如果病人全身情况差,腹腔污染会引起感染性休克,或因慢性疾病的存在,不宜一期肠切除吻合者,应行肠外置减压,以减轻手术侵袭。

(2)肠梗阻粪袋的使用:如果决定行肠切除,可在梗阻肠段末端切断肠管,消毒处理断面后,向梗阻肠管肠腔内放入特制的粗口引流袋,并结扎引流袋颈口处,使粪便直接流入其内(图 10-3),内容物减压后再行断端封闭,继续以后的手术操作。因减压排便在封闭的空间内进行,大大减少了污染的机会。遗憾的是这种特制的有用器具,尚无成品出售,如属需要,术者可自行制备。

3. 肛门的处理　腹会阴联合直肠癌切除术的会阴部操作,应先将肛门口缝合闭死,

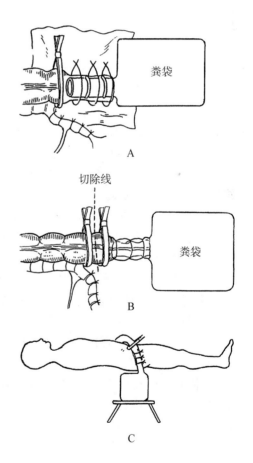

图 10-3　肠梗阻粪袋的使用

A、B. 粪袋的放置方法;C. 用粪袋减压

防止直肠内容物外漏。其方法为二圈荷包缝线打结后闭锁(图10-4)。

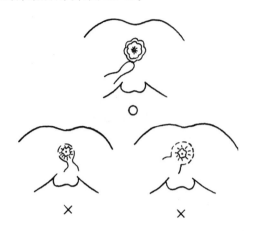

图 10-4 Miles 手术时先缝闭肛门
○. 正确；×. 错误

4. 弥漫性腹膜炎时的去污染 进腹前，要准备好 2～3 根吸引器管道，用于腹内污染物吸除的吸引器管道，管径宜粗，以防被脓液、血块、粪块堵塞。皮肤从正中切开，以不露出腹直肌为原则，以减少对切口组织的污染程度。腹内积液量多时，先在腹膜中段开一小口插入吸引器头，在腹压和气压下便于吸除积液。广泛的全切口长腹膜切开，会发生腹内积液溢出污染切口和无菌敷料。失去气压和腹内压的作用，积液会积存于腹内低洼处，难以一次吸净。开腹后保护好切口，用大量盐水清洗腹腔。找出穿孔灶后先行闭合，再做最终处置。此后应再次冲洗腹腔。有意识地根据腹内污染严重程度进行分区，先处理严重污染区，再处理次严重污染区，最后，处理污染轻的区域。有人在腹腔冲洗时，倒入清洗液后使劲摇晃病人躯体，以期液体能均匀分布混合。其实不然，漫布于肠间和各腹腔间隙的液体是分隔的，不可能达到"摇匀"的目的，过分晃动病人身体反会影响病人的循环状态。

经以上处理后，更换器械、敷料、手套等再进行以后的手术操作。主要操作完成后，应再次清理腹腔，放妥引流物，清除无效腔积液和术中积液，彻底止血。正确的引流，是在原发病正确处理后，减少污染和切口感染的重要措施。关腹时为减少缝线的异物遗留，皮下组织可以不缝。如估计腹壁污染仍较重，在缝闭腹膜层后认真清洗切口处，以流动水、吸引器反复冲洗。必要时在皮下放橡皮片引流，于术后 2d 内拔除。以上过程参见(图10-5)。

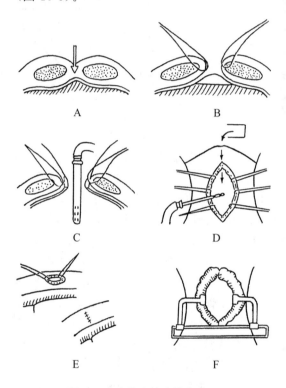

图 10-5 腹膜炎的去污染方法
A. 在腹白线上切开；B. 提起腹壁；C. 腹膜上切开小口吸引；D. 冲洗腹腔；E. 缝闭穿孔；F. 创口覆盖

5. 盆腔的引流 腹部和盆腔手术都常在直肠膀胱陷凹(直肠子宫陷凹)放置引流，是因为此处为腹腔最低位，一旦积脓，还可以经直肠前壁切开引流或灌洗。盆壁腹膜抗感染力较强，对毒素吸收性较弱，不易引起全身感染。一般放一根至盆底，或在一侧髂窝另放一根引流管。负压吸引力，经腹壁引出的，以 $-20cmH_2O$ 为宜，会阴引流时以 $-5cmH_2O$ 为宜。放置引流管不等于引流成功，关键还在于引流管的术后管理。

有作者提出腹膜炎手术后不放置引流，就是严格按上述术前术中处理方法行事，术后关腹，切口感染率与放置引流物没有差异。他们认为，如果有腹腔脓肿形成，即使放了引流物也不可避免。正因为不放置引流，才促使术中净化腹腔措施的逐项落实，这也是感染率没有上升的真正原因。如果把一切都押在放引流上，认为有感染也可以引流出来，放松了术中净化的要求，可能会真的导致感染。预防感染是一个综合措施，不可厚此薄彼。

第 11 章　腹腔引流术

引流术和腹部手术效果密切相关,几乎所有的腹腔手术都面临要不要放置引流和如何引流的问题。原发疾病引起的腹内积液、积血、积脓,手术的目的主要是引流。原发病并无腹内积液,新的手术创伤带来的腹腔污染、渗血、淋巴液渗出等,或多种管腔吻合术后可能发生的内容物外漏,都需要用引流技术来处理。因此,引流的目的可以归纳为两点:一是治疗性引流,二是预防性引流。放在腹腔盆腔各间隙、隐窝、器官间的引流是腹腔引流,放在多种管道内作减压和内容物排出的各种导管也是一种引流技术,后者不在本章讨论之列。

引流物的种类和材料很多,如橡皮片、乳胶管、烟卷引流条、双腔引流管和带冲洗装置的双腔引流管。材料可以是各种纤维束、橡胶、乳胶、塑胶、硅胶等。引流液排出的机制主要是虹吸、压力差、体位变化等,一般是被动排液,加吸引装置则为主动排液。应根据引流的目的、需引流的部位、液体的性质和量、病理变化的需要,选用引流物,设计引流隧道和出口部位,以便达到最佳引流效果。

能被引流术排出的物质大致相当于流动体。因为是血液、脓液、粪汁、胆汁、消化液、渗出液和尿液等,都是有特殊理化性质的液体,且有的并不全是均质,往往有血块、纤维蛋白溶解物、坏死组织和异物如食物、粪便残渣混杂,其引流效果,即排液量往往难以预测。同时因引流术的各构成要素如引流位置、腹压、引流物性质等各不相同,引流术就成了一个复杂的专门技术。

为了探清引流量的影响因素,找出合理的引流方法,姑且把引流液看作是一种相对均质的液体,按照 Porseuille-Hageu 的流体力学公式 $\left(F=\dfrac{\pi r^4 \Delta P}{8\eta L}\right)$,其中 F 为引流管流出量,r 为引流管的半径,$\Delta P$ 为管两端的压力差,η 为液体的黏稠度,L 为引流管的长度,可以明白,引流液的流出量,与引流管的半径 4 次方、引流管两端压力差成正比,和液体的黏稠度及引流管的长度成反比。为了提高排液效果,可以:①适当增加引流管口径;②加大导管两端的压力差;③降低引流液的黏稠度,如进行脓腔冲洗等;④减少引流管的总长度。这些参数仅作临床设计引流术的参考,因为人体引流不是在密闭的连通管内持续进行,有腹压和体位的变化,有导管内液柱断裂不延续或被堵塞的时候,有液体性质变化如黏稠度改变(如从渗出液感染后变成脓液),有消化液对组织造成破坏的情况发生等等。这样,引流术也就成了一门经验科学,手术医生的个人经验,直接影响着方法的选择和引流的治疗效果。因此,要求医生要重视总结经验教训,对不同疾病、不同的病人个体施行合理的引流术。

一、引流物的选择与引流术的设计

（一）引流物的选择

引流物也不断有革新：一是表现在材质上，以前硬的橡胶或乳胶等，多已改用塑胶或硅胶等医用高分子材料制成，机械特性和组织相容性明显改善。另一表现是结构变化，如以前的虹吸原理制成的烟卷引流术，现已制成多细孔排列的纸型，可根据需要卷成不同粗细的多孔引流条，虹吸能力明显增加。双套管加冲洗装置（图 11-1），能接负压吸引的引流管和 U 形引流管也广为应用。理想的引流物除了柔软、耐张力、不被腐蚀外，生物学性质也很重要，如与组织的相容性，是否产生过敏等毒性反应，是否刺激肉芽生长、诱发血管再生、上皮的蔓延再生而发生管腔狭窄或堵塞等。

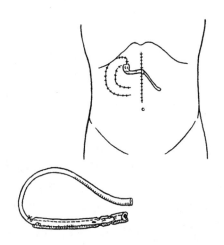

图 11-1 双套管引流十二指肠残端瘘

这样，要合理选择引流物，应考虑的因素有：①引流目的是治疗性还是预防性；②是长期放置（3～6 个月）还是短期（1～2 周）放置；③要求快速排液还是慢速排液；④液体的性质、排液的容量等。同时，还要注意到机体的代偿能力与组织反应。腹膜本身就具有很强的吸收功能，正常时每天 100ml 的渗液可由腹膜完全吸收而不会积聚。

（二）引流术的设计

主要应考虑引流部位、引流物引出的路径、出口部位选择、是否附加吸引或冲洗、引流物的选择、放引流的时机与指征等，综合疾病演变和手术过程，设计出合理的、科学的、有效的引流术。

二、关于负压吸引

腹腔内的积液可以在腹腔内任何地方和器官之间，以膈下、肝下、两侧髂窝和盆底的陷凹为多。理论上负压吸引可以增加排液量，但在腹腔内难以满足以下条件：①积液位置固定、流动性好；②能堵塞导管的物体少，管端或侧孔无组织覆盖；③同时要求导管壁在一定负压下不得变形或瘪陷。因此，并不是负压越大，排液量越多。相反，过大的吸引力会造成堵管和液柱中断，反使引流效果中止。王钦尧设计出持续的负压吸引装置，用于急性胰腺炎手术后的腹腔引流，负压控制在 $-10 \sim -5 \mathrm{cmH_2O}$。对于较稠厚的脓液，短时负压可加大至 $-50 \sim -20 \mathrm{cmH_2O}$，该自动吸引装置实际应用效果良好。

三、腹腔引流之过

引流管（条）是腹腔内的异物，机体的异物反应和伴发的感染，影响了腹腔的自净作用，使其吸收能力降低、吞噬能力减弱。如在吻合口附近由异物形成了感染灶，加大了吻合口外漏的危险。引流物以人为的特有路径经过腹腔，影响了肠功能的恢复，会加重肠麻痹，延迟肠排气。引流物还会成为肠梗阻的成因或诱因，腹水也可经过引流口漏出或造成逆行性腹腔内感染。引流管接在吸引装置上，病人体位受限，活动受限，不利于术后的恢复。如果引流口位置不当,靠近无菌切口,也会导致腹壁切口感染或延迟愈合。质硬的引流物还会造成压迫肠管发生肠坏死。少见的引流物脱入腹腔等都会引来麻烦。

四、腹腔引流的基本原则

1. 充分清洗腹腔或清理腹内渗液后才放置引流物。

2. 根据引流口选择引流物,考虑其材质、种类、粗细,决定开放或封闭引流,要不要外加负压吸引等。

3. 引流物放在积液的最低位,如常见的膈下、肝下、直肠前陷凹等处。

4. 引流物从切口之外的低位处引出腹壁之外,出口要根据病人术后的体位调整。

5. 选择不压迫小肠、血管、胆管的地方作为引流物通往腹壁外的路径。

6. 引流物不直接接触吻合口。

7. 术后注意其引流效果,是否通畅,必要时重新放置或设法替代原引流物。

8. 清洁手术的预防性引流(如防止和观察出血、渗液时),手术后 1～2d 内拔除。污染手术后引流物放置 6～7d 后拔去,特殊用途的引流管拔除时间另当别论。

9. 引流物的固定方法,烟卷引流条可用别针固定,腹腔引流管应在两处通过缝扎的办法固定在腹壁皮肤上,一根固定线贴近皮面,另一根在其后 2cm 处打结。

临床教学时说及烟卷引流条滑入腹腔的事,学生们不以为然,觉得不可思议,作者就见到过 2 例。究其原因,就是每次向外拔出少许时,并未将烟卷脱离其原来位置,只是腹壁连同腹内组织弹性被拉出,2～3 次剪短后,烟卷仅露出顶部,如不用别针固定,在病人能起坐时,腹肌运动,就很容易把引流物带入腹内。因为再开腹取出烟卷时既无奈又费时,故特别提及此事。

10. 腹壁通道还要与引流管走行方向一致,不应成角。肌肉裂口要稍宽松些,仅用血管钳撑开尚嫌不足。引流管应不费劲从腹壁戳孔处通过。

五、腹腔手术中的腹腔引流实践

(一)上消化道手术中的腹腔引流

胃癌根治术一般都会放置腹腔引流,有的在肝下和盆腔各放一根。其理由是,剥离面大,防止淋巴液渗出、积血、吻合口瘘,胰脾同时切除的应行左膈下引流。但有人认为引流管是一个异物,也是一个感染源,会延迟器官功能恢复,有形成粘连、腹壁疝和局部不适等缺点而不予放置引流物。临床观察对于清扫面大的胃全切,在 2～3d 内会有浆液性渗出物引流出,但这 100ml 左右的渗出应该是在腹腔可吸收能力之内的。

1. 胃切除放置引流的适应证

(1)广泛的清扫估计术后渗液量多者。

(2)癌肿侵及十二指肠,有发生十二指肠残端瘘可能者。

(3)远侧残胃黏膜剥出术,断端有漏可能者。

(4)其他器官(肝、胰、脾)副损伤,非手术治疗中。

(5)胃十二指肠穿孔腹膜炎时。

2. 引流放置部位　肝下间隙和吻合口部各放一根(图 11-2)。胃全切时,左膈下吻合口处另加一根。一般用硅胶管,外径 8～10mm,在前数厘米处剪 1～2 个侧孔,但不要太多,以防形成涡流。侧腹壁引出,皮肤处缝合固定。

3. 引流并发症　感染创口愈合延迟、粘连和梗阻、切口疝等。

(二)脾切除、肝胆胰手术的腹腔引流

引流物:此处结构复杂,很少有网膜覆盖,故不宜用太硬的塑胶管,可用乳胶或硅胶

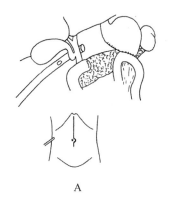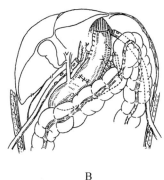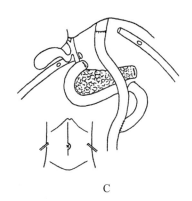

图 11-2　胃切除时的引流

A. 胃大部切除时；B. 近侧胃切除时；C. 全胃切除时

管,用柔软的、亲水性强的、有一定弹性的引流管。

　　在肝下间隙放入 2 根,可以防止管腔堵塞,在拔去 1 根后,另 1 根的引流路仍能开放。一般引流 2～3d 即易发生内腔堵塞,临时可拔除 1 根。如有必要时还可以在原处靠近保留的 1 根引流管旁再放入 1 根。肝切除时(图 11-3),主要是胆汁和淋巴液的引流,肝坏死应在术中予以避免。胆漏一般在术后2～3d,为防感染应在术后尽早拔去引流,2～3d 内松动引流管,7～10d 拔除。

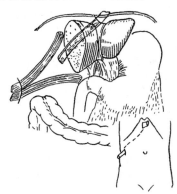

图 11-3　肝切除时的引流

　　图 11-4 为胆道手术的引流,20 年前胆囊切除一定放引流,现在除非炎症、剥离面出血或同时胆总管切开探查时,才放置引流。

　　胰腺手术,正中和右上腹均有引流。观察发现,正中的引流最有效果,此处可放 1～2 根,并用负压吸引(图 11-5)。

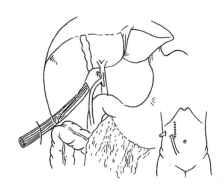

图 11-4　胆道手术的引流

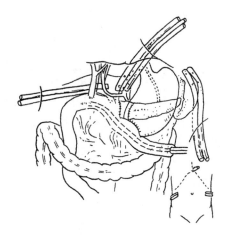

图 11-5　胰十二指肠切除的引流

引流管拔除时,一次拔除还是分段拔除?如果引流液仍有或稍多时,可分段拔除;如果没有引流液,可一次拔除。引流管尖端的位置,离开吻合口 2～3cm。100ml/d 的量,可被吸收,故少于 100ml、非脓性的渗液,可在7d 内拔除。随着手术质量的提高、操作的细致、止血的彻底(电刀),渗血少,放引流的必要性减小。如以前的胆囊切除,一定要放,而现在则不放。胆道手术,不宜把网膜塞到肝下间隙,以防术后病人不适。

引流物原则上不从手术切口引出,因经过切口可以造成污染、积液,影响切口愈合甚至导致切口感染或哆开。

(三)下消化道手术中的腹腔引流

1. 小肠手术　一般肠切除,可在腹腔洗净后不放引流。小肠穿孔术后应放多处引流(图 11-6)。

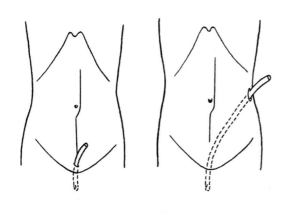

图 11-6　小肠手术的引流

2. 结肠手术　结肠炎性疾病、憩室、穿孔、癌肿手术后,引流管一定要放置。引流部位一般为多处,根据病情在腹腔的各间隙和盆底放置引流管(图 11-7)。

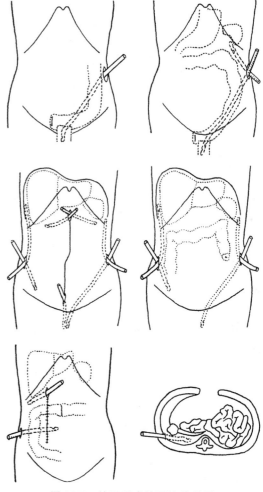

图 11-7　结肠手术的引流管放置

(四)重症腹膜炎的两方向切开贯通式引流

腹膜炎可以引起腹腔内广泛感染和多处脓肿形成,临床治疗十分困难,一旦腹内残余脓肿形成,常需再手术切开脓肿引流。腹内感染和易发生脓肿的部位及脓液流经方向,见图 11-8,可根据此规律设计引流部位及方法。

为了减轻感染中毒症状,防止腹腔脓肿形成,临床上在处理引起腹膜炎原发病灶之后,都进行多种方式的腹腔引流,烟卷、引流

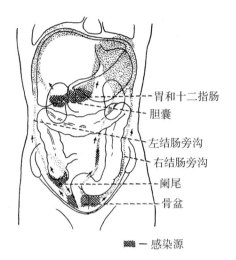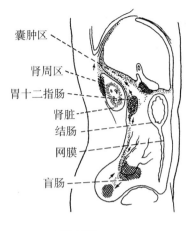

胃和十二指肠
胆囊
左结肠旁沟
右结肠旁沟
阑尾
骨盆

囊肿区
肾周区
胃十二指肠
肾脏
结肠
网膜
盲肠

▨ — 感染源　　　▨ — 感染区域

图 11-8　腹腔脓肿的好发部位及流向

管、双腔管、持续冲洗多管齐下，如急性胰腺炎手术后，引流管遍及腹腔各处。为了充分发挥引流效果，有作者注意到引流位置必须在卧位时的腹腔最低位，即引流管的出口应设计在腋中线的背侧为好。于是又导入了手指的脓性指头炎切开用对穿引流的理念，设计出了两方向贯穿式腹腔引流，用于治疗重症腹膜炎，引流效果有了明显提高。

两方向腹腔开放式贯通引流的手术用于腹腔内严重感染如胰瘘、肠瘘、胆瘘，经一般引流感染难以局限且伴有器官功能障碍的重危病人。方法是在感染灶的最近处、脓腔的最底部切开腹壁，切口开放，形成敞开的贯通式引流道，如一例十二指肠残端瘘、胰损伤、胆管坏死的病人，伴有急性肾衰竭、应激性溃疡、肝衰竭者，施行上腹正中切开、右侧腹切开，开放式贯通引流后治愈。小山研二（2001）用此方法治疗重症腹膜炎伴多器官功能不全者 10 例，6 例治愈，4 例死亡。比常规的仅用引流管引流方法疗效有了提高，并节约了住院费用。

六、负压封闭引流技术

德国医师 Fleischmann 于 20 世纪 90 年代首创了负压封闭引流技术，应用于软组织创面的引流取得了良好的治疗效果。1994 年国内裘华德医师引进了这一技术并创新应用于腹部外科手术的引流。

负压封闭引流技术的原理是，用贴膜覆盖创口建立封闭的引流区，用医用泡沫作为创面和引流管间的介质来增强引流效果。引流管的负压，通过医用泡沫充填物均匀分布到封闭的引流区，增强引流效果并能较长时间保持引流通道的畅通。

临床应用时，可自行制作引流物。选择 1 根或多根合适的引流管，前端部分开多个侧孔。裁剪大小适合于创面或引流部位的医用泡沫海绵，包裹引流管有侧孔的部分。如果引流腹腔间隙，引流物可留部分在腹壁外以便以后取出或更换。引流管可从腹壁戳口引出，接吸引装置加负压吸引。创面或引出引流物的腹壁切口用医用贴膜妥为封闭，使吸引区与大气隔绝起来，形成一个封闭的吸引区。用吸引器或负压瓶连接吸引管，负压以－60kPa为宜，持续吸引。记录引流液的量、性状和病人腹部体征和全身情况的变化，评估引流效果（图11-9）。

　　本技术引流效果确实，持续时间可长达1周以上，减少了更换敷料的麻烦，防止创口的污染，也便于护理。如果使用合适，一般不会发生肠粘连。因此可用于：①严重的腹部切口感染；②腹腔内感染，如阑尾脓肿、肠间隙脓肿、膈下脓肿、肝脓肿、胰周围脓肿和重症胰腺炎的引流；③肠漏（瘘）、胰漏（瘘）和胆漏（瘘）等。

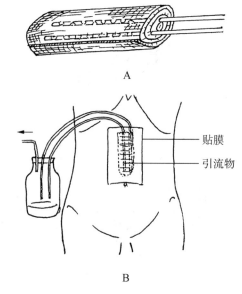

图 11-9　负压封闭引流

A. 引流物；B. 上腹负压封闭引流装置

第12章　腹壁肠造口技巧

腹壁肠造口的目的是维持肠道功能,恢复消化道畅通。最常用于治疗肛门闭锁、先天性巨结肠、消化道畸形等,也适用于癌肿引起的肠腔闭塞而全身状态又不适于做肿瘤切除的病人。在结肠肿瘤、息肉病、溃疡性结肠炎、直肠癌行结肠和直肠切除的病人,造口成为手术的一部分。一些造口是临时性治疗手段,另一些造口则是永久性的排粪口。临床上应根据造口的适应证、目的和病人状况,决定在腹壁的何处以何种形式造口。单管造口多是永久性造口,有回肠单管造口和结肠单管造口。而双管造口多为暂时解除梗阻的治疗方法,也有回肠双管造口和结肠双管造口两种手术方式。

一、腹壁肠造口位置的选择

造口应选择在腹壁的理想位置,便于肠内容物的排出和收集,符合病人的生活习惯要求和减少病人的心理负担。前者是为达到治疗目的的需要,后者是为了提高病人术后的生活质量,加快病人社会复归。要考虑的因素还有病人的体型,穿衣服松紧度的习惯,系裤带位置的高低,所从事劳动的种类,与人群接触密度及病人自己的意愿等。暂时性造口还应选择能够达到治疗目的或容易解除梗阻的部位进行,局部较少受到摩擦,瘢痕形成小以便于术后关口。如果以前有腹部手术瘢痕或有腹壁的感染,应予以避开。

1. 回肠单管造口多选择在右下腹,脐和髂前上棘连线的中内1/3处,即靠近脐部一些的位置。回肠造口的肠段应通过腹直肌开口于其上的皮肤。病人习惯于系紧裤腰带,造口可偏下一些。肥胖者,愿穿宽松衣服而不会勒紧腰带,造口可偏上一些(图12-1)。

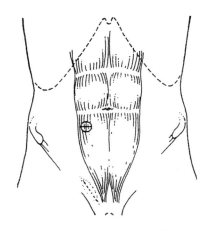

图12-1　回肠单管造口的位置

2. 回肠双管造口位置在右下腹,便于回肠折叠拖出的部位。如仅做双管造口肠减压,腹壁切口就是造口处,而不必另有一个较长的探查腹腔切口。只要能辨认出回肠,并能就近顺利拖出切口外就行了。当然这一个切口应当经过腹直肌(图12-2)。

3. 结肠单管造口位于左下腹,通常通过腹直肌。应保持肠管无张力下自然顺畅通过腹壁到达造口部位,使结肠在行经中不成角,不迂回,不扭曲。按照前述的要求在左下腹

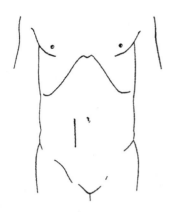

图 12-2　回肠双管造口的位置

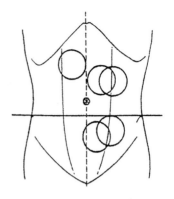

图 12-4　结肠双管造口的位置

选好合适的位置后,术前做出皮肤标志,还要根据手术中的具体情况最后确定(图 12-3)。

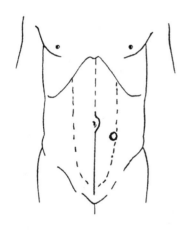

图 12-3　结肠单管造口的位置

4. 结肠双管造口是处理结肠急性梗阻的姑息性手术,也常是解除梗阻原因的最终手术的前期手术。一般是在剖腹探查后再决定是否采用此造口方法,此时需另择切口拖出双折的结肠。最常用的横结肠和乙状结肠双管造口,部位可选在脐上中线偏左或偏右的部位和左下腹(图 12-4)。如果手术的目的只是为了结肠造口,则切口应事先选好在预定的造口位置上,仅一个切口即可完成手术。

二、回肠造口术

(一)回肠单管造口术

在预定的位置中心部提起皮肤,用刀片平行于腹壁削去提起的皮肤,深达皮下组织。切面即是一个圆形的皮肤切开口。提起皮肤的高度和刀片至提起皮肤的血管钳的距离,决定着圆形皮肤切开口的直径。回肠单管造口的皮肤切口应比 1 元硬币稍大一些,直径 2.5cm 左右。刀片放平,一气呵成,可以避免切成长圆形或锯齿状边缘。皮肤切口一次切成后,切除皮下组织显露腹直肌前鞘,十字形切开前鞘达切口边缘,用长血管钳撑开腹直肌,裂口呈纵行,长度应达切口上下边缘。如遇到腹壁血管,应予以结扎切断,认真止血。拉开腹直肌裂口,垂直于腹壁显露腹直肌后鞘和腹膜,用电刀横行切开之(图 12-5)。

造口的回肠断端应予以缝闭,用缝线束将回肠拉过上述腹壁的切口。肠管应自然地通过腹壁通道,不得扭曲、旋转或回肠系膜受压。回肠拖出腹壁外长度为 6cm 以上,使切除封闭端口的肠段再翻转重叠,造口应高于皮面 3cm。在固定造口肠管之前,先在腹腔内缝合固定造口段回肠的系膜,将其与腹膜自然地缝合,消除回肠与腹壁间新形成的间

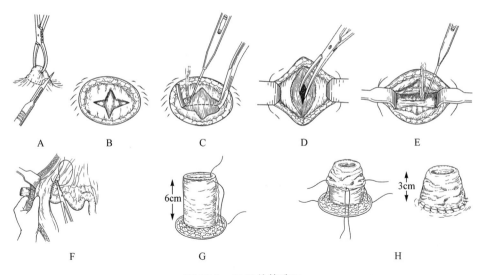

图 12-5　回肠单管造口

A. 皮肤切开；B. 十字切开前鞘；C. 切开腹肌；D. 分开腹直肌；E. 切开腹膜；F. 拉出回肠；G. 回肠高出皮面 6cm；H. 外翻回肠并与腹壁缝合

隙,以防术后内疝发生。如腹腔手术操作已完成,应在此时缝闭原探查的腹壁切口。

拖出的回肠剪除缝闭的末端,止血后将黏膜外翻,全层反折至皮肤切口的边缘。为了顺利翻折肠壁,可在肠腔内 1/2 高度处用鼠齿钳夹住黏膜,以此为支点,将肠壁翻下。将肠壁与腹直肌前鞘缝合一周(约 8 针),回肠端全层与皮肤缝合一周(约 12 针),用纱布覆盖造口处。

(二)回肠双管造口术

皮肤的圆形切口应较单管造口大一些,

部分切断或分开腹直肌,做成腹壁通道。认准需要造口的回肠段(一般应在末段回肠)后拖出切口外,肠管成双折的形状。双折的肠管应高出皮面 4cm,在中间系膜处开孔插入1 根塑胶棒作固定肠管用。拖出的肠管应在腹腔内与腹膜的裂口缝合数针固定,还可将浆肌层与腹直肌鞘缝合固定。在中央切开肠管壁大部,即形成双口。将肠壁切开处翻向下方与皮肤切口缝合一周即可。造口高于皮面 2cm。注意切开的肠管要彻底止血,应在对系膜缘上切开肠壁(图 12-6)。

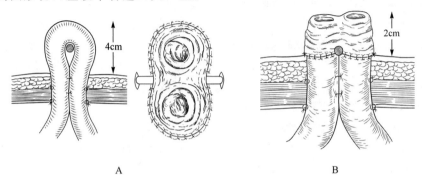

图 12-6　回肠双管造口

A. 双折拉出回肠并切开；B. 双口高于皮面 2cm

还可以做成输入口高于输出口的形式。在固定好的双折肠襻的输出段中下 1/3 对系膜缘处横行切开大半肠壁，将切开处的上缘

翻转套过输入段肠管，与皮肤缝合固定。这样输入口高于皮肤面 2cm 以上，输出口仅稍高出皮面（图 12-7）。

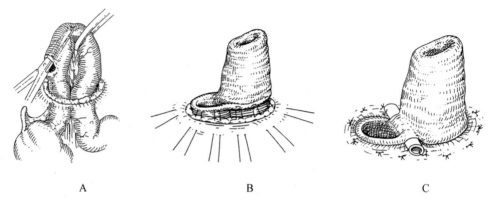

A　　　　　　　　　B　　　　　　　　　C

图 12-7　近段造口高的回肠双管造口

三、结肠造口术

（一）结肠单管造口术

由于结肠单管造口都是在开腹手术后再进行，故应在术前圈定造口位置，在腹内手术大部分操作完成，需要造口的结肠已准备好后，再打通腹壁通道。仍应封闭造口结肠的断端，以防腹腔污染。理顺肠管，确认与腹壁的关系后，应先将肠管在腹膜层外潜行一段，再经腹壁通道引出体外（图 12-8）。缝好结肠系膜与腹壁的间隙，最好关闭腹部大切口后，再开放造口的肠段，设计并缝合造口处。拖出有效肠管的长度为 2～4cm，外翻缝合后，使造口高出皮面 1～2cm（图 12-9）。

问题在于，事先预定的高出约 2cm 的肠管，待缝合好后几乎不再高出皮面，甚至还会凹进腹壁皮下。这由几个原因造成：一是肠管的长度是在牵拉状态下计测高度的，没有使其保持自然状态；二是在腹直肌后鞘处没有固定，在牵拉时，后鞘和腹直肌也同时被提起了，因此高度只是一个假象；另外，钳夹水肿的肠壁增厚，待水肿消退后也会缩小。在设计造口高度时，要避免上述原因引起的造

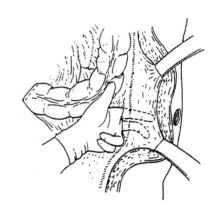

图 12-8　结肠单管造口做好腹壁下隧道

口缩回。

（二）结肠双管造口术

方法大致同于小肠双管造口，但在切开肠壁时，应沿结肠带切开，然后将肠壁全层与皮肤缝合一周。沿结肠带切开，抗张力增强利于缝合固定，切口出血也少（图 12-10）。

（三）带储液袋的小肠造口术

这种特殊的造口方法，既有储液袋，也有人工套叠瓣。除了做回肠单管造口之外，还可以在回肠代膀胱手术时应用。

方法是，离小肠断端 15cm 处双折肠管，

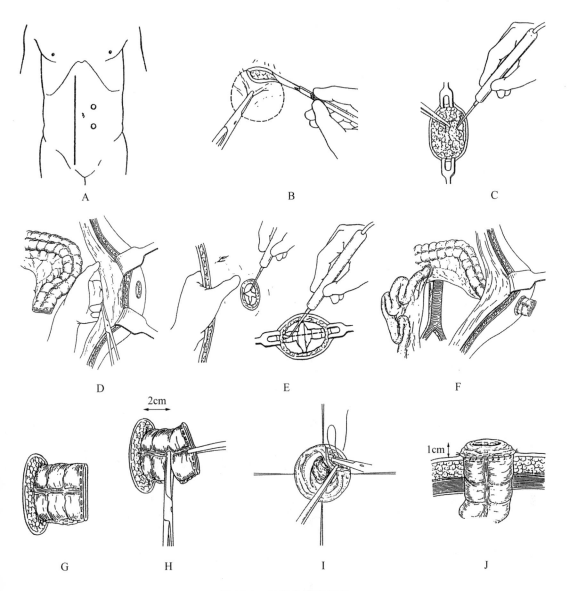

图 12-9　结肠单管造口术

缝合折叠处肠管的浆肌层。沿缝合线两侧约 0.8cm 切开双折肠管的侧壁,近端约 18cm,远端约 15cm。对合全层缝合切开口的后壁。转入输出肠段人工瓣膜的操作。向肠腔内套入远段肠管,缝合浆肌层固定,套叠部长 2.5～3cm。再缝合切开肠管的前壁,可做二层连续缝合,使双折的肠道形成一个袋。在输出口处插入导管,注水或充气检查囊袋的缝合是否严密而不渗漏。输出口的小肠通过

腹壁造口的通道,按小肠单管造口方法固定在腹壁上。囊袋状小肠及系膜与腹膜缝合固定之(图 12-11)。

四、预防造口的并发症

(一)术后造口旁疝形成

造口旁疝(图 12-12)发生原因在于:

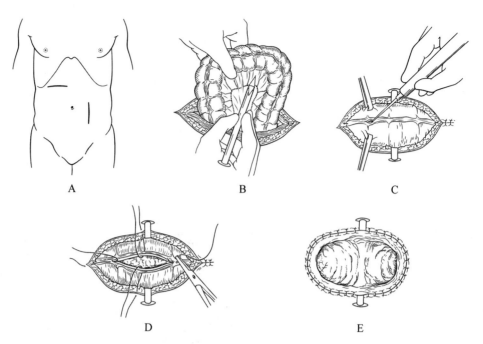

A. 腹壁切口；B. 拖出结肠

图 12-10　结肠双管造口术
A. 腹壁切口；B. 拖出结肠；C. 沿结肠带切开结肠；D. 与皮肤缝合；E. 术后

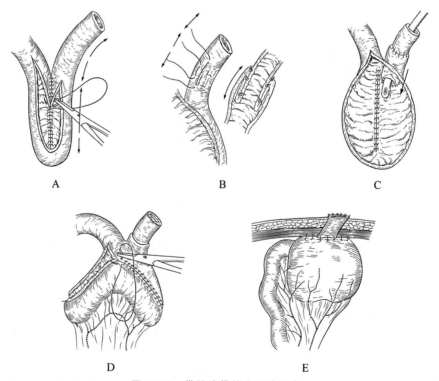

图 12-11　带储液袋的小肠造口术
A. 切开双折肠段做成囊袋；B. C. 套叠肠段做成人工瓣；D. 缝合囊袋前壁；E. 开口于腹壁上

①造口位置选择不正确,如没有经腹直肌而在腹直肌边缘或外侧开口;②腹壁开口过大、过松,或因腹壁薄弱;③造口周围漏缝,留下间隙,或缝线脱落,缝合不在同一个层面上,如有的针缝在前鞘,有的缝在腹直肌或后鞘上,造口周围有手术留下的薄弱缝隙。针对上述原因,手术中可以预防:正确选择切口,切开口适中,在一个层面上固定肠壁于腹直肌前鞘上,皮肤缝合针距分布均匀,约 1cm 以内为好。

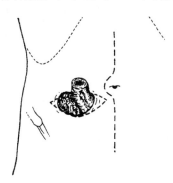

图 12-12　造口旁疝

(二)术后造口脱出

术后造口脱出(图 12-13)的原因多为造口肠管固定不良,或因肠蠕动剧烈,腹压加大,或是造口周围感染致缝线过早脱落等。预防对策:认真肠道准备,严密缝合固定造口肠段,包括在腹腔内与腹膜的固定,肠管与前鞘及腹壁皮肤的固定要确实和周密;术后注

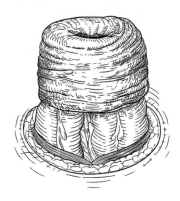

图 12-13　造口脱出

意局部引流和全身抗感染治疗。

(三)术后造口回缩

发生原因和术中对策上面已经述及。要在宽松的条件下设计造口的高度,特别是小肠造口时,要求更应严格一些。

(四)术后造口出血

笔者见 1 例乙状结肠造口术后造口处敷料血染,腹壁下血肿,而且左下腹引流管内有全血引出,每日 50～100ml。当时认为是腹内渗血,仅做一般支持治疗。出血 1 周后停止,痊愈出院。3 个月复查时发现切口疝形成。此例很可能在做腹壁切口时伤及腹壁下血管,出血不仅溢出造口周围,也渗进腹腔。当时如能认识此为术后造口出血(图 12-14),及时切开探查止血,即不会有切口疝的发生。如果在腹壁通道制作时,看到腹壁下血管正在其中,应结扎血管,保留腹壁下神经,以防切断后发生腹肌萎缩。

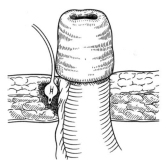

图 12-14　造口出血

(五)术后造口周围脓肿形成

术后造口周围可有脓肿形成(图 12-15),因此减少术中肠管渗漏液对创面的污染和消灭造口周围的无效腔,防止积液形成,是术中预防脓肿形成的重要措施。

(六)造口原发病复发

癌肿的切断面残留,炎性结肠疾病都可在造口附近的肠段上复发。术中应严格按规

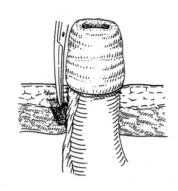

图 12-15 造口周围脓肿形成

定远离肿瘤切断结肠,有条件的应及时送病检,明确切缘有无残留。应保证不在病理性肠段上做造口。

(七)术后造口坏死

这是一个严重的术后并发症,手术失误

是发生造口肠段坏死的原因。造口肠段血供不良,血管被切断;或在缝合造口与皮肤时损伤或缝扎住系膜血管的终末支;或在引出途中扭曲、压迫肠系膜;或系膜过于紧张,术中造成静脉壁挫伤,术后肠系膜血栓形成等。以上都是手术的失误,应予以注意和纠正。

(八)造口狭窄

永久性腹壁造口狭窄偶见。原因是造口肠段扭曲成角,腹壁切开口过小;腹直肌鞘和肌纤维切开口过小;造口通过腹壁段与腹内肠段严重成角等。排粪困难是主要表现,常常须行造口段扩张才能排粪或需要掏出积粪。如果一个手指伸入造口即有夹紧的感觉,排便就会不畅。处理:早期须行造口扩张。如属瘢痕形成,扩张不能改善排粪时,需重新设置造口。

第13章　腹腔淋巴结清扫技巧

一、关于淋巴结清扫术

腹内器官恶性肿瘤的切除手术,包括肿瘤所在部位及其引流区域的淋巴结切除。淋巴结的切除是否彻底,是决定根治手术疗效的重要因素之一。与肿瘤一起切除淋巴组织称为淋巴结清扫。一般认为,淋巴结清扫范围越大越好,切除的淋巴结数越多越好,扩大淋巴结清扫手术,就是基于这个观点而设计的。但随着手术范围的扩大,手术并发症和手术死亡率也有升高。况且,5年生存率不光决定于淋巴结的清扫彻底与否,还与肿瘤的所在部位、大小、深度、类型、进展度和生物学行为以及腹腔内有无肿瘤细胞种植等因素相关。西欧的报道与日本的报道明显不同,认为 D_2 以上的手术并未使胃癌的5年生存率提高,相反,并发症和死亡率却有所上升。因此,对消化系统癌肿的淋巴结清扫范围,要在手术中根据病人的具体情况来决定。

积极的淋巴结清扫,是指对肿瘤所在部位的系统性预防性淋巴结切除,对肿瘤局部和远处的淋巴结一律切除干净。在肿瘤的TNM分期中,以胃癌为例,以前规定 N_0 为区域淋巴结无转移,N_1 为距肿瘤边缘3cm以内淋巴结有转移,N_2 为距肿瘤边缘3cm以外的淋巴结有转移。现在规定以淋巴结转移个数来分期:N_1 为1~6个淋巴结有转移,

N_2 为7~15个淋巴结有转移,N_3 为多于15个淋巴结有转移。前面的分期方法会引导手术切除的范围变大,后面的分期方法是强调切除的淋巴结个数要多,两者目的都是为了达到清扫掉有转移的淋巴结,似无本质区别。这种有扩大切除范围倾向的根治手术理念,影响着东亚国家的外科医生,特别是日本,国内也有此趋向,因为其疗效已有明显提高。

消极的淋巴结清扫,是在肿块切除后,追加有转移的或可疑为转移的淋巴结切除,通常是分散逐个切除淋巴结。这是欧美一些国家流行的肿瘤切除方法。对一些不能耐受手术者,还可以在切除肿瘤后,择期二次做淋巴结切除。

上述两种清扫淋巴结的态度和手术方法的争论,并未影响国内的近乎中庸的淋巴结清扫理念,在手术技巧普遍提高的基础上,以 D_2 为胃癌的基本手术,根据术中发现再做适当的个体化调整,已为一般外科医生接受和应用。

淋巴结是沿着器官的供血动脉分布的,在动脉的周围还和内脏神经丛或神经支交织在一起,存在于脂肪等疏松组织之中。淋巴结与动脉的关系并非平面关系,而是环绕在动脉周围的三维空间里。动脉往往有同名静脉伴行,因此清扫淋巴结的操作本身就有一定难度,必须打开血管鞘,沿血管壁外游离出脂肪和淋巴结,使动脉裸露"悬空",才能彻底切除淋巴组织。

正常的淋巴结呈黄白色,柔软质脆,有滋养血管进出并有淋巴管与周围组织和远处淋巴结相连。有癌肿转移的淋巴结质硬、变大,与周围粘连不易分开。在清扫时,靠近器官边缘的淋巴结一般都不是单个切除,而是在根部切断血管,连同脂肪组织与要切除的器官一同"整块切除"。大部分的淋巴结都是通过此种方法被清扫的。如胃癌手术时,胃周围的 No.1、No.2、No.4、No.5、No.6、No.7淋巴结,都是在胃血管切断时,连同胃肿瘤及部分胃(或全胃)一道被切除的。术中并不一定看到上述各组淋巴结,它们是埋伏在胃周围的组织中被整块切下的。因为不直接接触有转移的淋巴结,减少了肿瘤的扩散或播植,也节约了手术时间,这是最理想的清扫方法。

第二种清扫方法是单独摘除淋巴结。对远离器官存在的转移淋巴结、深在部位的淋巴结和解剖结构复杂部位存在的淋巴结,只能在器官及肿瘤整块切除后,再一个个切除它们。如胃癌手术中切除肝十二指肠韧带内淋巴结和胰腺后面的淋巴结时,不能与器官连在一起切除,只能单个或数个合并剔除之。

第三种清扫方法是沿着一些重要的血管周围单独将淋巴结和其周围的脂肪组织、神经组织一并切除,而不切断这些血管。如胃切除时,脾动脉和脾门部、肝总动脉、腹腔动脉、肠系膜上动脉周围的淋巴结切除时,需解剖游离动脉一周,只保留血管,清除血管以外的所有组织。为了便于操作,有时需要用束带将重要血管提起来再进行清扫,一是便于切除动脉上、下面和背面的组织,二是防止血管受损伤。

在实际操作中,多采用二次淋巴结清扫方法来达到根治性切除的要求。首先是将癌肿所在器官的部分(或全部如全胃)及其周围的淋巴结整块切除。相当于第一次切除了第一站的大部分淋巴结。这样切断了主要供血血管、肿瘤及部分器官,整块移除标本,消除了肿瘤扩散种植的根源。同时,移除标本后明显扩大了手术视野。然后再次进行单独淋巴结切除和重要血管周围的淋巴结清扫。根据肿瘤所在部位淋巴引流的关系,有顺序地、全面地进行第2站淋巴结单独切除和远处淋巴结的清扫。第二次淋巴结清扫是切除了第1站留下的淋巴结和第2站甚至第3站淋巴结。事实上实践了先端掉"敌人老巢",再进行"追剿残余"的战术,灵活机动的战术,在淋巴结清扫时也是行之有效的。

在手术中,肉眼可以辨认哪些淋巴结有转移,哪些是没有转移的正常淋巴结。有的切下了上百枚淋巴结却无一个有癌转移。可以想象,虽然这个淋巴结切除手术十分成功,却并未在提高疗效上发挥积极作用。一般说来,离肿瘤近的淋巴结转移机会多,对于深达浆膜的胃肠肿瘤或直径 5cm 以上的肿瘤,所谓根治手术,至少应该是切除第2站的全部淋巴结。正常的淋巴结小、轻、有弹性、有光泽、肉红白色,单个分离存在,有良好的活动度,容易单独分离出来,圆形、长圆形,分界清楚。而有转移的淋巴结体积大,扁平,形状不规则,边缘不平滑,灰白色,活动差,质地硬,与周围粘连,难以和脂肪组织完全分离,不易单独切除下来,用血管钳触诊,有被绷紧的纤维索条固定的感觉。脂肪组织丰富的网膜、系膜、腹膜后,淋巴结显现不明显,常埋于组织之中,数目、位置不易确定。因此有人用染色的方法使淋巴结着色以便识别。可以在胃肠浆膜下或胃肠附近的淋巴结内注入微粒子活性炭,每处0.2ml,在肿瘤周围注射数处,可见到染成黑色的结节。有人用亚甲蓝做标识。这些染色的淋巴结,并不是表明已经有了肿瘤转移,严格说来,是沿淋巴回路中的各站淋巴结。相反,有转移的淋巴结却未必被染色,因为癌转移和浸润,已经堵塞了区域的淋巴管,色素无法到达淋巴结内。但这样有转移而又不染色的淋巴结并不会遗漏,因为肉眼就可以识别出来。

　　清扫淋巴结可以用阑尾钳、鼠齿钳把持住淋巴结,用剪刀将淋巴结及其周围脂肪组织分离下来,直到留下空悬的血管。有的外科专家用刀片来切除淋巴结,它轻巧、灵活,边划边刮边推,锐钝结合,得心应手。有的作者认为用电刀切下淋巴脂肪组织,既可防止出血、淋巴漏,又有烧灼作用,可减少残留癌细胞。手术器具因各人习惯不同而异,没有优劣之分,但最通用的还是用镊子或阑尾钳夹持组织,用剪刀分离和剪切。

二、进展期胃癌的淋巴结清扫技术

(一)胃的淋巴系解剖知识

　　胃的淋巴系可分为三个大区,分别与胃的 3 支主要动脉并行,即胃左动脉淋巴区、脾动脉淋巴区和肝动脉淋巴区。因胃癌淋巴结清扫术的需要而对淋巴结的命名,与解剖学的淋巴结名称并不完全相符。临床上还根据癌肿所在的位置分出不同的淋巴结组,现予以简介(图 13-1,图 13-2)。

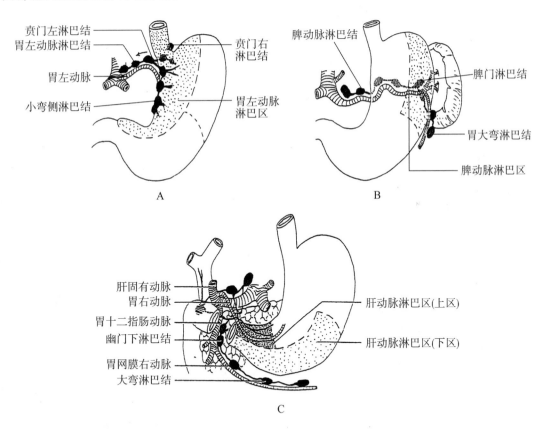

图 13-1　胃的淋巴结分区(按动脉系分)
A. 胃左动脉区;B 脾动脉区;C. 肝动脉区

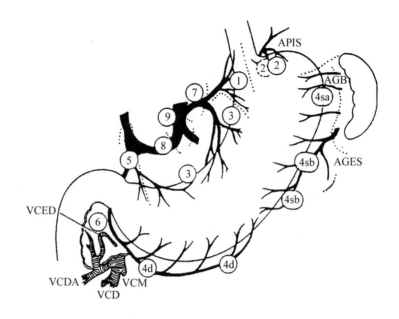

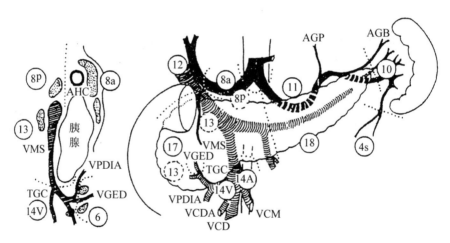

图 13-2 胃淋巴结的命名

APIS. 左膈下动脉;VCDA. 副结肠右动脉;VPDIA. 胰十二指肠前下动脉;AGES. 胃网膜左动脉;VP. 门静脉;TGC. 胃结肠静脉干;AGB. 胃短动脉;VCM. 结肠中静脉;VMS. 肠系膜上静脉;VGED. 胃网膜右动脉;VCD. 结肠右静脉;AGP. 胃后动脉;1. 贲门左;2. 贲门右;3. 胃小弯;4sa. 胃短动脉;4sb. 沿胃网膜左动脉;4d. 沿胃网膜右动脉;5. 幽门上;6. 幽门下;7. 胃左;8a. 肝总动脉前;8p. 肝总动脉后;9. 腹腔动脉;10. 脾门;11. 脾动脉;12. 肝十二指肠韧带;13. 胰头后;14A. 沿肠系膜上动脉;14V. 沿肠系膜上静脉;15. 结肠中动脉;16. 腹主动脉;17. 胰前淋巴结;18. 胰下淋巴结

胃分为贲门（E）、上部（U）、中部（M）、下部（L）和幽门（D）各部，根据肿瘤占据部位的不同，胃淋巴结的分组也不相同，根据日本胃癌处理规约，按下图把各组淋巴结分成三站（图 13-3 至图 13-5）。

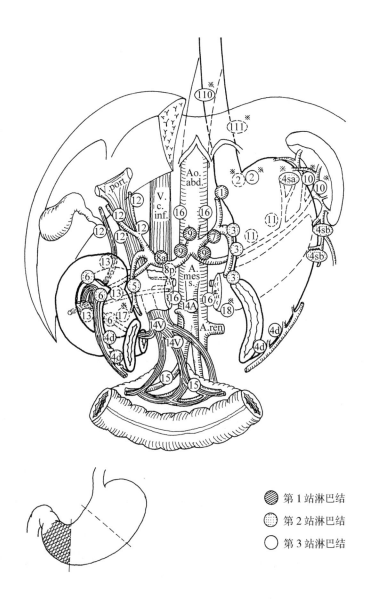

图 13-3　下部胃癌的淋巴结分组

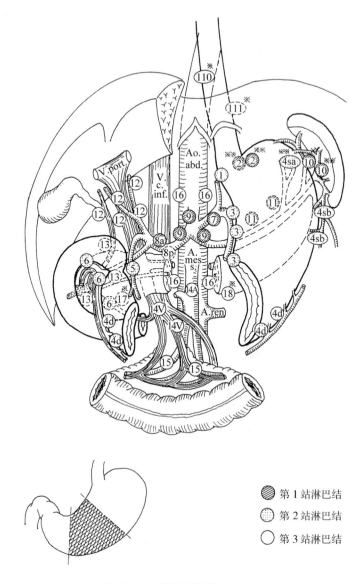

第 1 站淋巴结
第 2 站淋巴结
第 3 站淋巴结

图 13-4　中部胃癌的淋巴结分组

(二)远侧胃癌切除术的淋巴结清扫

1. 大网膜、横结肠系膜前叶、No. 15、No. 14、No. 17 淋巴结的清扫　摊开横结肠,向上提起大网膜,沿其附着于横结肠上的无血管区剪开大网膜,向右达结肠肝曲,向左达脾下极。沿横结肠前壁找到横结肠前后两叶的间隙,向上分离至胰腺上缘。可见中结肠动静脉裸露,摘除该动脉周围的淋巴结(No. 15)。在胰腺下缘走出的肠系膜下动静脉根部如有淋巴结(No. 14)显现也一并切除(图 13-6)。No. 17 为胰头前淋巴结。

2. 幽门下淋巴结切除　胃网膜右动脉是胃十二指肠动脉分出胰十二指肠上动脉后的延续,胃网膜右静脉汇入胃十二指肠静脉,与中结肠静脉汇合形成胃结肠静脉干再流入肠系膜上静脉的"外科干"。胃网膜右动、静脉间的间隙较大,内有幽门下淋巴结(No. 6)。

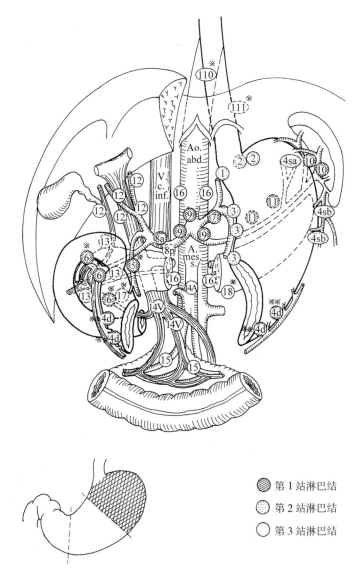

第 1 站淋巴结

第 2 站淋巴结

第 3 站淋巴结

图 13-5　上部胃癌的淋巴结分组

在胃网膜右动脉根部结扎切断该动脉,另在胃十二指肠静脉处切断之,清除动静脉沟的组织和淋巴结。注意过分牵拉结肠会撕破胃结肠静脉干,造成出血而止血困难。此时应将结肠复位并压迫止血(图 13-7)。

3. 胰头后淋巴结(No.13)切除　剪开十二指肠降部外侧腹膜,将胰头十二指肠从后腹壁掀起,在胰头背部的淋巴结应予以切除(图 13-8)。

4. 幽门上淋巴结(No.5)和肝十二指肠韧带内淋巴结(No.8)切除　沿胆总管剪开肝十二指肠韧带的腹膜达肝门,并向左横行剪开韧带前的腹膜和部分小网膜附在肝下缘的部分,显露肝固有动脉和胆总管。结扎胃右动脉,切除幽门上淋巴结。切除胆总管旁淋巴结,切断十二指肠上动脉并切除该动脉周围淋巴结、肝固有动脉周围淋巴结、门静脉后面的淋巴结。可将左手指伸进小网膜孔,

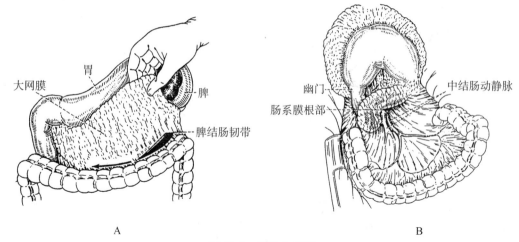

A
B

图 13-6　切除大网膜

A.游离大网膜根部；B.清扫横结肠系膜上的淋巴结

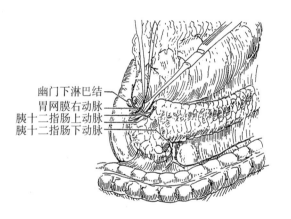

图 13-7　切断胃网膜右血管

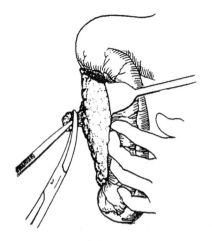

图 13-8　胰头后淋巴结切除

在拇指与示指间扪诊韧带内前后的淋巴结，通过手指的捻转增加韧带侧方和背面的显露，直视下切除可见的淋巴结（图 13-9）。

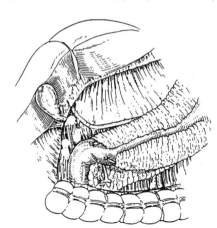

图 13-9　幽门上和肝十二指肠韧带内淋巴结切除

5.切除小网膜和贲门右淋巴结（No.1）切断十二指肠后沿肝缘切断小网膜达食管和贲门右侧，切除胃小弯淋巴结（No.3）和贲门右淋巴结（No.1），向后切开腹腔动脉前的腹膜，细心切除腹腔动脉上方的淋巴结（No.9）（图 13-10）。

6.切断胃左动脉，胃左动脉周围淋巴结（No.7）切除　在胃左动脉从腹腔动脉分出

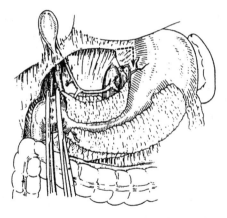

图 13-10 切除小网膜和贲门右淋巴结

处切断胃左动脉,并切除其周围淋巴结。胃左静脉在肝动脉上方向右注入门静脉,也有部分人是注入脾静脉的。可在其靠近汇入门静脉处结扎胃左静脉,防止切除肝总动脉周围淋巴结(No.8)时损伤胃左静脉而发生意外出血(图 13-11)。

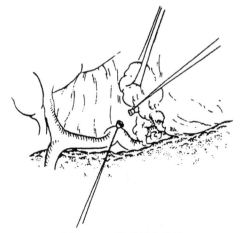

图 13-11 切断胃左动脉

7. 肝总动脉周围淋巴结(No.9)切除 向左牵开胃,向下牵拉胰腺上缘,可见到肝脏与胰腺之间有一个淋巴结(幽门后淋巴结)。将其与肝总动脉前淋巴结(No.8a)和后淋巴结(No.8p)一并切除,必要时游离肝总动脉,并以束带拉开再切除其后的淋巴结(图 13-12)。

8. 腹腔动脉周围淋巴结(No.9)切除 继肝总动脉追向其根部即可到达腹腔动脉,

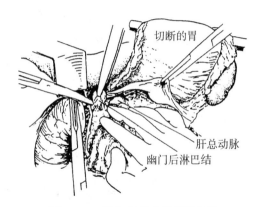

图 13-12 清扫肝总动脉干淋巴结

在该动脉左右两侧剪开后腹膜,清除腹腔动脉分出三支动脉的夹角处及其周围的脂肪淋巴组织。因为腹腔神经丛的存在,此处组织坚韧固定,可细心分块切除动脉外和神经丛浅面的软组织(图 13-13)。

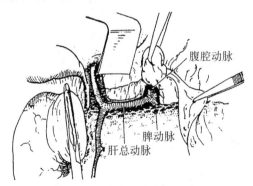

图 13-13 切除腹腔动脉周围淋巴结

9. 切断胃网膜左动脉及切除其周围淋巴结(No.4sb) 在脾下极水平切断胃网膜左动、静脉及 1～2 支胃短动、静脉,连同网膜和肠系膜前叶一起,切除其内的(No.4sb)淋巴结。

(三)经腹近侧胃癌切除术的淋巴结清扫

1. 游离胃中、下部。幽门下淋巴结(No.6)和胃网膜右淋巴结(No.4d)无转移者,可经腹行近侧胃切除术。从横结肠中部开始向左切除左侧大网膜,保留胃网膜右血管的右侧段。从幽门管后向上挑起胃,绷紧小网膜,在根部切断胃右动脉,并从肝下缘切断小网膜直至贲门右侧。如此胃小弯淋巴结(No.3)和胃大弯右侧淋巴结(No.4)被列入整块切除范围。

2. 确定肿瘤远侧胃切除线后切断胃,将上部胃牵向左侧,下部胃牵向右下方,显露腹腔动脉,切除肝总动脉干淋巴结(No.8)、胃左动脉淋巴结(No.7)、脾动脉根部淋巴结(No.11)及腹腔动脉根部周围淋巴结(No.9)。No.7、No.8、No.9的清扫方法,同于远侧胃切除。

3. 贲门周围淋巴结(No.1、No.2)和胃大弯上部淋巴结(No.4)切除后,在合适位置切断腹部食管,将食管远端与胃上部拉向下方,显露并切断胃膈韧带,在膈肌脚后的贲门右淋巴结(No.2)被切除。由上向下紧贴脾缘切断胃脾韧带,切除胃大弯上部淋巴结(No.4sa、No.4sb)。

4. 脾动脉干淋巴结(No.11)、脾门淋巴结(No.10)切除。从脾动脉根部沿胰腺上缘直达胰尾和脾蒂,切除脾动脉沿途的淋巴脂肪组织。如发现胃后动脉,在脾动脉发出该动脉的根部切断之。如此处有肿大淋巴结怀疑有癌转移者,应联合切除脾和胰尾。至此,胃、肿瘤及淋巴结整块被切除,移出标本,必要时追加残存的淋巴结脂肪组织切除。

(四)全胃切除的淋巴结清扫

胃上部、中部进展期癌,已侵犯胰腺体尾部,或脾动脉干(No.10)和脾门(No.11)淋巴结有转移者,除全胃切除外,应联合切除胰腺体尾部和脾脏。

1. 胃中、下部的游离并清扫其周围的淋巴结:No.6、No.13、No.12、No.5、No.3、No.4,方法同前述。

2. 如有淋巴结转移并融合成团,应游离脾、胰体尾,并切断脾动、静脉,切除脾动脉干和脾门淋巴结(图13-14)。

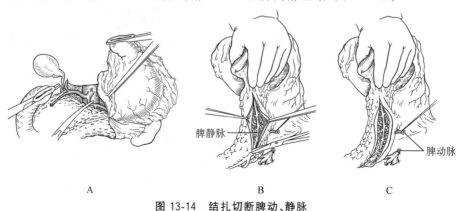

脾静脉

脾动脉

　　A　　　　　　　　　B　　　　　　　　　C

图 13-14　结扎切断脾动、静脉

3. 切断胰体尾部并妥为处理胰腺近侧断端。

4. 游离食管腹段,切除贲门旁淋巴结(No.1、No.2)(图13-15)。

5. 贲门癌或累及贲门的胃癌,根据淋巴结转移情况还应做胸腹联合切口,清扫胸腔内的食管下段食管旁淋巴结(No.110)、食管裂孔淋巴结(No.20)和膈上淋巴结(No.111)。应提起食管下段,切除食管周围部分膈肌1～2cm宽,自下而上清除食管周围的淋巴结和结缔组织。在适当部位切断胸部食管下段,整块移除胃、脾和胰体尾及周围淋巴脂肪组织标本,开始消化道重建。

全胃切除的淋巴结清扫,原则上从乳糜池开始向末梢侧淋巴结方向进行,特别重视胃的静脉走行,以防静脉损伤。

中部胃癌行全胃切除时,先行胃切除,然后按照从腹腔动脉周围淋巴结(No.9)到切断

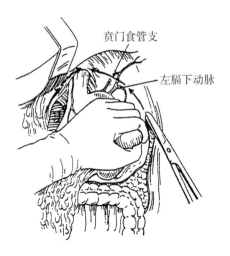

图 13-15　清扫贲门周围淋巴结

胃左动脉,再到肝总动脉干淋巴结(No.8)的顺序进行淋巴结清扫。胃左静脉在其汇入门静脉主干处切断(或从其汇入脾静脉处切断)。

下部胃癌向上波及胃中上部并有贲门旁左、右淋巴结转移时进行的胃全切除,按照以下顺序进行切除:No.8→No.9→No.11→切断胃左动脉。

上部胃癌向下波及胃中下部,幽门上、下淋巴结有转移时的切除顺序是:从主动脉前面→No.9→切断胃左动脉→No.11 根部→No.8。

以上各种切除方法过程中,特别要重视胰腺周边的淋巴结流向,并予以切除(图 13-16)。

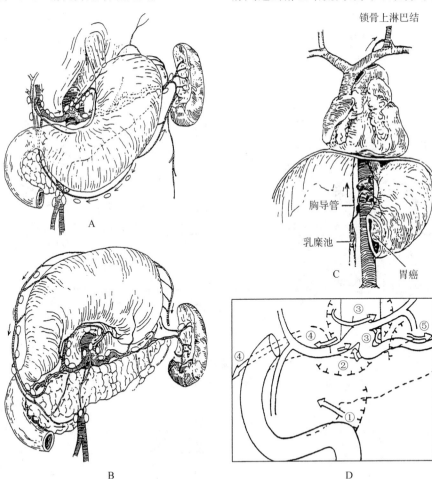

图 13-16　胃的淋巴流向和淋巴结清扫顺序

A. 胃癌系沿着周围的血管和腹膜结构进行转移的;B. 将胃翻向上方,可见胃的淋巴系与胰腺关系密切;C. 胃癌可经胸导管转移到锁骨上淋巴结;D. 淋巴结清扫的顺序和方向

三、肝、胆囊、肝门部胆管癌的淋巴结清扫

(一)肝脏、胆管和胆囊的淋巴回流

1. 肝浅部淋巴管 在肝表面浆膜下的Glisson囊内，有5个路径回流。

(1)膈面的上、前和右面的淋巴管经镰状韧带内，穿膈的胸肋三角入膈上淋巴结前群和胸骨旁淋巴结。

(2)肝后面、上面和下面后部、尾状叶的淋巴管伴下腔静脉穿腔静脉孔注入膈上淋巴结外侧群。

(3)左外叶后面的淋巴管流向食管裂孔，注入贲门周围的胃左淋巴结。

(4)右叶后面的淋巴管伴膈下血管注入腹腔干周围的腹腔淋巴结群。

(5)肝前下缘及整个脏面的淋巴管注入肝淋巴结。

2. 深部淋巴管

(1)伴门静脉各级分支最后出第一肝门注入肝淋巴结；也有注入胃左、胃右淋巴结者，或直接注入胸导管。

(2)伴肝静脉所属分支出第二肝门，伴下腔静脉穿腔静脉孔，注入膈上淋巴结；也有直接注入腹腔淋巴结者。

3. 肝、胆管、胆囊的淋巴结 位于小网膜内，沿肝总动脉、肝固有动脉及其左、右支和胆管分布。肝淋巴结数目和位置变化不定，但有两个恒定的淋巴结：①胆囊淋巴结，在胆囊管与肝右管和肝总管的夹角处，多在肝右动脉的浅面；②网膜孔淋巴结，位于胆总管上段右侧(图13-17)。

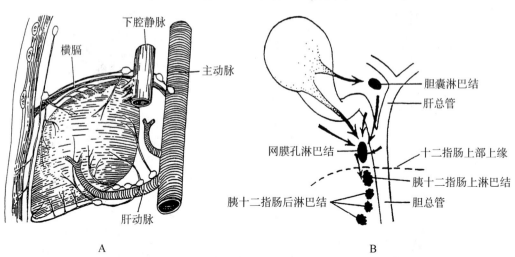

图 13-17 肝脏、胆囊和胆管的淋巴结分布
A. 肝脏的淋巴结分布；B. 胆囊和胆管的淋巴结分布

(二)肝癌、胆囊癌和胆管癌的淋巴转移状况

原发性肝癌的肝门部淋巴结转移者少见，肝细胞性肝癌的肝门部淋巴结转移则更少见，至肝癌晚期(此时多有肝内或血行远位转移)亦可有肝门部淋巴结转移。因此，能切除的肝癌手术，肝门部淋巴结清扫只限于有淋巴结转移者，一般未予过多的重视。

胆囊癌和胆管癌时，可有胆管右侧至胰十二指肠后淋巴结群肿大，门静脉周围、肝动脉周围和胰头上缘的淋巴结群肿大。来自肝

脏的淋巴管与肝十二指肠韧带上的淋巴管广泛流通。在行胆囊癌、胆管癌切除时,应行肝门部和肝十二指肠韧带的淋巴结清扫。

(三)胆囊癌的淋巴结清扫

胆囊癌的转移首先是浆膜面,然后到肝脏即胆囊床的肝组织,再沿着胆管方向浸润。临床一般是按上述进展度来分期的。

1. 肝十二指肠韧带内淋巴结的分布、命名　肝十二指肠韧带内的淋巴结分组较为复杂,简单划分为:肝左、右管分叉以上的淋巴结(No.12h),从分叉到胰上缘间划为二等份,沿胆管分布的为胆管淋巴结(No.12b$_1$、No.12b$_2$、No.12c),沿门静脉侧分布的为门静脉淋巴结(No.12p$_1$、No.12p$_2$)。

肝十二指肠淋巴结划分见图 13-18。

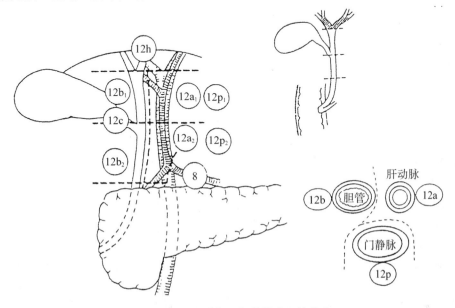

图 13-18　肝十二指肠韧带的淋巴结分布
12a.沿肝动脉淋巴结;12b.沿胆管淋巴结;12p.沿门静脉淋巴结

2. 胆囊癌淋巴结清扫　首先是胆囊和胆囊床的肝楔形切除,肝的楔形切除深度一般限定在 2cm 以内,过深会伤及其内的大血管,如属必要,需做肝段切除。切除后的肝床,止血后用纱布填塞,以拉钩压迫,转向肝十二指肠韧带的操作。切开肝十二指肠韧带,在胆总管上加牵引带,向左上方拉开,切除胆管左侧上、下的淋巴结(No.12b$_1$、No.12b$_2$)。如 No.12b$_1$、No.12b$_2$ 的界限不清,可一起切除之。No.12b$_1$、No.12b$_2$ 常与 No.12p、No.8x 或 No.13a 连在一起,可以整块切除,也可以分别单独切除,No.13a 常在胰包膜内埋着,切开包膜可以清扫掉。

然后清扫肝十二指肠韧带内,这里有肝固有动脉,其上有小的淋巴结,清除后转到 No.8,肝总动脉前面淋巴结要清扫,其后方是否需要视病情而定,如果切断胃十二指肠动脉后,No.8 的清扫就容易得多。

门静脉和肝动脉间的淋巴结是细长的,肉眼不易区分,连同疏松结缔组织一并清除。清扫后,肝十二指肠韧带内只有几根脉管,其间隙清晰可见。

有的作者手术方法是:先切除肝十二指肠韧带的前面层腹膜,然后向左切除门静脉后的腹膜,再转向外侧沿胆总管切除全部腹膜。此后把血管、胆总管用束带牵开,逐个清除其间的脂肪和淋巴组织。

至于肝十二指肠韧带内神经丛的处理,

一般多无困难,此处仅为神经纤维丛,在清扫时一般无须单独切除。

(四)肝门部胆管癌的淋巴结清扫

所谓上部胆管,是指肝总管分出左右支处到三管合流部分的肝总管这一段。胆管癌的淋巴转移:有人统计 26 例胆管癌,50% 切除率,仅下部胆管癌有 1 例长期存活,中上部胆管癌有淋巴结转移者至多能生存 1 年。因此有淋巴结转移者必须彻底清扫才能够提高生存时间。转移的淋巴结在 No.12、No.13、No.8 这三组,即第 1、2 站淋巴结是重点清扫对象。癌肿向上可浸润到左右肝管,向下延及胆总管下段。

胆管切除和淋巴结清扫:首先松动十二指肠,向小网膜孔内插入手指触诊病灶。先清扫胰十二指肠后上淋巴结,然后切除肝总动脉周围淋巴结,再转向剥离肝十二指肠韧带的前面。游离肝总动脉、肝固有动脉及左右肝动脉,在肝固有动脉上加牵引带。

游离胆囊,将其从肝床上剥离下来。在肝右动脉分出胆囊动脉的起始处切断胆囊动脉。在十二指肠边缘游离胆总管一周,用带子牵开。充分游离左右肝管,在十二指肠上方切断胆总管。沿胆管上段向上剥离直到肝门处,一起切除胆管。游离肝右动脉,离开肿瘤适当距离切断左右肝管,切取标本,做冷冻快速病检。切断面如有浸润需追加切除 1～1.5cm 的胆管。根据转移情况决定是否需要做胆囊床或肝方叶的楔形切除。然后做胆道再建。

四、胰腺癌切除的淋巴结清扫

(一)胰的淋巴回流

胰腺的毛细淋巴管丛汇集成 3～12 条集合淋巴管,胰头上部淋巴管汇入胰十二指肠上前、上后淋巴结,再汇入幽门下淋巴结和肝淋巴结。胰头下部淋巴管汇入胰十二指肠下前、下后淋巴结,再汇入肠系膜上淋巴结。胰体前面淋巴管汇入胰上淋巴结、胃左淋巴结和肝淋巴结,胰体后面淋巴管汇入胰下淋巴结、中结肠淋巴结、肠系膜上淋巴结和主动脉淋巴结。胰尾的淋巴管注入脾门淋巴结、胰上淋巴结和中结肠淋巴结。这些淋巴结均位于同名动脉旁(图 13-19)。

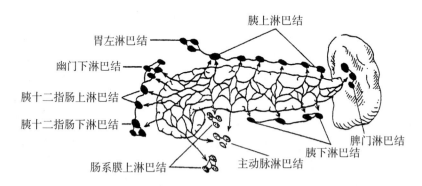

图 13-19　胰的淋巴回流

(二)胰腺癌的淋巴结清扫技术

1978 年 Cublilla 指出,有 85% 被确诊为胰腺癌时,癌已扩散至胰腺以外,有必要进行区域淋巴结清扫术。胰腺癌多为胰管上皮发生的腺癌,淋巴结转移是主要转移途径。其转移率高低顺位是 No.13a(胰头后上淋巴结)、No.13b(胰头后下淋巴结),No.17a(胰头前上淋巴结),No.17b(胰头前下淋巴结),No.8(肝总动脉干淋巴结),No.14(肠系膜上动脉淋巴结),No.16(腹主动脉周围淋巴结)。

胰头十二指肠切除的区域性淋巴结清扫手术的顺序是:腹壁切开→腹腔探查→后腹膜清扫(下腔静脉、腹主动脉周围淋巴结)→处理横结肠系膜→切除胆囊,切断胆总管,清扫肝十二指肠韧带内淋巴结→切断胃小网膜→切断胃→左侧后腹膜淋巴结清扫→腹腔动脉周围、肝总动脉干淋巴结清扫→脾动脉在根部切断,清扫脾动脉干周围淋巴结→离断胰体尾→游离胰头和肠系膜上静脉、门静脉间粘连→离断空肠→清扫肠系膜上动脉周围淋巴结→如需同时切除门静脉的浸润,应行门静脉再建→消化道再建(包括胆肠吻合、胰肠吻合)→各种内引流管和腹腔引流管放置→清理腹腔后关腹。

五、结肠癌切除的淋巴结清扫

(一)结肠的淋巴回流

1. 盲肠和阑尾的淋巴回流　阑尾的淋巴管注入阑尾系膜内淋巴结,再汇入回结肠淋巴结至肠系膜上淋巴结。盲肠的淋巴管首先注入盲肠前、后淋巴至回结肠淋巴结(图13-20)。

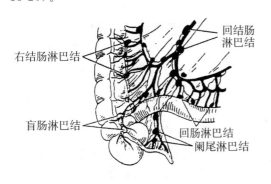

图13-20　盲肠与阑尾的淋巴回流

2. 结肠的淋巴回流　结肠的淋巴经浆膜下淋巴管注入结肠淋巴结或结肠旁淋巴结。各段结肠的结肠旁淋巴结和结肠淋巴结的输出管沿血管走行,分别注入右结肠动脉淋巴结、中结肠动脉淋巴结、左结肠动脉淋巴结和乙状结肠淋巴结。

升结肠和横结肠右半的淋巴分别经右结肠淋巴结和中结肠淋巴结,注入肠系膜上淋巴结。横结肠左半、降结肠和乙状结肠的淋巴,分别经左结肠淋巴结和乙状结肠淋巴结,注入肠系膜下淋巴结。升结肠的淋巴管与阑尾和盲肠的淋巴管有交通吻合,横结肠的淋巴管与大网膜和胃的淋巴管有交通吻合,乙状结肠的淋巴管与直肠上段的淋巴管有交通吻合。肠系膜上、下淋巴结与腹主动脉两侧的腰淋巴结有淋巴管交通吻合。

(二)结肠癌根治手术的淋巴结清除范围

对恶性肿瘤的肠切除,除血管之外,尚需考虑病变肠段的局部淋巴回流,必须同时清除静脉和淋巴回流有关的血管和淋巴结。不同局部的结肠癌根治手术切除范围不同。

1. 盲肠和升结肠癌　切除回肠末段、盲肠、升结肠、结肠右曲和横结肠右段,以及回结肠动静脉、右结肠动静脉和中结肠动静脉右支及其周围的淋巴组织。

2. 结肠右曲附近的结肠癌　切除回肠末段、盲肠、升结肠、结肠右曲、横结肠和横结肠系膜,以及回结肠动静脉、右结肠动静脉和中结肠动静脉及其周围的淋巴组织。

3. 横结肠中段的结肠癌　切除横结肠和横结肠系膜,以及中结肠动静脉及其周围的淋巴组织。

4. 结肠左曲的结肠癌　切除结肠左曲、横结肠左半和降结肠上段,以及中结肠动静脉左支和左结肠动静脉升支及其周围的淋巴组织。

5. 降结肠中段的结肠癌　切除降结肠、

结肠左曲和横结肠左半,以及中结肠动静脉左支和左结肠动静脉及其周围的淋巴组织。

6. 乙状结肠的结肠癌 切除乙状结肠、

降结肠下段和直肠上段,以及左结肠动静脉、乙状结肠动静脉和直肠上血管及其周围的淋巴组织(图 13-21)。

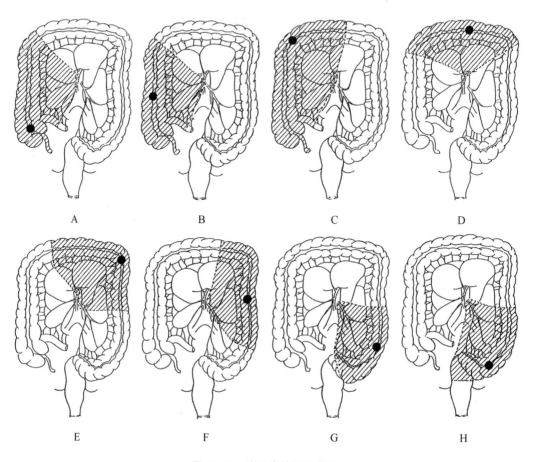

图 13-21 结肠癌的切除范围

A. 盲肠癌;B. 升结肠癌;C. 结肠右曲癌;D. 横结肠中段癌;E. 结肠左曲癌;F. 降结肠中段癌;G. 降结肠下段癌;H. 乙状结肠癌

(三)右侧结肠癌切除术

1. 侧腹膜切开后,向深部腹后壁分离腹膜后脂肪和疏松组织,直达腰部肌肉并清晰显露腰肌纤维,向后向内直达肠系膜根部,途中注意防止损伤右输尿管。升降结肠为腹膜外位,其系膜的后叶和壁腹膜在胚胎期融合为左、右 Toldt 筋膜,应将此筋膜及其后脂肪组织全部清除。浸透浆膜的癌肿切除,还要切除部分腰部肌肉及肾脂肪囊。

2. 后腹膜的游离向下应显露下腔静脉和右髂总动脉,并剪开 20cm 左右的回肠系膜根部腹膜。向上切断膈结肠韧带。在胃网膜右血管下方切除右半大网膜,同时清除胃网膜右血管周围淋巴结、幽门下淋巴结和胃大弯下部淋巴结(图 13-22)。

3. 切断横结肠系膜根部的右半部,十二指肠水平部和胰下缘至横结肠间的浆膜也一并切除。清除右肾脂肪囊的肾前部分。

4. 切断回肠,沿肠系膜下静脉右缘向

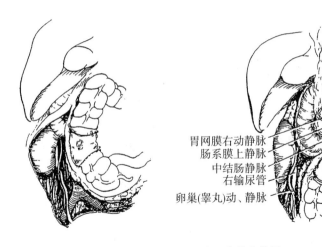

图 13-22　右侧结肠癌游离范围

上,清除"外科干"淋巴结(图 13-23):外科干是一段肠系膜上静脉,上起胰腺下缘的胃结肠静脉汇入处,下至回结肠静脉汇入处。此静脉与肠系膜上动脉并不伴行,右结肠主淋巴结位于外科干的右侧。清扫该淋巴结时注意不可撕裂胃结肠静脉和损伤"外科干",以防出血汹涌而使清扫淋巴结受阻。一旦损伤,其止血方法见第 8 章"结扎与止血技巧"。

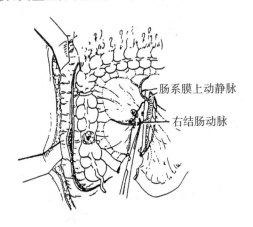

图 13-23　清扫外科干淋巴结

5. 切断回结肠动、静脉,右结肠动、静脉,外科干分出的右结肠静脉,整块切除上述血管根部的右结肠淋巴结。

6. 切除横结肠系膜和中结肠动脉周围淋巴结,一般保留中结肠动、静脉主干而切断其向右半横结肠的分支。必要时也可在根部切断该血管,以清除其周围的癌转移淋巴结(图 13-24)。

7. 切断横结肠,进行肠道重建。

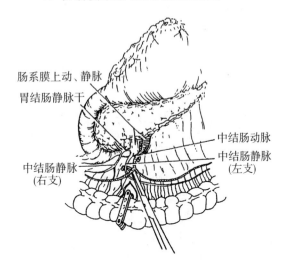

图 13-24　清扫中结肠动脉周围淋巴结

(四)横结肠癌根治术

横结肠中段癌时,可根据病期切除癌肿远近各 5～10cm 以上的肠管,切除大网膜全部(可保留网膜血管弓)。同时结扎切断中结肠动静脉的左、右侧支干或在根部切断该血管,并清扫血管根部淋巴结。再行结肠端端吻合重建肠道。为减少张力,可先行游离结肠肝曲和脾曲。

(五)左侧结肠癌根治术

1. 游离降结肠:从降结肠外侧腹膜开始切开至乙状结肠系膜根部,与升结肠游离一样,将降结肠、左侧 Toldt 筋膜和部分乙状结肠一齐从后腹壁游离出来,途中避免损伤左输尿管。

2. 游离结肠脾曲,切开横结肠左半系膜,保留胃网膜左血管,在血管下方切除左半大网膜。此时,可将左半结肠提出切口处,并向左外上方拉开降结肠,显露肠系膜下动、静脉根部。在胰腺下缘切断肠系膜下静脉。仅做左半结肠切除,分别切断左结肠动、静脉和乙状结肠动、静脉。如是扩大左半结肠切除,须清扫肠系膜下动脉、腹主动脉、下腔静脉和髂总动脉周围的淋巴结,从根部切断肠系膜下动脉(图 13-25)。

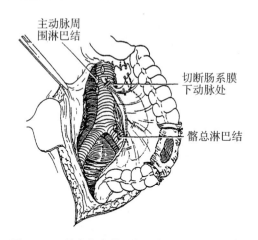

图 13-25　扩大左半结肠切除的淋巴结清扫范围

3. 确定左半结肠切断线,整块切除标本后进行肠道重建。

(六)乙状结肠癌根治术

1. 分离乙状结肠和左侧结肠,切断乙状结肠动、静脉。如行扩大乙状结肠切除,分离范围同左半结肠癌根治术。

2. 清除淋巴结与切除肠管范围:提起乙状结肠,在胰腺下缘切断肠系膜下静脉根部。沿十二指肠水平部下缘剪开后腹膜,在下腔静脉右缘转向下至乙状结肠系膜根部的切开处。清除腹主动脉和下腔动脉周围的淋巴结。从根部切断肠系膜下动脉,并清扫其周围的淋巴结。继续向下清扫髂总动、静脉周围淋巴结。切断左结肠动、静脉,降结肠血管弓应予以保留(图 13-26)。

3. 切断肿瘤远近端结肠,重建消化道。

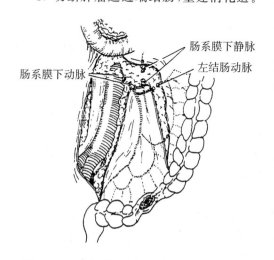

图 13-26　乙状结肠癌切除的淋巴结清扫范围

六、直肠癌根治术的淋巴结清扫

(一)直肠淋巴管和淋巴结

直肠的淋巴回流始于直肠黏膜下和肛管的皮下毛细淋巴管丛,汇合肌间淋巴管丛,构成淋巴管由肠管内向肠管外回流,注入直肠周围的直肠旁淋巴结。直肠旁淋巴结位于直肠和肛管周围,多沿直肠上动脉排列,可以划分为上、中、下三组(图 13-27),各组直肠旁淋巴结的输出管除相互连接之外,还有各自的行程。直肠旁淋巴结的输出管向上注入乙状结肠血管周围的淋巴结,乙状结肠血管周围的输出管注入肠系膜下血管周围的淋巴结。上组淋巴管收集直肠壶腹部的淋巴回流,它们的输出管沿直肠上血管走行,汇合乙状结肠来的淋巴管,注入肠系膜下淋巴结群,经腹主动脉旁淋巴结群回流。这是直肠的主要淋巴回流途径,也是直肠癌向腹部转移的主要途径,特别是上段直肠癌。中组淋巴管收集直肠壶腹以下至齿状线以上的淋巴回流。下组淋巴管汇集齿状线以下肛管和肛门周围皮下淋巴管丛的淋巴回流,向前经会阴和股内侧部的皮下组织,注入腹股沟浅淋巴结群,再经腹股沟深淋巴结注入髂外淋巴结和髂总淋巴结,向后经尾骨后面皮下淋巴管与臀部汇合,绕大腿外侧皮下,从外侧汇入腹股沟浅淋巴结。

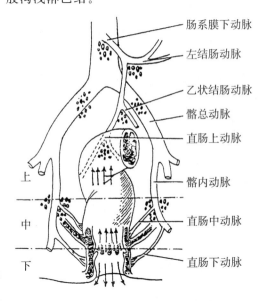

图 13-27　直肠肛管的淋巴回流

一般认为,齿状线是肛管淋巴回流的分水岭,齿状线以上的淋巴管汇入盆腔的淋巴结,而齿状线以下的淋巴管汇入腹股沟淋巴结。关于直肠癌的转移可总结如下。

1. 无论哪段肠管出现癌变,只要侵犯到肌层,在切除病变局部及其上下 5cm 肠管的同时,必须摘除直肠旁淋巴结,进一步考虑摘除骶淋巴结和髂内淋巴结。

2. 直肠旁淋巴结输出管向上回流是主要途径,但在癌细胞阻塞淋巴管的情况下,直肠旁淋巴的输出管可以有多种回流途径。

3. 齿状线上、下的淋巴回流方向虽然不同,但有淋巴管吻合交通。齿状线附近的直肠癌变转移不一定遵循淋巴回流方向的原则。

4. 除了淋巴转移途径之外,直肠癌的局部浸润不容忽视,男性可以侵犯膀胱、前列腺、精囊腺;女性可以侵犯子宫和阴道上段。

(二)腹会阴直肠癌根治切除术

1. 直肠癌根治术的切除范围
(1)一般根治术见图 13-28。

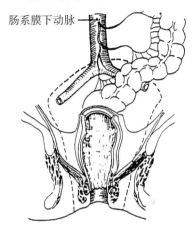

图 13-28　直肠癌一般根治术

(2)扩大根治术:见图 13-29。

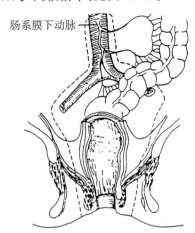

图 13-29　直肠癌扩大根治术

2.淋巴结清扫技术

(1)游离乙状结肠与降结肠:切开乙状结肠系膜外侧与骨盆壁腹膜黏合形成的骨盆乙状结肠韧带,并游离降结肠。一直向内侧分离显露出腹主动脉和左髂总动脉,防止损伤左输尿管。在下腔静脉前剪开乙状结肠系膜的内侧,并向上延至十二指肠下缘。

(2)清扫肠系膜下血管周围淋巴结:如发现该处淋巴结有转移,应在其根部切断血管。清扫方法同乙状结肠癌的扩大根治术(图13-30)。

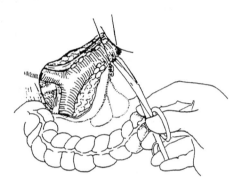

图 13-30　清扫腹主动脉和肠系膜下动脉根部淋巴结

(3)清扫髂血管周围淋巴结:从腹主动脉分叉处向下,沿髂总动脉、髂外动脉外侧缘切开盆壁腹膜,清除动脉和在其内侧走行的静脉周围淋巴结。从外向内清除脂肪和淋巴结,然后延向髂内动、静脉及其分支周围的脂肪淋巴组织,常常要单个分别切除血管周围组织(图13-31)。

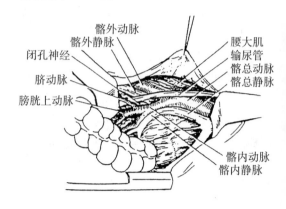

图 13-31　清扫髂血管周围淋巴结

(4)游离直肠前后壁,在直肠两侧间隙内切断结扎直肠侧韧带,将直肠游离至肛提肌水平。

(5)切断乙状结肠,并从会阴部开始切除肛门、肛管及肛提肌。整块移除标本后开始做腹壁乙状结肠造口。

第14章 用"层次解剖"的知识和方法开展胃肠手术

腹腔内的各个脏器均是由不同层次结构的不同组织构成，其间多是结构疏松并少有血管的结缔组织。按照组织层次进行手术，可以达到完全切除病灶和保护周围正常组织免受损伤的最好效果。随着腹腔镜及机器人等外科手术设备的发展，要求外科手术出血量更少、解剖更精细、术后恢复更快、复发率更低等。因此，层次解剖越来越受到外科医师重视。如果说开腹手术时不按照层次解剖仍然能完成切除病变组织和器官的话，对于微创手术医生来说，不按照层次解剖进行游离的手术那就寸步难行了。

腹腔内无论实质脏器或者空腔脏器，均由来自于不同胚层的不同细胞学类型的组织构成，由于胚胎发育过程的连续性，各个脏器的结构均是可以按层次划分的。这些层次中不仅包含了腹腔内覆盖面积最大的组织——腹膜，也包含了肌肉层、黏膜层及实质脏器内的管道系统和实质细胞。按腹腔内腹膜及其衍生的系膜、筋膜解剖入路完成的手术，实际上也是按层次解剖进行的手术。按照层次解剖设计手术入路和路径，在切除病变器官的同时能够增加淋巴结清扫的完整性，减少出血量，也能避免邻近组织脏器损伤。这个解剖方法同样适于单一实质脏器的手术。

人类胚胎发育的第3周末原始体腔形成，体壁的中胚层与外胚层相贴，构成体壁；而脏壁中胚层与内胚层相贴，逐渐发育成脏器壁及系膜。紧贴内胚层的脏壁中胚层包围原始消化管，并在其背侧及腹侧逐渐向中线靠拢，最后相贴形成双层膜状结构，后来发育为腹腔内的系膜。腹腔内的脏器发育始于胚胎发育第5周，开始时肠原基以一种膜结构（后来发育为肠系膜）连于腹壁，最表层的腹膜就是由中胚层细胞构成的，是解剖学意义上的"膜"。

腹腔内的胃肠道在发育过程中，随着脏器形态变化经过了一系列的旋转、扭曲和位移，而覆盖器官周围的腹膜和筋膜也随之变化，最终形成了腹腔内的各种膜、韧带、间隙、腔隙等结构。

与手术相关的这些腹膜结构和筋膜结构重要的有：

（1）膜结构：腹膜脏层、腹膜壁层、大网膜、小网膜、小肠系膜、结肠系膜、直肠系膜、阑尾系膜、乙状结肠系膜等。

（2）筋膜：Toldt筋膜、直肠膀胱筋膜（Denonvilliers筋膜）、胰腺前筋膜、盆筋膜壁层、盆筋膜脏层等。

（3）韧带：肝圆韧带、肝十二指肠韧带、肝胃韧带、肝冠状韧带、肝镰状韧带、肝三角韧带、十二指肠悬韧带、脾胃韧带、脾膈韧带、脾结肠韧带、脾肾韧带、直肠侧韧带、骶骨直肠韧带等。

（4）间隙：膈下间隙、肝下间隙、腹膜后间隙、左（右）结肠旁沟、左（右）肠系膜窦等。

（5）隐窝、陷凹：十二指肠上（下）隐窝、回盲上（下）隐窝、乙状结肠间隐窝、肝肾隐窝、膀胱直肠凹、子宫直肠凹、子宫膀胱凹、膀胱上窝等。

（6）孔：Winslow 孔、膈肌裂孔等。

（7）皱襞：脐正中皱襞、脐内（外）侧皱襞等。

了解每个结构的来源，认识每个结构的准确构成是外科学的基础。按每个层次进行解剖，按不同来源区分病损脏器及组织的切除范围，是准确完成外科手术的关键。如果手术者只看到腹内器官的结构，忽视器官与周围组织的关系以及潜在的腹膜和筋膜的结构，不按照解剖学上的层次进行器官的游离和分离，虽然也能完成手术，但这样做下来的手术质量难以保证不说，操作起来也费神费力。

腹膜腔和腹腔是两个概念，腹膜腔是壁腹膜和脏腹膜间的间隙，严格地说，腹腔和盆腔内所有器官都位于腹膜腔之外。例如胃是腹膜内位器官，直肠从上到下分别是腹膜内位、腹膜间位和腹膜后位。腹膜构成了各种韧带、系膜、网膜、皱襞并形成了隐窝或陷凹。在盆腔腹膜之外，器官和盆壁之间有着盆筋膜的壁层和脏层，也形成了多个韧带和间隙。走向胃和直肠的血管、神经和流出的淋巴管和淋巴结，都位于腹膜结构和筋膜层内。这样，胃和"腹膜结构"、直肠与"筋膜层"都有着不可分割的关系，特别是在胃癌或直肠癌根治手术时，器官及其营养血管周围的淋巴结和脂肪组织的整块切除，只有沿着网膜囊或盆筋膜层进行分离，才能使手术顺利进行并达到根治的效果。这种解剖方法，明显不同于胃的良性疾病如溃疡病的手术方法。因此，要正确理解腹膜的结构，明辨网膜囊的解剖，分辨和识别盆筋膜层，并用"腹膜结构"和"筋膜层"的解剖学知识和理论来指导胃癌和直肠癌的根治手术。

一、按层次解剖的胃癌全胃切除术

胃与其他腹腔内的空腔脏器一样，其周围系膜内存在广泛的系膜间隙，彼此之间相互贯通。胃周围系膜呈多平面、多层次分布，其解剖层次由胚胎前期的前肠转位和系膜融合共同决定。在其发育过程中，系膜与系膜发生融合，其间被一些几乎无血管的疏松结缔组织间隔，形成无血管的融合间隙。横结肠系膜由前后两层构成，两层之间存在易于解剖分离的融合筋膜间隙；系膜间隙由横结肠向胰腺前筋膜延续，在其下缘处形成分层间隙。横结肠系膜向头侧与胰腺前筋膜延续，向尾侧与大网膜后层延续，向右侧与升结肠系膜后叶融合，左侧形成脾结肠韧带。横结肠系膜的血管在近横结肠侧其走行层面主要位于系膜后叶。胰腺固有筋膜与胰腺前后筋膜之间存在易于分离的融合间隙，此间隙向上与脾胃韧带相通，向右与胰十二指肠前筋膜后间隙相通。

这些系膜胚胎来源上均衍生于胃的腹背侧系膜，供应血管及淋巴管均位于系膜内且相伴行。系膜与系膜、系膜与脏器以及系膜与腹壁之间存在着的融合筋膜间隙，是进行系膜分离和血管处理的天然手术入路。因此，胃癌根治术不仅要切除相应引流的淋巴结，还应连同相关的系膜进行"整块切除"，同时考虑封闭间隙，能有效防止胃癌的微转移扩散，达到根治效果。

（一）关于网膜囊的解剖结构

胃癌手术中，完整地切除网膜囊与彻底的淋巴结清扫同样重要。能否正确地沿着网膜囊前后壁进行分离，是熟悉和掌握上腹器官解剖的试金石。

腹壁切开后就开始剥离网膜囊。开腹后所见到的表层腹膜就是网膜囊前叶，它包括小网膜前叶、胃前壁的浆膜层、胃结肠韧带的前叶及十二指肠前壁的浆膜（图 14-1）。它们连成一片，沿图中虚线的范围切除后，就露出了胃前壁肌层、小网膜后叶和胃结肠韧带后叶。此时如在小网膜上开一小孔，就直通小网膜囊并与 Winslow 孔相通（图 14-2）。

胃结肠韧带的后叶,在横结肠的右 1/3 部分缺如,即此处不存在网膜囊。大网膜是上述两层腹膜的重叠并富含脂肪组织,它向下延续并折返附着于横结肠上。这就是说,大网膜是由 4 层腹膜构成的。

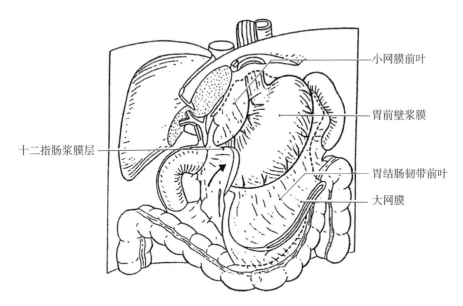

图 14-1　小网膜的前壁

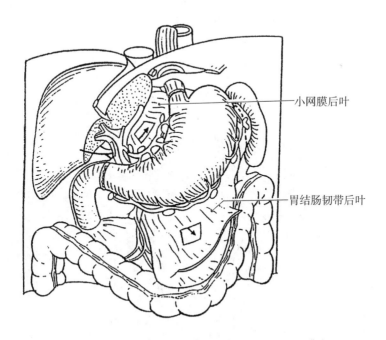

图 14-2　在小网膜后叶开孔(→处)即可进入小网膜囊

如果将胃左动脉、胃右动脉、胃网膜右动脉切断，或附加脾切除后再把胃切除掉，保留胃后壁的浆膜层，再来看看网膜囊：留下的小网膜后叶，胃后壁浆膜层和胃结肠韧带后叶连成一片，构成了小网膜囊的前壁。在主动脉裂孔到胃左动脉根部这一倒三角形的部分，是没有网膜囊的，膈肌直接贴着胃的肌层，这是胃的无浆膜覆盖区（图 14-3）。

将图 14-3 虚线的部分切去，就可以看到网膜囊的全貌了（图 14-4）。网膜囊的后壁，

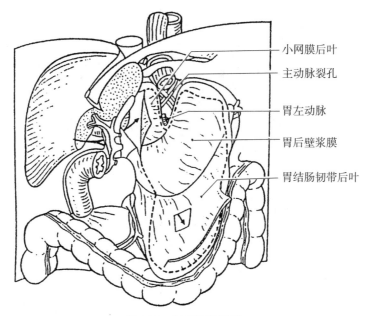

小网膜后叶

主动脉裂孔

胃左动脉

胃后壁浆膜

胃结肠韧带后叶

图 14-3　网膜囊的前壁
胃、脾切除后仍保留胃后壁浆膜层

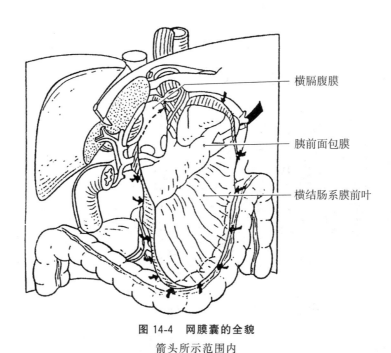

横膈腹膜

胰前面包膜

横结肠系膜前叶

图 14-4　网膜囊的全貌
箭头所示范围内

是由横结肠系膜的前叶、胰腺前面的包膜及膈肌的腹膜连成一片构成的。上述网膜囊后壁这一层也是可以剥离切除的。胃癌根治术中所谓"完整切除网膜囊",就是将网膜囊的后壁与前壁及胃(包括周围淋巴脂肪组织)一并整块切除。实际上,网膜囊前壁的小网膜有一部分是附在肝尾状叶的前面肝包膜上,网膜囊后壁有一部分是附在肝尾状叶的后面肝包膜上。真正意义上的网膜囊切除还应包括肝尾状叶,但通常只一并切除附在肝尾状叶前后的两层浆膜就行了。

(二)大弯侧的操作

首先用电刀切开十二指肠降部外侧的腹

膜,该层浆膜移行到胃结肠韧带的前叶。接着用手将胃结肠韧带和横结肠系膜的后叶钝性分开,它们之间是疏松的脂肪结缔组织,很容易用手指推开,这一段是在横结肠右侧部分的无网膜区域进行分离的。分离向左侧进行,就到达大网膜附着于结肠的部分。在大网膜附着于横结肠的边缘处切开,并在胃结肠韧带后叶转向横结肠系膜前叶处开始向上,整块游离横结肠系膜的前叶。这样,并不开放网膜囊,分离胰腺被膜,并继续向上切除网膜囊的后壁,使网膜囊被完整游离(图 14-5)。如果不完整向上继续切除网膜囊,也可以在横结肠系膜前叶到胃结肠韧带后叶的反转处切开,敞开小网膜囊(图 14-6)。

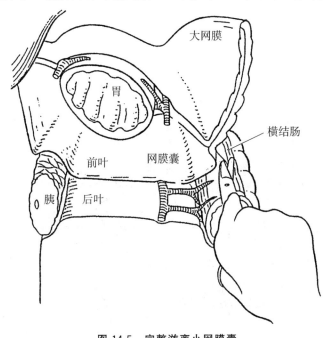

图 14-5　完整游离小网膜囊
矢状面

(三)小弯侧的操作

用电刀沿肝下缘切开小网膜的附着处,到达食管前面,横行切开腹部食管的腹膜层,进而转向脾上极。跨过食管后,几乎垂直向下进行游离。小网膜在切开时是前后两层同

时被切开的,到达食管前面,仅为覆盖食管和胃的一层腹膜了(图 14-7)。

结扎切断胃左动脉后,在十二指肠第一段适当部位离断十二指肠(图 14-8)。图中箭头方向为进入小网膜囊的路径。如完整切除网膜囊,应切除胰腺前面包膜、胰上后腹膜

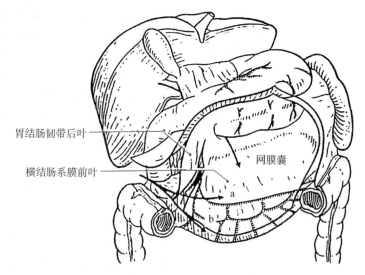

图 14-6　到达小网膜囊的路径

有 a、b 两个路径

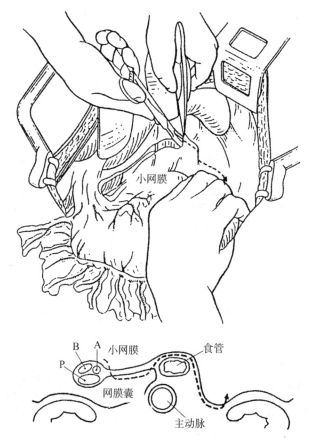

图 14-7　切开食管的腹膜层

A. 肝动脉；B. 胆总管；P. 门静脉

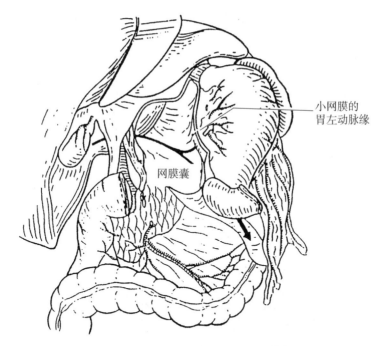

小网膜的
胃左动脉缘

网膜囊

图 14-8　切断十二指肠进入小网膜囊

的部分。可从 Winslow 孔开始向食管方向
切开后腹膜(图 14-9),此切开线为网膜囊切
除的最上缘。将后腹膜切开缘向食管右缘翻
转,与先前切除的小网膜后叶连在一起,沿食
管右缘附着的后腹膜切断,并向下至腹腔动
脉干处,切除网膜囊后壁。其间,清扫腹腔动
脉及其主要分支的淋巴结。结扎、切断胃左
动脉、静脉。如有必要切除主动脉前面的腹
膜。这时胃后壁近食管处肌层暴露出来。继
续向左侧游离网膜囊后壁,腹部食管已全部
游离出来。用食管钳钳夹后切断食管,转入
脾和胰尾部分的游离(图 14-10,图 14-11)。

在切开肝十二指肠韧带时,就可以进行
该韧带内淋巴结的清扫了。

(四)脾和胰尾的游离

用左手轻轻将脾脏托向上方,用剪刀剪
开脾后方的腹膜,并与以前切开的脾结肠韧
带处相连接,此处很少有出血。切线向上延
到食管前面的腹膜切开线上。这样,脾脏与
后腹壁分开,很容易将脾脏托向右上方,并显

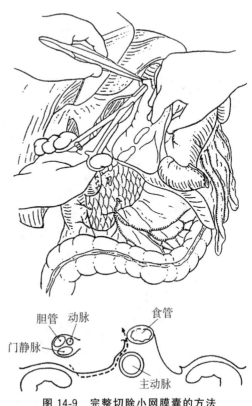

胆管　动脉　　　　食管

门静脉　　　　　　　　　　主动脉

图 14-9　完整切除小网膜囊的方法

露出与脾蒂相连接的胰尾背面部分。用手指钝性分离胰尾与后腹壁间的疏松连接，即进入胰背面的层面。用剪刀分离肾前的腹膜壁层，小网膜后壁的最后一部分也被游离出来。胃、脾和胰尾，被游离出的完整的小网膜囊的前壁和后壁包绕着。它们与机体相连的一点

仅在脾动、静脉和胰尾处。结扎切除脾动、静脉，清扫血管周围淋巴结，钳夹切断胰尾，全胃的标本即可从术野中移出。全胃切除及淋巴结清扫手术中的切除操作部分即告完成（图 14-12）。

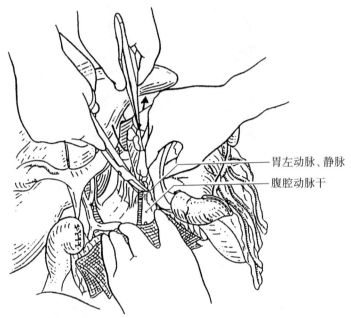

胃左动脉、静脉
腹腔动脉干

图 14-10　清扫腹腔动脉周围

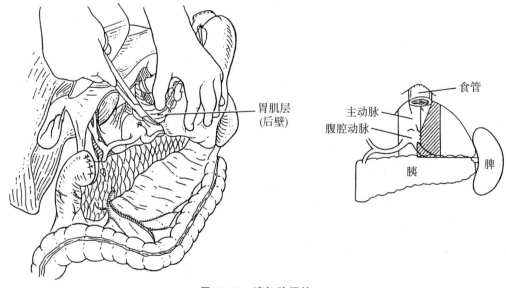

胃肌层
(后壁)

食管
主动脉
腹腔动脉
胰　　脾

图 14-11　清扫脾门处

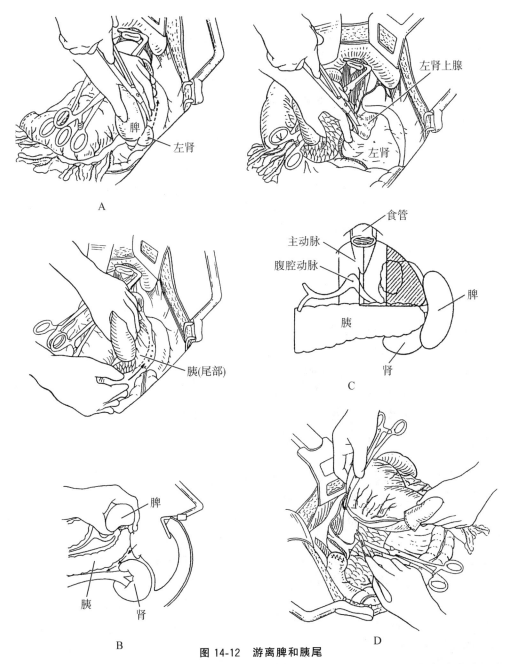

图 14-12　游离脾和胰尾

A. 切开脾后方腹膜；B. 翻转脾和胰尾；C. 游离左肾和肾上腺前的腹膜；D. 切断胰尾后即可整块取除标本

以上是根据小网膜囊的解剖学构造，来叙述全胃切除术的操作步骤。也就是说整个全胃切除和淋巴结清扫，都是围绕着完整切除小网膜囊前后壁来进行的。

二、按层次解剖的直肠癌根治术

直肠属于腹膜外位器官，其系膜与双面扁平的结肠系膜不同，皱襞突起形成了三角形的基底部结构,内部即为空腔。血管在该空腔与肠管间的脂肪层中走行,髂腹下神经则在系膜基底部走行。根据直肠系膜的解剖及各层次的关系准确定位,是完成直肠手术的关键。尤其在腹腔镜下,各个层次的显露应更加清晰。

(一)直肠的腹膜覆盖和筋膜构造

直肠的上端、前面和两侧都有腹膜覆盖,其余的直肠部分无腹膜覆盖。直肠位于盆底,承受着腹腔持续的重力压迫,在直肠与相邻器官和骨盆壁的连接上,直肠周围的筋膜起着重要的支持作用。直肠呈类似于圆筒状构造,在盆底有腹膜包绕着的直肠,近似于大小肠,是一个平面的结构。而在腹膜之外的直肠部分,则是由直肠周围的筋膜和间隙组成的立体的支持结构。

在盆膈以上的部分,骨盆内的筋膜可分为盆筋膜壁层和盆筋膜脏层。盆筋膜壁层包括闭孔内筋膜、梨状肌筋膜和骶前筋膜。骶前筋膜位于骶骨前面,上方附着于第3骶椎前面,下方在直肠与肛管水平处连于直肠筋膜。骶前筋膜与骶骨骨膜间有骶前静脉丛存在,它无瓣膜,无论是站立位或是平卧位都处于椎静脉丛的最低位,并与椎静脉在骶骨板上有很多交通支存在,此交通支仅为血管内皮细胞和少量纤维结缔组织构成,所以骶前静脉丛一旦损伤,即会发生难以控制的大出血。

盆筋膜脏层是由壁层筋膜在盆膈处向上反折到骨盆内器官的周围,包绕着直肠、子宫及附件、膀胱等器官和骨盆内的血管,形成筋膜鞘或筋膜囊。这些筋膜鞘或囊之间有疏松结缔组织填充,形成了各种骨盆内的间隙。直肠筋膜是骨盆筋膜脏层包绕直肠后形成的筋膜鞘或囊,与直肠外膜相连,起着保护和固定直肠的作用。直肠筋膜的下部,形成束状连接于小骨盆侧壁,称为直肠外侧韧带,其内有直肠中动、静脉走行。切除直肠外侧韧带

后,直肠才能游离。处理该韧带时要妥为结扎直肠中动脉。直肠筋膜的外侧,与骨盆壁之间有直肠外侧间隙,内有副交感神经丛和髂内血管。

直肠筋膜前方和膀胱筋膜(也是骨盆筋膜脏层的一部分)紧密黏合形成直肠膀胱筋膜,向下达尿生殖膈上筋膜后缘,又称 Denonvilliers 筋膜,女性向下形成直肠阴道膈。分离直肠前壁时,应在直肠膀胱筋膜后方进行,不至于损伤膀胱、阴道、前列腺、精囊和尿道。

直肠筋膜后方与骶前筋膜间的疏松结缔组织,构成了直肠后间隙,这个间隙向上超过骶骨岬水平即与腹膜后间隙相通。骶神经、骶交感干、骶正中血管和骶外侧血管,都在此间隙内走行。直肠切除时,应在此间隙内操作,以防伤及骶前静脉丛。在腹会阴直肠癌切除时,会阴部操作在切断肛提肌之后,应切断骶前筋膜与直肠筋膜的汇合处,即在相当于直肠肛管连接水平处打通盆膈。否则会伸向骶前筋膜后方,伤及骶前静脉丛(图 14-13)。

从淋巴结清扫的立场上看,直肠的三站淋巴结的划分有其特殊性:在靠近直肠的骨盆神经丛周围和骨盆脏层筋膜附近的淋巴结,是第1站;直肠外侧的髂内血管、膀胱筋膜和骨盆筋膜壁层的淋巴结,是第2站;再向外延伸,直肠周围各个间隙,包括膀胱侧方间隙内的淋巴结,为第3站淋巴结(图 14-14)。

(二)直肠癌手术的展开与"筋膜层"的关系

腹壁切开后打开直肠上段的腹膜后间隙,在疏松结缔组织的后方有增厚的膜样组织,即为腹膜后的筋膜层。间隙内的索状物即为腹下神经丛。标准的淋巴结清扫是在神经丛的后方层面上进行。近来为了保留神经的功能,不影响排尿和勃起射精的功能,操作在神经丛的浅面上进行,沿着保留的神经丛

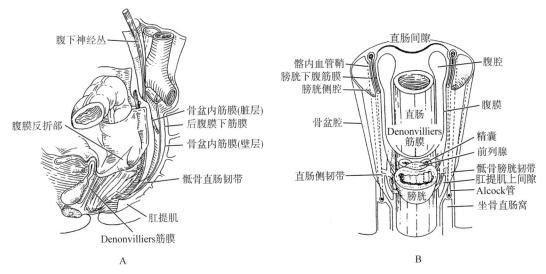

图 14-13　盆筋膜结构

A. 侧面示意；B. 模式示意

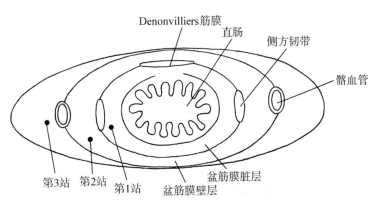

图 14-14　直肠的淋巴结分组

向上追踪直达肠系膜下动脉的起始处。动脉根部的前面可见神经束分成左、右二支。从主动脉的侧方挑起神经束，切去二支神经束之间的 V 形的筋膜，才能显露主动脉的前壁，在肠系膜下动脉的根部切断该动脉，并清扫血管根部及周围的淋巴结（图 14-15）。

分离直肠的操作转向直肠的后方。上腹下神经丛向下分出 2 支腹下神经。在骶骨岬上方水平切开腹膜后筋膜，进入剥离层，即进入直肠后间隙进行直肠后壁的游离。越向下

方分离，可感觉到腹膜后筋膜的纤维越厚，直至到达骶骨直肠韧带，直视下切断该韧带。随着直肠后的游离面向两侧扩大，即可看到白色的骶骨膀胱韧带，其内骶$_{3,4}$神经。骶骨直肠韧带结扎切断后，其下面就是肛提肌附着于直肠的部分（图 14-16）。沿着左、右腹下神经向下游离，就可以见到骨盆神经丛。

在直肠膀胱陷凹（直肠子宫陷凹）处切开直肠前壁的腹膜层，在直肠前壁肌层的表面，用长血管钳触探，可发现坚韧的膜样组织。这就是直肠膀胱筋膜（Denonvilliers 筋膜），

及其周围的淋巴结和脂肪组织,向下达肛提肌水平(图 14-18)。

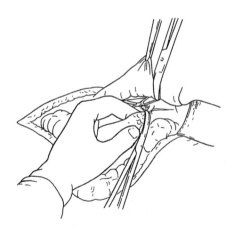

图 14-15　在根部切断肠系膜下动脉

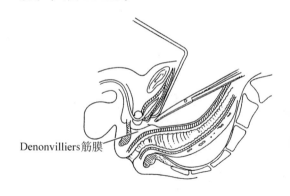

图 14-17　直肠前壁的游离

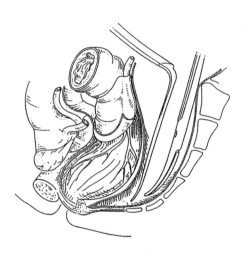

图 14-16　向下分离直肠达肛提肌水平

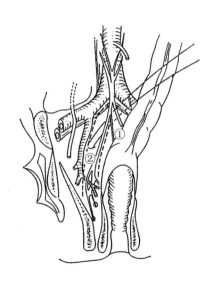

图 14-18　髂血管周围的清扫

为白色的纤维组织(图 14-17)。沿该筋膜与直肠肌层间的间隙向下方及两侧进行钝性分离,直到盆壁两侧的骨盆神经丛。如果肿瘤位于直肠前壁,则不得不分开 Denonvilliers 筋膜而暴露精囊和前列腺。女性病人侵犯宫颈或阴道,则须行全子宫和阴道部分切除。在骨盆神经丛和直肠之间游离出直肠侧韧带,分次切断、结扎直肠侧韧带,其中直肠中动脉妥为结扎,向下直达肛提肌。这样直肠的侧方间隙已经显露,直肠前方和侧方的游离也已完成。

用带子提起腹下神经,切除髂内血管鞘

直肠侧方的淋巴结清扫,就是在膀胱的两侧间隙内进行。间隙的内侧是膀胱下腹筋膜,内有走向生殖器的动脉,间隙的中部有闭孔神经和闭孔动脉。保留这些神经和血管,清除间隙内的脂肪淋巴组织,直达肛提肌平面,侧方间隙的清扫也已完成。

以上游离直肠和其周围淋巴结清扫的操作,就是在骨盆筋膜层及其间隙内进行的,既可以使手术进展顺利,不至于损伤重要血管神经,又能达到清除淋巴结的目的。这就是真正意义上的用解剖学知识指导手术操作的进行,就是说,已掌握了该手术的技巧。因为是讨论直肠解剖与手术操作的关系,对术式和淋巴结清扫及消化道重建部分的操作,未予详述。

胃肠道是一个管状结构,覆盖其上的腹膜与腹后壁相连的部分形成系膜。铺平来看几乎呈一个平面状,到了直肠,这种平面的结构变成了立体的直肠支持结构。腹部的腹膜构造到了盆腔后就相互融合、交织,大致形成三个筋膜层,加上盆膈肌肉和骨盆壁组成了坚强的抗重力和抗腹压结构。人直立行走后长期进化的结果,原先腹腔的浆膜层结构到了骨盆成了三个层面:①直肠周围筋膜内的层面;②直肠两侧的间隙,膀胱直肠间隙和膀胱侧方间隙、膀胱后间隙这一环形层面;③骨盆筋膜壁层与盆壁间的层面。在这些间隙或层面之中,有疏松的结缔组织,也有致密的筋膜所形成的韧带,神经、血管、淋巴结就在这些层面内通过或存在。熟悉这种腹膜的结构和筋膜层的解剖关系,对指导手术实践非常重要。

三、腹腔内三个膜系结构

为了便于理解解剖学上的腹腔膜结构,常常是从认识腹腔血管入手的。腹腔动脉、肠系膜上动脉和肾动脉都是在第 1 腰椎水平上从腹主动脉发出。腹腔动脉分出后走向胃、肝、脾、胰等器官;肠系膜上动脉走向小肠系膜的根部;肾动脉则走向左、右肾、输尿管和肾上腺等腹膜后器官。这三支动脉,实际上是走行在三个层面的腹膜层之内。可以用手分别抓住这三个腹膜层的器官,第一只手抓住胃向上方提起,即提起网膜囊的腹膜层;第二只手抓住小肠,即提起了小肠系膜的腹膜层;助手的一只手向侧方摊开肾脏,即可见到肾筋膜的前后两层。同时轻轻晃动所抓住的器官,可见到上述各层膜的根部都在第 1

腰椎的水平附着于腹后壁。上述三支动脉分属于三个不同腹膜层面的关系由此可一目了然。在三个腹膜层内的器官的淋巴结回流,最后在左肾静脉水平处汇合成乳糜池连接于胸导管。在腹内器官癌肿淋巴结清扫时,理论上应该到达左肾静脉的水平。所以有人认为,第 1 腰椎这一水平的后腹壁,是腹腔器官之"根"。

四、肉眼能看到"层"吗

我们所说的层,是腹膜之间或筋膜之间由疏松结缔组织充填的间隙,有神经、血管通过和淋巴结存在。那么,这种"层"肉眼能分辨出来吗?颜色是否与周围组织不同?其实,"层"既没有特殊的外观特征,肉眼也不能看见,虽然它是客观存在,却要靠手术操作中用手感来发现。在浆膜层和筋膜层的层面上分离,无论用剪刀或是手指操作,很少需要锐性切割,钝性分离比较顺畅,且较少有阻力和出血。遇到的阻力则是筋膜增厚形成的韧带,即需要结扎和切断的部分。血管如果跨过层面走行,如直肠中动脉从髂内动脉分出后,经过直肠侧方韧带走行到直肠壁内,则此处即无法钝性分离,强行分离会造成血管损伤或器官撕裂伤。

一些青年医生在做直肠手术时,游离直肠中下段较为困难,艰难地一点点结扎切断,有时创面渗血、视野不清,或刚用手分离直肠前后壁,即有较多出血。上级医生常常说他没有找到合适的剥离层。待老师指给他看说,这就是容易剥离的"层"时,好像并未看到此层有何特殊。这就是没有正确认识和理解筋膜层,不熟悉直肠、盆腔解剖关系的缘故。因此说,手术经验和局部解剖知识不能缺乏,而且要理论与实践紧密结合,才能提高手术质量。

第15章 腹部再手术和腹腔粘连的分离

每个外科医生都会遇到需要再次手术的病人,术者在手术前往往心存疑虑,畏首畏尾。因为从下刀到关腹的每个手术步骤都会遇到想象不到的困难,有可能使手术无法进展下去而导致手术失败。如果以前的手术是自己做的,再手术时既被动又无奈。如果以前的手术是别人做的,虽说再手术者心情会宽松一些,但也面临对以前手术情况不明的烦恼。从容不迫地应对再手术是一个外科医生从心理到技术上都成熟的重要标志。再手术分两个阶段,首先是剥离粘连,这个过程不完成,不能进入第二步,即病灶的处理。最难堪的是进不了腹而使手术夭折。

腹腔内粘连虽然在未曾有手术史的病人也有发生,如胎粪性腹膜炎等先天性畸形和癌肿转移会发生腹腔内广泛粘连,但更多的腹腔粘连是发生在一次或多次手术史的病人。此时肠管或大网膜与腹壁的粘连,就会使进腹变得十分艰难,肠管之间或肠管与其他内脏间的粘连,会使手术野无法展开。粘连的剥离,最容易导致肠管的损伤和意外的出血,也不可避免地会发生再粘连。因此,粘连剥离是再手术成功与否的关键,分离粘连的技术,是一项重要的外科基本功。

一般统计,腹部再手术占腹部手术总数的9.1%(8%~10%)。手术后早期的再手术原因中,腹膜炎、腹腔脓肿占12.5%,出血占2.6%,肠瘘占8.7%,肠梗阻可发生在术后任何时期,占30.9%;手术后较长时间的再手术原因中,胆道梗阻、残留结石占6.8%,切口疝占13.6%,肿瘤再发占18.0%,术后消化道溃疡占2.3%,其他原因占3.8%。再手术原因按病种排列顺位是:梗阻30.9%,肿瘤18.9%,疝13.6%,腹腔感染12.5%。再手术的死亡率很高,可达12.7%。

从腹腔粘连的发生与手术种类的关系来看,阑尾切除术后发生粘连者频度最高,其次为胃切除、肝胆胰手术,妇科手术最少。恶性肿瘤手术后再发者以胃癌最多,依次是结肠肿瘤、妇科肿瘤、肝胆胰肿瘤。再手术时间发生在手术后1年者居多,其次是手术后30d以内的再手术。

一、腹部再手术的切口选择

(一)再手术的目的

1. 肿瘤手术后复发的再手术。

2. 处理粘连引起的肠梗阻。

3. 处理术后诸如出血、感染等严重并发症。

4. 肿瘤的二期手术。

5. 胆道结石残留、胆道狭窄的再处理。

6. 肠瘘修复。

7. 并发了新的需要手术的疾病,如吻合口溃疡出血、穿孔等。

8. 发生了与前次手术无关的新的需要手术的外科疾病。

(二)腹部再手术前的思考

1. 距离上次手术的时间可分为 3 个时间界限:①1 周以内的再手术,多因情况紧急采取的补救措施,可在积极术前准备下从原切口进腹探查。②3 周以内的手术,梗阻、吻合口漏等复杂原因的再手术,要重新设计进腹路径。此时原手术切口虽已愈合,但仍有创伤的炎症反应尚未完全消除,需根据原切口周边情况决定切口位置。③3 周或 1 个月以后的再手术,手术瘢痕形成,是切除原手术瘢痕进腹,还是另选切口,视病情需要而定,一般都愿意切去原先的手术瘢痕。但如属粘连性肠梗阻的再手术,应先做小的切口探查后再选定切口。如果有瘢痕疙瘩或切口疝形成,可经原手术瘢痕切开,一并处理这些切口并发症。

2. 上次手术瘢痕的状态:上次手术时有无感染、有无引流口、切口哆开、切口血肿,当前有无瘢痕疙瘩和切口疝等。

3. 本次手术的到达部位和目标器官是否与上次手术相同。处理胆石残留或胆道狭窄,只能限定在右上腹或上腹正中选定切口,处理粘连性肠梗阻还应考虑梗阻的位置。

4. 本次手术范围及可能涉及的器官。

5. 估计本次手术的困难程度和难点,粘连分离和显露时的对策。

6. 术后腹壁功能:腹壁神经、血管、肌肉切断后是否影响腹壁的抗张强度,腹壁有无缺损及如何修复。

7. 再手术的切口愈合因受血供、污染程度、张力及缝合方法和材料的影响,术前应一并考虑。

(三)腹部再手术切口部位的选择

在决定再手术后,要问清前次或前几次手术的情况:手术名称、术式、术后经过、切口愈合情况、腹内解剖位置关系、腹内粘连程度、引流位置及时间等。一般从病人处难以

获得详细的有价值的信息。有可能时应调阅以前的病历,尽力收集相关资料,无法获得相关资料时,还可以通过问病史、体检和影像学检查来收集资料,以便决定再手术的切口位置和术式。病人提供的病史并非完全准确,需加以综合分析判断。

选择再手术切口位置的主要依据如下。

1. 手术后早期(1 周左右)的再手术,可从原切口进腹。

2. 根据体征和影像学检查结果,预测发生粘连的部位和程度,选择不在粘连严重处但又须靠近粘连的边缘处进腹为宜。

3. 特别警惕肠管与腹壁的粘连,避免在粘连处切开,以防伤及肠管。原手术瘢痕下或附近粘连着肠管,体检时会发现蠕动波和肠型或触及痛性包块。固定性位置的肠型或痛性包块,提示此处为粘连紧密之处。

4. 在原手术瘢痕上方、下方或侧方先切开一小口,直达腹腔,然后伸进手指检查切口下粘连状态,再决定从何处切开进腹(图 15-1)。

再手术切口举例(图 15-2)。

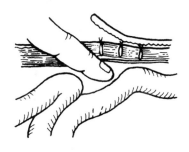

图 15-1　再手术时先切开一小口用手指探查

(四)上腹正中切口进腹较少伤及肠管

上腹正中切开进腹,是再手术路径的一个好的选择,这种切口适用于上腹、中腹和左右腹内器官的手术。前次手术如果也是正中切口,腹前壁中线上的腹膜与筋膜相对固定,

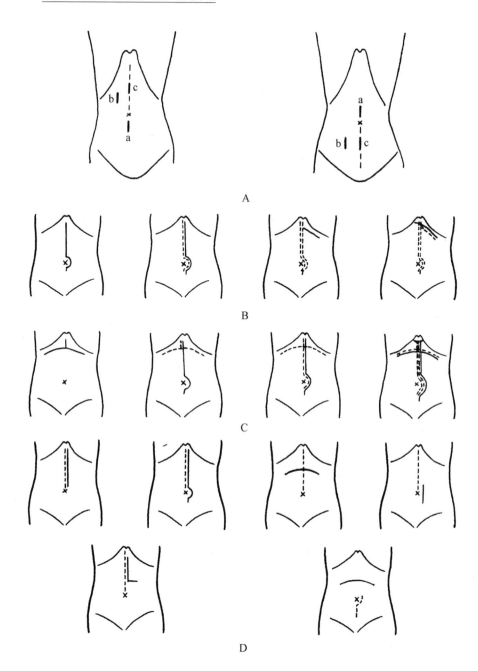

图 15-2 再手术切口举例

A. 小切口探查；B、C、D. 上腹部多次手术；------. 手术瘢痕；——. 再手术切口部位

几乎就在一个断面上，缝合时能准确地对合，腹膜撕裂和缺损少有发生，缝合层次少，瘢痕也不严重，粘连相对较轻。如果前次手术不在正中而在正中线的一侧，则正中线处粘连就更轻了，所以此处进腹是一个捷径。就算

是和周围器官有粘连，也不过是肝圆韧带、肝右叶和胃等，少有走向不定的肠管，分离时也较简单。因为肝脏颜色不同，紫红色清晰可见，可以此作为标志在肝的浅面分离是安全的。即使不小心分离肝脏有小的破口，比起

分破肠管漏出粪汁来说,容易处理多了。所以找不到合适的进腹部位时,上腹部再手术时应毫不犹豫从上腹正中切开进腹。

二、腹腔粘连的分离

(一)分离腹壁下粘连的技巧

1. 遵循五原则

(1)从薄弱处入手。如果切口选择没有把握,可以在原切口上下或侧方另做一处小的切开,进腹后伸入手指沿原切口下检查,环扫一周,看粘连的严重程度、所在部位、范围、紧密程度和被粘连腹壁上的器官性质等。如有团块状肠管或大网膜粘在原手术瘢痕下方,则从原手术瘢痕进腹的路径不可取,需另做合适的切口从侧方进腹。要分层次切开,不要在一段上深入下去,造成误伤。沿粘连松软薄弱处作为分离的起点,这就是"以薄弱处为突破口"的原则。

(2)锐性分离和钝性分离相结合。疏松的粘连,大网膜与胆囊的炎性粘连,可在靠近内脏的浆膜面上钝性分离。用钝性分离处理紧密的瘢痕性粘连,往往会在薄弱处容易深入而发生浆膜撕裂或出血,此时应用切割和结扎的锐性方法分离。

(3)腹壁与网膜、肠管的严重粘连,应紧贴腹壁进行。宁可剥伤腹壁层,也要保全肠管的完整性。

(4)紧密的粘连用锐性分离。越紧密的粘连,越要应用锐性分离方法来处理。

(5)多方位分离。遇到困难点,要用四面包抄的办法逐步深入扩展剥离面,不光从一个方向,要在其四周找出突破口,最终战而胜之。

2. 剥离肠管与腹壁间粘连的操作要点

(1)首先抓住粘连部位的肠管,牵开,使其与腹壁的粘连处于紧张状态,粘连的点或面就显现出来,从界限最明显处开始操作。

牵拉力量要适当,不得撕裂肠管,可一松一紧试探粘连的边缘即剥离面的所在位置。一般用长剪刀操作,张开剪刀口前1/3处,用剪刀刃剪切,或用剪刀背推剥或剪刀口的开合来扩大粘连的分离间隙,即锐性剪切和钝性推剥相结合来分离粘连。找到合适剥离面后,向周围扩大之。

(2)遇到宽厚的粘连,网膜、肠壁、系膜混合不清时,用手指轻轻挤捏,探明组织质地及不同质地组织的分界处,在靠近腹壁的一侧下剪刀分离。过了紧密粘连处之后,疏松的粘连可用手指推开剥离。

(3)任何粘连都不是铁板一块,总是能找到薄弱之处作为突破口。对无从下手的切口下广泛大片粘连无法进腹者,可在肠管与腹壁间注入生理盐水,待肠管被推开后,先分出一个小口,再找到层次继续剥离。有时先将腹膜、腹横筋膜甚至腹直肌后鞘切开,避开致密的粘连,再向周围扩展,这是以牺牲腹壁结构为代价的不得已之举。

(4)左手在分离这种粘连中有右手不可替代的作用。是左手先牵拉住肠管的,可用左手挤捏分辨组织性质,左手可作拉钩之用,左手可放在粘连的对侧作分离时的对抗支点等,真可谓"左手先行,右手跟进"。

(二)分离肠管之间粘连的技巧

肠管之间的粘连程度,视其形成原因(浆膜和肠壁的损伤程度、异物存留等)和病人的体质而异。纤薄的膜状粘连,提起肠管后即可找到肠管间的界限,可将两侧的肠管平行提起并向侧方牵开,使肠壁分开而仅有粘连相连,直视下用剪刀剪开。这种粘连常延及肠系膜,形成折叠、扭曲,应一并处理之。紧密的粘连是坚实的瘢痕形成,其间可能存在缺损的肠壁。如果必须分开,要用锐性切开,只要是在瘢痕中分离,保持两侧都有瘢痕附在肠壁上,很少会切破肠管。问题在于切开这种粘连的意义何在,如是梗阻或癌性粘连,分开后仍会再粘连,倒不如确认是否需要切除该段肠管。分离胃溃疡和胰腺的瘢痕性粘连,有人习惯用手术刀削而不用剪刀。手术刀片轻而薄,接触组织时手感明显,遇硬遇软立即觉察,一旦削开瘢痕,立即脱空,可防止误伤正常的肠壁。当然这时运刀的方法绝不同于切开皮肤,而是用刀刃的侧面做刮、削和推、划的动作,并使上述动作融合连续运用。

剥离肠管间粘连的操作方法:首先要保持肠管间适当的张力,使肠管间粘连展现开来,保证分离只在浆膜间进行。从疏松的粘连开始,即使是紧密的粘连,也要找到薄弱处

再分离。牵拉粘连的肠管不要过度,紧密点片状粘连过度向两方牵拉后,肠壁被拉成锐角,容易误切肠壁。对于紧密难分而又必须分离的粘连肠段,往往很难明确哪是近端,哪是远端肠襻。此时,可经鼻插入带气囊的导管,导管进入小肠后,气囊充水,继续向下拉入导管,直至粘连处。可在肠腔内球囊的指引和支撑下分离粘连。日本学者用的这种肠腔内导管引导来分离粘连的方法,实有可取之处。既能分辨肠管的走行和上下关系,又能分清肠管粘连的部位所在,还能防止剥破肠管,不仅有利于粘连分离,还能为肠捷径手术或肠切除提供有用的临床依据(图 15-3)。

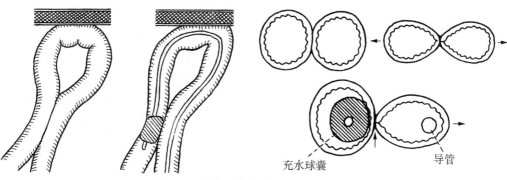

充水球囊　　　　　　　　　导管

图 15-3　肠内导管球囊引导粘连的剥离

(三)肠管间的粘连是否都需要彻底分开

肠管间粘连的分离,上述分离腹壁下粘连的原则基本适用。要明确分离肠管间粘连的真正目的是什么,如果是梗阻的机械原因,或为了到达其间的脓腔,是非分不可的。如果一味求得肠管的顺滑,见到粘连必分,也是费力不讨好的事。除了费时、出血、有副损伤之外,辛辛苦苦分开的粘连,术后不久又复原样,甚至发生更严重的粘连。其实粘连形成之后也不是永久不变的。一些外科医生都见到过这样的事实,即粘连严重的腹腔,若干年后因别的疾病再进腹,腹腔内变得很清爽。这就是说,定型的、不是梗阻原因的粘连,可以不去管它。"分与不分"视全身和局部情况

而定。

影响到达手术部位的目标器官的粘连,有可能或已经导致肠梗阻的粘连,都应该彻底分离。分离粘连只是达到再手术目的的一种手段。粘连的分离,要紧紧围绕手术目的来,根据手术范围、要处理的病灶、消化道重建的需要来决定粘连剥离的范围,同时一并处理有潜在发病危险的粘连团块或束带。

(四)腹腔粘连与肠梗阻的关系

1. 粘连性肠梗阻的形成原因在于有点状粘连、束带压迫、内疝形成、粘连后形成扭转等。在肠管长轴上的侧向粘连,又未形成锐角,不会发生梗阻,可以不予分离。在长轴上粘连并发生扭曲、旋转,有发生梗阻的可能,应予以分离(图 15-4)。

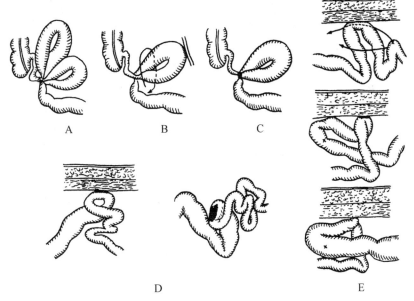

图 15-4　粘连性肠梗阻成因

A、B、C. 肠管间的粘连;D、E. 肠管与腹壁粘连

　　肠系膜在同一侧面上的粘连一般不会发生肠管扭曲。如果肠系膜的这一面黏附到肠管的另一系膜面上,粘连后肠管改变了走行方向,肯定会出现扭曲、旋转。不在一个平面上的肠管绞在一起,成角的机会加大,有可能导致肠梗阻,这样的粘连也必须分离(图 15-5)。

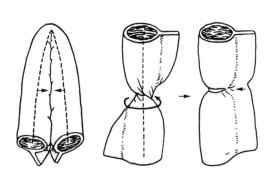

图 15-6　粘连形成肠梗阻的机制

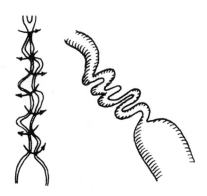

图 15-5　粘连导致肠管扭曲与旋转

　　所以肠管扭曲、旋转、成角的机制有三点:一是纵轴上肠管屈曲,二是肠管系膜的一面跨过肠管粘到另一面上,三是肠管间有环形的结缔组织增殖造成狭窄(图 15-6)。

　　2. 梗阻部肠管的发现:因为粘连性肠梗阻而行的再手术,发现梗阻原因和部位是手术成败的关键。如果做一个大的切口将肠管全部拖出腹壁外,找到梗阻部位倒也容易,但紧密复杂纷乱的粘连,根本无法将肠管拖出切口外,如进行粗暴的操作,无疑会对梗阻缺血处于病理状态下的肠管造成不可挽回的损失,甚至发生撕裂、穿孔和坏死。梗阻部位不清时,首先应穿刺膨大的肠管,排出积气积液和积粪,肠减压后,腹内视野和空间加大,便于再次检查。但这种穿刺也是危险的,会无端造成腹腔内感染，需要将穿刺处肠管拖到腹膜外，在穿刺点一周围以纱布，防止漏粪。有条件可应用套管针加吸引器抽吸，造成一个闭合的吸引管道。穿刺后沿纵轴方向全层缝合，外加浆肌层缝合(图 15-7)。

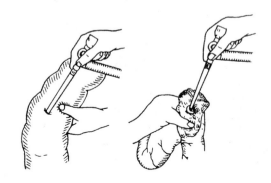

图 15-7　肠管的减压方法(套管针吸引)

(五)防止肠管损伤的方法

如果是因为肠瘘要行的再手术，切开切断肠管，以解除其与腹壁的粘连或愈合是必要的。但除此之外，一般的炎性粘连分离，是不允许切破肠管的。

避免切破肠管要注意以下操作细节。要沿着肠壁的间隙，找到分离粘连的突破口。远离切口的粘连，难以直视下分开，宁肯牺牲一块腹壁组织或一片后腹膜，也要直视下再分离出肠壁来。用剪刀边推边分，一般在剪切肠壁时，会有不同的手感。不顺滑或遇到质地不同的组织时，要看清或摸清后再操作。上述的胃肠内插管的办法，是有效防止切破肠管的方法。牵拉肠管时，两侧用力均等，防止肠壁局部拉成锐角而遭切割。在肠间注入盐水，使肠壁距离变宽的方法也可试用。硬的粘连块，用刀在瘢痕组织中一层层削过去，一般不会切通肠壁。但这样分开后的肠管应做进一步处理，否则会形成再粘连、束带或有穿孔的危险。对柔软、扩张变薄的肠管要加倍细心爱护，不乱拉乱拽，不随意翻动挤压。

(六)何时应该切除高度粘连的肠管

分离粘连时切破肠壁，尚不是切除肠管的绝对指征，还要看损伤肠管的范围、程度及手术主要目的来定。如果把难分的肠管作为切除对象，那么要切肠的地方绝不止一处。

浆膜层被分破仅仅是小块破损，肠管保持原形，可以不必修复浆膜层，因为留下线结异物仍将发生粘连。如果肌层也被伤及，肠黏膜鼓出，必须立即将肠黏膜复位缝合浆肌层，以防遗漏修复或再被撕裂扩大损伤或发生黏膜破裂。

对于分不清输出、输入口的局部团块状粘连，或是全腹广泛膜样粘连，不得不做捷径吻合或肠部分切除时，应选择好切除部位，最好一次肠切除解决主要矛盾。需要切开肠管减压时，也不能一见膨胀处就切，在减压最方便、最完全、容易控制污染的地方，做封闭式肠减压最好。不要减压一处后发现还有大部分扩张肠管不能被减压，被迫再次切开减压的情况出现。

肠管粘连分离后，血供不良，或因系膜受损供血障碍，或是原先就存在的肠绞窄，或受损修补后局部明显狭窄等，是肠切除的指征。

(七)用刀、电刀还是剪刀来分离粘连

腹壁下的粘连可用刀、剪刀或电刀来做锐性分离。肠管间的粘连，很少用刀做锐性分离。而半开口的剪刀推剥，剪刀口的开合，可以实现半锐半钝的分离，或仅做钝性或锐性分离。因为剪刀可以实现各种分离效果，为大多数医生所爱用。而腹腔内电刀分离，必须远离肠管，以防灼伤，故而少用为宜。

正因为刀、剪各有利弊，谈不上孰优孰劣，术者又有自己固有的操作习惯、技巧和动力定型，只要能达到剥离目的而不造成损伤的分离工具和方法，都是好的选择。

(八)再手术要防止再粘连

防止再粘连的要点是：①轻柔的操作,爱护腹壁和肠管,不粗暴操作；②不强行剥离粘连而损伤肠管引起腹腔感染,必要时行肠捷径吻合或肠部分切除；③努力使创面腹膜化,修复腹壁缺损,外翻缝合切口的腹膜；④清除腹腔感染,必要时放置引流管排出渗液；⑤必要时腹内放置有效地防止肠粘连的药物；⑥如属需要行肠排列术。

(九)分离粘连举例

正因为炎症性粘连是一定能剥离开的,就没有久攻不破的粘连。例如,胆石嵌顿引起的胆囊炎,通常是大网膜包裹着肿大的胆囊。没经验者常用剪刀、钳子或电刀等来剥离,无故浪费时间而进展缓慢,还会引起渗血。此时可以用手指紧贴胆囊表面推开大网膜,既快又少有出血。如果在剥离中发生出血,说明剥离面不正确,手指多已进入大网膜内。

再如胃小弯溃疡穿孔,由小网膜及肝脏覆盖,非手术治愈后再发,怀疑为溃疡复发或癌变而行胃切除手术的病例。进腹后首先必须游离胃,因为与左肝紧密粘连,必须先确定肝下缘的界限。肝脏表面是浆膜层,与之粘连的胃壁和小网膜也是浆膜层,因此,剥离面肯定是应在浆膜面和浆膜面之间进行。首先要锐性剪开剥离面的间隙,找到正确的剥离面,再用钝性分离。浆膜间为细小血管,分离时出血少。如果发生大的出血,就脱离了正确的剥离面,而误入一侧器官实质内(图15-8)。剥离粘连,一定要在其粘连面上进行,这是不变的剥离粘连的原则。

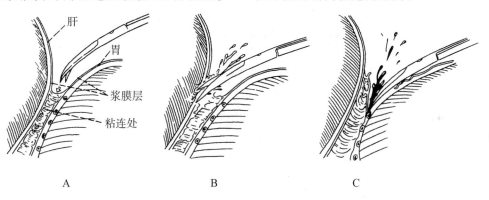

图 15-8　分开肝脏与胃间的粘连
A. 分离面正确；B. 分进肝脏；C. 分破胃壁

临床医生绝不能轻视再手术,切记再手术并不是都能轻易进腹的,更需要谨慎地操作。例如(图 15-9),切开腹壁后,肠管就在切口下,如果径直进腹的话,A、B、C 三处肠管势必要受损伤。首先应该探查 AB 之间和 BC 间的粘连,在薄弱处找出分离间隙,从此间隙内进入腹内,在 AB、BC 间插进拇指和示指,探清 A、B 点处肠管与腹膜间粘连的程度。如果拇指和示指一捏,像隔着一层纸一样的就可以触到,说明 B 点是很轻的纤维性的粘连,这样的粘连用手指也可以推开。如果钝性剥离不掉的话,不要硬剥,改用剪刀或电刀近腹壁处剪开即可。再在 AAʹ 点、CCʹ 点用两手指探查,能钝性剥离的就钝性剥离,不能剥开的可加锐性分离。如此亦步亦趋,稳扎稳打,不急不躁,一点点分开粘连,自然可以进入腹腔。如果是肠管与腹壁全都粘在一起,大体上也有粘连紧的地方,也有粘得松的地方,松紧混在居多。需要锐性剥离的地方并不太多。所以首先是从薄弱环节开始进攻。

　　再举 Mirizzi 综合征伴有胆道损伤的再手术病例。肝门部的肝总管和肝右管损伤，术后 2 个月再开腹，肝门部为广泛的瘢痕所覆盖（图 15-10）。坚韧厚实的纤维结缔组织覆盖着肝胆管和血管。再手术成功的关键在于能否顺利找到肝总管，如何分离粘连找到胆管和血管，并能游离出一段来供胆道再建。这种粘连不可能钝性剥离开，只能用剪刀口锐性剥离，像挖树根样逐渐掘出胆管（图 15-11），掘挖的剪刀方向必须和胆管长轴垂直，以防不慎插进胆管的深面而损伤门静脉。待肝管壁露出后，沿其边缘继续再分，直至将其

游离出来。

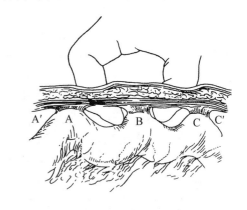

图 15-9　分段探查粘连

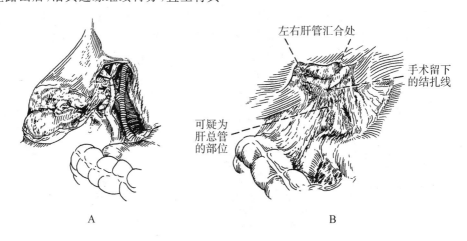

A

B

图 15-10　胆管损伤(A)及肝门部瘢痕形成(B)

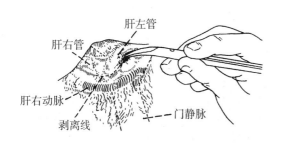

图 15-11　用剪刀小心掘出胆管

(十)癌性"粘连"的分离

　　严格地说，癌性"粘连"是不应当分离的，而是要求远离其边缘做切除。可是，像癌肿

侵犯胰包膜、门静脉或其他重要血管，又不适宜做胰腺或血管合并切除术的，也面临一个分离癌性"粘连"的问题。这种"粘连"只是一个形象的说法，其实是癌性浸润，只是借用"粘连"一词以便讨论组织剥离的话题。癌性"粘连"，是不可能也不应钝性剥离的。如果仅是做相对姑息的非根治手术的话，也需要锐性切除肿瘤。不能切除的癌块，则不应解剖肿瘤，改做其他姑息性手术，如吻合术或造口术等。

　　癌肿浸润到血管，如果强行剥离，一定会损伤血管引起出血，要把癌肿从大的血管上撕下来，可能会发生难以控制的致命性大出

血。如果一定要切除肿块,需要连同血管一起结扎切断(图 15-12)。肿瘤与大血管间尚有一点间距的话,应在狭缝中找出间隙来,保全血管,切除肿瘤。

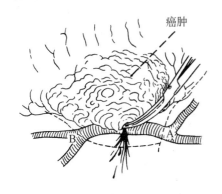

图 15-12　肿瘤与被浸润的血管一同切除

三、手术后早期肠梗阻的再手术

因肠梗阻而再手术者占腹部再手术病人的 30.9%,肠梗阻也是手术后早期再手术的主要原因之一。这些病人多是刚刚经历过较复杂的手术,原发病的影响和手术的侵袭使病人的体质和应激能力很差,此时决定再手术,无论是对病人还是对医生来说,都是一种艰难的选择和严峻的考验。

(一)手术后早期肠梗阻的原因

1. 炎性肠梗阻　最常在术后早期,一般在术后 2 周之内发生。它是由手术创伤和腹腔内炎症所引起的机械性和动力性肠梗阻并存的粘连性肠梗阻。广泛的腹腔内操作如粘连剥离、肿块游离、淋巴结清扫,长时间的肠管暴露,原发疾病造成的腹腔内积血、积液、积脓、积粪所致的腹腔内炎症,术中肠道、胆道和胰腺手术所发生的消化液泄漏,手术侵袭引起的全身应激反应所造成胃肠功能的紊乱等,是炎性肠梗阻发病的综合原因。

2. 机械性肠梗阻　也可发生于术后早期,如腹内疝、肠扭转、肠狭窄或吻合口狭窄

和粘连性肠梗阻等,均为常见的机械性肠梗阻的原因。这类肠梗阻的发生,多与手术操作过程直接相关。只要手术者仔细回顾手术过程,多能找出手术中的缺陷,为判断梗阻的原因和部位提供依据。以下列举各种术后机械性肠梗阻的原因。

(1)粘连性肠梗阻:最常见。腹腔内粘连形成肠梗阻主要发生于下列情况:①肠管与腹壁粘连固定并呈锐角扭折;②粘连带的压迫或缠绕导致肠管狭窄;③粘连带两端固定形成孔隙,肠管进入后形成内疝;④肠管广泛粘连成团块造成肠管局部狭窄;⑤以点状粘连为支点发生肠扭转。在上述因素基础上,再加上肠内容物过多、肠蠕动亢进等诱因存在,极易发生肠梗阻。

(2)切口的原因:切口下肠襻粘连;关腹缝合腹膜时缝住肠壁或网膜;切口疝形成等。

(3)疝手术后:嵌疝的假性整复,即将疝内容物与疝囊一同回纳进腹膜前间隙内,而钳闭处仍存在。

(4)胃切除手术后:①吻合口梗阻。②输入空肠襻梗阻。③空肠胃套叠,如输入襻空肠胃套叠、输出襻空肠胃套叠或输入、输出襻空肠同时套入胃内。本症虽很少发生,但不能自行回复,不及时手术几乎均会死亡。④内疝:比尔罗特Ⅱ(Billroth Ⅱ)式手术可在吻合后留下的间隙内发生输入襻疝或输出襻疝等。

(5)小肠手术后:吻合口扭转、内疝等。

(6)阑尾手术后:最多见为粘连性肠梗阻,少见的有大网膜粘连综合征等。

(7)结肠、直肠和盆腔器官手术后:盆底腹膜裂孔疝;盆底腹膜粘连形成的小肠梗阻;末段回肠过分牵拉成角形成梗阻;造口肠段外侧间隙所形成的内疝等。

(8)肝、胆、胰、脾手术后:主要为粘连性肠梗阻。

3. 血供性肠梗阻　无论是原发疾病引起或是手术操作造成的肠系膜扭转和肠系膜

血管堵塞,均可迅速发生肠坏死,表现为剧烈腹痛、休克和腹膜炎体征。

4. 动力性肠梗阻　即麻痹性肠梗阻,术后常见,多发生于手术后早期,常可自行缓解,宜行非手术治疗。

(二)再手术时机的选择

手术后早期肠梗阻手术时机的选择十分重要。过早手术,会使一些可经非手术治愈的病人再经历一次手术风险;过迟手术,至全身状况极度恶化甚至发生肠绞窄时才手术,手术疗效急剧下降。正确地选择再手术时机,主要参照以下几个方面。

1. 是单纯性肠梗阻还是绞窄性肠梗阻　肠绞窄的先兆是:①持续性剧烈腹痛,或伴有腰背痛;②较早出现频繁的呕吐,呕吐后并不能使腹痛减轻;③腹胀常不显著,或有不对称性局部隆起;④常有明显的腹膜刺激征;⑤腹部触诊或肛检可触及压痛性肿块(绞窄的肠襻),肛检的指套常有血性黏液附着;⑥腹腔穿刺常见血性腹水;⑦全身情况不良,较早出现休克;⑧病人烦躁不安,为减轻腹痛而常取强迫性体位(如胸膝位、侧卧蜷曲位等);⑨体温和白细胞升高;⑩腹部 X 线片常见闭襻性肠梗阻的征象,如宽大的气液平面、马蹄形充气肠襻、肠壁水肿等;⑪非手术治疗无效,或病情不断加重。

单纯性肠梗阻可试行非手术治疗,一旦发现肠绞窄征兆或确诊有肠绞窄,需急诊手术。

2. 是机械性梗阻还是动力性梗阻　要认真回顾手术过程,确诊有无上述各种机械性因素存在。如系严重的不可回复和缓解的机械因素引起的肠梗阻,应在积极的手术前准备下及早手术。麻痹性肠梗阻较易诊断,应施行非手术治疗。

3. 是不完全性肠梗阻还是完全性肠梗阻　通过临床症状、体检和腹部平片,一般都能做出鉴别。有少量排气,腹痛不剧烈,X线片气液平面少且结肠有气体积聚者,一般为不完全性肠梗阻,应施以非手术治疗。

4. 是否为手术后炎性肠梗阻　炎性肠梗阻多于手术后早期发生,主要表现为手术后肠功能一直不恢复,腹痛不显著,腹胀不剧烈,没有明显的肠型,肠鸣音也不高亢。触诊时腹部坚韧,有压痛。腹部叩诊常为实音。由于炎性肠梗阻很少发生肠绞窄,一般经非手术治疗能够治愈,而不必急于手术,以免在广泛粘连的腹腔内造成新的创伤或发生肠瘘等严重并发症。

(三)再手术的术前准备

1. 手术后早期肠梗阻的监测　一天应查房数次,密切观察病人的腹痛、腹胀、呕吐等症状的变化。体温、血压、呼吸和血象应动态监测。有条件者应每天摄腹部立位 X 线平片。口服少量水溶性对比剂有助于肠蠕动功能的判定。泛影葡胺虽不能有效显影小肠,但若能看到结肠内容物的淡影,至少可排除小肠的完全性梗阻。向小肠内放入长的导管,可以测定肠内压、肠内容物性状(pH、隐血等)和肠蠕动功能,还可以进行小肠造影,有助于肠梗阻性质和部位的诊断。

2. 术前准备和非手术治疗同时进行　术前准备包括全身的支持治疗、抗生素的应用、纠正水电解质和酸碱平衡紊乱及胃肠减压等。这些措施,也是非手术治疗肠梗阻的重要方法。因此,两者有机地结合起来,以评估非手术治疗的效果和选择最佳的手术时机。

3. 关于胃肠减压　有效的胃肠减压,是非手术治疗肠梗阻的关键性措施,也是肠梗阻术前准备的重要内容。普通的鼻胃管可以减压胃内容物,临床上最常使用。长的带气囊的 M-A 管因难以越过幽门,很难达到减压小肠的目的。另一种长的减压导管称为"肠梗阻导管"或"小肠减压管",它有 2～3 个腔(吸引减压腔、球囊充水腔和造影用的腔),前端有一个充水用的球囊和数个金属球,备有长于导管的内腔支撑导引钢丝,导管用不透X线的塑胶做成,长 2.1～2.5m。该导管易于在 X 线透视和胃镜引导下通过幽门插入近段空肠。充水的球囊在肠蠕动的挤压下可将导管推进到远段小肠。小肠减压导管的上述结构,使其容易放入小肠,发挥其有效减压梗阻肠段的功能。导管前端的充水球囊在进行过程中,还能扩张所遇到的狭窄肠段,纠正或缓解肠管的扭曲和成角。经导管注入水溶性对比剂可以为明确梗阻部位和性质的诊断提供影像学依据,也可以对肠内状态(肠内压、肠壁通透性变化和出血)和肠内容物性状作动态监测。如果需要由非手术治疗中转再手术,该导管除仍能发挥肠减压作用外,还可以作肠内支撑物应用于肠排列手术中。肠腔内的导管和球囊可为肠管间粘连的分离提供支撑物,防止肠管的误伤。作者应用这种肠梗阻导管治疗单纯性肠梗阻 206 例,肠梗阻解除率达 80.4％。该组病例中,89％为有手术史的粘连性肠梗阻病人,其中手术后早期肠梗阻占 34％。作者认为,无绞窄征象的手术后单纯性肠梗阻,特别是手术后早期炎性肠梗阻、高龄病人的肠梗阻和反复发作的粘连性肠梗阻,使用这种小肠减压导管做非手术治疗和再手术前的肠道准备,具有突出的优点(图 15-13)。

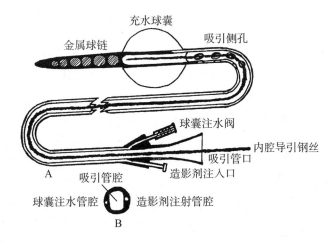

图 15-13　小肠减压导管

A. 纵剖面;B. 横断面

(四)手术治疗方法

手术后早期肠梗阻确定用手术治疗以后,其手术方法与一般肠梗阻的治疗并无不同之处。一般均从原切口进腹,分离腹腔内粘连,找出梗阻部位,明确梗阻性质,再决定手术方法。根据手术中探查结果和病变性质,选用解除粘连、扭转肠管复位、内疝的肠襻复位还纳、肠管切除、肠短路手术、肠造口、肠外置等有效的手术方法。术中要特别注意监测病人的全身状况,确保手术安全、有效。

四、手术后早期腹腔感染的再手术

有约 12.5％的手术后早期再手术病人是因为腹腔感染的原因而被迫再次手术的,腹腔感染的类型为弥漫性腹膜炎和腹腔脓肿。这类腹腔感染,可以是原发疾病的残留,也可以继发于手术中的腹腔污染和其他手术后并发症。手术后腹腔感染的病死率高达 20.2％。

(一)发生原因举例

1. 原发疾病 前次手术的原发病即为弥漫性腹膜炎或腹腔内脓肿,手术后感染灶仍存在。

2. 胃手术后 ①十二指肠残端破裂;②吻合口漏;③吻合口溃疡穿孔;④残胃缺血坏死;⑤胃小弯缺血坏死;⑥输入襻缺血坏死等。

3. 小肠手术后 肠切除后肠吻合口瘘。

4. 阑尾手术后 腹腔脓肿;化脓性门静脉炎伴肝脓肿;阑尾根部坏死后形成粪瘘等。

5. 结肠直肠手术后 吻合口漏;腹腔间隙或盆腔脓肿。

6. 肝胆手术后 胆漏;胆总管下端穿孔;肝坏死及感染;肝脓肿;膈下脓肿;肝脓肿切开引流并发腹腔感染;手术后胆囊炎等。

7. 脾手术后 胰、结肠、胃的损伤或穿孔;膈下脓肿等。

8. 胰腺手术后 胰漏;腹膜后间隙感染;吻合口瘘;静脉血栓形成;胰腺炎手术后腹腔脓肿;手术后胰腺炎等。

(二)临床表现与诊断

1. 全身表现 原有的弥漫性腹膜炎在手术后其临床表现未能缓解,或在腹部其他手术后出现发热、白细胞增高和出现腹膜炎体征者,表明有腹腔感染的存在。在适当的治疗下,如抗生素的应用和腹腔引流之后,腹腔内感染趋于局限化,可形成腹腔脓肿。

2. 腹腔脓肿

(1)膈下脓肿:除全身性感染表现外,常有所在部位的压痛和触痛,并自觉背部疼痛。脓肿所在局部腹壁或下胸部皮肤水肿、压痛。可因胸膜腔积液、肺不张和局限性肺炎而出现胸部症状和体征。X线、B超、CT可以提供影像学诊断依据。诊断性穿刺可以确定脓液性质和病原菌。

(2)盆腔脓肿:为腹腔手术后最常见的残余脓肿,表现为体温升高、下腹部胀坠不适、排便次数增多、膀胱刺激征和里急后重感,肛门指检可触到肿块(有触痛,可有波动感),B超、CT可确定脓肿位置与大小。

(3)肠襻间脓肿:全身征象与上述脓肿相似,常因肠粘连导致肠梗阻,可发生肠麻痹、腹部触痛性肿块等。X线、B超、CT可助诊断。

(三)再手术指征

腹腔感染多数经非手术治疗而获得控制,部分病人腹腔内感染局限化形成脓肿而需手术引流。再手术引流指征是:①全身中毒症状明显;②脓肿为多发性,或脓腔内呈分隔状;③脓肿位置深在,脓液稠厚,难以经皮穿刺引流;④脓肿并发内瘘等。

(四)手术后腹腔脓肿的再手术治疗

1. 膈下脓肿的手术治疗 膈下间隙是指膈肌和横结肠及其系膜间的腹腔间隙,有左膈下间隙和右膈下间隙。右侧的膈下间隙被肝脏分为肝下间隙和肝上间隙。肝上间隙被纵行的镰状韧带分为右肝上间隙和左肝上间隙。左肝上间隙又被横行的左三角韧带分为左肝上前间隙和左肝上后间隙。由于右冠状韧带的上下两层均位于右肝的后方,故不存在右肝上后间隙而只有右肝上间隙。冠状韧带两层腹膜间的裸区与横膈之间称为膈下腹膜外间隙。肝下间隙被肝圆韧带分为右肝下间隙和左肝下间隙。左肝下间隙又被小网膜分为左肝下前间隙和左肝下后间隙。上述各间隙所发生的脓肿均称为膈下脓肿,其中以右肝上下间隙的脓肿较为多见。

膈下脓肿诊断明确并决定手术治疗后,确定脓肿切开引流的手术路径是首先遇到的技术性问题,可供选择的手术路径有以下6种。

(1)经原手术切口路径的脓肿引流术:上

腹部手术后早期发生的需要手术的膈下脓肿,一般经原手术切口进腹做脓肿切开引流。此时脓液多较稀薄,脓腔壁薄弱或不完整,少有间隔形成,易于在薄弱处钝性分出脓腔,吸出脓液。开放脓腔,清洗脓腔和周围腹腔后,于脓腔底部和腹腔适当部位多处放置引流管,或放置冲洗脓腔或腹腔间隙的进出管道。

(2)腹侧经腹腔路径:适用于除腹膜外间隙以外的各种膈下脓肿的引流术。在肋缘下方 2.5cm 处做切口进腹,找到脓肿部位穿刺脓腔证实后,切开脓肿壁一小口,吸尽脓液,以手指探查脓腔,分破脓腔内的间隔,冲洗脓肿后放置引流管,脓肿周围的腹腔也应放置引流物。要重视脓肿切开时的腹腔保护,防止脓液溢出污染。

(3)腹侧腹膜外路径:适用于右上前间隙和左膈下间隙脓肿的引流术。经肋缘下方切口到腹膜前,不切开腹膜,在腹膜的浅面向上将腹膜与膈肌分开,到达脓腔。途中若发现脓肿与腹壁粘连,可在腹膜外直接切开脓肿壁。此路径可避免脓液污染腹腔。

(4)背侧腹膜外路径:适用于右上、右下和腹膜外间隙脓肿切开术。取侧卧位,患侧向上沿第 12 肋做切口,切除部分 12 肋,在肋骨床上穿刺脓腔确认后切开引流。若穿刺不成功,可经肋床上的切口伸入手指探查膈下的间隙寻找脓腔。

(5)背侧经胸路径:适用于右肝上间隙和左膈下的巨大脓肿引流术。经第 8~11 肋的适当位置切开胸壁,切除一段肋骨后在胸膜外穿刺脓腔,确诊后切开引流。如在到达脓腔之间有游离的胸膜腔存在,可用碘仿纱布填塞创口数日,促成胸膜粘连后再切开脓肿壁。也可将胸膜壁层与膈肌缝合后封闭胸腔,使脓肿切开处位于胸膜腔之外。

(6)经胸手术路径:膈下脓肿伴有胸膜炎等胸部并发症者,可经第 8、9 间进胸探查,同时处理胸部并发症和经膈肌引流膈下脓肿。

2. 盆腔脓肿的手术治疗　可经直肠前壁切开盆腔脓肿引流,已婚妇女也可经阴道后穹隆部切开盆腔脓肿。

3. 肠襻间脓肿的手术治疗　除 B 超等引导经皮穿刺抽吸引流外,也可再手术探查确认脓肿后切开引流。切开肠襻间脓肿时,更要防止脓液污染腹腔,并做好脓腔和腹腔的引流。

五、腹部器官手术后早期的再手术

腹部外科手术后的再次手术,文献统计约为 1.5%,随着手术病例的增多再手术病例也会增多。通常把手术后 3~4 周内的再手术称为手术后早期(近期)再手术,它是本节讨论的对象。由于早期再手术多以处理手术并发症(如出血、吻合口漏、腹腔感染、肠梗阻和器官功能障碍等)为目的,相关的手术技巧已在本书的相应章节讨论过,所以此处仅列出再手术的主要原因和对策。

(一)胃十二指肠手术后早期的再手术

1. 胃部分切除手术后早期的再手术

(1)吻合口出血:多发生于手术后 24h 内。胃肠吻合口出血主要原因是手术技术存在缺陷。胃壁和肠壁厚度有差异,同样的针距、拉力对黏膜下血管的止血效果不尽相同。因此出血多发生在胃侧断端。连续内翻缝合有时会造成没有被缝住的间隙,黏膜下血管处于开放状态而发生出血。

对策:再手术的适应证是严密观察下的非手术治疗及胃镜下止血无效者。再手术寻找出血点时切开胃壁有两种切开方法:一是距吻合口 3cm 处切开胃前壁,显露吻合口找出出血点。和吻合口平行切开时要注意,必须保证新切口到原吻合口之间胃壁的血液循环。否则宁可做垂直于吻合口的前壁切开。另一种探查切开方法是拆除吻合口前壁的缝线,敞开吻合口寻找出血点。吻合口的一周都未发现出血点时,要检查小弯侧胃壁的缝合处。其他的出血原因有:高位溃疡出血、旷置的溃疡出血、食管静脉曲张破裂出血、应激性溃疡出血等。

(2)十二指肠残端漏:十二指肠残端漏一旦发生,病情会陡然恶化。除了残端缝合技术缺陷外,病人全身状况不良、局部血供障碍和十二指肠内压升高等是其发生的主要原因。在十二指肠残端缝合困难的病例,宁肯经残端放置十二指肠引流(减压)管,而不应心存侥幸硬性缝合封闭残端。

对策:手术后1~2周内发生的漏不难诊断。正确的处理方法是充分而有效的引流,包括对十二指肠腔内和肝下间隙、右结肠旁沟等处的引流。急性炎症期间任何修补、堵塞的企图都将归于失败。十二指肠内放置短臂T形管的引流较为可靠,视病情在3~4周后才考虑拔管,遗留的外瘘数月后可以封闭。

(3)吻合口破裂:手术缺陷、局部张力过大、管腔内压力过高、吻合口缺血、全身状况不良等是吻合口破裂的原因。

对策:立即经原切口进腹探查。发现破口后通常进行破口修补加周围引流。为了手术后的营养支持,术中应放置空肠营养管。经鼻留置空肠营养管或是做空肠营养造瘘,视病人情况而定。慢性吻合口瘘按照肠瘘的原则处理。

(4)吻合口狭窄或梗阻:吻合口水肿引起的通过障碍多于吻合口机械性狭窄引起的梗阻。吻合口设计过小、一周的连续缝合缝线抽得过紧时,会使吻合口被缝线箍住而无伸展性,可造成狭窄。前壁的缝线不慎带住了后壁组织,使吻合口变成了2个裂缝,当然会发生梗阻。

对策:排除了吻合口水肿引起的狭窄之后,要在充分的手术前准备后及早再次手术。通常是切除狭窄的原吻合口重新做吻合。

2. 胃癌切除术后早期的再手术　胃癌、贲门癌切除手术,有胃切除的所有并发症,其

中许多并发症是需要再次手术的,如吻合口出血、吻合口狭窄、吻合口漏等。其中食管-胃或食管-肠吻合的吻合口漏发生率高达20%以上。原因是食管的血供不良,病人全身状况恶化、手术侵袭过大造成的应激反应剧烈等。

对策:再手术是以建立通畅有效的引流为目的的,而不是试图修补漏口或重建吻合口。全身支持加上胸腔或腹腔引流,能使漏出量减少,炎症局限化,漏口逐渐闭合。形成慢性瘘时,再择期手术处理。

(二)小肠、阑尾、大肠手术后早期的再手术

1. 肠外漏　在病态的肠管(如缺血、水肿、炎症、瘢痕、狭窄、肿瘤等)上做吻合极容易发生漏。吻合口周围存在感染,吻合口被牵拉有张力,吻合口远端有梗阻存在,吻合口受压等严重影响愈合的因素最终会导致吻合口漏。此外,吻合技术不当和技术缺陷是导致吻合口漏的直接原因。

对策:控制感染和全身营养支持是早期治疗的重点。除非手术措施之外,再手术也是重要的治疗手段。首先,腹腔引流或腹腔开放式引流、肠造口、肠外置等简便的手术,可以减轻和控制腹腔内感染。其次,再手术可以放置空肠营养管或做空肠营养造瘘,尽快恢复肠内营养,促进肠瘘愈合。第三,一些手术术式可以减少消化液的流量,促进瘘口的闭合。如把瘘口旷置起来的肠造口术、瘘口的近端肠管和远端肠管侧侧吻合的"短路手术"等。在全身和局部条件具备后,切除瘘口重建消化道或做瘘口的修补,来治疗经久不愈的肠瘘。

2. 肠梗阻　腹部手术后肠梗阻可以发生在任何腹内手术之后,其中约1/5是手术后炎性肠梗阻,一般通过非手术治疗能治愈。其余大部分手术后机械性肠梗阻中多需要再手术,特别是绞窄性肠梗阻必须紧急手术。

手术后机械性肠梗阻多为粘连引起,其他原因,如腹内严重感染、脓肿形成、内疝、肠套叠或扭转等。其诊断和处理包括手术治疗,与肠梗阻并无不同。

(三)肝脏手术后早期的再手术

肝癌、肝内结石、肝破裂、肝血管瘤或肝囊肿等疾病,行肝脏的规则或不规则切除手术后出现了严重并发症,如出血、胆瘘、周围器官损伤、腹内感染特别是肝周围间隙脓肿等,是早期再手术的原因。

出血的对策:肝手术后腹腔内出血量多不大,如果血压、脉搏稳定,可非手术治疗。腹腔引流管大量血液流出,或有出血性休克表现时,要积极手术前准备,必要时再手术探查。肝切除手术后出血部位常常是肝周围韧带断端、肝裸区的粗糙面和肝断面,这都是再手术寻找出血点的重点。

胆瘘的对策:开放的肝管、胆肠吻合口瘘都需要及时再手术引流和修补。

膈下脓肿的对策:膈下积液或脓肿形成引起腹膜炎和全身感染时,需要再手术脓肿切开引流。

(四)胆道手术后早期的再手术

1. 胆漏　胆囊切除术后发生的胆漏最常见,原因多为胆囊管漏扎、胆管损伤、副肝管切断等。腹腔镜胆囊切除发生胆漏也不罕见。胆管切开和胆肠吻合术后的胆漏原因复杂,除了手术技术缺陷外,对胆道疾病的病理变化认识不足,没有从肝胆系统全局高度来处理局部问题,也会引发严重并发症而需再次手术。

小流量的漏可在严密观察下非手术治疗,一旦出现胆汁性腹膜炎要再开腹手术。再手术以找到瘘口为目的,以引流为手段,视具体情况慎重处理瘘口。不要在炎症的病理组织上修补瘘口或做胆道吻合和胆肠吻合。不少胆瘘需要远期做第三次或多次手术。

2. 肠漏　胆道手术发生肠漏原因一是手术中损伤了正常的肠管,如严重腹腔粘连造成的解剖困难,一是胆肠吻合口破裂在胆漏的同时发生了肠漏。这类肠漏对全身的侵袭非常严重,病人状况会很快恶化。其处理对策同肠瘘。

3. 胆道出血　感染引起的胆道出血常突然发生,也能自行停止,但往往反复发作。表现为胆道内放置的引流管出血或上消化道出血。确定为胆道出血者,非手术治疗多能停止,如系胆肠吻合口出血或胆道外病变引起的上消化道出血,需要再手术。

4. 黄疸　造成黄疸最严重的原因是误扎肝外胆管,表现为逐渐加重的黄疸、上腹胀痛和胆道感染的全身征象,常有腹膜炎的体征。胆道局部粘连严重、手术解剖不清,对突然发生的手术中大出血盲目结扎止血,常误扎或切断胆管。处理方法见第 16 章"腹部手术副损伤的对策"。

此外,胆道残留结石、胆管吻合口或胆肠吻合口狭窄、肿块堵塞、胆管外压迫等原因也可出现黄疸。再手术的适应证是除去上述原因,恢复胆道的畅通。

(五)脾手术后早期的再手术

脾手术后早期并发症除了出血、胰漏、肠梗阻之外,膈下感染较为常见。积血或积液的引流不畅、出血、胰漏、大块结扎组织的坏死、损伤致胰腺、胃或结肠的坏死或穿孔等都是膈下感染的原因。脾窝位置深在,无论取何体位都不易引流该处,加上脾切除后易招致感染且感染不易局限,临床上处理膈下感染仍较棘手。明确左膈下有积血、积液或积脓,量较多而非手术治疗无效时,要再次手术引流排液。此时要设计引流的通道,尽量使引流口处于低位。

(六)胰腺手术后早期的再手术

1. 胰腺坏死组织清除　重症胰腺炎的

胰床周围引流，一次手术往往不能清除不断坏死的胰腺组织，这样的再次清除坏死组织的手术，应该是预期之内和计划之中的事，前次手术一般也会留下再手术的通道。如果前次手术认为已经达到引流的目的，放置引流物后关腹，不得已再开腹清除胰腺的坏死组织的，就另当别论了。此时的再手术，要建立通畅的有效的引流通道，如实行开放填塞物引流术、开放式经后上腰部腹膜后引流术等。

胰周感染局限形成的脓肿经久不愈，形成窦道、胰瘘或肠瘘，通常是疾病后期才需要再手术。手术后早期不宜急于处理这类复杂的并发症，以免适得其反。

2. 出血　胰腺炎和胰腺癌的手术除了血管损伤出血之外，残留胰腺周围出血常难以确认出血点和出血的血管。因为胰腺的血管呈网状分布在胰周，并没有主血管支。来自胃十二指肠动脉的胰十二指肠上动脉和来自肠系膜下动脉的胰十二指肠下动脉交汇成胰头血管网，胰体尾部的血供来自脾动脉的分支。靠结扎血管来止血是行不通的。非手术不能止血者可以用介入方法栓塞血管，或者手术缝扎或填塞压迫止血。

3. 胰腺癌的漏诊　胰腺癌和慢性胰腺炎的鉴别，手术中活组织检查有时也难以定论。因为胰腺肿块的病理检查取材困难：过深地切取组织常会损伤胰管，表浅的取材常切不到肿瘤组织。减少术中误诊的办法有：穿刺针肿瘤深处抽吸病检或细胞学检查，多处切取肿块标本病检，超声引导穿刺或活组织取材等。探查手术以后才被确诊为胰腺癌者，可择期再行胰腺癌切除手术。

4. 胰漏、胆漏和肠漏　胰漏、胆漏和肠漏是再手术的常见原因。处理可参阅第9章"不漏不堵做吻合"。

(七)腹部损伤手术后早期的再手术

1. 出血　腹部闭合性损伤手术后腹腔内出血，常因为上次手术止血不彻底或遗漏出血点未予以处理所致。病人处于失血性休克时，某些出血点已经停止出血。待手术结束血压回升后，发生迟发性出血。骨盆骨折和腹膜后器官损伤的出血会形成腹膜后血肿，如果手术中未能发现或被其他伤情所掩盖，这种迟发的持续性出血量会很大，造成手术后低血压或休克。严重腹部创伤易发应激性溃疡表现为消化道出血，这样的出血如果发生在手术后，外科医生常被迫行再次探查手术。

2. 伤情遗漏　复合性损伤或腹部多发伤在首次剖腹手术时会遗漏较隐蔽的、深在的损伤，这就埋下了再手术的种子。无论腹部开放伤或是闭合伤，有顺序地探查全腹内器官，是防止遗漏伤情的重要措施之一。

3. 感染、肠漏、肠梗阻　原因和对策前面已讨论，不再赘述。

(八)腹外疝手术后早期的再手术

1. 损伤周围组织器官　寻找和切开疝囊时可损伤膀胱，嵌顿性疝松解疝环和滑动性疝解剖疝囊时可能损伤肠管。这类损伤通常在手术中即能发现，及时正确地处理多无严重后果。如果手术中没有发现，至术后出现严重并发症时，再手术不可避免且手术也变得复杂。股血管损伤见于疝修补时，术中也能及时发现、及时处理。动脉损伤形成假性动脉瘤时，需再手术。神经损伤是指手术中结扎、切断神经和术后神经受压，表现为固定区域的持续性疼痛和感觉异常。如果神经阻滞治疗无效，需再手术松解受压神经，切除压迫神经的瘢痕，必要时切断受损神经以止痛。

2. 早期复发　手术后早期复发性疝，多为手术失误造成，再手术需要选择合适的时机。

第16章　腹部手术副损伤的对策

手术本身是一种创伤,在治疗疾病的同时也使机体受到侵袭。此外,手术中由于各种原因也会发生意外的副损伤。所谓副损伤,是在手术过程中发生的与本次手术目的不相关的,甚至影响和阻碍达到本次手术目的的意外的组织或器官损伤,这种新的损伤会对机体带来新的侵袭和损害。有的副损伤在手术过程中就能得到及时的处理和补救,有的至手术后才以并发症的形式表现出来。副损伤处理得当,当无严重的后果。如果术中处理不当或术中未能及时发现,就会产生严重的后果,如大出血、吻合口漏等还会危及病人的生命。

手术副损伤发生的原因可归为两类:一类是病人方面的原因,如解剖结构异常,疾病过于复杂,特殊体质和器官功能不全等;另一类是医源性的,如麻醉不满意,手术操作失误和医生责任心不强等。尽管手术副损伤的发生有一定的必然性,它构成了手术的风险因素,但绝不能因此忽视和原谅医生手术中失误所造成的危害。因此,对每例手术,哪怕是简单到阑尾、疝或体表肿块切除之类的"小手术",都要想到有手术失误发生副损伤的可能。要练就在手术中预防失误和一旦发生失误后能及时发现并及时补救的技能。这也是成熟的外科医生必须具备的业务素质。当然,这种应急的能力不会自生自长,需要在手术实践中长期磨炼,并用心去学习和研究才行。

本章按器官的类别,讨论手术中发生副损伤的原因、主要表现、术中对策和预防措施。

一、手术中胆管损伤

手术中胆管损伤,因其发病率之高和严重的后果而受到重视。黄晓强等(2001)统计2724例医源性胆管损伤,胆囊相关手术中损伤者占94%,胃手术中损伤者占4%。胆管损伤类型中,横断伤者占47%,侧壁损伤者占28%,误扎胆管占15%,腹腔镜手术损伤胆管(撕裂伤、灼伤)占5%。损伤部位:胆总管损伤占44%,肝总管损伤占36%,肝左右管汇合部占17%,肝左管占4%。日本一组统计胆囊切除术中发生胆管损伤者占0.61%。

(一)术中胆管损伤的原因

1. 按手术类别来分,发生于胆囊相关手术者最多,其中75%发生于胆囊切除术这一常见的简单的手术之中。36%的胆管损伤发生在先切断胆囊管的时候,57.7%发生在最后切断胆囊管的时候。胆囊切除术中,突然遭遇胆囊动脉或肝动脉出血,盲目结扎止血时最易损伤胆总管。强行剥离粘连严重或萎缩瘢痕化的胆囊也可伤及胆管。胆囊管的变异,过长、过短、过粗、过细,会造成判断上的错误。牵拉过短的胆囊管可使胆总管折叠,易被误扎或切断。胆总管也有变异,如肝右管注入胆囊、肝左右管合并后进入胆囊等,术前是无法确认的,自然在结扎胆囊管时就会发生副损伤。

2. 胃癌和瘢痕性胃十二指肠溃疡在行胃切除时可损伤胆总管。肿瘤浸润和瘢痕的挛缩,使胆总管位置变异,在分离时常剥破或切开胆总管。肝十二指肠韧带淋巴结清扫时也有可能伤及肝总管。

从病理学上来看,胆囊及周围的炎症粘连、既往上腹部手术后可使胆囊及胆管移位、变形;Mirizzi综合征使三管(胆囊管、肝总管、胆总管)改变了位置和形状;胆管的异常走行发生率也较高。上述原因使手术操作难以按正常步骤进行。术者如不耐心,或过于自信,在未查清或显露三管时(有时无法显露三管)盲目结扎"胆囊管",极易造成医源性损伤。操作粗暴、简单化,盲目用手指抠剥严重的粘连,第一是容易引发出血如撕断胆囊动脉、肝右动脉或曲张的静脉,第二会直接撕破胆管。胆管损伤与手术技巧有着直接关系。

3. 关于副肝管的损伤。胆囊或胆道手术中,最常损伤的副肝管是肝右叶的副肝管。这种副肝管单独出肝后,可直接汇入胆囊,较细,在游离胆囊时很容易被切断。肝右叶副肝管还可以经胆囊三角区汇入胆囊的壶腹部或胆囊管,或是两支肝右叶副肝管的一支与肝左管汇合成为肝总管,另一支副肝管再与肝总管汇合构成胆总管。这种复杂的胆管结构,极易在术中受到损伤。

较细的副肝管被扎,所引流部位的肝组织可发生纤维化。较粗的引流区域较广的副肝管被结扎或切断,肝内胆管不能自行闭合,可发生阻塞性黄疸和(或)胆汁性腹膜炎,招致严重后果。

(二)术中胆管损伤的表现

按损伤的类型可有开放性胆管损伤和闭合性损伤。前者是胆管离断或侧壁的裂伤,表现为胆汁漏出、腹膜炎;后者是胆管的完全结扎或部分被结扎,表现为阻塞性黄疸或胆道狭窄和胆道感染。

在手术中能及时发现的胆道副损伤,多是开放性损伤。可见到胆汁漏到腹内,或纱布上沾染黄色的胆汁。手术后早期发现者,如为开放性胆管损伤,有胆漏和胆汁性腹膜炎的临床表现,或有合并腹腔感染的征象;如为误扎胆管,则发生阻塞性黄疸、胆道感染和肝功能损害。手术后较长时间才发现者,表现为经久不愈的胆汁外漏或持续性进行性肝功能障碍、阻塞性黄疸、反复发作的胆管炎和胆汁性肝硬化等。

术中造成胆管的副损伤,开放性损伤者在术中就能诊断;对怀疑有胆道裂伤误扎或副肝管损伤者,术中经胆囊管胆道造影即可确诊。如未意识到有发生这种副损伤的可能,只能待术后出现异常表现时,通过影像学检查才能诊断。

(三)术中胆管损伤的处理

手术中能发现胆管损伤时,及时修复胆管是毫无疑义的。除非没有发现胆管损伤,否则没有任何理由留待以后再做修复手术。新发生的损伤,组织基本正常,术野显露充分,局部污染轻,相对于二期手术来说手术操作较为简单,对病人侵袭较小。问题在于,手术者的技术能力能否胜任胆道损伤后的修复手术。被损伤的胆管有时仅数毫米直径,有时缺损超过1cm以上,有时伴有出血等。因此,要求术者能根据不同的伤情和病人的全身情况,选择合适的修复术式和修复方法来应对各种复杂的局面。

(1)侧壁裂伤的处理:先切开十二指肠外侧腹膜,松动胰头和十二指肠,减少肝外胆管的张力。如系小的侧壁裂伤,可适当修剪裂口,向胆总管内放入T形管,经腹壁引出体外;也可以经裂口向肝内放入引流管,从肝面戳孔引出体外引流胆汁,把原裂口缝合修补好。缝合裂口时注意不得造成胆管狭窄。不做胆道减压,直接缝合侧壁裂口是不可取的,因为胆道压力增高是不利于愈合的主要原因。裂口过大超过胆总管 1/2 圈时,松动十二指肠并游离肝外胆管,在无张力下做裂口对合结节缝合修补。同时,在别处切开胆总管,放进 T 形管,并使 T 形管的一个臂通过缝合修补处(图 16-1)。

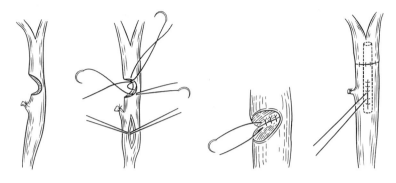

图 16-1 胆管侧壁伤的处理

(2)肝左、右管损伤的处理:如肝左、右管被切断、结扎或裂伤,立即松动十二指肠,游离肝门部胆管,切开胆总管放入 Y 形管,使 Y 形管的两个短臂放入左、右肝管内,然后缝合损伤裂口。或做断离的肝管吻合,再缝合放 Y 形管处的胆总管切开口,肝下间隙引流(图 16-2)。

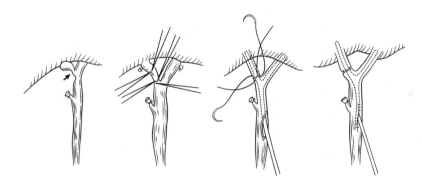

图 16-2 肝右管损伤的处理

(3)副肝管损伤的处理:术中发现稍粗的副肝管,估计其为引流较大范围肝脏胆汁的副肝管,不能轻易结扎了事。即使结扎,肝内胆管也不易闭合,势必引起胆漏和腹膜炎。应该向副肝管内置管,行副肝管断端吻合或副肝管与十二指肠或空肠吻合。因其管径不足 1cm,吻合较为困难。向副肝管内放入导管支撑并引流,是手术成功的关键。为了明确肝管与肝脏的关系,术中经副肝管逆行造影是非常必要的。引流肝脏范围不大的细的副肝管可以结扎。无论如何修复,肝下间隙引流是必不可少的(图 16-3)。

(4)胆管横断时的端端吻合术:仍应使胆管两端在无张力状态下进行吻合,吻合前必须松动十二指肠和游离部分胆管断端。先缝合后壁,在吻合口下方切开胆总管放入 T 形管,使 T 形管的短臂越过吻合口,再缝合前壁,最后缝合放 T 形管的切口(图 16-4)。

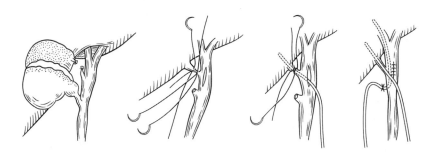

图 16-3 副肝管损伤的处理

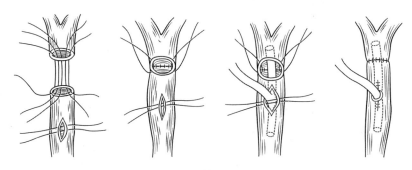

图 16-4 胆管横断的处理

(5)胆管十二指肠、空肠吻合术:因系专门的胆道手术方法,不再介绍。

(6)胆管缺损支架管连通手术:有人在损伤胆管后肠缺损超过 2cm 时,采用 T 形管搭桥再连通的方法恢复胆道通畅。缺损处暴露的 T 形管周围用大网膜贴附,或用部分肠管的浆肌层贴附,也能达到修复目的(图 16-5)。但这种修复方法常会造成拔管困难和拔管后胆道狭窄。

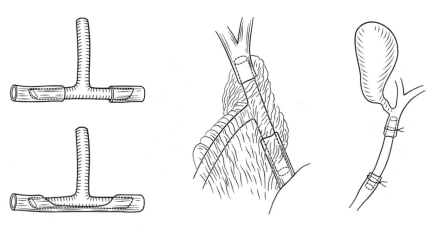

图 16-5 用 T 形管或硅管连接缺损的胆管

(7)胆管损伤处的修整:胆管断裂后会发生弹力收缩,断口往往不规则。在吻合前,须修整断端,必要时须做成形术。修整后胆管缩短,如果缺损在 1cm 以内,经过松动和游离后,端端吻合并无困难。减少或消除吻合处张力,保证良好的血液循环,充分的胆道减压和肝下间隙引流,是促进愈合的四大措施。如果缺损超过 2cm,应行胆肠吻合。如因病人情况不允许继续修复手术,可将两断端插管固定后引出体外,进行胆汁外引流,再择期行二期修复手术。

(8)肝外胆管损伤的修复:①损伤处下端胆管通畅者,可行胆管吻合术;如下端有明显狭窄且不能扩张者应行胆肠吻合。②胆管端端吻合术的要求是:端口整齐,血供良好,黏膜对合无张力,吻合口足够大。松动十二指肠胰头时,不仅切开侧腹膜,也应切开十二指肠第三段下缘的浆膜,使胰十二指肠能游离到脊柱的前面。③吻合口内要有支架管,T形管引流要放置 3 个月以上,放 T 形管的切口应离开吻合口 1cm 以上,另行切开把 T 形管引出腹壁外。④肝下间隙充分引流。⑤病人如不能耐受较长时间的修复手术时,应接管引出胆管两侧断端至体外,积极创造条件,力争在 2～3d 后再手术。

(四)术中胆管损伤的预防

1. 在显露充分的手术野中操作　有的医生在胆管副损伤发生之后,才抱怨麻醉不满意,拉钩不到位,切口过小过深等。其实显露不良在手术开始时就已存在,为何早不去设法改善手术野呢?原因可能在于:一是认为手术简单,很短时间手术就会结束;二是自恃能在狭缝中完成胆囊手术;三是尚未遇到过胆道损伤。那种一味攀比小切口、高速度的心理,并不可取。

2. 细致耐心、按正规操作步骤进行手术　这个手术基本原则要落实在手术过程的每一步操作中。如胆囊切除,不能一下去就直奔胆囊管,要提起胆囊壶腹部,先分清三管,打开胆囊十二指肠韧带表层,查清胆囊动脉走行分布,再去找胆囊管。即使是准确无误地找到胆囊管,也应该套上结扎线只打一个结,不先剪断该管。待胆囊动脉处理后,可从底部游离胆囊。如遇炎症粘连严重解剖分界不清或渗血时,可先从胆囊底部开始,将胆囊从肝床上剥下,分离的胆囊浆膜一一结扎,如此一步步走向胆囊颈和胆囊管。遇到严重粘连不可用手抠剥或撕推,以防招致严重的出血。锐性分离的组织,须确认无管状物夹在其中后才切断结扎。对于逆行、顺行都难有进展的病例,可剖开胆囊,切除囊壁,顺胆囊颈找到胆囊管后妥为结扎缝扎,以防胆漏。肝床上残留的胆囊壁可剥除或烧灼破坏其黏膜层。总之,不以胆囊手术小而疏忽,不放过每一个细小的索条状组织,不在胆囊三角处任意钳夹切割组织,不明的出血不乱上止血钳夹等都是宝贵的经验,应当记取。

3. 认真识别肝十二指肠韧带内的管道以发现解剖异常　剪开肝十二指肠韧带前层,一般会显现青蓝色的胆总管,向上寻踪到肝门可辨清三管的关系。任何与胆总管并行、交汇、横跨的脉管,都可能是异常的肝外胆管。胆囊动脉更会有变异。发现异常解剖结构,应该追查下去,分清来龙去脉,即使延长手术时间也值得。因为副损伤的危害不单是延长手术时间的问题,常常会造成无可挽回的损失。

4. 学会控制胆囊三角处的异常出血　这里提出"控制出血"是因为胆囊手术意外大出血不能控制而致命的报道间或有之。有效地控制出血,才能设法止血。胆囊动脉撕裂、回缩、结扎线脱落,肝右动脉、肝固有动脉损伤,甚至门静脉破裂都可能发生。平静的手术中突然遭遇大出血,第一反应就是钳夹出血点。肝门处结构复杂,神经纤维攀附在脉管间,有的出血处深在胆管的背侧,一般的钳夹是不能止血的。

多次无效的钳夹，会招致血管和胆管更严重的损伤，以至于出血不能控制。至于此处的止血方法，已在第8章"结扎与止血技巧"中讨论过。

5. 关于三管的辨认 不要认为找到了胆总管就可以分清三管的关系了，这里只是辨认和分辨三管的起点。找到肝门，沿此向下找到进入肝门的胆管即肝总管。其方向是离开胆囊颈越来越远，手指放进网膜孔时可感觉到肝总管与胆囊颈部间的间隙。再沿肝总管的右缘向下寻找胆囊管，更可以从胆总管向上确认之。这种分辨三管的机械方法，并不为一般胆囊切除术中所应用。当局部粘连、解剖结构不清时，应先明辨"三管"后再动手切胆囊为妥。

6. 及时发现已损伤的胆管 断裂伤会有黄色胆汁流出，副肝管伤可有拭不尽的胆汁沾染纱布。如能发现胆囊切除后有裸露的管道开口，更是确认无疑。一些误扎的胆管损伤，即使没有术中胆道造影，在切除胆囊后，只要认真检查胆囊床、肝门，从胆总管向上追寻肝总管达肝门时，也总会发现误扎的迹象。因此，再顺利的胆囊切除手术后，也要从十二指肠上缘顺韧带查向肝门。如果手术后心存疑虑，不能排除胆道有否副损伤，推荐的诊断方法是经胆囊管插管术中胆道造影。这种诊断方法一举多得，既可以发现胆道的疾病和胆总管下端有无狭窄，也可明示有无胆道损伤。因受条件限制，此法应用尚不普遍。

7. 胃十二指肠手术时损伤胆道 其预防方法不再赘述。

二、手术中脾损伤

(一)非脾切除手术中的脾损伤

胃癌、胰腺癌切除手术，左半结肠手术，都会发生脾脏的副损伤。脾脏包膜菲薄，实质内血窦丰富，质地脆弱，由周围各种韧带固定于左膈下的后内方。由于其位置深在，韧带短而血管很多，在手术时很易损伤脾。

术中脾损伤，多为脾包膜被撕脱致出血不止，也可为脾上极或下极的裂伤。脾门处和深的脾实质裂伤不多见。胃癌手术在分离大网膜和胃结肠韧带时，可撕脱脾下极包膜与结肠系膜粘连组织内的血管；在切断过短的胃脾韧带或清扫脾动脉周围淋巴结时，可伤及脾上极及脾的脏面。全胃切除的脾副损伤占5.4%，胃癌合并脾、胰尾或结肠切除时脾的副损伤高达6.7%，这个数字还未列入轻微的脾包膜撕裂压迫止血后未予记录者。可见其发生率并不低。有时开腹后在探查左上腹腔时即发生脾撕裂伤，以致手术尚未开始即被迫行脾切除手术。

1. "犯罪之襞" 是大网膜直接连接到脾的内侧或外侧面的腹膜皱襞，特别是与脾下极相连的部分，有的薄而无血管，有的增厚富有迷走的血管。在胃、结肠手术时，过度牵拉大网膜或胃，可牵动这个皱襞并撕破脾的被膜或脾实质，造成医源性损伤。如在未进入脾区时即有脾的副损伤，多是这种"犯罪之襞"被撕裂的缘故。

肥胖病人网膜肥厚、粘连，胃脾韧带过短，脾周围炎造成的广泛粘连，巨脾和活动度小的脾，术中容易被损伤。术者粗暴，在分离胃或胰体尾时，未能将脾脏与后腹壁松动开并垫以大棉垫于膈下和脾的背面，都有可能使脾受损伤。

2. 表现 包膜或实质损伤后会立即发生脾出血，虽不汹涌却不易自止。如果误扎脾的动脉分支或从胃进入脾上极的血管，可见脾实质缺血的表现。在钝性分离脾肾韧带或脾膈韧带时，会出现脾背面的出血，脾牵向内上方时出血加重，复位后出血减少。上述持续不止的出血，可在大网膜或脾周韧带内形成血肿，使术野变得模糊不清。直视下撕脱包膜的脾表面鲜红色，无光泽，并有渗血。

3. 处理　小块的包膜撕脱可用纱布压迫止血，或用明胶海绵贴附再加纱布压迫，还有人用腹直肌条块来做贴片止血。此时应改在其他部位继续手术，减少脾出血处的翻动。压迫无效的脾出血也可以缝合止血。对针线要有特殊要求，过粗过细都不合适，可用 4 号丝线、细长的 3/8 圆针缝合，特别注意运针的轨迹，进出针点事先预定好，防止反复扎针造成新的脾损伤。针脚处的脾面应加垫片，例如用网膜组织平铺后，缝合脾裂伤。为了直视下提高操作的准确性，应将脾充分游离，托出腹壁上操作，确认出血停止后将脾回复原位。活动性出血应用心耳钳钳夹脾蒂控制出血后再做缝合止血。脾部分切除后的缝合方法同上，亦应先阻断脾蒂，在无出血的情况下操作(图 16-6)。无法控制的脾损伤出血，最终须做脾切除手术。

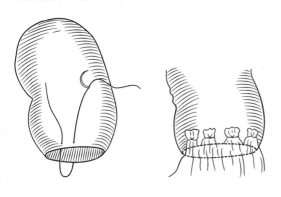

图 16-6　脾部分切除术

脾损伤的出血，与脾静脉压力有密切关系。脾静脉受压，或原有门静脉高压，门静脉栓塞、扭曲、狭窄，脾出血量增加。在脾副损伤并不严重但出血汹涌时，应查一查脾静脉是否受阻。有时待脾静脉扭曲、受阻解除后，脾出血明显减少。

(二)脾切除术中大出血

1. 脾血管出血及处理　难以托出脾脏时，勉强在腹内游离脾易发生血管损伤。此时为了减少出血或预防出血，应先结扎脾动

脉。在胰腺上缘触摸动脉搏动最明显处，远离脾门，分离脾动脉并予以双道结扎(图 16-7)。老年有动脉硬化者，结扎脾动脉时要防止血管断裂，该动脉不用钳夹，分离出间隙后套线结扎。分离脾动脉时可损伤该动脉发生大出血。此时应镇静从事，先用手指压住出血点，在其近心端的胰腺上下缘剪开后腹膜，用手指在此处从胰背面分出一个贯通至胰下缘的隧道，穿过乳胶管后收紧，脾动脉和胰体一起被扎紧后可暂时止血。继续行脾切除后再处理脾血管(图 16-8)。

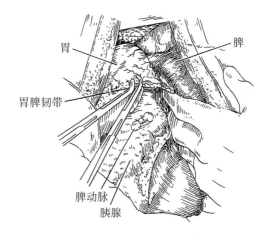

图 16-7　结扎脾动脉

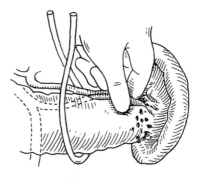

图 16-8　先阻断脾血管再切除脾脏

脾静脉的出血虽然汹涌，但可以用手压迫止血，尽快切除脾脏后再处理出血的脾静脉。

2. 脾蒂出血及处理　没有粘连的脾，都

是常规将脾托出切口,脾蒂钳钳夹切除脾后,分别结扎缝扎脾动、静脉和附着的胰尾部。游离脾脏在分离脾肾韧带时,可连带撕破脾静脉,有暗红色血液从后腹膜涌出。应立即停止脾背面的游离,用手指垫以纱布从胰尾的背面压住脾静脉,止血后再处理脾蒂。

3. 胃短动脉出血及处理 门静脉高压病人胃底静脉曲张,胃短血管变粗变短,使胃脾之间变得无间隙可寻,易撕裂胃脾韧带发生出血。过短的血管结扎后,呼吸和胃膨胀会造成结扎线滑脱出血。此时可压迫脾脏的出血点,缝扎胃的出血点。如遇局部无法操作时,应填塞止血,尽快切脾后再处理出血点。

4. 剥离脾粘连时出血及处理 应在直视下结扎切断脾周围韧带及粘连。脾背面的索带难在直视下切断,可用长弯钳钳夹后切断,保留血管钳待以后一道结扎。盲目用手钝性分离脾膈和脾肾韧带会发生大量出血。估计能迅速切下脾脏时,才能临时丢下小块的粘连切断面,待切除脾脏后再结扎止血。广泛钝性剥离粘连是危险的。

5. 脾切除后腹腔出血及处理 凝血机制障碍、脾窝剥离面处理不当、点状广泛出血无法控制、脾蒂或其他血管的结扎线滑脱,术中低血压时不出血的地方在术后血压回升后再出血等,都是脾切除术后出血的原因。对于广泛渗血又无法结扎的脾窝出血,不能放任,应用纱布块或绷带填塞压紧,放置引流并严密缝合切口,依靠腹压和填塞压迫来止血。对活动性脾窝出血,要及时再手术探查,不能盲目等待其自行止血。

三、手术中胰腺损伤

胰腺是深在的腹膜后的实质器官,创伤和手术发生胰损伤的并不多见。但胰腺是一个特殊的消化和内分泌器官,主胰管或加副胰管是引流胰外分泌液的唯一通道,胰实质损伤也会破坏胰管而发生胰液外漏。胰液被肠液、胆汁激活后会发生自身消化作用,使胰腺损伤进一步加重并波及腹内其他器官。胰腺是唯一没有"胰门和胰蒂"的实质器官,它的血液供应来自腹腔动脉和肠系膜上、下动脉,在胰周围形成网襻状,使胰得到丰富的血流供应,其内分泌激素能迅速进入循环血流中去。胰组织脆弱,偏硬,弹性小,不耐缝合,残端无法包埋。损伤后不仅发生出血、胰漏,还会发生创伤性胰腺炎。胰漏可形成假性胰囊肿或胰腺脓肿和腹腔感染而发生感染性休克。因此胰腺损伤的临床经过和处理方法都有别于腹内其他器官,显得更为复杂和艰涩。

(一)胃手术时的胰腺损伤

胃癌手术时,剥离胰腺前面的浆膜层、清扫幽门下淋巴结、结扎切断胃网膜右血管、游离十二指肠第一部、清扫脾动脉周围淋巴结或附加胰尾脾脏切除时,都会损伤胰腺。一般仅为浆膜下血肿,少许胰实质破损,术中能及时发现,无须特殊处理,术后充分引流就行了。如果发生胰实质出血,结扎、缝扎出血点时因组织脆弱,反复缝扎会造成更大的实质损伤。胃肿瘤浸润胰腺的部分被同时切除时,胰实质受损加重,甚至胰管也会同时受损。诊断的关键在于明确主胰管的状态,是否被结扎或已断裂,常需术中胰管造影(如从胰断面上插管造影)才能明确诊断。遗漏的胰管损伤会发生胰漏,出现严重的手术后并发症。

此类胰腺损伤处理原则是:损伤部位及时安放引流管进行充分引流,使胰腺的渗液不至于积聚,引流充分的小的胰漏也可以逐渐治愈;对缺血、坏死的胰腺组织要进行清创、止血,彻底引流,术后使用抑制或减少胰液分泌的药物,使胰功能保持稳定。需要修复的主胰管损伤,待后述。

(二)脾切除术中的胰腺损伤

胰尾与脾门紧密相连不易分开;胰尾部小血管走向脾门,分离时易出血;因脾静脉出血而大块钳夹脾蒂,胰尾也被夹在其中造成断裂或损伤,粗暴摘脾伤及胰尾;胰尾切除后的断面缝合线过紧、松脱;结扎胰尾引起缺血坏死和膈下感染形成等,都是脾切除手术中损伤胰腺的原因。

一旦伤及胰尾,主要并发症是膈下感染的形成,要进行充分引流并监测引流液淀粉酶的浓度再做适当处置。

脾切除损伤胰腺是可以预防的。在处理脾蒂时,不要忙乱,应分清其与胰尾的关系,二者分别处理。有细小血管相通,应耐心用蚊式钳钳夹切断结扎之。难以分离时可同时切断胰尾和脾蒂。处理好脾血管后,仔细间断褥式缝闭胰尾断面。因为切去的胰尾组织越多,渗漏胰液的危险性越大,故应尽量少切胰尾部。胰尾断端应用腹膜覆盖。

(三)胰腺切除时的胰腺损伤

1. 胰头切除手术　此时的胰腺损伤发生在三种情况下:①在游离、切断胰腺时损伤胰腺实质。应该锐性整齐地切断胰腺,断端彻底止血,鱼口形断面便于断端的严密缝合。②胰肠吻合时损伤实质或胰管。要十分重视胰管的黏膜缝合。可在胰管与肠黏膜开口处的边缘缝合数针。胰断面缝线要防止撕裂胰实质。可在胰管内插入支架管并从吻合的空肠内引出腹壁外。③胰肠吻合周围引流时,引流管不得靠近吻合口压迫胰腺或肠管导致胰液漏出;胰腺断裂伤时,残留胰失活坏死,对失去生机的组织要彻底清除,胰肠吻合要在新鲜的胰断面上进行,并认真分离出胰管做特别处理。

2. 胰体尾部切除时的胰腺损伤　保留的胰断端,经肠钳压挫后失活,即使严密缝合也会坏死发生胰液漏出。胰液积聚并发感染

可形成假性囊肿或脓肿。在处理硬化的胰腺断端时,也应做鱼口状切面,合掌式缝合,用水平褥式结节缝合。发现胰管应单独结扎之。

(四)关于胰腺活组织检查标本的切取

对性质不明的胰腺肿块都会切取组织标本,明确诊断后决定手术方法。估计肿瘤难以切除时,切取标本不当也会损伤胰腺。选在肿块浅表的边缘部分切取。用尖刀片切取时不得过深,应选在避开主胰管的部分切取。残面应妥善止血后严密缝合,必要时加大网膜覆盖后缝扎。为了获取可靠的标本,现常改用粗针抽吸活组织检查,可深达肿瘤内取材,也减少了胰腺的损伤。

四、手术中肝损伤

手术中发生的肝副损伤包括肝内胆管损伤、肝血管损伤和肝功能损害。上述损伤大多发生在肝脏和肝胆管手术中。肝外器官手术时损伤肝脏者不多,且不严重,能在术中及时处理。如经胸贲门癌切除术在切开膈肌时伤及肝左叶,脾切除术偶可伤及与之粘连的肝左叶等,本章不作详细讨论,重点讨论肝手术时发生的肝内血管的损伤及处理。

(一)术中肝内血管损伤

1. 肝左静脉损伤　肝左外叶切除或右叶切除时,过度牵拉大部分切离的肝叶,或在肝左静脉汇入下腔静脉处切断宽大的肝左静脉时撕裂或漏扎该静脉,发生大出血。该静脉菲薄,有时口径粗大,很难钳夹止血。可用手指压住静脉壁破口,或用心耳钳夹住近下腔静脉的破口,在肝内连同肝组织一起缝扎缩入肝内的肝左静脉另一端或破口,用细长弯圆针或直针缝扎住出血口。

为了防止肝左静脉损伤,有人在切左肝时先在肝左静脉靠近腔静脉的汇入处预先结

扎肝左静脉。在切离肝脏已近肝左静脉时，表层切开肝脏靠近膈肌的部分，向下细心分离，以期发现肝左静脉壁并认准其走行方向，然后沿管壁周围用血管钳戳开肝组织，贯穿丝线，结扎肝左静脉后，离开该结扎线 1cm 左右切断该静脉。在肝左叶靠近下腔静脉左缘处分层钝性剥除肝组织，是不难找到肝左静脉的。

2. **肝右静脉损伤** 肝右叶各韧带切断，向左侧翻转右肝叶时可能撕裂肝右静脉。粗短、埋入肝内的肝右静脉在切肝时容易伤及。分离切断肝右静脉，一般的双重结扎也会撕裂静脉壁。该静脉直径可达数厘米，靠腔静脉的断端应用细丝线连续缝合闭锁。

预防损伤肝右静脉，应在翻转肝脏时轻柔地托转，直视下辨明其走行方向、粗细后，游离一段静脉壁再妥为结扎后切断，缝合保留侧的断端。如用超声刀或高压水刀，使肝组织破碎后保留肝内较粗的血管，可以从容地结扎、切断。也可在肝组织内结扎肝右静脉，详见第 8 章"结扎与止血技巧"。

3. **下腔静脉或肝短静脉损伤** 肝短静脉是右叶裸面进入下腔静脉侧壁的静脉短支，仅右后侧的一支较粗，其余的数支短小。肝裸面内的数支肝短静脉又称"第三肝门"。在掀起右肝时易撕断肝短静脉。结扎切断肝短静脉或牵拉撕断该血管，都难以用丝线扎牢。在处理肝右静脉、肝短静脉或翻转右肝时，也能撕裂腔静脉。发生此类出血，应立即用心耳钳钳夹破裂处的腔静脉侧壁，止血后再缝合修补破损的静脉。分离切断肝短静脉时，可在近腔静脉侧支穿过丝线结扎后，再钳夹另一端切断之，这样可防止滑脱或撕裂。

强行游离钳夹、切断肝短静脉反会撕断该静脉。预防的办法是在离开腔静脉处，连同肝组织一同钳夹结扎第三肝门的血管，切断后结扎，自下向上直达肝右静脉处。

4. **门静脉损伤** 肝右前叶、右后叶切除时，一般先在肝门处分出门静脉右前支或右后支一段，结扎切断之。切开肝门板后，分离门静脉分支的操作，间隙很小，易损伤门静脉支而发生血液涌出。处理门静脉分支破裂的出血，应立即阻断肝门。在出血停止后，修补门静脉支的破口。此时不宜再强行继续分离结扎门静脉的分支，改用阻断肝门，切肝后再结扎切断门静脉支的方法切肝。在做半肝切除时，切除线应在离开肝中裂约 1cm 处，以保留稍多的肝组织，防止伤及肝中静脉。在切开肝实质时，分层次逐渐深入，不可仅在一处过深地切割。在切除线全长上按同一深度逐层向下切开肝实质，可以确定途中遇到的血管、胆管走行方向和位置，以便及时结扎、切断尚未被损伤破裂的血管。阻断肝门、结扎切除侧的肝动脉，用超声刀或高压水刀等方法切肝，可以预防门静脉分支损伤。

门静脉主干损伤，只能修补，不能结扎，以防术后肝衰竭死亡。门静脉左支或右支的结扎，会发生结扎侧的肝叶萎缩，肝功能障碍，但多不会致命。左、右门静脉支的分支结扎，多无严重的后果。

5. **肝断面出血** 右半肝切除后，肝的断面面积大，可有许多出血点有血液涌出。因为血管已回缩于断面的肝实质内，止血钳钳夹不能止血，还有引起新的损伤的可能。此时应逐一缝扎出血点。一般用"8"字缝合，缝线穿过的面尽量做到与出血的血管行经方向垂直，防止撕裂血管或漏缝。出血多的地方，可再次阻断肝门，稍加分离断面的肝组织找到索条状的血管壁，有时可发现血管的断面或破口，予以缝合止血。止血满意后，可用大网膜摊开拉近，或用一片脂肪少的游离大网膜包盖肝切断面，在肝边缘上结节缝合一周固定之，并在断面上与肝实质缝扎数针，使大网膜与肝面紧贴。对小的肝面渗血，大网膜覆盖后有止血效果。不规则肝切除的断面较小，在充分缝扎止血后，尽量对合缝合肝断面。理想的肝断面对合缝合，是在肝楔形切除时。不能对合缝合两侧肝断面时，为了消灭残腔和断面彻底止血,可用大网膜填塞小的间隙后缝合固定,或在两侧肝断面上分别以大网膜覆盖。

(二)肝切除时肝内胆管损伤

较大的胆管漏扎或破损,胆管结扎线的滑脱,会在肝切除术后不断有胆汁自引流管流出。肝内胆管与血管壁厚度差别明显,容易分辨,在切肝时多能结扎、切断。较粗的胆管单次或双重结扎尚不可靠,应增加缝合胆管的断面。肝切面应在一个平面上,避免在二处或多处切割同一支脉管,形成破损裂口。肝断面周围的引流和肝外胆管的引流和减压,可以减少胆汁渗漏发生。在术中发现肝内较大胆管破损时,胆道引流显得更为重要。

(三)术后肝功能损害

肝脏切除的量和术后肝功能相关,尤其是肝硬化病人,保留肝组织量过少,会发生术后肝功能不全。术中肝门阻断时间过长,术中低血压导致肝血供不足,以及大块结扎肝组织或缝扎的肝断面过厚,都会导致被扎肝组织的缺血、坏死。上述原因也能发生暂时的肝功能损害。针对上述原因,在明确肝硬化诊断后,要预测保留肝的功能,设计好切除肝的量。术中避免广范围缝扎肝组织,严格控制肝门阻断时间,以确保术后肝功能尽快恢复正常。

五、手术中结肠损伤

横结肠有系膜,移动性良好,升结肠和降结肠也可游离,受损伤后易于直视下探查。唯结肠肝曲和脾曲部分位置高悬,分离时易于损伤浆膜层,在肝、胆、十二指肠手术和脾手术中偶有损伤。

(一)脾切除时的结肠损伤

在处理脾与结肠的粘连时,可以撕裂结

肠壁。脾下极出血止血时,可钳夹、结扎部分结肠壁,发生局部坏死、穿孔。另一种损伤机制是在处理脾结肠的粘连时结扎、损伤了肠系膜,如果没有周围供血动脉代偿,会发生结肠缺血。脾窝内放置硬质粗引流管偶有压迫结肠壁导致肠壁坏死者。术中发现结肠壁破损,应及时修补使其腹膜化,不可丢下留给手术结束前再修补。因为再次寻找浆膜破损处并不容易,有时因血块凝结或血肿形成掩盖了破裂处,术中肠管的翻动或鼓肠还会加重破损。结肠系膜被扎或出血,要查清其供血的结肠段的血供情况。必须摊平该处结肠系膜,直视或透光下看清有供血来源后,才能肯定其术后不会发生缺血、坏死。单凭该处肠管壁颜色没有变紫变黑来认定其有血供是不可靠的。如近肠壁的血管终末支有 2 支以上血管断裂,断端无血管区超过 1cm,其肠壁供血就可能发生障碍,必要时需做结肠部分切除(图 16-9)。结肠穿孔会发生腹膜炎、腹腔感染,一旦有结肠损伤,更应重视腹腔感染情况和引流。

(二)胃切除术中横结肠系膜损伤

胃十二指肠溃疡病,导致胃后壁与横结肠系膜增厚、机化、粘连,在游离胃后壁时,未能贴近胃壁,而在结肠系膜和大网膜间分离,容易伤及系膜内的中结肠动脉。大弯侧胃癌直接向横结肠系膜及肠壁浸润,在游离胃大弯侧时,为了切除肿瘤,而伤及系膜内的结肠中动脉主干、左右两侧分支或进入肠壁的终末支血管。横结肠系膜损伤结扎后,因被扎血管的位置不同,对横结肠供血的影响也不一样。如果近根部结扎、切断中结肠动脉主干,有来自左右两侧的左结肠动脉和右结肠动脉的分支,迂回进入横结肠,可获得侧支循环的代偿,一般不会发生横结肠缺血坏死。如果左右结肠动脉有狭窄或动脉硬化等疾病存在,仍有可能发生横结肠血供不良,肠管缺血、坏死。中结肠动脉的主要分支切断,也能获得代偿。为了明确动脉被结扎后的横结肠血供，必须铺开横结肠系膜，直视下看到有供血的血管弓进入横结肠全程，且有动脉搏动。手术结束前要复查横结肠血供情况，因为结肠缺血不像小肠那样表现明显、及时。结肠

缺血后，肠壁管颜色变紫这一现象发生时间较迟，有的在手术结束后才表现出来。要特别注意横结肠血管终末支的损伤。对于浸润到结肠系膜或肠壁的胃癌，应同时合并切除受累及的横结肠。

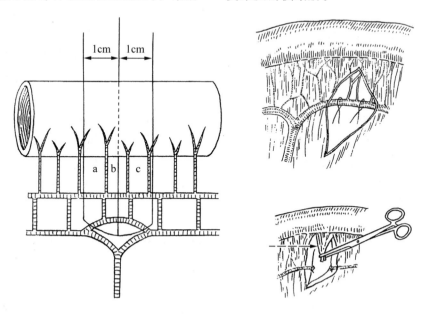

图 16-9　结肠血供与系膜切开的关系

上腹部罕见的结肠损伤是在肠造口时，如在小切口下进行空肠造口误将横结肠切开等，故属于误伤。

（三）结肠手术保留结肠端迟发性坏死

直肠癌手术，在根部切断肠系膜下动脉并不会发生乙状结肠坏死，其条件是必须保留来自结肠左动脉的血管弓及终末支，要延伸到结肠的断端口。这就要求残留的结肠系膜不能留得太少太窄，以防在结肠向下与直肠或肛管吻合时，使血管过于迂曲。如果结肠脾曲游离不充分，下拉的结肠会有张力，供血血管更会处于绞紧状态，自然容易发生结肠残端缺血而导致吻合口破裂。在这种残留结肠供血中，也不能忽视静脉的回路是否畅通。往往明明术中看到有血管搏动，仍然发

生结肠、直肠的吻合口裂开，探查时发现残留的结肠系膜内有广泛的静脉血栓形成。肠系膜静脉血栓形成的危害，并不亚于动脉的栓塞，术中应予以高度重视，既要查动脉供血，又要看静脉回流是否道路畅通。

六、手术中泌尿系统损伤

腹腔内手术损伤泌尿系统器官的情况，有的让人不可思议。作者曾见一例把右输尿管当阑尾切掉约 6cm。术中膀胱损伤也常发生于疝囊切除时。如果腹部外科医生不掌握泌尿系统损伤处理技术，有时会下不了台。

上述阑尾切除时损伤输尿管的原因，在于阑尾处于盲肠后位，如与输尿管粘连，分离粘连时可损伤，如缝扎部分或全部输尿管，可形成尿漏或尿路梗阻。有人并未切开腹膜，

如在腹腔粘连严重时,肠管与前腹壁腹膜粘成一片,在腹膜外间隙游离盲肠也会遭遇到走行于髂窝内侧的输尿管,如果没有分清该管道与盲肠的关系,极有可能把输尿管当作阑尾切除。再如疝手术,过于靠近腹中线或在外环口内侧过度牵拉腹横筋膜或精索来寻找疝囊,如小儿,可将膀胱侧壁拉入切口内,如果病人膀胱充盈,膀胱底抬高,或疝切口偏内或过小,更易损伤膀胱。

结肠、直肠肿瘤手术中损伤输尿管、膀胱的机会较多,有时为了根治手术的需要,也会合并切除一段输尿管或部分膀胱。由于输尿管、膀胱损伤后,至多流出无色的尿液,术中不易发现。游离乙状结肠时损伤输尿管的发生率为 $0.25\% \sim 1\%$,欧美统计发生率更高达 3.7%。游离直肠损伤膀胱发生率为 $0.8\% \sim 5\%$,尿道损伤发生率为 0.3%。以上统计尚未包括子宫及附件手术。输尿管损伤的部位,多发生在其入膀胱处向上 5cm 范围内的一段,越向肾的方向,输尿管损伤可能性越小。术中能发现输尿管副损伤的占 1/2,其余 1/2 在术后才能发现。

(一)输尿管副损伤的原因和诊断

盆壁的操作时,如发现有擦吸不尽的异常液体,明显不是出血,但总有液体积聚,应高度怀疑伤及输尿管。可在术中沿输尿管行径向下探查,如发现近膀胱处埋藏于结扎组织中,或中断行踪无法追寻到膀胱壁时,就有被扎、被切的可能。有可能时做泌尿系统静脉造影摄片,或经输尿管穿刺,注入亚甲蓝溶液,看沿输尿管途中有无蓝色液体漏出。如高度怀疑有损伤或不能排除损伤输尿管时,还可以切开输尿管,放入输尿管导管,以明确诊断并做尿液引流。输尿管损伤的形态有压挫、结扎、裂开、断裂或是周围血供中断发生术后输尿管部分缺血坏死。整段切除后的缺损,常是手术的特殊需要。

输尿管副损伤的原因:①在剪开乙状结肠两侧腹膜时误伤;②在处理肠系膜下动静脉时,钳夹组织过多过厚,一并钳夹输尿管切断;③处理直肠侧韧带时,过于靠近盆壁,可误切输尿管;④直肠下段肿瘤的浸润,使输尿管已受侵蚀,切除肿瘤时一并切断输尿管;⑤在肛提肌水平游离直肠侧壁,将输尿管拉向外侧而被误伤;⑥过深过外在膀胱两侧缝合盆底腹膜时,可将输尿管缝扎在内;⑦过长过分剥离输尿管周围的筋膜组织造成输尿管缺血等(图 16-10)。

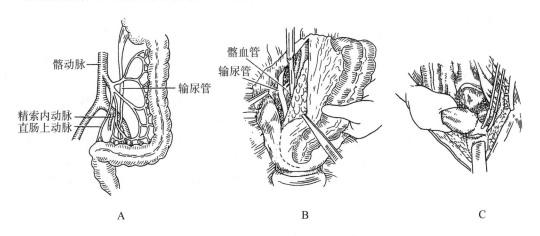

图 16-10　手术中损伤输尿管的原因
A. 输尿管的走行;B. 剪开乙状结肠侧腹膜时伤及输尿管;C. 切断直肠侧韧带时损伤输尿管

(二)输尿管损伤的处理

1. 输尿管被结扎,及时发现并拆除结扎线,多无严重后果。如结扎时间较长,局部水肿、扩张时,拆除结扎线后可在正常输尿管处向管腔内插入输尿管导管,引流7～10d。如不幸双侧输尿管被扎,并已出现肾衰竭者,解除结扎后应行一侧肾盏造口,尽快恢复肾功能,择期再进一步处理。

2. 输尿管被钳夹压挫,如已经或将发生被压挫的组织坏死,应切断该段输尿管做端端吻合,并在管内放支架管引流。腹腔近吻合口处放置引流。

3. 输尿管切开,可用4-0～6-0尼龙线缝合裂口,一般要放支架管,并引流腹腔(图16-11)。

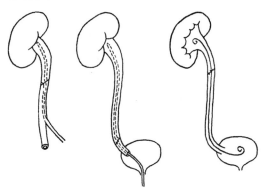

图 16-11 输尿管吻合后放支架管

4. 输尿管断裂,在离膀胱5～6cm以上的部位被切断,可行端端吻合。如离膀胱在5～6cm以内,可用近肾端输尿管端膀胱移植。在吻合口或移植处均放输尿管导管引出体外。必要时可做膀胱整形,缩短移植的距离,缺损过大者,可用一段肠管间置在输尿管与膀胱之间。

(三)输尿管吻合手术方法

首先是清创,如为输尿管断裂,先修整两端吻合处,使之整齐、内膜完整,并去除坏死组织。适当扩开吻合端。为减少吻合口张力,应在上方游离肾,向下适当游离膀胱,用可吸收线间断外翻缝合。针脚大小以不漏尿为度,约2mm。缝合时只缝浆肌层,不缝黏膜。吻合完成后,用周围组织包绕输尿管。应在输尿管内放置支架管,并行腹腔引流(图16-12)。输尿管断端的整形吻合方法见图16-13。

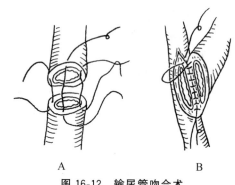

图 16-12 输尿管吻合术
A. 端端吻合;B. 端侧吻合

输尿管与膀胱的吻合口,除了缝合之外,应在膀胱壁内做成隧道,附加抗反流机构等(图16-14至图16-18)。

(四)膀胱的副损伤

手术时损伤膀胱,只要能及时发现,即可做二层缝合修补。内层可用吸收缝线,且不缝穿黏膜层,用间断缝合以保持膀胱的扩张性。前壁的损伤容易修复,后壁损伤缝合修补容易裂开,因此要附加膀胱造口,以使膀胱在手术后处于空虚状态。后壁膀胱三角区损伤,应先切开膀胱前壁,找到输尿管开口,并向其内放入输尿管导管,用吸收性缝线间断缝合两层。有输尿管支架管作指引,一般不会缝扎输尿管开口。做好膀胱造口,插进导尿管,进行盆腔引流。术后通过膀胱造影,可以了解损伤处愈合情况,5～7d后除去各引流管。

(五)肾的副损伤

参见第8章中"实质器官损伤出血"。

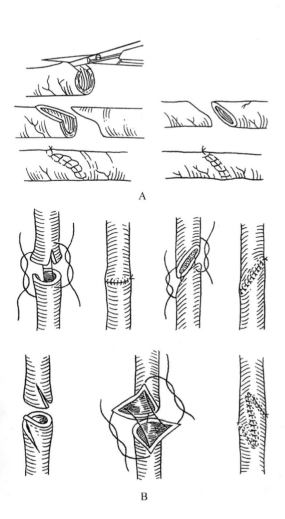

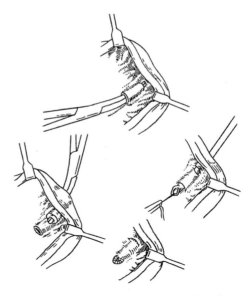

图 16-14　在膀胱壁上做成输尿管隧道

图 16-13　输尿管整形吻合术

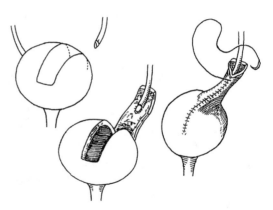

图 16-15　膀胱壁整形延长与输尿管吻合

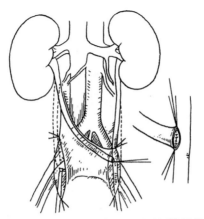

图 16-16　将一侧输尿管移植到对侧输尿管上

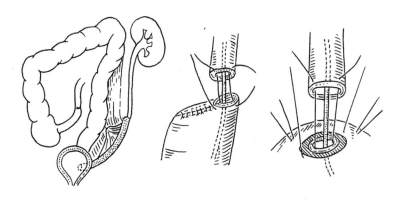

图 16-17　间置回肠修复输尿管缺损

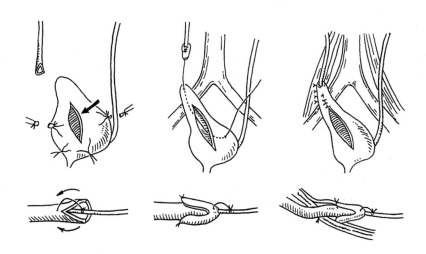

图 16-18　输尿管下端外翻形成乳头用来抗尿反流

第17章　肥胖病人的手术问题

肥胖是指各种原因引起的体重超过正常,合并有健康障碍或预测有健康障碍,需要医学治疗来减轻体重的病理状态。随着社会经济的发展,肥胖与疾病的关系越来越受到人们的重视,对肥胖的临床研究也兴盛起来。国内肥胖人口急剧增多,肥胖与疾病、肥胖与手术的关系,也需要外科工作者加以重视和研究。

一、体重指数和肥胖的诊断

体重指数(BMI,body mass index),是指每千克体重除以身长的平方,BMI = $\dfrac{体重(kg)}{身长(m)^2}$。从 BMI 与疾病发生率的曲线关系来看,BMI 男性为 22.2、女性为 21.9 时,发病率最低,低于此数值和高于此数值的发病率都逐渐升高,曲线呈 J 形。因此,WHO 把标准 BMI 定为 23,24~28 者为超重,>28 者为肥胖。以身高为 170cm 的人为例:标准体重为 $23 \times 1.7^2 = 66.47$kg;$28 \times 1.7^2 = 80.92$kg,即为肥胖。

国内成人的 BMI 值沿用 WHO 标准。目前的肥胖标准是,BMI>25,且满足以下条件:①有与肥胖相关的健康损害,需要减肥或通过减肥以后健康损害可以改善者;②可疑有内脏脂肪增多性肥胖(腹部 CT 能确认)。

二、肥胖与疾病

与肥胖相关的疾病有:①糖尿病、糖耐量异常;②脂肪代谢异常;③高血压;④高尿酸血症、痛风;⑤冠心病、心肌梗死、心绞痛;⑥脑梗死、脑栓塞、一过性脑缺血;⑦睡眠呼吸暂停综合征、Pickwick 综合征;⑧脂肪肝;⑨骨科疾病,如变形性关节炎、腰椎病;⑩月经异常。

此外,扁桃体肥大、哮喘、胆石症、胰腺炎、肾功能障碍、蛋白尿、某些肿瘤等,都与肥胖有一定关系。

N. M. Kaplan(1989)把上半身肥胖、糖耐量异常、高三酰甘油和高血压症称为"死亡四重奏";R. A. DeFronzo(1991)把肥胖、糖尿病、高胰岛素血症、血清脂质异常、高血压病、冠状动脉硬化称为胰岛素抵抗综合征;松泽佑次(1987)把内脏脂肪积蓄、胰岛素抵抗、糖耐量异常、高脂血症、高血压称为内脏脂肪综合征。

三、关于内脏脂肪

如果按超过标准体重 20% 为肥胖的标准,很多体壮的肌肉型体质者,体重都大大超过此值,但他们很少发生与肥胖相关的疾病。相反,有的体重刚刚超过标准体重,就出现了糖尿病、高脂血症或冠心病。有的人脂肪主要积蓄在内脏,体形呈梨形。如果做腹部

CT 检查,就可明确分出皮下脂肪型肥胖和内脏脂肪性肥胖。皮下脂肪代谢的特点是贮积慢,消耗也慢,而内脏脂肪则易贮积,消耗也容易。内脏脂肪在燃烧代谢时,生成游离脂肪酸(FFA),FFA 能通过门静脉直接进入肝脏,是高脂血症的原因。因此,内脏脂肪过多和代谢过快,与很多疾病的发生密切相关。脂肪的代谢也与平滑肌的增殖、血栓的发生相关,这是肥胖人易发生冠心病的原因(图 17-1)。

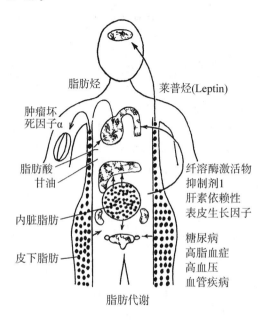

图 17-1　肥胖与疾病的关系

现经研究证实,脂肪细胞是一种内分泌细胞,它含有 1000～1500 个 DNA,与约 1000 种遗传因子相关,其中 1/3 已被证实。

以上讨论的肥胖与疾病的关系,是手术前准备时必须顾及的重要问题。凡与肥胖相关的疾病,一旦出现或潜在,会增加手术的风险。因此,要查清心、肝、肺、肾等重要器官的功能,在阅读腹部 CT 时,还要判明有无内脏脂肪积蓄过多的表现存在,皮下脂肪积存的厚度等直接与手术相关的影像特征。由于本书讨论主题是手术技巧,故对疾病的术前诊断与治疗从略。

四、肥胖与腹部手术

手术者在体检时发现病人肥胖,很易联想到术中操作的困难。在消毒腹部手术野时,常会出现畏难心理。开腹时切过数厘米厚的腹壁后,术者往往会皱眉。进腹后大网膜遮住视野,术者又会咂舌。术中显露不良或出血增多,组织脆弱等接连不断的麻烦出现,会使术者的心态变得急躁。如此一系列的心理反应过程,会影响手术的质量。应当使过分的心理反应尽早平静下来。我们已经习惯了正常体型病人的手术,而欧美医生的手术对象体型胖的人太多了。这要求我们适应体型变化了的手术对象,也许像以前那样体型的人会逐渐少起来。

(一)术前的思考

肥胖病人手术出血量会增多,但有时医生并不觉得有多于常人的出血。由于分离组织总量和手术操作次数的增加,累计出血量也随之增加。应当了解肥胖病人的出血会比常人多 1/3。因此,要予以考虑此增加量对血流动力学的影响,备好血源,调整输血量。

手术时间也会延长,这是因为分离组织多,显露术野困难,费时的显露、结扎、止血等废动作增多的缘故。

肥胖病人组织松脆,不耐受结扎、牵拉,故更应细心轻柔地操作。

在解剖学上,除了脂肪增多外,其解剖位置、血管走行并无特殊。因此要坚信解剖学基础,不能在肥厚的脂肪“烟幕”下,怀疑解剖结构的变异,以致乱翻乱切,造成意外损伤。

正因为是肥胖,术野的显露矛盾非常突出,术前要想到各种改善术野的方法,包括拉钩之类特殊器械的准备。

(二)肥胖病人围术期的特点

1. 肥胖病人易发疾病,如高血压病、高

脂血症、糖尿病和免疫功能低下等,要注意这些疾病的诊断和治疗。

2. 术前术中各器官功能的监测。

3. 术前呼吸功能的训练,如深呼吸训练、咳嗽训练等。

4. 术后早期下床活动,步行。

5. 全面落实防治感染措施,如伤口的管理、引流术的应用和引流管的管理,医院感染防治等。

(三)肥胖病人手术中的特点

1. 注意皮下脂肪型肥胖和内脏脂肪型肥胖的区别,在腹壁切开和腹内探查时即可区别出来,联系到上述两型的病理和临床特点,指导手术治疗。

2. 出血总量的增加,更应重视止血技术。

3. 视野差,须设法改善。

4. 组织不耐缝合和结扎,会发生结扎松脱或撕裂现象,更应注意基本操作技术训练。

5. 助手的配合好坏和助手外科技术的水平,在肥胖病人手术中能很好分辨出来。初学者往往难以配合,不知所措,术者也常失去耐心。因此,更强调手术组成员间的配合,也需要术者的正面指导和宽容。

6. 因为易招致感染,术中任何操作质量都与感染相关联。从开腹至关腹各个环节都要有减少污染和预防感染的意识,并用精心操作来落实。

(四)腹壁切开

因为腹壁厚实,要在一个切面上垂直于腹壁切下,不能切成锯齿形,在每次切线上都留有一个脂肪间隙,会发生积液和液化脂肪的积聚,招致感染。即使用电刀切开,也要在一个切面上(图 17-2)。因为腹壁太厚,可在切口两侧对称性用手牵开(图 17-3)。在切到脐部时,可做弧形弯曲,稍离脐孔正中切开时,沿白线与腹直肌的边缘上切开,以不切到

腹直肌为度,既有利于缝合,又不会影响腹壁的抗张强度。为了防止腹壁感染和减少腹腔渗液对腹壁的污染,应用皮肤巾、纱布垫将腹壁保护起来。由于纱布等纤维有虹吸作用,也难免污染腹壁,可用高分子材料制成的薄膜覆盖整个创口。持续使用腹壁自动拉钩可压迫腹壁层,发生缺血,过长时间的手术,要适当更换牵拉部位,以防压迫脂肪引起坏死。

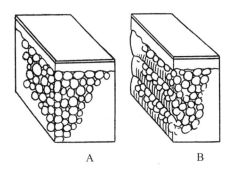

图 17-2　在一个平面上切开腹壁脂肪
A. 正确;B. 错误

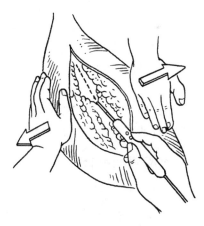

图 17-3　用手在切口两侧向外牵开

(五)腹壁感染的预防

1. 应用腹壁保护措施,如手术巾的保护,特制的腹壁保护膜和敷垫等。

2. 在胃肠切除时,断端要特别处理,如

用手套、干纱布包裹,特殊的粪袋插入,腹腔污染物的清洗等。

3. 对污染或感染性腹内炎症者术前术中静脉滴注抗生素。肠道手术前认真做好肠道准备。

4. 术中腹腔清洗要认真、彻底,清洗液的用量为正常手术的 2～3 倍,可达 5～8L 生理盐水,必要时可在清洗液中加入抗生素。

5. 对年轻、经验少的手术组成员的一举一动,术者要监管并及时提醒或采取补救措施,以防术野污染。

(六)力求获得良好的手术野

手术野的扩大已有多种方法,肥胖病人术野的展开,更需要活用巧用多种显露方法。如上腹部手术可以用横切口、斜切口,必要时加辅助切口。下腹部切口适当延长,也有在直肠癌手术时,使用后腹膜外路径,从两侧髂窝的腹膜后向下解剖。在肝、胃底和贲门手术时,使用特制的悬吊拉钩。在盆底直肠操作时,使用直角长拉钩和下腹壁三叶拉钩等。为了使脾脏位置变浅,可在脾后膈下填放棉垫,适当变换、调节手术床位置和平面。大网膜可用棉垫包裹后牵开,也有用口袋状医用塑料薄膜将小肠包住,袋口荷包线松弛结扎后安放到脐上方,使盆腔得以显露。总之,显露不良是肥胖手术必须攻下的难点,千方百计获得较满意的术野是不容忽视的。

(七)大网膜的处理

大网膜对术野显露是个麻烦,下腹部手术,可用大棉垫包裹后将其向上方牵开。上腹部胃的手术需及时切除大网膜时,可将其平铺,找到其附着于横结肠的边缘处进行操作(图 17-4)。如果需进入小网膜囊,可提起胃前壁,在大弯侧看清网膜的脉络后,找到最薄弱处切开小孔,然后手指经此孔插进囊内,找出网膜与横结肠系膜间隙,即可切开之。在网膜与腹壁或网膜间有粘连时,也要认清

各层的关系,不可在网膜的脂肪层内操作,以防损伤血管,造成出血,使手术难以进展。

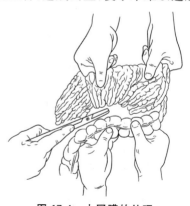

图 17-4　大网膜的处理

(八)肠系膜的处理

肥胖病人的肠系膜肥厚,其间有血管走行,透光下也难以分清脉络。直肠切除需切断系膜时,首先要切开一侧面的腹膜,用手指指引,在另一面同样部位和方向对称性切开腹膜。然后用左手托住系膜并向上顶出,用剪刀分开脂肪层,找到并分出血管,再行血管结扎(图 17-5)。切不可盲目戳孔切开腹膜。因为误伤的概率很大,一旦血管破损,回缩进系膜脂肪层内,立即形成直视下明显增大的血肿。这样的血肿止血很困难,因为无法确认出血点在何处。呈圆球形的血肿一旦形成,以后的操作将变得更困难了。

(九)淋巴结清扫时脂肪的处理

在动脉根部清除淋巴结时,因为肥胖,脂肪的增多会使淋巴结和动脉的界限变得模糊不清,细小的出血也会形成血肿而增加清扫的困难。要点是先找到动脉的走行,尽早用剪刀在动脉前壁分出一个层面。也可切开血管鞘,在鞘内游离动脉,争取不弄碎脂肪,沿血管周围分出脂肪,淋巴结自然也同时被切下。即使离断而留下部分脂肪,也可以单独切下。不可用镊子钳夹脂肪或撕拽,以防破碎后很难成块成条切下。为了避免伤及重要

脉管,在解剖肝十二指肠韧带和腹腔动脉时,可以在血管游离出间隙后,加布带牵开,再切除脂肪和淋巴组织(图 17-6)。脂肪组织也有分叶状结构,不要切碎其纤维间隔进入脂肪内,以至于无法牵拉,无法提起,使整块组织变成零散的碎片,使清扫操作既费时,又不顺畅,更难以彻底。

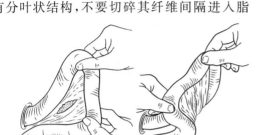
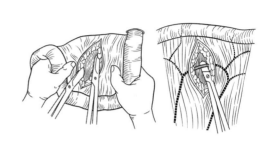

A　　　　　　　　　　　　　　　B

图 17-5　肠系膜的处理
A. 分开脂肪;B. 找出血管

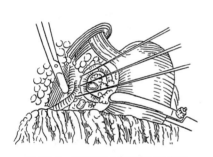

图 17-6　肥胖病人的淋巴结清扫

(十)手术解剖层的辨认

腹腔手术在解剖层面上操作,既顺畅又能避免血管、神经的损伤。而肥胖病人,更需要找准解剖层。首先要熟悉腹内的解剖层面、浆膜的折返是以血管为中心展开的,血管的分支和走行又是相对固定的,可以此为标志进行层面解剖。在到达层面之前,要分离脂肪结缔组织,这会造成出血,但要有耐心分离下去,直至到达合适的解剖层。一旦认准或找到层,就不要离开它,更不要失去它,除非有必要进入新的层面或改换操作部位。层面上的操作,多以钝性分离为主,疏松的结缔组织较少需要剪切。剪刀的推拨、手指的分离都能顺利进展。在需要横断层膜时,必须确认血管的走行方向,辨认重要组织、器官的通过,如输尿管、内脏神经丛等。这就是专心致志找到层,忠实地在层内操作,离开层时要谨慎的原则。

(十一)脉管的处理

由于血管等都埋藏在肥厚的脂肪层内,结扎切断前应尽力单独分出血管。连同周围脂肪的集束结扎有一定危险性,松脱之后形成血肿,有一定隐蔽性。动脉应双重结扎或贯穿结扎,较粗的静脉应行断端缝合或再加结扎。肥厚组织脆弱,不耐结扎力,因为有弹性,打结后还会回松,因此在大块或集束结扎时,会造成切割断裂或结扎后松脱,发生出血或内容物漏出。在做消化道吻合时,结扎线切割作用也会明显表现出来,因此应选择粗细适中的结扎线,用适当的结扎力,防止第一结的过松。动作应轻柔,防止意外组织损伤。在关腹前,更应详细探查腹内情况,确认止血效果和发现组织器官内的血肿,并采取补救措施防止术后出血和吻合口漏。

(十二)血栓形成的预防

肥胖病人血液回流受腹压的影响,血液

黏稠度也有所改变,如果术中压迫、刺激伤及血管壁(特别是静脉壁),会发生血栓形成,以下肢深静脉血栓形成多发。国内手术后髂股静脉血栓形成也呈增多趋势。因此术后应采取综合措施防止静脉血栓形成和致命性肺栓塞的发生。如果下腹部手术长时间处于截石位,应设法改善膝、踝部受压情况,或开始放于平卧位,在会阴操作时再改为标准的截石位,以缩短处于这种异常体位的时间。下肢用弹力绷带包扎可以促进静脉回流。有一种特殊的按摩下肢的装置,长时间手术时,可予应用。或者间断地搓揉病人的下肢肌肉,防止静脉淤血。手术中特别叮嘱助手不要把手压在病人的肢体或腹部上。不用的器械及时收回器械台上。手术后早期起坐,下床行走,握住病人足部活动距小腿关节或抬高下肢等。有人使用肝素来防止血栓形成。如果术后需加用腹部放疗,更应警惕静脉血栓形成。盆腔根治性手术,会在髂血管周围操作,或用拉钩压迫血管壁,很容易发生静脉壁损伤,增加髂股静脉血栓形成的概率。因此,轻柔的操作和防止血栓形成的意识非常重要。

(十三)脂肪栓塞

肥胖、高龄、具有某些特殊疾病者,偶有脂肪栓塞的可能。挤压组织和血管损伤是造成脂肪栓塞的原因,应予以避免。

(十四)引流

肥胖病人的引流路径延长,途中脂肪填塞会影响引流效果。腹内间隙各自被脂肪组织(如大网膜等)分隔,术后腹压的增加、体位改变使内脏移动,会使引流管改变形状、成角或脱离原位,这些都是不利引流的因素。

(十五)关腹问题

类球形腹部的切开,因张力关系切口呈椭圆形,切口中间距离增大,内脏和脂肪的膨出,腹壁组织的脆弱,筋膜的菲薄和肌肉的萎缩等,都增加了关腹的困难。正常人只要有了良好的肌肉松弛,关腹会很方便。而肥胖病人肌肉收缩力减弱,靠肌松带来关腹的方便,效果并不明显。关键在于如何使膨出的肠管和网膜不影响腹壁的对合和缝合。常常有人在关腹困难时,由助手双手挤压两侧腹壁来缩小切口边缘的距离。这种方法很难奏效,在腹壁切口靠拢的同时,腹腔内容物也被挤出切口外,对肥胖病人并不可取。于是有人设计出一种特殊的扇形压肠板,其作用明显优于普通的长形压肠板和徒手遮挡肠管。扇形压肠板是用医用塑胶片剪制成两端大小不同的相连的心形,放入腹内后可阻挡内容物膨出,随着关腹的进展,自动弯曲合拢,并仍能发挥压肠的作用,直至缝合到腹膜切口末端,可轻易地抽出(图17-7)。

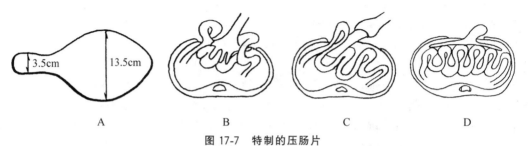

图17-7　特制的压肠片
A.心形的压肠片;B.用手回纳肠管;C.用压肠板关腹;D.用特制压肠片关腹

第18章 特殊病人腹部手术的围术期处理

围术期界定,国外学者多认为应从病人因手术治疗住院时起到出院时止,国内较一致的看法是从确定手术治疗时起,直至与这次手术有关的治疗基本结束为止的一段时间。

手术对于外科病人是治疗疾病的重要手段,同时手术会对机体产生一定创伤,可能产生某些并发症。为达到理想效果,既要有良好的麻醉和熟练的手术技巧,同时又要有完善的围术期处理。手术医生要从手术前、手术中、手术后综合考虑,对疾病的严重度、病人体质做出评估,选择手术方案,处理意外情况,防治并发症等,避免出现手术成功而治疗失败的结局。因此,合理的围术期处理与手术技巧同样重要,一个称职的外科医生应同时具备良好的手术操作技巧和系统的围术期处理知识。

一、老 年 病 人

世界卫生组织推荐人口年龄新规定,65岁以上进入老年期,1993年第15届老年学会议通过界定老年人年龄新概念:60—69岁为老年前期,70—79岁为老年中期,80岁以上属老年期。目前外科通用的是1982年中华医学会老年医学会规定的以60岁以上作为我国老年人标准,但个体差异较大。

1. **手术耐受力评估和术前准备** 老年病人生理储备力降低,手术并发症和死亡率均高于青壮年病人,重症手术比例高,就诊时间晚,对创伤感染的应激能力降低,免疫和防御功能减弱,常伴有支气管炎、肺气肿、冠心病、老年痴呆等多种慢性疾病,手术耐受力差,危险性较大。

手术前耐心收集病史,全面体格检查,进行详尽的实验室检查,重点关注心肺功能,应用 APACHE Ⅱ 评估系统和美国麻醉医师学会的分级评定全面评估,同时参考各器官功能障碍的评定标准,汇集全部资料后,做出正确判断。具体病人具体分析,以减少治疗中并发症,降低手术死亡率。对脱水、贫血、营养不良、恶病质及时纠正,对心血管系统和呼吸系统疾病、肝功能障碍、糖尿病预先处理,前列腺肥大者常规留置导尿管。

2. **手术中监测** 麻醉以全身麻醉较为安全。老年人对低血容量耐受力低,术中应严密观察血压,及时补充失血量,防止低血压。同时应避免输血、输液过多、过快,加重心脏负担,引起肺水肿。术中出现高血压、心功能障碍时应及时处理。合并糖尿病者术中使用胰岛素,监测血糖、尿糖。老年病人大手术时,术中一次性给予肾上腺皮质激素,病人术后恢复会较平稳。

3. **手术后处理** 老年病人大手术后应在 ICU 内进行特别医疗护理,及时处理心、肺、脑、肾等器官的并发症。定时翻身拍背,保持呼吸道通畅。活动四肢,减少深静脉血栓形成。及时拔除胃肠减压管和导尿管。防止输液过多,水钠潴留。术后3d应用 H_2 受体阻滞药,减少应激性溃疡发生。拆线时间适当延长至术后 10～12d。

二、糖尿病病人

1. 手术耐受力评估和术前准备 糖尿病发病基础为胰岛素生成减少,糖代谢发生障碍、糖原储备降低,血糖升高,水电解质、酸碱平衡失调,免疫功能低下,易合并感染,切口愈合不良等。外科手术病人中糖尿病者约占 2%。术前应详细询问病史及进行体检,常规测定血糖、尿糖,空腹血糖≥7.8mmol/L、餐后血糖≥11.1mmol/L 者诊断为糖尿病。对病人术前水、电解质及酸碱平衡作全面了解。确定有无糖尿病并发心、脑、肾功能改变。控制血糖在 5.6～11.0mmol/L,尿糖(＋～＋＋)。对血糖的控制首先应用饮食疗法,效果欠佳时口服降糖药,如仍不满意,再用胰岛素。急诊手术,应争取时间控制血糖在 8～15mmol/L,尿酮体消失。注意防止低血糖的发生,纠正水电解质失衡。糖尿病病人易并发感染,手术前应给予抗生素。

2. 手术中处理 急诊手术,手术中胰岛素 20U 溶于等渗盐水 500ml 中静脉滴注,术中根据血糖、尿糖结果调整葡萄糖和胰岛素用量。经过准备的择期手术,尽可能术中使血糖保持在 7～12mmol/L,尿糖(±～＋)。手术时间长者,在葡萄糖溶液中加入胰岛素比例为 5g:1U。同时需防止低血糖、低血压发生,注意维持水、电解质平衡,防止高渗性脱水和酮症酸中毒。

3. 手术后处理 动态检测血糖、尿糖、酮体,调整胰岛素用量。进食后调整饮食,减少胰岛素用量。加强护理,观察生命体征变化。注意心肌梗死、心力衰竭、脑卒中、糖尿病酮症酸中毒和高渗性非酮症性昏迷等严重并发症。静脉滴注胰岛素过程中要注意浓度及速度,注意观察使用胰岛素过程中出现的低血糖反应及过敏反应。警惕压疮及感染发生,继续使用抗生素,根据细菌培养及药敏结果调整用药。加强营养支持。拆线时间可适当延长至手术后 10～12d。

三、高血压病病人

1. 手术耐受力评估和术前准备 目前我国采用国际上统一的标准,即收缩压≥140mmHg 和(或)舒张压≥90mmHg 即诊断为高血压。高血压分为 3 级,1 级高血压收缩压 140～159mmHg,舒张压 90～99mmHg;2 级高血压收缩压 160～179mmHg,舒张压 100～109mmHg;3 级高血压收缩压≥180mmHg,舒张压≥110mmHg。病人的血压水平,必须结合心血管疾病危险因素及合并的靶器官损害作全面的评价。心血管疾病的危险因素包括:吸烟、高脂血症、糖尿病,年龄＞60 岁或绝经后妇女、心血管疾病家族史。靶器官损害及合并疾病包括心脏疾病、脑血管疾病、肾疾病、周围动脉疾病、高血压视网膜病变。

危险度的分层有低、中、高和极高危组。①低度危险组:高血压 1 级,不伴有上列危险因素;②中度危险组:高血压 1 级伴 1～2 个危险因素,或高血压 2 级不伴有或伴有不超过 2 个危险因素者,一般给予药物治疗;③高度危险组:高血压 1～2 级,伴有至少 3 个危险因素者,必须药物治疗;④极高危险组:高血压 3 级,或高血压 1～2 级伴有靶器官损害及相关的临床疾病(包括糖尿病),必须尽快给予强化治疗。因此,对于高血压病人术前不仅要了解高血压程度,还需判断是否伴有心、脑、肾等器官并发症,充分估计麻醉及手术可能诱发的意外,制订有效的防治措施。

术前尽可能服用药物将舒张压控制在100mmHg 以下。急诊手术术前高血压未能控制者,可静脉滴注硝普钠或硝酸甘油。术前用药时可给予地西泮或苯巴比妥。氯丙嗪可致严重低血压,阿托品增快心率,不宜使用。

2. 手术中监测　手术中血压波动范围不宜超过 20%，以免导致器官灌流不足引起功能障碍。严重高血压病人手术时，最好采用动脉插管直接监测血压。其他的监护措施有心电监护观察有无心肌缺血及心脏其他异常改变，中心静脉压指导补液，血气分析及时发现氧供不足等。

麻醉诱导期给予充分咽喉及气管表面麻醉，合理应用镇痛、镇静药物，必要时加用抗高血压药物。手术过程中，动作轻柔，减少不必要的探查，仔细止血，避免血压波动幅度过大。需要降压时选用起效快、时间短的乌拉地尔和尼卡地平，既能有效降压又不至于发生低血压。较难控制的高血压，可选用血管扩张药硝酸甘油或硝普钠。手术结束时，苏醒期麻醉变浅，在病人意识恢复过程中，疼痛、吸痰、咳嗽、低氧、高碳酸血症均可刺激血压变化，应及时控制。尽快促使病人完全清醒，避免发生心肌缺血、心律失常、心肌梗死。

3. 手术后处理　术后继续监测血压、脉搏、呼吸、尿量、心电图变化 1 周，保持血压平稳。早期恢复使用口服降压药。监测补液量，避免补液过量。

四、心脏病病人

1. 手术耐受力评估和术前准备　心脏病病人手术耐受力评估主要依据心脏病的类型、临床表现和心脏代偿功能。年轻人心脏病，以先天性心脏病多见；老年人以高血压心脏病、冠心病、心肌梗死多见。非发绀型先天性心脏病、高血压心脏病、风湿性心脏病病人，心律正常，无心衰病史者，手术耐受力尚好。房室传导阻滞、冠心病病人手术耐受力较差。急性心肌梗死和心肌炎病人手术耐受力极差。不稳定型心绞痛，尤其 4 周内曾发作过心绞痛者，围术期发生急性心肌梗死的危险性增加。心肌梗死病人治愈半年以上，同时心律正常，无心绞痛发作，能耐受一般手术。心肌梗死半年之内的急症抢救和限期手术，应争取短时间内改善心脏功能，在严密监测下进行手术。功能性心律失常，对手术耐受力影响较小，中老年人器质性病变所致房性和室性期外收缩、心房颤动、心房扑动危险性较大。心力衰竭者，除抢救手术外，均应在心力衰竭控制 3～4 周，心律稳定时施行。临床上将心功能分为Ⅰ～Ⅳ级，Ⅰ～Ⅱ级病人，一般能较好耐受手术，Ⅲ、Ⅳ级病人心功能较差，手术危险性大。

中老年冠心病病人心动过缓时，手术前皮下注射阿托品，以增快心率。手术前一般停用洋地黄类药物，但左心室扩大左心衰竭病人可以应用。手术前已经洋地黄化的病人应继续给非中毒维持量。心房纤维颤动病人可试用洋地黄治疗使心率降至正常，如出现频发室性期外收缩，应警惕洋地黄中毒。其他服用洋地黄类药的病人手术当日早晨停药，注意纠正水、电解质失常。心绞痛病人术前治疗予异山梨酯（消心痛）、硝酸甘油无效时，可在手术前或手术同时做冠状动脉旁路移植术。贫血性心脏病病人，术前应少量多次输血，增加血液携氧能力。

2. 手术中监测　手术中密切监测心率、脉搏、呼吸、血压，观察神志、皮肤色泽及体温，记录补液量和尿量。测量中心静脉压，监测血容量、静脉压和右心室功能。高危病人应用漂浮导管测量肺功能和肺毛细血管楔压，了解右心房和左心室功能的变化。避免麻醉过深或过浅，以免加重心脏的负担。术中保持血压和血容量正常，避免缺血、缺氧和心律失常，甚至发生心肌梗死。及时根据心电图变化，选用相应的治疗药物。

3. 手术后处理　手术后送入监护病房密切观察体温、脉搏、血压、呼吸等生命体征，及时监测心电图、血气分析、电解质变化，记录每小时尿量。防止缺血、缺氧，提高警惕，防止病人心肌梗死，禁用缩血管药。一旦发现心功能异常，立即采取相应措施。

五、呼吸功能障碍病人

1. 手术耐受力评估和术前准备　呼吸功能障碍病人手术后呼吸系统并发症的发病基础，是分泌物阻塞呼吸道和呼吸道本身病变引起的气体交换弥散功能降低，组织细胞缺氧，二氧化碳蓄积和继发感染。术前重点了解呼吸系统症状、体征，做痰涂片培养和胸部 X 线检查。呼吸功能障碍病人，手术前应做肺功能检查。最大通气量＞70%者为良好，60%～70%者表明有一定程度呼吸道阻塞或肺气肿，40%～60%者则难以耐受手术。血气分析有助于了解呼吸系统换气功能和酸碱平衡情况。

术前准备重点在于治疗呼吸系统炎症，减轻其阻塞程度。吸烟者术前须停止吸烟 2 周，有急性呼吸道感染者治愈后方可手术。慢性呼吸道感染，术前预防应用抗生素。术前教会病人术后正确呼吸方法，练习咳痰动作和深吸气。阻塞性换气功能不足的病人，给予支气管扩张药和肾上腺皮质激素。

2. 手术中监测　选择对肺功能损害较小的麻醉方式和用药，非高危病人选用连续硬膜外麻醉，高危病人选用气管插管和静脉复合麻醉，以利稳定控制呼吸和循环功能。根据病情预置鼻胃管，减轻胃内压力，预防术中误吸，但鼻胃管会影响咳嗽咳痰，不宜长期保留。选择对腹肌强度影响小的切口，腹部切口加用减张缝合，以免术后切口裂开。手术中选用简单实用术式以缩短手术和麻醉时间。手术中注意防止缺氧和低血压，保持呼吸通畅，注意观察血液颜色，控制输液速度，避免输入过多晶体液，必要时进行血气分析监测。

3. 手术后处理　呼吸功能障碍病人手术后处理重点在于保持正常气体交换，预防手术后并发症。避免伤口包扎过紧，早期吸氧，鼓励咳痰，必要时鼻导管吸痰。术后注意呼吸频率，检查肺部情况，变换体位，定期翻身叩背，促进痰液排出。定期进行血气分析。痰液黏稠不易咳出时，使用雾化吸入。根据血气分析结果调整吸氧浓度，避免高浓度氧长期持续吸入发生氧中毒，抑制呼吸。伤口疼痛，不敢咳痰时，小剂量应用镇痛药。医护人员注意保护病人腹部伤口，协助病人咳痰。全身性应用抗生素预防和治疗肺部感染。上述方法不能奏效，病人呼吸困难，咳痰无力，血气分析呈持续低氧血症和二氧化碳滞留时，及时气管切开吸痰，机械辅助呼吸，以免加重呼吸功能障碍。

六、肾功能障碍病人

1. 手术耐受力评估与术前准备　手术前仔细了解病人 24h 尿量、小便次数，既往肾脏疾病史，全身疾病史。进行尿液、血液各项常规检查。术前肾功能检查血清尿素氮、肌酐值和 24h 内生肌酐清除率，能较准确反映术前肾功能变化。肌酐测定值为 $185.6\sim291.7\mu mol/L$，24h 肌酐清除率为 $51\sim80ml/(min\cdot1.73m^2)$，为轻度肾功能不全，一般能耐受中等手术，手术后肾功能损害可能加重。肌酐值为 $362.4\sim512.7\mu mol/L$，24h 肌酐清除率为 $21\sim50ml/(min\cdot1.73m^2)$，为中度损害。血清肌酐值为 $627.6\sim733.0\mu mol/L$，24h 肌酐清除率＜$20ml/(min\cdot1.73m^2)$，为重度损害。中、重度肾功能损害，并发症多，手术风险大，手术前多需进行有效的透析处理。肾前性肾功能障碍者，在补充血容量基础上，可选用 β_2 受体拮抗药，如小剂量多巴胺等，增加肾血流量和尿量，保护肾脏功能。

术前低盐、低蛋白质饮食，积极改善肾功能，禁用血管收缩药和肾毒性药物，避免加重肾损害。纠正水、电解质和酸碱平衡失调。严重肾功能障碍者，注意纠正贫血，术前进行透析治疗。

2. 手术中监测 避免大量失血和血容量不足,以免加重肾损害。术中注意补充血容量,防止低血压,必要时应用多巴胺。保持水、电解质和酸碱平衡。手术中慎用损害肾的麻醉药、抗生素和缩血管药物。

3. 手术后处理 注意观察尿量,定期进行尿液、血液生化检查。继续禁用肾毒性药物,供给足够热量。注意术后血容量变化,适量应用呋塞米(速尿)、甘露醇等利尿药,增加肾血流量和肾小球滤过率,以利肾功能恢复。如已发生肾衰竭,治疗原则为清除代谢废物,保持正常血容量和水电解质平衡;治疗效果不佳时,应考虑透析治疗。

七、肝病病人

1. 手术耐受力评估与术前准备 肝病病人手术耐受力评估较为复杂,术前应全面了解病史及进行体检,注意有无合并心、肺、肾功能变化和糖尿病等。详尽进行各项肝功能检查,如转氨酶、血浆蛋白、球蛋白、白球比例、凝血因子、血清胆红素、血清电解质、肌酐、尿素氮和肝炎病毒检测。根据检查结果和 Child 分级方法综合评价,其中 Child A 级病人手术耐受力较好,B 级病人有一定风险,C 级病人原则上尽量避免手术。

手术前常规保肝治疗,加强营养,增加糖原储备,补充血浆蛋白和凝血因子。合并胸腔积液、腹水者,限制盐的摄入,并使用利尿药,必要时抽放腹水,同时注意电解质紊乱和血压变化。术前应用无肝、肾毒性抗生素。有肝性脑病倾向时,须防止消化道出血,限制蛋白摄入,维持水、电解质平衡,清除肠道积血,抑制肠道细菌,应用支链氨基酸等。

2. 手术中监测 根据手术情况多选用硬膜外麻醉,避免使用对肝有损害的麻醉药物。手术创伤能使肝血流量减少,氧供不足,可能加重肝组织损害,凝血因子缺乏,导致术中出血较多,止血困难。手术中注意供氧,输

血,根据尿量和中心静脉压调整补液量。操作轻柔细致,止血彻底可靠,选择和使用相应的止血药物。适量应用肝细胞营养药物。

3. 手术后处理 肝功能障碍病人手术后并发症多,病死率高,如低血压、肺部感染、肝肾综合征等。术后要连续监测生命体征及肝功能各项指标,保证氧供,维持正常血容量。输入新鲜血浆补充凝血因子。注意神志变化,有无肝性脑病的征象。如出现胸腔积液、腹水,发生肝肾综合征、消化道出血和发生应激性溃疡时应积极做相应的处理。低葡萄糖联合中链三酰甘油的营养支持,胰岛素和胰高糖素联合应用,可改善糖代谢紊乱,阻止肝细胞坏死,促进肝再生。肝病病人手术愈合能力差,拆线时间要适当延长。

八、肾上腺皮质功能不全病人

1. 手术耐受力评估和手术前准备 肾上腺皮质功能不全常发生于长期应用肾上腺皮质激素的病人,1 年内曾服用肾上腺皮质激素 1～2 周的病人,结核、肿瘤等慢性消耗性疾病病人,大出血病人,严重感染的病人,老年病人及因肾和肾上腺疾病行手术治疗的病人。临床表现嗜睡、低血压、高热、心动过速,严重者出现休克、死亡。

肾上腺皮质功能不全的病人,血清钠、血糖、血钾升高,尿中 17-酮和醛固酮含量降低,应测定血液中氢化可的松含量,并做 ACTH 试验明确诊断。肾上腺皮质功能不全病人应激能力不足,围术期处理十分重要。Ⅰ～Ⅱ类手术,手术前 2h 肌内注射氢化可的松 50～100mg,Ⅲ～Ⅳ类手术,手术前 12h、6h、2h 各肌内注射 100mg 氢化可的松。

2. 手术中监测 大、中手术,术中给予 100mg 氢化可的松,并注意血压变化,如出现血压波动,特别是低血压者,可静脉注射氢化可的松 100mg。此类病人对麻醉耐受力低,术中可发生呼吸抑制及苏醒时间延长,应

予警惕。

3. 手术后处理　中、小手术术后 4～8h 肌内注射氢化可的松 1 次。大手术术后第 1 日，每 6 小时静脉滴注氢化可的松 100mg，手术后第 2 日减为每 6 小时静脉滴注 50mg，第 3 日为每 6 小时静脉滴注 25mg，术后第 4 日减为术前维持量或逐渐停药。由于氢化可的松抑制炎症反应，手术后发生感染机会增多，切口愈合时间延迟，手术前、后均应用抗生素，注意腹部体征变化，及时检查切口，适当延长拆线时间。

第19章 掌握和应用血管外科技术

血管外科技术已基本成熟,是广泛应用于临床的外科技术。在直径 2mm 以下的小血管吻合为一些普通外科医师掌握之后,手术治疗外科疾病的范围便有了新的拓展,使某些腹部外科疾病的治疗获得了令人鼓舞的效果。无论是器官病理组织的切除,手术造成的误伤或发生率日益升高的创伤,腹部外科手术无不与血管打交道。掌握血管外科基本技术的手术医师,和不熟悉、不应用血管外科技术的手术医师之间,手术质量与疗效高下悬殊。在特殊、复杂的情况下,血管的处理当然应由血管外科专科医师来协助、指导,但大多数情况下,还是应该由做腹部外科手术的医师自己来收拾局面,使手术一气呵成。

血管的解剖、游离、显露和吻合都是基本操作,要求术者必须严格按照血管外科技术的操作规程,一针一线,一招一式,认认真真地操作。要熟悉和学会灵活使用血管外科器械,要掌握缝合材料、人工血管的性能和使用方法,在练好血管外科基本功的基础上,不断提高手术质量。

一、血管外科手术的基本技术

1. 辨认血管的正常和病理状态 血管本身病变或损伤,必然会给局部或全身血流动力学带来改变。识别和处理血管病变,必须和手术后的局部血供变化一同来考虑,从生理和病理学上审视治疗效果,决定手术方法。血管本身是一个单纯的、简单的管状组织,手术也相对简单,即结扎、切断、吻合和移植。正是这些看起来简单的手术操作,把静态的血管局部和动态的血液循环有机地联系起来。

2. 熟悉血管解剖,正确掌握手术入路 胆囊血管虽然是不大的终末支,损伤异常走行的胆囊动脉或已结扎的动脉术后滑脱,致命的结局并非罕见。肝右叶切除的手术难点,正是在于肝右静脉的显露和结扎。作者曾见到一例腹部刀刺伤病人,下腔静脉在肝静脉入口处裂伤,因为显露肝静脉后的腔静脉困难,造成更大范围的静脉撕裂。如能局部填塞暂时止血,下腔静脉阻断,切断肝周围韧带,游离肝脏后再显露膈下肝静脉后的腔静脉,有手术止血成功的可能。胃癌和胰癌手术常会损伤肠系膜上静脉的属支胃结肠静脉干,不加显露地乱钳夹止血,只会招致更大的出血。腹内器官淋巴结清扫,主要是沿诸如腹腔动脉、肠系膜上下动脉的各分支进行的淋巴结切除,只有熟悉血管的走行路径、分布范围、动静脉之间的位置关系、与腹内自主神经丛的关系及血管的变异状态和发生率等相关解剖知识,才能正确完成手术步骤。

3. 沿血管壁按其行径显露血管 血管鞘不切开,在脂肪等疏松组织内解剖血管,一是速度慢,二是在遭遇分支时容易误伤血管。沿着血管壁剥离,遇到阻力时稍离开血管壁,注意有无血管分支,必要时结扎切断这些分支,才能继续显露血管。

4. 血管的固定 可用血管镊子把持、固定血管,以便游离和缝合等操作。较大的血管,可用布带牵开,相对固定。

5. 血流阻断　永久性阻断可以用结扎、切断、栓塞等方法。但最多用的阻断方法是暂时性阻断,可用的阻断工具有阻断钳、血管夹、布带或乳胶带,或带子双折通过乳胶管收紧前端的活套来调节阻断的压力(图 19-1)。

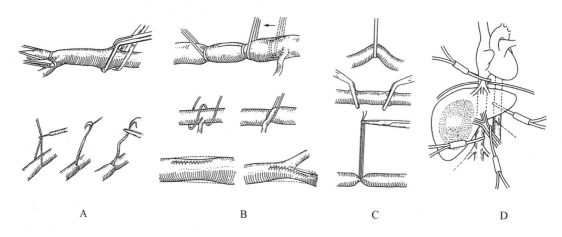

A　　　　　　　　B　　　　　　　　C　　　　　　　　D

图 19-1　血管的阻断

暂时性阻断需要解决的问题有:阻断时限要明确,要预防血栓形成(有时需使用肝素),注意阻断后心脏负荷的变化和防止器官缺血性损伤等。对于主动脉、腔静脉的阻断,应根据需要建立新的体外循环,或做血流转流(暂时性)。

6. 血管再建　血管吻合。

7. 开放血管　恢复血流。

二、血管吻合的一般原则

1. 全层一层缝合,为常用的血管缝合方法。

2. 为保证血管内膜的对合做外翻缝合。

3. 根据血管的大小、粗细、壁厚和病变情况决定针距:主动脉为 0.5～1cm;髂总动脉为 3～5mm;股动脉为 2～3mm;腘动脉、胫前(后)动脉为 1mm 左右;大的静脉为 1～2mm。腹腔内动脉可与上述血管口径相比照进行。

4. 注意事项:大血管要重视吻合口所承受的张力;中小血管要重视吻合口的口径;静脉吻合要着重防止漏血和连续缝合所产生的荷包口效应而出现的狭窄。

5. 缝合方法:有侧侧、端端、端侧吻合,代用血管移植等,后者有人工血管和自体血管可供选用。原则上大血管的缺损可用人工血管移植,末梢血管可用自体动脉或静脉移植,其中自体的大隐静脉最为常用。

6. 缝线的选择:血管缝合线有单根纤维的和多纤维编成的合成纤维线。缝线选择大致是:主动脉为 2-0;髂总动脉为 3-0;股动脉为 5-0;大静脉为 5-0;中静脉为 6-0～7-0。应为无损伤血管缝合针线。

7. 断端处理:要锐性切断或修整成平滑整齐的断缘,用血管镊子夹持时有损伤血管内膜的危险,尽量不用镊子夹内膜。

8. 先缝牵引固定的线:根据血管口径,采用先缝 1 针、2 针或 3 针做固定线,然后再在固定线之间以固定的针距加缝数针。吻合时,必须阻断血流,通常用无损伤的钳子或血管夹(俗称哈巴狗)阻断血流。血流阻断后缝合段的动脉搏动消失,不会因动脉搏动而在缝合时造成血管壁撕破。

9. 缝合方法可用结节或连续缝合,临床多用连续缝合。连续外翻缝合时,运针要圆滑、轻巧、顺畅,不可硬拉硬拽。收紧缝合线对合断端血管壁时,用力要适当、均匀。

10. 决定下针部位后刺针要坚决,毫不犹豫地在确定处下针,出针时也要果断,不可试扎试缝,或左或右,或前或后。须知多一个针孔,多一处损伤,多一分出血危险。打结的松紧要适当,如系结节缝合,打结更要用力一致,松紧相当,防止出现薄弱之处。粗的血管吻合后,血流通过时,因血管的弹性代偿,对线结的应力作用改变不大。细的血管吻合血流恢复后,随着血管腔的扩大,线结承受的应力加大,变得更紧了。在打结时要考虑这种力学上的变化因素,掌握打结时合适的松紧程度。

11. 吻合后漏血处要追加缝合,特别是动脉吻合血流恢复后发现漏血,追加缝合时要防止因为血管搏动造成管壁裂伤。成功的动脉吻合后,应看到远端血管有搏动,成功的静脉吻合后,要看到近心端血管有充盈,否则视为吻合失败。

三、动静脉损伤的修复

1. **手术中动脉损伤的处理原则**　①主动脉:需要修复;②髂总动脉、髂外动脉:修复;③髂内动脉:可以结扎;④腹腔动脉:年龄轻、侧支循环良好时可以结扎;⑤肝动脉:靠近根部可以结扎,在分出胃十二指肠动脉以后的末梢侧损伤需要修复;⑥肠系膜上动脉:起始部损伤应当修复,2、3级分支以下者可以结扎;⑦肠系膜下动脉:肠系膜上动脉和髂内动脉正常的话,可以结扎肠系膜下动脉;⑧肾动脉:修复。

2. **手术中静脉损伤的处理原则**　①下腔静脉:原则上修复,肾静脉以下损伤也可以结扎。其适应证是:严重复杂的损伤、多发性损伤、病人全身情况不良、有肺栓塞的可能

时。②门静脉:修复。③肝静脉:修复。④肠系膜上静脉:根部损伤应修复。⑤肾静脉:尽可能修复,不能修复时也可结扎。⑥髂总静脉:可以结扎,髂内静脉修复有困难时也可以结扎。

以上是在血供正常状态下的处理原则。如果是病理性血管,如动脉闭塞性疾病时,即使修复也难以达到充分供血的目的。

3. **损伤血管的初期处理**　首先要剪开血管鞘,去除和剥离鞘膜,显露血管壁,查清损伤的范围和程度(图 19-2)。对于出血点不要盲目钳夹,以防招致更大的损伤和出血,可用纱布或手指压迫止血,使损伤处周围血管显露后再做最终处理。动脉的出血,可以用无损伤血管钳钳夹,或用球囊导管腔内填塞止血,阻断血流。待修复损伤处后解除阻断(图 19-3)。

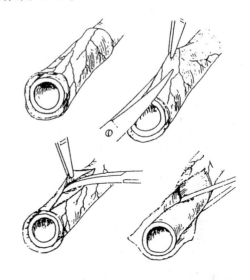

图 19-2　损伤血管的初期处理(剪开血管鞘)

4. **损伤血管的修复方法**　术中损伤血管,缺损部不会太大,即使有 $1\sim2cm$ 的缺损,也都可能进行吻合修复,如系肿瘤浸润血管须做血管段合并切除时,有时须行血管移植修复术(图 19-4)。

缝合方法:

(1)侧壁缝合(图 19-5)。

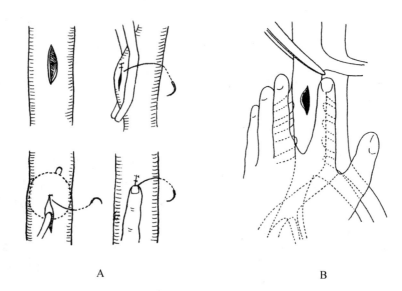

A   B

图 19-3　阻断血流处理损伤血管

A. 钳夹阻断、气囊阻断；B. 手指压迫阻断

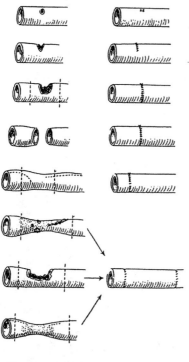

图 19-4　各种修复血管损伤的方法

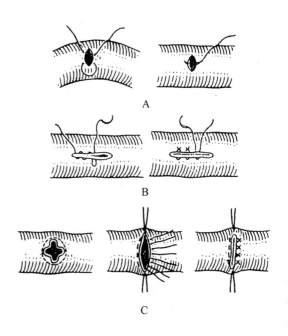

A

B

C

图 19-5　侧壁缝合

A、B. 直接缝合；C. 伤口整形缝合

（2）端端吻合（图 19-6）。

（3）补片移植（图 19-7）。

（4）血管移植（图 19-8）。

5. 能结扎止血的血管最大直径有多粗

一般说来，直径 4～5mm 以下的血管，结扎一次或双重结扎就可以了。直径 4～5mm 以上的血管不应单纯结扎，应该行断端缝合闭锁，再加结扎或缝扎一次（图 19-9）。

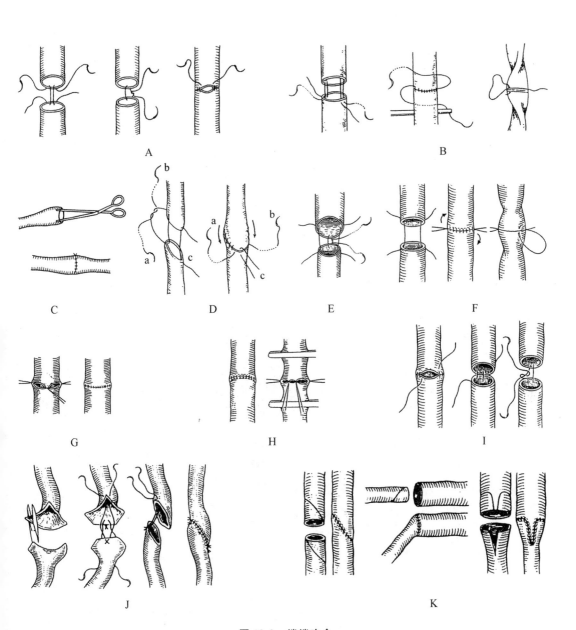

图 19-6　端端吻合

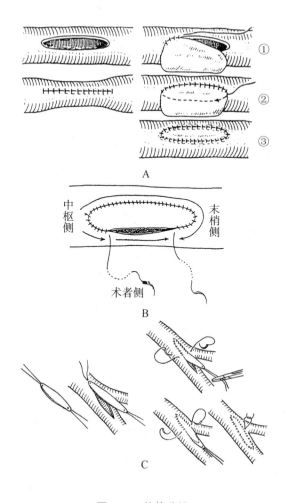

图 19-7　补片移植

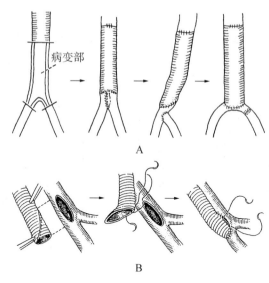

图 19-8　血管移植

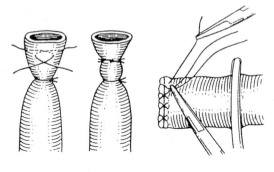

图 19-9　血管断端的处理

6. 小儿的血管缝合　不能全用连续缝合,至少有半周结节缝合,可能的话全周结节缝合,以防术后狭窄。

7. 有感染的腹腔内血管修复　即使有腹膜炎,必须修复的血管也要进行修复,端端、端侧吻合都行。但需记住一条,不得使用人工血管或垫片,以防吻合失败。但在特殊情况下自体静脉仍可考虑使用。

8. 静脉血栓形成　应按正常的血栓形成处理方法处理,48h 内应手术取栓。全身抗凝、溶栓治疗不再赘述。

9. 术中出现的动脉栓塞　应及时切开取栓,或用 Fogarty 导管取栓。

四、肝手术中的血管再建

1. 肝门部胆管癌合并门静脉切除再建法　癌肿浸润部分门静脉壁时,可以切除受浸润的部分门静脉,通常有楔形门静脉切除和环形门静脉切除再建两种方法。

（1）楔形门静脉切除再建法：沿用的方法是在门静脉分支处楔形切除被癌浸润的部分，纵行的缺损部的修复，用横行缝合方法，或在切除部加自体静脉补片来修复（图 19-10）。

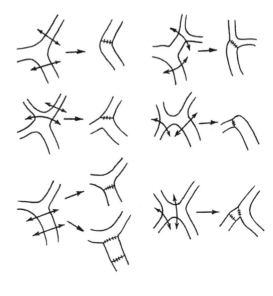

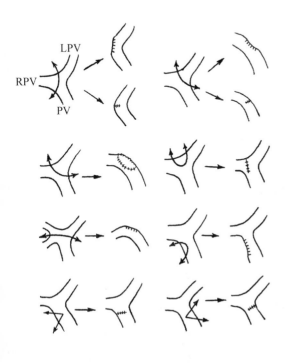

图 19-10　门静脉楔形切除再建法
LPV. 门静脉左支；RPV. 门静脉右支；PV. 门静脉

（2）环形门静脉切除再建法：肝右叶癌肿浸润门静脉右支，在右支切除后留下门静脉左支和门静脉干，可直接行端端吻合（图 19-11）。

2. 肝叶切除时的门静脉再建　可用门静脉环形切断后端端吻合来恢复保留肝的门静脉血流。因为保留肝脏的门静脉分支和门静脉主干间的口径差别较大，手术难度加大。故在切断门静脉分支时，可选择在分支处的较宽部分，以缩小口径的差异。对于门静脉干或分叉处的缺损，也可以用自体静脉补片来修复。

图 19-11　门静脉环形切除再建

3. 肝移植的血管再建
（1）肝静脉再建：先缝闭肝右静脉，肝中静脉和肝左静脉须整合成一个较大口径的吻合口，或分别与移植体肝静脉吻合（图 19-12）。
（2）门静脉再建：将病人门静脉整形成一个较大的吻合口进行端端吻合，如距离过大，可用自体静脉（如肠系膜下静脉、卵巢静脉）移植（图 19-13）。
（3）肝动脉再建：如肝动脉过细，可在手术显微镜下行动脉吻合。

五、胰切除时的血管吻合

1. 胰癌的门静脉再建　胰癌浸润脾静脉或肠系膜上静脉分支处做合并切除时，可用静脉补片修复，或静脉整形后端端吻合。
2. 胰癌合并血管切除的动脉再建　胰癌合并门静脉切除再建的模式见第 30 章胰手术举例。肝动脉再建可以利用空肠动脉，必要时移植一段自体大隐静脉。肠系膜上动

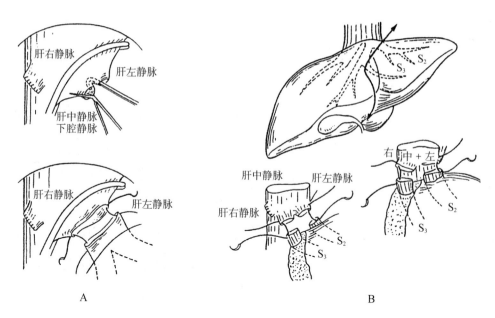

图 19-12 肝移植肝静脉再建
A. 与肝左静脉吻合;B. 两支肝静脉分别吻合

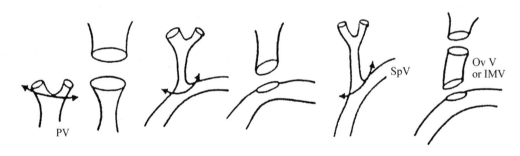

图 19-13 肝移植时的门静脉再建
PV. 门静脉;SpV. 脾静脉;OvV. 卵巢静脉;IMV. 肠系膜下静脉

脉的再建可利用脾动脉。

六、游离空肠移植的血管吻合

如舌咽部、食管上端癌切除时的消化道再建,可用游离空肠连同其系膜血管移植到颈部,恢复食管的连续性。空肠血管蒂与颈部的面动脉或舌动脉吻合,或与中段的甲状腺上动脉吻合,静脉与胸廓内静脉或其他相近的合适的静脉接通。常需在手术显露镜下

做血管吻合(图 19-14)。

七、下腔静脉的修复

肝、肾肿瘤切除时,如浸润到下腔静脉,肿瘤切除十分困难。此时须考虑血循环阻断对心、肾、肝功能的影响,有时需要体外循环或部分体外循环。对于缺损的下腔静脉,用人造血管来连接(图 19-15)。

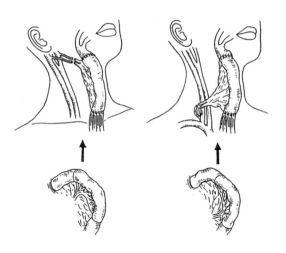

图 19-14　带血管蒂空肠移植

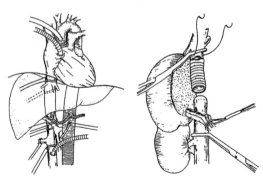

图 19-15　部分体外循环的腔静脉手术
腔静脉缺损段用人造血管修复

第20章 内镜技术在腹部外科的应用

外科医生掌握了内镜诊疗技术就会在手术和非手术决策时游刃有余。首先,在诊断时能把视线延伸到发病的部位或器官内,依据图像表现做出初诊,也能获取病变组织进行组织病理学诊断。其次,拓宽了治疗途径,增加了治疗手段和改进了治疗方法,有些技术的疗效是手术无法企及的。内镜治疗技术和外科手术的恰当配合使用,治疗效果绝非传统的手术所能比拟。

消化内镜包括胃镜、结肠镜、十二指肠镜和胆道镜等。本章主要讨论这些内镜在腹部外科疾病治疗中的应用。对于以内镜为主要治疗手段的内科或外科医生来说,掌握和应用这些技术是理所当然的事;对于习惯于传统手术而鲜于涉及介入放射治疗技术和内镜治疗技术的外科医生来说,逐渐了解和掌握这些治疗技术是必要的。

一、胃镜、结肠镜治疗技术

(一)胃镜下食管胃底静脉曲张的治疗

1. 食管胃底静脉曲张套扎术

(1)适应证:急性食管胃底静脉曲张破裂出血或外科手术后复发。本技术可用于预防出血,即无出血病史的中重度有破裂出血危险的食管胃底静脉曲张,或既往有出血史的食管胃底静脉曲张者。

(2)禁忌证:①处于休克状态;②有Ⅱ级以上肝性脑病;③内镜检查禁忌;④过粗过细的曲张静脉难以套扎。

(3)手术操作要点:胃镜检查按常规进行,明确曲张静脉的程度、范围和有无出血点。发现出血点时不能直接套扎该出血点,而是在出血点的下方及其与邻近曲张静脉的交通支上进行套扎。预防性套扎的部位应选在胃和食管结合处,此处虽不是出血的好发部位,但可以提高套扎后曲张静脉的消失率。选定套扎部位后退出胃镜,在镜端妥为安放套扎器后再次进镜至套扎部位。用镜柱吸住曲张静脉团,看到红色状的静脉完全遮蔽视野后,激发套扎圈至静脉根部,完成操作。此时胃镜可感觉到"脱空"或"漏气",因为套扎成功后吸引的负压会立即消失。术后禁食24h后进半流食,适当给予抗酸药等。

2. 内镜下硬化剂注射技术 广泛用于内外科治疗,适应证和禁忌证同上。

非出血期间做常规胃镜检查胃和十二指肠,明确静脉曲张程度和选定注射部位。注射点一般选择在胃食管结合部的齿状线上方3～4cm的一圈内,自环形圈的12点处开始注射,此处最易发生出血。每次治疗选定2～3根曲张静脉做硬化剂注射。出血期间行急诊胃镜检查时,发现出血部位可立即行硬化剂注射,注入点应在出血点的上方及下方,特别是下方要注入硬化剂,止血效果才实。硬化剂多选用1%乙氧硬化醇或5%鱼肝油酸钠。硬化剂用量一般每条静脉注射8～12ml,每次治疗总量不超过30ml。向静脉腔内注射硬化剂可以直接栓塞血管,在静脉旁注射可以缩小静脉腔减少血管破裂机会。最确实的注射方法是,先在出血点的上下方静脉旁 4 个点上注射,使该段静脉内血流变缓,再向静脉腔内注射 3～5ml 硬化剂栓塞血管腔。

(二)内镜下治疗消化道出血

急性上消化道出血和下消化道出血时行胃肠镜检查,既可以明确出血原因和部位,又可以同时行内镜下止血治疗,此技术安全、便捷,临床广为应用。

掌握好内镜检查的时机才能保证治疗效果。急性大出血时,急诊内镜检查越早越好,稍一犹豫就会失去最佳时机。已进入休克期的病人应待生命体征稳定后检查。休克难以纠正的大出血,在积极抢救的同时被迫急诊做胃镜下治疗。活动性出血已经停止估计短时内不会再出血的,可待 24h 后做胃肠镜检查。

上消化道出血胃镜检查前的准备仅是冰盐水洗胃,清除积血,保持视野清晰。如有活动性出血,也用 3％过氧化氢洗胃,可以保持良好视野,也有部分病人得以止血。下消化道出血的术前准备就是普通灌肠,而要求的清洁灌肠则难以实现。

内镜下止血的方法有以下几种。

1. 内镜下药物喷洒止血　是最常用的简单止血方法。常用药物有凝血酶、8％去甲肾上腺素冰盐水液、5％精氨酸钠液和生物蛋白胶等。经胃镜插入喷药用的导管,对准出血点喷药直到出血停止。不稳定的血凝块常常掩盖其下的出血点,要冲去凝血块,再喷洒药物至出血止。

2. 机械止血　用钛夹、皮套圈或缝合的方法止血。

3. 局部注射止血　局部注射血管硬化剂、1:10 000 肾上腺素溶液或高渗氯化钠肾上腺素溶液止血。

4. 热凝固止血　可选择高频电凝、微波、激光等热凝固方法止血。

(三)内镜下消化道息肉治疗

此疗法可以在门诊进行,简单、便捷、病人痛苦少,费用较低,为息肉治疗最常用的技术。

1. 高频电治疗　高频电圈套器摘除息肉的适应证:①有蒂的息肉;②直径<2cm 的无蒂息肉;③散在分布的数目不多的息肉;④排除癌肿的息肉。

禁忌证:①有出血倾向者;②非上述特征的息肉。

胃镜下息肉摘除术前应禁食 6～8h,结肠镜下手术前需灌肠,但不能用甘露醇准备肠道。插入胃肠镜检查息肉的大小、分布和性质,必要时做病理活检排除癌肿。圈套摘除的操作视息肉形态而定。小的有蒂息肉用圈套器套扎,大的息肉难以显露蒂部,可拨动息肉或改变病人的体位来寻找蒂部。选好切断的部位后,徐徐收紧圈套器通电后即可切下息肉。电切息肉的蒂部或基底部时,要避免损伤肠管。基底部宽广的息肉可在基底部的黏膜下注射生理盐水,使息肉隆起,再用圈套器固定息肉,电切其基底部。切下的息肉要回收做病理检查。手术并发症有出血和穿孔,但较少发生。

2. 高频热活检钳夹除息肉　活检钳夹住息肉后通电,可以切除<0.5cm 的有蒂息肉,或 0.5～0.8cm 的无蒂息肉。<0.5cm 的息肉还可以直接用电凝器电灼烧除。

3. 机械摘除法　如用圈套器释放套扎圈,使息肉缺血坏死。

4. 其他方法　如微波治疗、激光治疗、射频治疗等。

(四)内镜下黏膜切除术和黏膜下层切除术

参见第 32 章。

(五)内镜下消化道狭窄的治疗

各种原因引起的消化道狭窄,不论是良性或是恶性疾病引起的,均可在内镜下行扩张治疗。该技术的禁忌证:①狭窄段长于5cm;②过于弯曲的狭窄段;③局部有穿孔或急性炎症者。

1. 探条扩张术　经内镜行狭窄段造影,明确狭窄段的长度、走行和狭窄程度。然后在内镜直视下插入导丝,再经导丝推进探条扩张狭窄处,探条在狭窄处放置3~5min以做局部扩张。然后将探条和导丝一并拔出,直视下观察有无穿孔、出血等并发症发生。

2. 球囊扩张术　方法步骤大致同上,经导丝放入球囊导管,在X线下确认球囊放在狭窄的部位,向球囊内注入水,注水量视扩张的程度要求而定。扩张1min后放瘪球囊,拔出导丝和球囊导管。

3. 支架置入术　治疗狭窄用的支架有金属和塑料制品,前者多用于胃十二指肠或结肠的恶性狭窄,后者用于胆道的良性或恶性狭窄。

中晚期乙状结肠癌、直肠癌病人多伴有肠腔梗阻,排便极为困难。在此情况下,对结肠癌、直肠癌伴梗阻病人,能手术者采用暂时性结肠支架治疗以改善全身状态,待纠正水电平衡后再行择期手术治疗。不能手术的病人,采用永久性结肠支架置入术,可提高病人的生存质量。

暂时性结肠内支架的病人由于病情重,并伴有水电解质紊乱,无法清洁洗肠,在X线监视下进行,将斑马导丝通过狭窄部,沿导丝送入导管,注入泛影葡胺80~100ml,了解狭窄的程度及范围,以选择支架长度,一般支架两端应长于病变3~4cm。然后退出导管,沿导丝送入球囊扩张器至狭窄部位,充入对比剂使球囊扩张,扩张最大达1.5cm,持续3~5min。退出球囊扩张器,沿导丝置入已装好支架的置入器,确认置入器内支架的前端已超过狭窄3~4cm后,释放支架,支架自行膨胀,梗阻解除。

永久性结肠内支架病人清洁肠道达到可行结肠镜检的程度,在结肠镜下置入支架,观察到结肠狭窄口后,置入导丝,其他步骤如上所述。多年来,乙状结肠癌、直肠癌伴有梗阻的急诊治疗方法为癌姑息切除术或结肠造口术,手术死亡率高达15%~20%。而结肠内支架置入术在解除结肠梗阻的同时,对病人打击少,无重大并发症及死亡的发生,为病人提供适宜的手术机会。对已行手术治疗局部又发生狭窄的病人,以往采用结肠造口术,但此方法给病人术后生活带来许多不便,现在采用的结肠、直肠内支架置入术,病人梗阻症状解除满意,排便通畅,提高了生存质量,延长了生存期。肠内支架治疗直肠梗阻,无论是解决术前梗阻或病灶复发引起的梗阻,均为一种新的治疗方法。

当手术和其他治疗无效或不可行时,上消化道恶性肿瘤可采用内镜姑息性治疗以解决其所致的贲门急性梗阻。在晚期贲门癌预期生存期较短的病人,单纯扩张可以缓解或减轻吞咽困难。内镜下行支架置入和激光消融的方法,可使病人获得更长时间的症状缓解期。置入硬式支架较方便,但容易引起不适和气道压迫,病人不易接受。自膨式金属支架可有效解决这一难题。外包裹乌拉坦和金属内芯的扩张套管可限制肿瘤向消化道腔内生长,使病人较长时间避免食管的急性梗阻。激光消融可令70%~80%病人的吞咽困难得以缓解。激光消融引起穿孔、出血、食管气管瘘等并发症为5%~20%。随着操作技巧及相关器械的改进,其并发症逐渐下降。

(六)急诊内镜下异物取出术

1. 胃内异物　胃内异物很常见。近年来随着内镜技术的发展,胃内异物内镜治疗取得了很好的疗效。其方法简单易行,成功率高,禁忌证和并发症少,病人可避免外科手术,痛苦小、费用低,是治疗胃内异物的首选方法。

胃内异物分为外源性异物、内源性异物和医源性异物。胃内异物无外科手术指征且无内镜检查绝对禁忌证者,均是内镜取出的适应证。取出异物的时间越早越好,尖锐异物或直径>2cm 以上的非尖锐异物、含毒性异物,在确定没有穿孔的情况下,均要急诊胃镜检查,将其取出,以免异物损伤消化道黏膜、中毒、出血引起严重后果。对于不能确保安全排出消化道的小的异物和胃内结石、食物团块也应尽早行胃镜取出,以免进入小肠失去胃镜取出的机会。对于吻合口残留缝线、吻合钉,不管有无明显症状,发现后应尽早内镜取出。

巨大胃石如果不能通过贲门,可碎石取出。对已引起消化道穿孔,需外科手术者不可内镜试取。合并心、脑、肺等重要器官疾病不能耐受和配合胃镜检查者,属于内镜下取异物的禁忌证。对于严重食管静脉曲张、食管病理性狭窄、贲门失弛缓症,可根据异物的大小、质地、部位,估计异物取出时会损坏食管者也属禁忌。

各种胃镜均可用于取出胃内异物,以前视镜为宜,双管胃镜最好。10 岁以下儿童可选用直径在 9mm 以下胃镜或气管镜。钳取器械的选择根据异物的性质和状态而定。取出长形异物可选用圈套器或三钉、五钉型把持钳。已刺入消化道黏膜的尖状异物如缝针、大头针等可选用鼠齿状异物钳或鳄鱼异物钳取出。球状异物或扁平异物如钢球、纽扣要用篮式取物器、网兜型取物器。手术吻合口残留缝线、橡胶等采用外科剪刀和缝合线剪切器。碎小金属异物用磁性取物钳。

病人应行 X 线检查,颈、胸、腹部摄片或透视,确定异物的位置、性质、形态、大小及有无穿孔,禁忌钡剂检查。病人应禁食、空腹,若已进食应取左侧卧位或臀高平卧位,以免异物继续向下推进。咽部充分麻醉,根据情况可肌内注射解痉药抑制胃肠蠕动。常规插镜,缓慢进镜,通过食管时观察食管内有无异物滞留,并注意食管有无损伤、狭窄、静脉瘤、静脉曲张等病变,取出异物时避免损伤消化道。胃镜进入胃内后需仔细寻找,异物多在胃底黏液中,必要时可吸尽黏液。少数尖锐异物可钩挂在胃内任何位置。如未发现异物,应将胃镜进到十二指肠继续寻找并取出异物。

2. 结直肠异物　结直肠异物目前越来越常见,急诊病人提供的病史很有限,但通常从中可得知异物的存在。70%～80%吞咽下的异物能自行排出,相反经肛门塞入的异物由于异物较大和肛门括约肌的痉挛常不能自行排出,需要内镜治疗。首先行腹部 X 线检查以明确异物是否在乙状结肠镜能够到达的范围内,并排除消化道穿孔。

内镜治疗操作要点:先行肛门括约肌的局部麻醉,以阻断括约肌的痉挛。异物过大,为使得肛门括约肌扩张得更大亦可采用硬膜外麻醉。选取一与异物尽可能相似的东西来确定采用何种器械及最佳取出途径。一般多采用大的套丝。有多个异物或异物的边缘锐利时可使用滑管。取出锐利异物时应将其翻转,使其尖端变为尾端。异物取出后应再次插入内镜以检查在异物取出过程中是否有肠穿孔或肠壁撕裂等损伤的发生。

(七)内镜下胃肠造口

临床上经常利用胃肠造口做引流道和营养支持。经皮穿刺内镜下胃造口(PEG)和经皮穿刺内镜下空肠造口(PEJ),方法简便、经济,无须手术,并发症少,实用性强。选择胃造口、空肠造口或是双造口,要看造口的目的、胃和小肠的动力状态而定。

1. 胃造口　常规胃镜检查胃和十二指肠。胃镜端退至胃体部,注入空气将胃扩展,使胃壁贴近前腹壁。在光线较暗的室内可以透过腹壁看到胃镜的光斑。选择脐与左肋缘中点连线的中外 1/3 处作为穿刺点,即安置造口管的部位。把内镜端调到造口的位置上,在此点用手指按压,确保此处腹壁和胃之间无其他脏器存在以防副损伤。消毒腹部皮肤,局麻后在穿刺点做小切口(0.5cm),将套管针垂直刺进胃内,把导丝插进胃内。胃镜夹住导丝一同退出口腔。导丝的口腔端与造口管的腹壁外端连接起来后,拉动导丝的腹壁端,使造口管经过口、食管和胃,一直拉出腹壁外。插入胃镜观察,使造口管的胃内膨大端紧贴胃内壁。检查胃内情况无异常后,在腹壁外安放固定造口管的部件。

2. 空肠造口　内镜下空肠造口较为复杂,一般是通过胃造口放进导丝,内镜把导丝引进空肠内,再按照胃造口的方法和步骤,用导丝把造口管放进空肠引出腹壁外固定。

(八)急性小肠大出血急诊剖腹探查术中内镜的应用

小肠病变的诊断一直是临床的一大难题,而小肠急性大出血是用胃镜、肠镜等传统方法无法明确诊断的急性消化道大出血的主要原因,也因此导致难以止血。选择性血管造影术能让 10%～20% 的小肠出血病人明确出血原因,因病变检出率太低,选择性血管造影术只能在出血活动期才能发挥作用。推进式小肠镜的病变检出率为 30%～50%,但推进式小肠镜一般只能到达 Treitz 韧带以远 100cm,且操作困难、病人痛苦大、费用昂贵等。胶囊内镜的应用使小肠出血病变检出率有所提高,达 55%～76%,且胶囊内镜能检查全部小肠、无创伤、无痛苦,但其图像质量受影响因素多,不能反复观察并对病灶准确定位,不能活检且费时较长等。尤其是急性大出血须剖腹探查的病人,其胃肠腔内往往贮积了大量的陈旧性血块或新鲜血液甚至是食物残渣,上述检查难以发挥作用。当急性大出血威胁到病人生命时,临床通常选择急诊剖腹探查术。然而导致病人反复大出血

用传统方法难以明确诊断的出血病灶,90%以上位于十二指肠第 3、4 段及空回肠,且这类病灶在剖腹探查中手术者用肉眼观察和手指触摸并不易找到,此时应用术中内镜就能很好地解决这一难题。根据剖腹探查术的手术方式及术前诊断等决定内镜主机的摆放位置和插入方法。原则是在不污染手术区域的前提下方便内镜操作,由剖腹探查术者中一人握住内镜插入部插入胃肠切口中,再用手捏住切口或用线缝合切口等对切口进行密封以利于内镜送气。进入胃肠腔后,由手术者根据内镜操作医师的指示进退内镜,插入后内镜可由切口向病人头侧或足侧方向推进。向头侧内镜须插至食管,向足侧内镜须插到直肠。当发现出血病灶后即将内镜镜头停留在该处并开启内镜强光,手术医师根据手指触摸和观察强光所在处标记病变部位。当病变难以明确性质时,即对病变进行活检。

术中内镜不仅能直接观察消化道各部分病变,而且消化道内的血液、血块及食物残渣等影响观察的因素可以由术者予以去除。当病变难以定性时,内镜可通过病灶活检确诊。术中内镜不仅检出率和诊断率高,而且能通过术者触摸内镜镜头及观察镜头光线所在部位对病灶进行准确定位,从而指导术者制订正确的手术方案,减少多切肠段或病变切除不足等失误。由于病人为急性大出血,病情危重,而且又已行剖腹术,加之病人肠腔已被切开,内镜使肠腔充盈较为困难;消化道内可能存在血液、血块及食物残渣等影响观察的因素等,尤其是导致小肠出血的病灶往往较小不易发现,所以,术中内镜检查者必须是操作熟练、有丰富急诊内镜经验的内镜医师。由于腹部已被剖开,进镜常常十分困难,此时,内镜操作者要指示术者与其配合。多数情况下,术中内镜的进镜都是术者根据内镜操作者的指示进行的,如进镜的方向、速度及停留部位等。检查必须快速而准确。术中内镜检查亦十分安全。

综上所述,当急性小肠大出血无法用传统方法明确诊断、非外科手术难以止血且大出血威胁到病人生命安全而须急诊剖腹探查术时,术中内镜的应用不仅安全、快速,而且大大提高了病变的检出率,并能对病灶进行准确定位、帮助定性,从而提高了剖腹探查的成功率。

(九)急性胃扭转的消化道内镜功能复位术

急性胃扭转起病急骤,上腹或胸部剧烈疼痛,剧呕又不能吐出胃内容物,胃扭转＞180°,常发生胃血供障碍。各型胃扭转没有发生胃壁坏死者都是胃镜复位的适应证。急性胃扭转早期无血管绞窄可试行胃镜下复位。对内镜治疗失败、内镜治疗后不能保持正常位置、继发性胃扭转复位后应手术根治。

操作方法:插镜前病人肌内注射山莨菪碱,使平滑肌松弛便于操作。常规插镜,内镜进入贲门时,一般可见齿状线扭曲,胃腔形态改变。按扭转的轴向、方向、程度不同而胃腔形态改变各异,如胃角变形消失,大弯靠上、小弯靠下,前后壁位置改变,大弯侧在视野的右侧,小弯侧在视野的左侧,大弯侧在视野的左侧,小弯侧在视野的右侧,胃大弯皱襞呈螺旋状,扭转处胃腔闭合,局部胃黏膜充血,难以找到幽门。根据扭转程度采用不同方法复位。胃镜在扭转部位适当充气,寻找腔隙,不断调整方向,循腔进镜,如突然胃腔扩大或镜身有震动感,胃镜顺利进入幽门,则复位成功。充气后未能复位,看见幽门后向幽门方向进镜,不断拉直镜身,使胃扭转复位,必要时吸气退镜,重复上述动作,得以复位。如充气不能复位,需配合手法复位,循胃黏膜腔隙充气,进镜到胃窦再吸气,使胃壁贴于镜身,弯曲镜头,钩拉窦部胃壁,然后向胃扭转逆方向边旋转镜身边充气,也可进入十二指肠降部锁住镜头,将镜身向扭转逆方向旋转,当操作者感到镜身震动,表明胃扭转在复位。如果胃镜在扭转部位充气后不能进镜到胃窦,则弯曲镜头,顶住闭塞处的胃小弯,然后边充气边向扭转逆方向旋转镜身,并缓缓向胃窦方向推进镜身,到达幽门即复位成功,退镜时可见到正常胃腔结构。复位过程中手法要轻柔,通过扭转皱襞时要调清视野,沿缝隙腔进镜,不能盲目进镜。复位后给予解痉、抗酸治疗,3d 内进食易消化食物,不要剧烈运动。

(十)急性肠套叠的内镜下复位

近些年来内镜复位治疗肠套叠取得很好疗效,特别是在非手术治疗失败者也能取得成功。对于继发性肠套叠,复位过程中有助于明确诊断,成为肠套叠诊治的有效方法。急性肠套叠套入部位未发生坏死、穿孔和非手术治疗复位不成功者,是内镜复位的适应证。复位越早越好,如果急性肠套叠时间未超过 12～24h,病人无发热、无大量黏液、血液便排出,腹肌不紧张,腹部肿块无压痛者,可行内镜复位术。禁忌证同结肠镜检查的禁忌证,肠套叠时间超过 24h,病人发热,大量黏液脓血便,出现腹膜炎体征,禁行内镜复位术。若行肠镜检查时发现肠壁水肿明显,糜烂、溃疡严重,肠壁有坏死征象,应吸气退镜,立即手术治疗。

操作方法:生理盐水灌肠,术前肌内注射山莨菪碱或丁溴东莨菪碱使肠管松弛。常规插镜到病变部位,视野不清时需反复冲洗肠腔,吸尽积液,仔细观察套叠部位肠黏膜的色泽、血供、蠕动情况和套叠类型,确认是否有肿瘤、息肉、憩室、溃疡等病变。肠套叠多为顺行套叠,镜下特征如经宫颈灌入阴道状,套入肠管顶端黏膜充血、水肿、增厚,呈紫红色,中心有个小孔,可有液气泡冒出。回肠结肠型套叠,肠镜通过肝曲到升结肠,见套入的回肠黏膜红润,绒毛样,可见环形黏膜皱襞。如肠镜下观察套叠部位肠黏膜无明显肿胀、渗血、糜烂、溃疡可行复位术。复位开始向肠腔缓慢注气，逐渐使鞘部肠壁扩张，同时用镜头推顶套叠头部或用活检钳轻轻夹住套入部黏膜向中央推送，推动套入肠管逐渐逆行退回，常可复位。少数逆行性套叠，镜下病变部位肠腔突然狭窄，镜头从套入部狭窄外伸到套叠的折回部，用镜头钩住顶部，边注气边缓缓后拉，也可用活检钳咬住黏膜后拉，直至复位，复位后肠道通常有大量肠内容物和渗液涌出，需继续进镜一段，反复冲洗，观察整复后肠壁有无肿瘤、炎症、溃疡等病变。回肠结肠型套叠复位后，需进镜到回肠末端观察有无肿瘤，因继发性回肠结肠套叠由回肠末端肿瘤引起较多。

（十一）急性肠扭转的乙状结肠镜下减压复位治疗

对于病情较轻的乙状结肠扭转，可试行乙状结肠镜下减压复位疗法。方法是在乙状结肠镜下一边插入较粗的肛管，一边缓慢注入气体，并试图将肛管插入扭转的肠襻中，如果成功，则会引出大量气体、液体及粪便，扭转的肠襻也可能随之复位。乙状结肠扭转行纤维结肠镜复位的成功率为85％，但复位后多次复发提示需要择期切除冗长的乙状结肠。内镜减压失败或肠镜检查发现黏膜坏死应行手术治疗。与乙状结肠相反，内镜减压复位对盲肠扭转无效。尽管有肠镜和钡剂辅助的盲肠扭转复位方法的介绍，但成功率有限，并且因延误确定性的治疗导致并发症发生率增高。盲肠扭转的主要治疗措施仍然是及时的手术复位。

（十二）急性结肠假性梗阻的结肠镜减压治疗

急性结肠假性梗阻（Ogilvie 综合征）表现为结肠广泛扩张而没有明显的机械性肠梗阻。常见的发病原因为腹部的钝性外伤，电解质紊乱，应用抗胆碱能药物、麻醉药、吩噻嗪类、三环类抗抑郁药，以及肾衰竭、糖尿病、恶性肿瘤、自身免疫性疾病、甲状腺功能低下等慢性病的影响。主要临床表现是腹胀，持续 3～4d 以上，肠鸣音可不同程度的存在，腹肌紧绷并有轻度触压痛。发热和白细胞增高很常见。腹部 X 线平片表现为近端结肠的明显扩张而横结肠至直肠的直径相对正常。需要灌肠造影检查以排除机械性肠梗阻。如影像学检查提示为肠穿孔应急诊手术。早期的治疗包括禁食、胃肠减压和纠正水电解质紊乱。禁用所有可能加重症状的药物，如麻醉药。可应用胃肠动力药及增加活动以促进肠道蠕动。治疗期间需密切观察腹部体征并行相关的辅助检查以观察疗效。盲肠壁薄、管腔大，是最容易穿孔的部位。如果盲肠直径＞12cm，或非手术治疗下结肠仍持续扩张或加重，则有肠镜减压的指征。在插镜过程中尽量减少注气，肠管的病理性扩张使进镜很容易，从吸引管道反复用少量生理盐水（50ml）冲洗有助于保持管道通畅和视野清晰。结肠的有效减压不需要插镜到盲肠，特别是肝曲远端结肠也扩张的情况下。在进镜和退镜过程中要仔细检查肠黏膜，黏膜青紫或缺血提示需要手术治疗。有时血性渗液是近端缺血的唯一征象。因镜管的直径大且质地硬，故使用时要小心，以免导致肠穿孔和黏膜的糜烂。插镜至远处后，边退镜边抽吸使肠腔萎陷，通过腹部体检和腹部影像学检查以观察减压效果，减压结束后有时需放置胃管或小肠减压管以巩固疗效。

（十三）乙状结肠镜用于吻合口狭窄扩张和止血

在可曲式乙状结肠镜能达到的范围内的吻合口狭窄可用球囊扩张器进行治疗性扩张，扩张的方法同结肠镜。以往认为乙状结肠镜和结肠镜止血操作不便而不强调其止血作用。近来更多的研究表明，内镜对急性下消化道出血的诊断是可行的，而且具有诊断和治疗的双重作用。其止血方法可分为硬化剂注射、热探头、激光,以及单、双极电刀。

二、十二指肠镜

(一)经内镜逆行胆胰管造影术

经内镜逆行胆胰管造影术(ERCP)是指经十二指肠镜向十二指肠乳头插管进行胆道和胰管造影,是胆胰管病变的最有价值的诊断方法之一,部分肝胆胰疾病也能在内镜下得到有效的治疗。但熟练掌握此技术需要不断的临床实践和耐心。

1. 适应证　①原因不明的梗阻性黄疸;②怀疑胆胰管有结石、肿瘤、炎症;③急性化脓性胆管炎、急性胆源性胰腺炎等。

2. 禁忌证　内镜插入困难者、有心肺功能不全者是为禁忌。

3. 操作方法　病人俯卧位头偏向左侧便于内镜进入十二指肠,进镜 60～65cm 时,镜端大致在十二指肠乳头附近。乳头的辨认是插管造影成败的关键。乳头的上方有纵行的黏膜隆起,这是胆总管十二指肠壁内段的标志。乳头的周围有几条环形皱襞横跨,最靠近乳头开口上方的一条皱襞称为缠头皱襞。向乳头开口插管是又一技术难关,先在有经验的医生指导下完成操作,要在反复实践中积累经验。有胆汁流出的裂隙是乳头的开口,有时附近还有副乳头或胆管十二指肠瘘的瘘口存在。反复进退调整导管方向以保证插管成功。用乳头切开刀的弓形刀丝撑开乳头可便于插管。也可先向胆管内插进导丝,再经导丝引导插管。插管成功后行胆胰管造影,即可获得影像诊断依据。ERCP 的顺利与否还在于病人与影像科人员的良好配合。

ERCP 不仅能明确诊断胆管结石,而且可以全面显示胆管结石的大小、部位和数量。对胆管结石(含肝内胆管结石、残余结石和复发结石)诊断,ERCP 优于 B 超、CT 等其他检查方法。ERCP 对胆石症术后的并发症或症状复发时的诊断价值高。特别是胆囊切除术后,因胆管损伤、误扎引起的梗阻性黄疸,ERCP 是早期明确诊断的最好方法。

(二)内镜下乳头括约肌切开术

1. 适应证

(1)胆总管结石:乳头括约肌切开后,约 90％以上的胆总管结石可以取出。

(2)胆总管下端良性狭窄:结石或炎症引起的胆总管的壁内段狭窄,经切开后能获得畅通的引流。

(3)其他:急性梗阻性胆管炎、急性胆源性胰腺炎等。

2. 禁忌证　同 ERCP。

3. 操作方法　经 ERCP 检查后,根据病变需要决定乳头切开的长度(小切开、中切开或大切开),选用不同长度的切开刀的钢丝。把乳头专用的切开刀放进胆总管内,缓慢退出至直视下能见到切开刀的钢丝,将切开刀钢丝拉成弓形。保持刀丝的前 1/3～1/2 在乳头内,其余刀丝在乳头外。找准乳头的 11点至 12 点位置,刀丝放在此间,通电后切开组织。如此向深处逐步推进切开,至所需要的切开长度。胆总管下段在十二指肠降部壁内可显示一定长度的隆起,以此隆起为标志决定乳头括约肌切开的大小,大切开为隆起全长的切开,中切开为全长 4/5 的切开,小切开为全长 4/5 以下的切开。切开处如果形成焦痂,则影响继续切开,应注意掌握切开刀丝的电流强度和刀弓的张力,避免焦痂形成。

采用急诊经内镜逆行胆管造影术(ERC)和经内镜乳头括约肌切开术(EST)治疗胆源性胰腺炎,取得了良好的效果。其优点在于无须开腹和麻醉,并发症少,对机体脏器功能影响小,并能解除胆道的梗阻,降低胆胰管压力,使胰腺的病变得到控制,阻止胰腺炎进一步恶化,缩短了胰腺炎的自然病程,既避免了急诊手术,又为择期手术创造了条件,尤其适用于高龄合并有脏器功能不全、难以耐受手术的病人。内镜治疗的目的是解决胆管问题，只要求胆管显影，胰管没有必要显影，避免了胰管显影有可能加重胰腺炎的病情。对于有经验的内镜医生来说，选择性造影并不困难，即不要在乳头开口或共同通道内注射对比剂，而应该直接插入胆总管并确定无疑后再注射对比剂。如果插管困难，可使用切开刀协助插管，并借助导丝插入胆总管。插管确实困难时也可使用针切刀剖开乳头后完成插管。

早期内镜干预可显著降低急性胆源性胰腺炎的病死率，尤其是对重症病人，急性胆源性胰腺炎的严重程度与胰管的压力及受阻时间呈正相关，一经确诊应积极采取内镜治疗。ERC 和 EST 用于重症胰腺炎的效果是明显的，虽然早期去除胆总管下段结石不能完全逆转急性胰腺炎的发展，但如果在入院后 24h 内行 ERC 和 EST，则可以完全去除急性胆管炎这种并发症的发生。尽管早期内镜治疗在治疗胆源性胰腺炎方面显示出良好的效果，但内镜治疗要掌握好适应证及禁忌证，要由技术熟练经验丰富的内镜医师来进行操作，以确保成功率，减少并发症发生。不能一味追求一次性彻底去除病因，如反复网篮取石、碎石则可造成十二指肠乳头水肿。为了取出胆总管大结石而加大 EST 开口造成肠穿孔这一严重并发症，更会加重病情。

（三）内镜下胆管取石

适用于各类型的肝外胆管结石，如原发性结石、继发性结石、胆管残余结石和复发性胆管结石，直径<2cm 的，均可在乳头括约肌切开后完成取石。取石操作在 ERCP 和 EST 之后。取石的方法有普通网篮取石、球囊扩张取石和机械碎石取石等。这些操作都是肝胆外科医生应该掌握的微创手术。

经内镜乳头括约肌切开术（EST）是非手术取出胆管结石、胆管减压的关键技术。目

前，内镜治疗已成为非手术治疗胆管结石的主要手段，90% 的肝外胆管结石经内镜取石、碎石、排石治疗可达到治愈。而对于术后残余结石，复发结石内镜治疗则更具有优越性，成为一种简便、有效的补充治疗，避免了多次手术给病人带来的痛苦。

EST 常用的有大、中、小切开，适当的大切开有更多的优点：①有利于胆汁的引流和结石的排出，特别是中药排石者，一定要做大切开；②大切开可使胆管开口与胰管开口分开，有利于胰液的引流，减少胰腺炎发生机会；③网篮排石、碎石或子母镜液电碎石时，切开口大可减少器械对切开边缘的损伤，减少充血、水肿的机会；④所谓大切开，胆管的上括约肌并未完全切开，根据测压结果括约肌仍有一定功能，且胆汁引流通畅，可防止逆行性感染。术后配合解痉药物的使用，即病人出现排石反应时，给予适当的山莨菪碱静脉滴注或硫酸镁口服，使残余的 Oddi 括约肌松弛，也利于结石的排出。对暂不能取石或取石不尽者、急性梗阻性化脓性胆管炎（AOSC）生命体征不稳定者及伴有其他严重并发症而不能耐受取石者，先行经鼻胆管引流（ENBD）治疗，待病情稳定后再二次行内镜下取石。对取石时间较长、操作不顺利、乳头水肿明显及引流不畅者，预防性留置 EN-BD 防止并发症。

EST 的严重并发症是十二指肠穿孔和切口部位的出血。预防肠穿孔的方法有：①内镜过幽门时应轻柔，切忌使用暴力强行通过，以免造成穿孔；②严防做大切口，尤其是扁平乳头者；③为避免在切开过程中切开刀脱出或走偏，最好使用导丝引导；④乳头切开时术者应间断踩踏电切开关，避免连续切开长度无法控制；助手拉电切线刀柄时应稳、准，逐渐绷成弓状，与术者密切配合，不用暴力切割；对于直径小于 8mm 的结石，暂不首先实施 EST，可直接用球囊扩张后取石。

出血是 EST 的常见并发症，分少量（<

50ml)、中量（＜200ml）、大量（＞300ml）三种。切口少量出血，术后 8h 内出血与进食过早有关，因此术后 24h 内禁食为重要预防措施。对黄疸深、凝血功能差者，应纠正后才实施 EST 术。切开操作时多凝少切，目测切口与结石相等者，应在球囊扩张后再取石，避免结石划伤乳头或造成乳头撕裂出血。如切口有活动性小出血可局部喷撒凝血酶或局部注入肾上腺素。有活动性出血时，可用球囊局部压迫止血。术后禁食观察 24h 以上仍有出血者，应持续胃肠减压，用冰盐水加肾上腺素洗胃，给予输液，应用止血药等。注意凝血功能的监测及术后的严密观察。

随着内镜技术逐步发展，尤其是取石器械的发展，经十二指肠镜胆总管取石已成为结石性胆管炎治疗的又一重要手段。其无须麻醉，操作便捷，具有安全、有效、经济、并发症低、痛苦少及恢复快等优点，对既往有胆道手术史而术后胆总管残留结石，尤其对年老体弱伴有其他脏器疾病不能耐受外科手术者，更具临床实用价值。对于合并缩窄性乳头炎病人，该技术不仅取出了结石，而且解除了胆总管末端的狭窄；对于合并胆囊结石病人，经十二指肠镜胆总管取石为病人行腹腔镜胆囊摘除术（LC）创造了良好条件。

(四)内镜下胆管引流术

梗阻性黄疸的减黄处理和化脓性胆管炎的引流，经内镜技术得以实现，解决了在外科原先需要手术处理的难题，本技术无创，相对安全，疗效也确实，应用广泛。

1. 经鼻胆管引流术（ENBD）　适用于急性化脓性胆管炎、良恶性胆管狭窄、胆源性胰腺炎等。在 ERCP 时发现有胆管引流的指征后，将造影导管插到狭窄段的上方。退出造影管保留导丝在胆管内，沿着导丝把鼻胆引流管放在狭窄的胆管以上部位。最后在 X 线监视下抽出导丝，调整好引流管的位置，退出十二指肠镜。经鼻孔插入鼻咽导管，将引流管从鼻腔引出体外固定之。

经鼻胆管引流适合于年老体弱，不能耐受长时间内镜操作，多发胆总管结石、大结石取石困难或取石失败者。ENBD 可将胆管内胆汁引流至十二指肠内，降低了胆管内压力，消除了胆胰反流，防止了胰酶的激活，阻断了胰腺炎的病情进展，为最终彻底去除梗阻病因赢得了时间，也为下一步去除病因打好了基础。ENBD 是一种简便易行、疗效确切、创伤小的治疗方法。ENBD 能迅速阻断轻型胰腺炎向重症胰腺炎进展，有效降低重症胰腺炎的发生率。

2. 胆管塑料支架内引流术（ERBD）　是将塑料支架一端留置在狭窄胆管之上，另一端留在十二指肠内，把胆汁引流到肠内的技术。适用于胆管恶性梗阻及不适于手术的老年胆管结石病人。

3. 胆管金属支架内引流术（ERBE）　是利用可膨胀的金属支架的扩张作用和不易滑脱的特点，达到延长引流时间和提高引流效果目的的内镜技术。

三、胆　道　镜

(一)经口胆道镜

胆道镜是将十二指肠镜插到十二指肠乳头部位，再将胆道镜经十二指肠镜的活检孔插入肠内，再经乳头插入胆道内，临床上称为子母镜。通过胆道镜直视下检查胆道的病变，采集活组织病检，也能利用激光等设备治疗肝外胆管和肝内胆管结石。

(二)术中胆道镜

无论开腹手术或腹腔镜手术，可向胆管内插入胆道镜，直视下探查胆管解剖关系，有无结石、肿瘤或出血等病变。发现结石或狭窄，也可在胆道镜下处理。

(三)术后胆道镜

胆道手术后,经 T 形管或皮下留置的空肠盲襻插入胆道镜检查胆道的病变,一般用于解除胆道梗阻和取出残余结石。

(四)经皮经肝胆道镜(PTCS)

在超声引导下经皮经肝穿刺胆管,在肝内胆管内留置引流管,即经皮经肝胆管引流(PTBD)。1 周后,用探条扩张引流的通道,逐渐扩张至能通过 18~20F 的探条,以建立放入胆道镜的通道。2~3 周后胆道镜可经此通道进入肝内胆管进行检查、取石或碎石治疗。

第21章 超声和放射介入技术在腹部外科的应用

介入放射学(interventional radiology, IVR)概念于 1967 年由 Margulis 首次提出,它是在医学影像设备的引导下,以影像诊断学和临床诊断学为基础,结合临床治疗学原理,利用导管、导丝和一些特殊的器材(图21-1)对各种疾病进行诊断及治疗的一系列技术,近年来发展非常迅猛并得到医学界的充分肯定,成为继内科和外科治疗之后的又一大治疗方法。

用于介入放射学引导的医学影像设备包括 X 线、超声、CT 和 MRI,其中血管性介入以 X 线引导(数字减影血管造影 DSA)为主,胃肠道介入也多在 X 线引导下完成;其他非血管性介入以超声、CT 引导为主;MRI 引导的介入目前尚未普遍开展,其要求开放式的磁共振设备和各种专用的防磁器材因而应用受到局限。

介入诊疗的途径可以是经皮穿刺途径或通过人体原有孔道途径。医师将特制的导丝、导管或其他器材输送至病变部位进行诊断性造影、治疗或取得组织学、细胞学、细菌学、生理与生化资料以明确病变性质。

与常规外科手术相比,介入诊疗是一种微创操作,损伤小、疗效好、病人痛苦小、并发症少、死亡率低,病人住院时间明显缩短,有些介入手术可以在门诊完成。介入手术操作不会导致严重的心血管、血液循环或代谢功能改变,多数介入手术不需要全身麻醉,亦可避免全麻可能导致的呼吸、心血管和肝肾功能损害。

介入放射学已经成为部分腹部外科疾病的首选治疗方法,有时也可作为某些疾病综合性治疗的重要组成部分。事实上,对于某个疾病而言,除了内科、外科治疗之外,仅仅在介入治疗方面就可以有多种方法的联合应用。

如针对肝癌可以选择经导管肝动脉内化疗+栓塞、经门静脉化疗栓塞、肝动脉门静脉双重灌注栓塞、经皮血管内药盒置入、经肝动脉热化疗、经肝动脉内放射治疗、经肝动脉生物治疗、经皮穿刺肿瘤内药物注射(化学灭能,所注射药物包括无水乙醇、醋酸、高温生理盐水等)、经皮穿刺放射性粒子置入、经皮肝穿刺肿瘤间质毁损(射频消融、激光消融、微波固化治疗、冷冻治疗)、经皮穿刺硬化治疗、电化学疗法等;对于肝癌所致门静脉癌栓,可以行肝动脉化疗栓塞、经皮经肝门静脉化疗栓塞、经皮无水酒精注射、激光消融、内放射治疗、经皮经肝门静脉支架置入、经颈静脉肝内门体静脉支架分流(TIPSS)等介入治疗以达到解除门静脉阻塞、延缓门静脉高压、控制顽固性腹水、降低上消化道出血率的目的,从而提高病人生存质量,延长生存期。

针对胰腺癌,可以经导管动脉内灌注化疗、氩氦低温冷冻消融、放射性粒子置入、介入性基因治疗、介入性生物治疗等;合并肝转移者可采取经导管灌注联合肝动脉栓塞或冷冻治疗以控制转移灶;合并梗阻性黄疸者可通过经皮经肝穿刺胆道引流或胆道支架置入

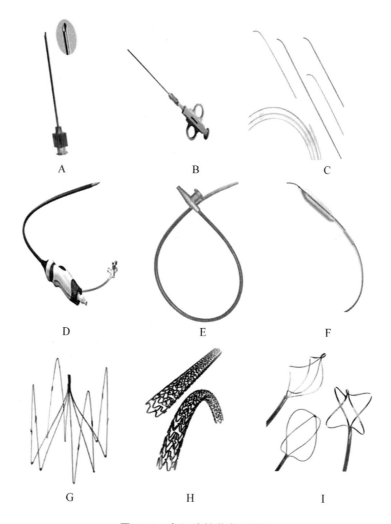

图 21-1　介入放射学常用器材

A. 穿刺针；B. 活检针；C. 导丝；D. 导管鞘；E. 导管；F. 球囊导管；

G. 腔静脉滤器；H. 支架；I. 取石网篮

术、经口十二指肠支架置入术等解除黄疸；药物无法控制的癌痛者可采用介入神经丛阻滞有效缓解疼痛。

　　针对胆系结石，可经 T 形管、经 T 形管瘘道、经内镜和经皮经肝取石（取石网篮、取石钳）或溶石治疗等。

　　本章内容以介入诊疗技术为主线叙述，而不是以人体系统或疾病为主线展开，读者在了解各种介入技术的治疗原理和适应证、禁忌证后，可结合自己的临床实践举一反三、触类旁通，灵活选择或组合各种介入技术对病人进行个体化治疗。

　　下面分"经血管介入技术""非血管介入技术""综合性介入技术"来分别论述其在腹部外科领域的应用。这里只是一个粗略的、全景式的介绍，有志于开展介入诊疗工作的腹部外科医师可参阅相关的介入放射学专著，在有经验的介入医师指导下不断实践，逐步掌握此项诊疗手段。

一、经血管介入技术的应用

(一)血管插管技术

血管性介入放射学的基础是 Seldinger 技术,由 Sven Ivar Seldinger 于 1953 年提出。

经典 Seldinger 技术是:选择穿刺血管,皮肤消毒、局麻后,用带针芯的穿刺针斜向穿透血管前后壁,退出针芯,缓慢回退穿刺针,直至血液从针尾喷出,经穿刺针送入导丝,拔出针,通过导丝引入导管(图 21-2)。

改良 Seldinger 技术由 Driscoll 于 1974 年提出,其方法是:用不带针芯的穿刺针直接经皮穿刺血管,当穿刺针穿破血管前壁进入血管内时,即可见血液从针尾喷出,再引入导丝、导管即可(图 21-3)。改良 Seldinger 技术不必穿透血管后壁,成功率高,并发症少,目前使用较多。

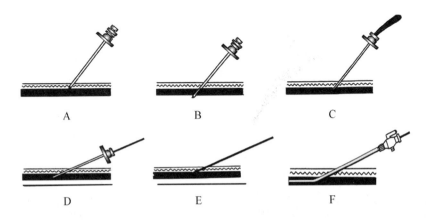

图 21-2　经典 Seldinger 技术示意

A. 穿刺针穿透血管前壁;B. 穿刺针继续前进穿透血管后壁;C. 退出针芯,向外退针见血喷出;D. 插入导丝;E. 拔出针,保留导丝;F. 通过导丝引入导管后退出导丝

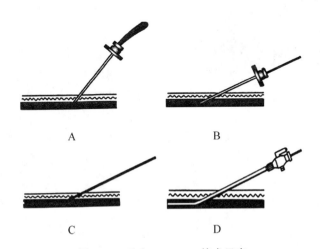

图 21-3　改良 Seldinger 技术示意

A. 穿刺针(无针芯)进入血管见血喷出(不穿透后壁);B. 插入导丝;

C. 拔出针,保留导丝;D. 通过导丝引入导管后退出导丝

(二)经导管动脉灌注术

经导管动脉灌注术(transcatheter arterial infusion，TAI)是经皮经导管建立由体表到达靶动脉血管的通道，再由该通道向靶血管内注入药物达到治疗目的的一种介入技术。其治疗原理是提高病变区域局部药物浓度，延长药物与病变组织的接触时间，使药物高浓度地直接作用于病变，提高治疗效果，且可减轻药物的全身不良反应。如在肝癌化疗中，介入治疗临床疗效显著优于全身化疗，且明显降低了化疗药物的不良反应。

TAI 常用的器材包括常规器材，如穿刺针、导丝、扩张器、导管等，特殊器材包括有同轴导管系统、球囊阻塞导管、灌注导丝、灌注导管、全置入式导管药盒系统(图 21-4)、药物注射泵及脉冲式注射泵等。

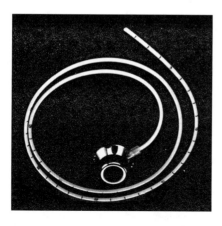

图 21-4 全置入式导管药盒系统

TAI 分一次冲击性治疗及长期药物灌注两种。在行 TAI 时，先常规进行选择性动脉造影，了解病变的性质、大小、血供及侧支循环情况，必要时进行超选择性插管。TAI 的入路主要有股动脉、肱动脉、腋动脉及锁骨下动脉等。经股动脉插管操作方便，成功率高，主要用于短期的 TAI；经腋及锁骨下动脉穿刺难度较大，技术要求高，但不影响病人行走，故可保留导管用于长期持续性或间断

性 TAI，需注意对留置导管的护理。

动脉内灌注常用的药物根据治疗目的的不同而异，包括血管收缩药、血管扩张药、溶栓药、肿瘤化疗药和抗炎药等。

1. **血管收缩治疗** 对于食管贲门黏膜撕裂、出血性胃炎、食管静脉曲张、胃十二指肠溃疡、小肠和结肠炎症、憩室等引起的消化道出血，可经导管动脉灌注行血管收缩治疗。但对于老年人、冠心病和肾功能不全病人应慎用血管收缩治疗。

血管收缩治疗应采用超选择插管，使导管尽量接近出血部位；多支血管同时出血的要分别治疗，不要遗漏。

血管加压素应从小剂量开始，灌注30min 后仍有出血的可以加量再灌注30min，仍不奏效者应行栓塞治疗或手术。

出血停止、病情稳定后应针对出血病因采取积极的内外科治疗。

2. **肿瘤灌注化疗** 对于腹部实体性肿瘤，可以进行化疗药物灌注治疗，常用于术前术后辅助化疗或晚期肿瘤姑息性化疗，且可以联合应用经导管动脉栓塞术。经肿瘤供血动脉直接灌注化疗药，与全身静脉给药相比，浓度大(约200 倍)、效果好、疗效快、不良反应轻微。

应根据肿瘤细胞类型选择敏感的药物配伍，细胞周期非特异性药物应一次性大剂量给药，细胞周期特异性药物则宜用动脉输液泵持续灌注。根据病人具体情况和操作者技术条件，选择应用一次性冲击疗法、保留导管持续灌注法或置入导管药盒系统灌注法。

3. **灌注溶栓治疗** 对于急性动静脉血栓可以经导管血管灌注行溶栓治疗。1 个月内各种活动性出血、近期外伤或大手术、严重的未控制的高血压、心源性栓子、感染性栓子、凝血功能障碍、妊娠或产后 10d 内、女性月经期等应列为溶栓治疗的禁忌证。

原则上溶栓治疗宜尽早。选择性插管应使导管尽量接近血栓部位或插入血栓内，必要时可配合机械性碎栓、血栓抽吸等。

溶栓药物灌注应从小剂量开始，定时观察血管开通情况，严密监测出凝血状态，病人病情恶化或发生严重出血并发症时，应立即停止溶栓治疗。溶栓过程中或术后应配合抗凝治疗。血管本身有狭窄者，溶栓治疗后可采用血管成形术或外科手术治疗。

对于急性非闭塞性肠系膜血管缺血，也可行经导管血管灌注治疗。保留导管于靶动脉内行持续性血管扩张药灌注，灌注时间根据病情和血管造影复查结果适当调整。血管扩张药灌注前应充分扩容，灌注期间应连续监测血压、脉搏、心率及液体出入量。

严重心脏病变特别是伴有严重低血压、完全性房室传导阻滞、闭角型青光眼为禁忌证。

4. 灌注抗感染治疗　经导管区域性动脉灌注治疗也可用于治疗难治性局灶性炎症，如重症急性坏死性胰腺炎，动脉灌注胰酶抑制药、抗生素和改善微循环的药物能快速改善临床和生化指标，疗效明显优于全身用药。

(三)经导管动脉栓塞术

经导管动脉栓塞术(transcatheter arterial embolization,TAE)是在透视下将栓塞剂(栓塞物质)通过导管注入靶血管内，使之暂时性或永久性阻塞以达预期治疗目的的技术。该技术具有微创性，应用全程影像引导和选择性靶血管插管技术，使得栓塞的准确性和可控性大大增强。TAE 在介入放射学中的地位相当于传统外科手术中的结扎术和切除术。

栓塞剂经导管注入血管内，会对靶血管、靶器官和局部血流动力学造成不同程度的影响。其治疗机制是：①阻塞靶血管使肿瘤或靶器官发生缺血坏死；②阻塞或破坏异常血管床、腔隙和通道从而恢复正常血流动力学；③阻塞血管使远端压力下降或直接封堵血管止血。

用于经导管注入并到达靶血管栓塞的材料称为栓塞剂，血管内栓塞使用的栓塞剂应符合下列条件：①能顺利通过导管注入或送入相应的靶血管；②对人体无毒性或毒性很低；③对人体无抗原性；④与人体组织相容性良好，不引起排斥反应或严重异物反应；⑤对人体无致畸、致癌作用。

临床常用栓塞剂包括自体血凝块、自体组织块、明胶海绵、无水乙醇、不锈钢圈、聚乙醇、碘油乳剂等。按照栓塞血管的时效分为短、中、长期栓塞剂，按照物理性质分为固态和液态栓塞剂，按照栓塞血管直径的大小分为大、中、小型栓塞剂。

正确合理的操作技术，有赖于对血管造影和血流动力学的正确诊断、准确的靶血管插管、适当的栓塞剂选择、把握栓塞剂的释放方法与时机、随时监测栓塞程度和控制栓塞范围等。

1. 治疗血管性病变，纠正异常血流动力学　如肝动静脉畸形(AVM)通过栓塞治疗可使异常血管床闭塞，起到根治性治疗、术前辅助性治疗或姑息性治疗的目的(图 21-5)；肝癌合并肝动脉-门静脉瘘，通过栓塞瘘的动脉端可达到根治的目的；真性、假性肝动脉瘤可以进行栓塞治疗以防破裂出血(图 21-6)；门静脉高压所致的食管胃底静脉曲张可经皮经肝经门静脉栓塞预防或治疗静脉曲张出血(图 21-7)，该技术虽然不是经动脉途径治疗，但治疗机制与 TAE 是相同的。

2. 止血，特别是动脉性出血　如外伤性内脏出血、消化道出血、手术后所发生的内出血等；静脉性出血主要为非手术治疗无效的食管静脉曲张出血，可经皮经肝穿刺门静脉插管进入曲张的胃冠状静脉栓塞止血(图 21-8)。

3. 血流重分布　保护性栓塞正常的非靶血管，避免栓塞剂、化疗药物误入其中造成不良反应和并发症。如在肝动脉化疗栓塞时先栓塞胃十二指肠动脉(非化疗靶血管)；盆腔内动脉药盒灌注时，可以将一侧主干栓塞，保留另一侧主干灌药。须注意不能过度栓塞以免造成非靶血管供养器官的缺血性坏死。

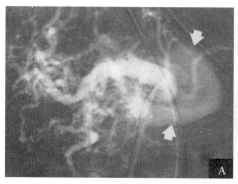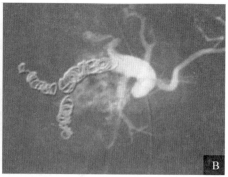

图 21-5 肝动静脉畸形血管栓塞治疗

A. 栓塞前造影显示异常血管网和粗大引流静脉(箭头);B. 栓塞治疗后造影示异常血流消失

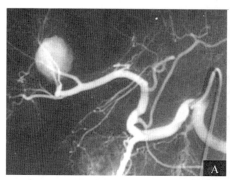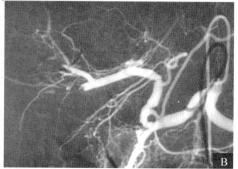

图 21-6 假性肝动脉瘤血管栓塞治疗

A. DSA 示肝动脉分支见假性动脉瘤;B. 栓塞治疗后瘤体未再显影

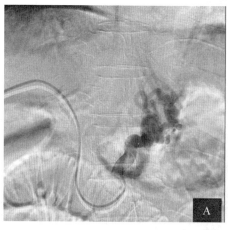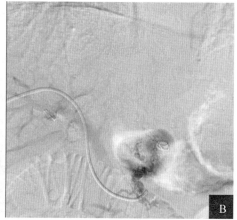

图 21-7 门静脉高压胃底静脉曲张栓塞治疗

A. 栓塞前 DSA 示胃底静脉迂曲扩张;B. 栓塞治疗后曲张胃底静脉未再显示

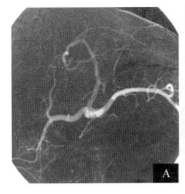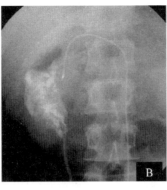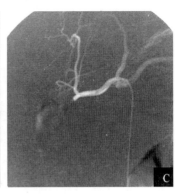

图 21-8　十二指肠出血血管栓塞治疗

A、B. 胃十二指肠动脉造影示十二指肠球后部出血,大量对比剂外溢;C. 胃十二指肠动脉栓塞后造影示出血责任血管被完全栓塞

4. 治疗肿瘤　原则上对于富血管实体性肿瘤有明确的供血动脉并可以插管到位者,均可以通过栓塞其供养血管,使肿瘤组织缺血坏死,达到缩小肿瘤体积、减轻或消除症状、改善病人生存质量和延长生存期的目的。对于肝癌,栓塞治疗常与化疗药物灌注联合应用,使用抗癌药物或载药微球进行栓塞,称为经导管动脉化疗性栓塞(transcatheter arterial chemoembolization,TACE)(图 21-9 至图 21-12),用于术前辅助性栓塞提高肿瘤切

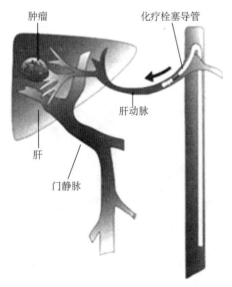

肿瘤
化疗栓塞导管
肝动脉
肝
门静脉

图 21-9　经导管动脉化疗性栓塞治疗肝癌示意

除率(二期切除)或晚期肝癌的姑息性治疗;TACE 治疗一方面阻断肿瘤血供,同时在肿瘤局部聚集高浓度化疗药物,发挥最大程度杀灭作用。对于良性肿瘤如肝海绵状血管瘤作为术前辅助措施以减少术中出血,甚至可以使肿瘤稳定或缩小而免除手术(图 21-13)。

肝癌血管性介入治疗肿瘤的生理学基础是正常肝细胞的血液供应 20%～25%来自肝动脉,75%～80%来自门静脉,而原发性肝癌的血液供应则 90%～95%来自肝动脉,所以选择肝动脉作为治疗的靶血管。

5. 内科性器官切除　通过栓塞治疗消除或抑制靶器官的功能亢进、减少靶器官体积,如脾功能亢进或巨脾等。超选择插管部分性脾栓塞术既可保存部分脾的免疫功能,又减少了脾功能亢进带来的危害,降低了门静脉压力,而且创伤小、操作简便、并发症少、安全性好,术后病人恢复快(图 21-14 至图 21-17)。

6. 经导管动脉栓塞术的禁忌证　①难以纠正的凝血功能障碍、严重感染、重要脏器功能衰竭和恶病质;②导管不能稳定地深入靶动脉;③导管头端有邻近重要脏器的非靶血管不能避开。

7. 栓塞后综合征及栓塞并发症

(1)栓塞后综合征:肿瘤或器官动脉栓塞

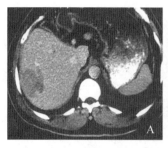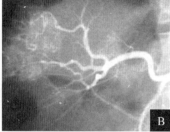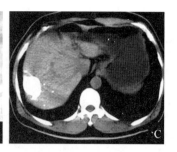

图 21-10　原发性肝癌 TACE 治疗

A. CT 扫描见边界不清低密度病灶；B. 经导管动脉化疗性栓塞；C. 介入治疗后 CT 复查,病灶缩小,其内碘化油沉积较均匀

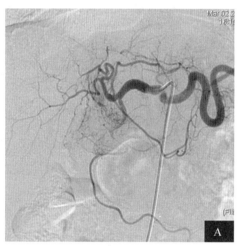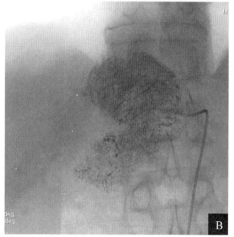

图 21-11　原发性肝癌 TACE 治疗

A. DSA 肝动脉造影示肝癌供血血管增多、增粗、纡曲；B. 经导管动脉化疗性栓塞后病灶内碘化油沉积

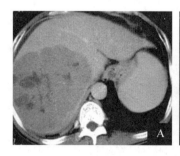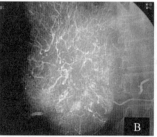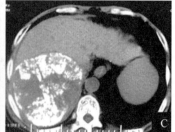

图 21-12　原发性肝癌 TACE 治疗

A. CT 扫描见巨块型不均匀密度占位性病灶；B. 经导管动脉化疗性栓塞；C. 复查 CT 示病灶缩小,其内高密度碘化油沉积

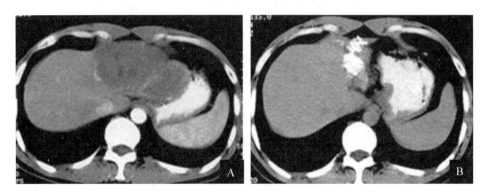

图 21-13　肝海绵状血管瘤栓塞治疗

A. CT 扫描见肝左叶巨大低密度病灶；B. 介入治疗后 CT 复查，病灶显著缩小

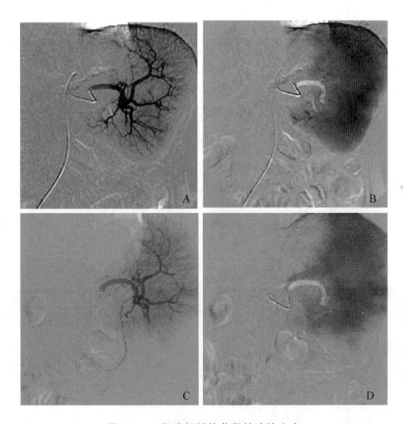

图 21-14　超选择插管节段性脾栓塞术

A. 栓塞前造影动脉期，脾动脉分支增粗增多；B. 栓塞前造影实质期，
脾明显增大、浓染；C. 栓塞后动脉造影期，脾中下极血管分支明显减少；
D. 栓塞后造影实质期，脾染色减淡，灌注缺损区大于 30%

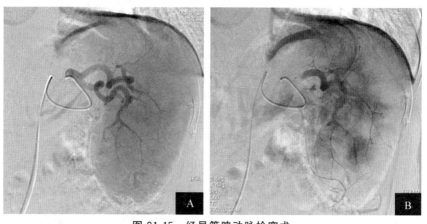

图 21-15　经导管脾动脉栓塞术

A. 栓塞前造影脾实质染色均匀；B. 栓塞后造影脾染色减淡，见大片灌注缺损区

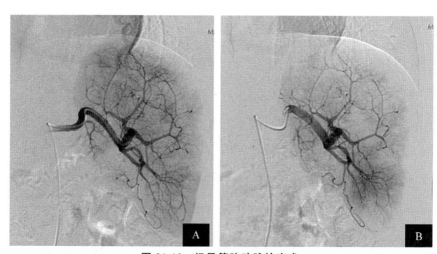

图 21-16　经导管脾动脉栓塞术

A. 栓塞前造影脾血管各级分支显示佳；B. 栓塞后造影脾血管远端分支减少

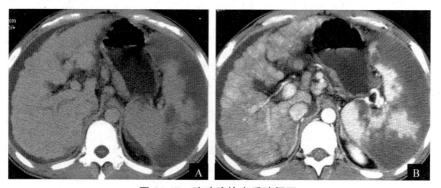

图 21-17　脾动脉栓塞后脾梗死

A. CT 平扫脾脏见大片不规则低密度梗死区，残留脾组织呈地图样高密度，同时见肝硬化、脾大、腹水；B. CT 增强扫描梗死区无强化，残留脾组织明显强化

后,因组织缺血坏死引起的恶心、呕吐、局部疼痛、发热、反射性肠郁胀或麻痹性肠梗阻、食欲下降等症状。对症处理后 1 周左右逐渐减轻、消失。

(2)栓塞并发症:所栓塞器官组织功能衰竭,胃肠及胆管穿孔、误栓、感染等,其发生与适应证选择不当、栓塞剂选择不当、过度栓塞、误栓、无菌操作不严、操作技术不熟、术后处理不当等密切相关。

(四)经皮经腔血管成形术

经皮经腔血管成形术(percutaneous transluminal angioplasty,PTA)是经导管等器械扩张、再通动脉粥样硬化或其他原因所致的血管狭窄或闭塞性病变的方法,近年来也用于胸、腹主动脉瘤及假性动脉瘤的腔内隔绝治疗,主要方法有球囊血管成形术(balloon angioplasty)和血管内支架置入术(endovascular stent)等。

治疗原理:对狭窄段血管组织有限度地损伤和撕裂,扩大其管径,受损组织再修复达到管腔重建;支架则是利用其支撑力将狭窄的血管撑开;覆膜支架将扩大的血管腔或有异常通道的瘘口分隔开,形成人工通道。

1. 球囊血管成形术　最佳适应证为大、中血管的局限短段狭窄或闭塞。大多数动、静脉系统的狭窄或闭塞甚至人造血管、移植血管的狭窄或闭塞均可选择球囊血管成形术进行治疗(图 21-18 至图 21-20)。

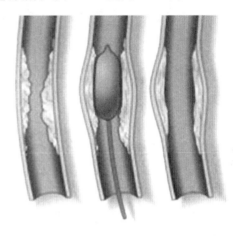

图 21-18　球囊血管成形术示意

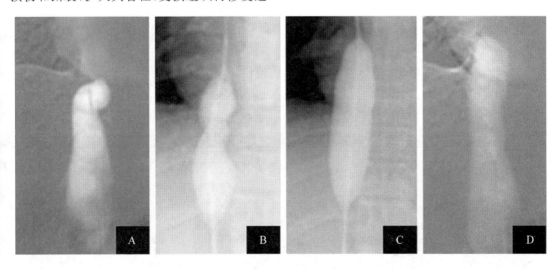

图 21-19　Budd-Chiari 综合征球囊血管成形术(一)
A. 下腔静脉造影示下腔静脉右心房入口处严重狭窄,几乎闭塞;B. 球囊扩张中,狭窄处尚未完全扩开;C. 狭窄处已经完全扩开;D. 下腔静脉造影复查示下腔静脉管腔增粗,血流通畅

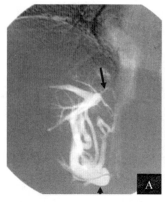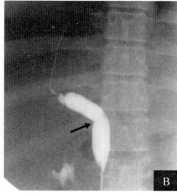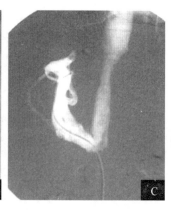

图 21-20　Budd-Chiari 综合征球囊血管成形术（二）

A. 主肝静脉完全闭塞（长箭头处），副肝静脉异常扩张（短箭头处）伴有与下腔静脉之间膜性狭窄；B. 通过下腔静脉行副肝静脉破膜后进行球囊扩张；C. 治疗后造影示副肝静脉顺利引流入下腔静脉

PTA 虽然具有较好的疗效，但是扩张后再狭窄的发生率较高。再狭窄多发生于 PTA 后数月至 1 年之内，主要原因是球囊扩张部位内膜纤维细胞增生的结果。扩张的机制表明，成形术是一种损伤血管壁成分的机械治疗方法，术后必然会引起一系列修复反应，这就成为再狭窄的病理学基础。再狭窄的其他原因是血管壁的弹性回缩和原有病变的进展。

2. 血管内支架置入术　血管内支架又称支撑器，是采用特殊的合金制成不同结构的圆筒形，支撑于血管狭窄病变处，使之保持血流通畅（图 21-21，图 21-22）。目前常用支架有热记忆合金支架、自膨式支架、球囊膨胀支架。

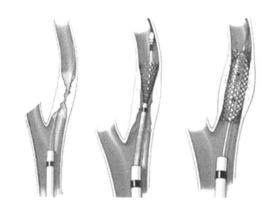

图 21-21　血管内支架置入术示意

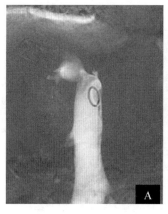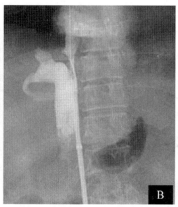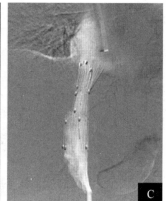

图 21-22　Budd-Chiari 综合征下腔静脉内支架置入术

A. 下腔静脉造影示下腔静脉完全闭塞；B. 刺破下腔静脉隔膜；C. 支架置入后开通血流

激光血管成形术、动脉粥样斑块旋切术、超声血管成形术等疗法也在发展中。

3. 经皮经腔血管成形术的禁忌证　①严重出血倾向；②缺血器官功能已丧失；③导丝和导管未能插过血管狭窄或闭塞段；④长段狭窄或闭塞、小血管病变、溃疡性狭窄或已有钙化的狭窄或闭塞病变是球囊血管成形术的相对禁忌证；⑤广泛性血管狭窄、大动脉炎症活动期为血管内支架置入术的相对禁忌证。

二、非血管介入技术的应用

非血管性介入技术是在影像设备引导下采用非血管入路进行介入性诊断与治疗的方法，包括各种抽吸术、切割活检术、囊肿或脓肿引流术、造口术、修补术、成形术、支架置入术、神经阻滞术、异物或结石取出、肿瘤治疗等，引导设备包括普通 X 线、超声（图 21-23）、CT（图 21-24）、MR、内镜等。下面分述其在腹部外科的主要应用。

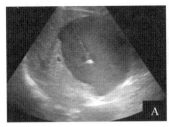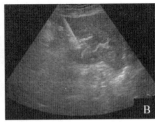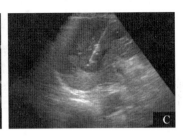

图 21-23　超声引导下非血管介入技术
A. 肝囊肿抽吸治疗；B. 肝脓肿抽吸治疗；C. 肝肿瘤穿刺活检

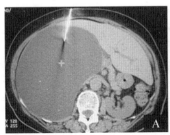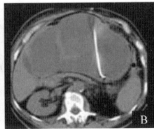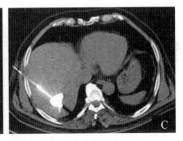

图 21-24　CT 引导下非血管介入技术
A. 肝囊肿抽吸治疗；B. 肝脓肿抽吸治疗；C. 肝肿瘤消融治疗

（一）经皮穿刺活检术

在影像设备（目前常用者为 CT 和超声）的引导下经皮穿刺器官或组织后取得细胞学或组织学标本用于辅助诊断的技术，根据穿刺针形态和抽取组织细胞的方式不同，分为细针抽吸活检术、组织切割活检术、旋切活检术。

1. 适应证　①占位性病变定性不明者；②临床须取细胞或组织进行细菌学生化等检验者。

2. 禁忌证　①难以纠正的凝血功能障碍；②无安全的穿刺路径；③病人躁动不能配合。

（二）经皮穿刺消融术

经皮穿刺到达病变部位，通过物理或化

学手段对病变组织进行破坏,从而达到治疗目的。消融手段有:①化学性,如无水乙醇、醋酸、化疗药物(图 21-25);②物理性,如热消融、冷冻、激光、微波、不可逆性电穿孔消融(irreversible electroporation ablation,IRE)射频消融(radio frequency ablation,RFA)(图 21-26,图 21-27);③生物免疫制剂或基因制剂等。

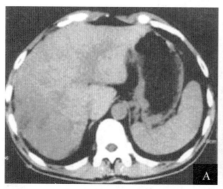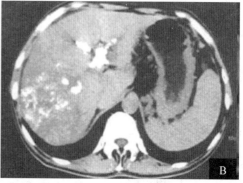

图 21-25　经皮穿刺碘化油化疗药物注射治疗肝癌伴门静脉癌栓

A.CT 示巨块型肝癌伴门静脉癌栓;B. 经皮穿刺注射碘化油化疗药物后见肝癌病灶内及门静脉癌栓内高密度碘化油沉积

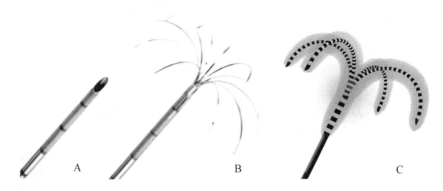

图 21-26　射频消融使用的集束多极针

A. 未打开的集束多极针;B. 打开的集束多极针呈伞状或锚状;C. 示多极针周围温度升高

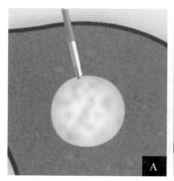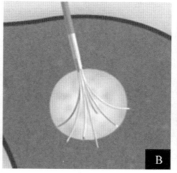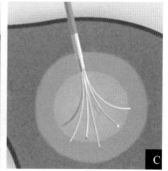

图 21-27　射频消融治疗示意

A. 在超声或 CT 的引导下将消融电极针直接刺入病变组织内;B. 打开集束多极针;C. 在计算机控制下将射频脉冲能量通过多极针传导到病变组织中,利用其热效应对病变进行治疗

1. 腹部外科适应证　①肿瘤灭活,适用于 3cm 以下肿瘤或动脉栓塞治疗后残余肿瘤,目前用于肝癌的消融治疗手段较多(图 21-28,图 21-29);②囊肿等病变的硬化治疗;③腹腔神经丛阻滞止痛。

2. 禁忌证　①难以纠正的凝血功能障碍;②无安全的穿刺路径;③病人躁动不能配合。

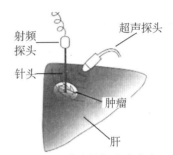

图 21-28　肝肿瘤射频消融治疗示意

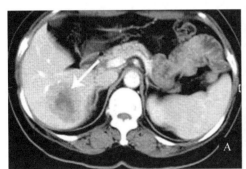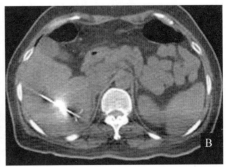

图 21-29　直肠癌肝转移经皮穿刺射频消融治疗

A. CT 扫描见肝内圆形病灶,可见"牛眼征";B. CT 引导下经皮穿刺射频消融术

(三)放射性粒子置入

放射性粒子组织间近距离治疗是将具有杀伤肿瘤细胞作用的放射性^{125}I 粒子直接置于肿瘤组织内进行内照射,其以较好的临床疗效、独特的剂量分布优势和放射生物学特点,已成为肿瘤综合治疗中的一项热门技术(图 21-30)。其主要应用于无法手术或不愿、不宜手术的原发肿瘤;肿瘤手术不彻底,术中置入;不宜手术的转移性肿瘤;转移或原发肿瘤引起的疼痛;外放疗效果不佳或失败;外放疗或化疗剂量不足,也可作为局部剂量补充。

1. 腹部外科适应证　肝肿瘤、门静脉主干癌栓、胰腺肿瘤、直肠复发性肿瘤等。

2. 禁忌证　①出凝血功能障碍;②脏器功能严重衰竭;③精神障碍。

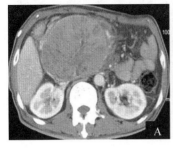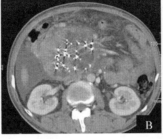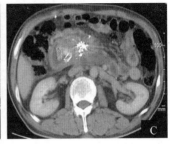

图 21-30　^{125}I 粒子置入治疗胰腺癌

A. 治疗前 CT 示胰头巨大肿块;B. ^{125}I 粒子置入后;C. 复查示肿瘤明显缩小

(四)经皮穿刺引流术

在影像设备(目前常用者为 CT 和超声)的引导下经皮穿刺,对全身各部位的脓肿、囊肿、浆膜腔积液、胆道系统及泌尿系统梗阻、颅内血肿等进行置管引流,兼具诊断和治疗双重作用。

1. 腹部外科适应证　①梗阻性黄疸的姑息治疗;②腹腔异常积气、积液、积血、积脓;③肝、脾、胰等脏器脓肿或较大的囊肿。

2. 腹部外科禁忌证　①难以纠正的凝血功能障碍;②无安全的穿刺路径;③病人躁动不能配合。

穿刺引流未成熟或含有大量稠厚坏死组织的脓肿或肝包虫囊肿时应慎重(包虫囊肿渗漏可引起过敏反应或腹腔种植)。

3. 经皮肝穿刺胆管引流(PTCD)

(1)适应证:①对于不能手术的晚期肿瘤引起的恶性胆道梗阻,行姑息性胆管引流;②良恶性病变致重度黄疸病人的非手术减黄或术前准备;③急性胆道感染,如急性梗阻性化脓性胆管炎,行急诊胆道减压引流,使急诊手术转为择期手术;④良性胆道狭窄,经多次胆道修补、胆道重建及胆肠吻合口狭窄等;⑤可通过引流管行造影、冲洗、抗生素滴注、化疗、放疗、溶石、细胞学检查及行经皮胆道镜取石等。

(2)禁忌证:①有出血倾向,经治疗不能纠正;②肝内胆管有多处狭窄和阻塞;③胆管内弥漫性肿瘤,或多支肝内胆管被转移瘤充满;④大量腹水。

PTCD 分外引流、内引流和永久性涵管引流。外引流将胆汁引流至体外;内引流胆汁经引流导管之侧孔流入梗阻下端胆管或十二指肠内;永久性涵管引流目前多采用支架置入方法(图 21-31 至图 21-35)。

4. 经皮囊肿抽吸引流　在影像(CT、超声)引导下,经皮穿刺放置引流管对肝、脾、胰腺囊肿进行引流、抽吸,抽吸液可做细胞学、生化等检查,进一步明确病变的性质,还可经引流管灌注硬化剂如无水乙醇(保留法或冲洗法)对囊肿进行硬化治疗,使囊壁上皮细胞脱水、变性、死亡,不再分泌囊液,并产生无菌性炎症使囊壁粘连,纤维组织增生,从而使囊腔闭合(图 21-36)。

5. 经皮脓肿抽吸引流　方法同经皮囊肿抽吸引流,可以行抽吸液的病原学检查,也可经引流管使用抗生素进行反复灌洗(图 21-37,图 21-38)。

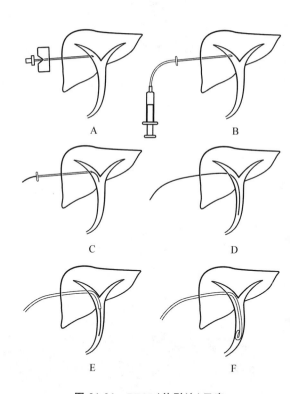

图 21-31　PTCD(外引流)示意

A. 影像引导下穿刺针刺入肝内胆管;B. 拔出针芯,注射器抽吸确认胆汁回流;C. 插入导丝;D. 退出穿刺针;E. 通过导丝送入引流管;F. 退出导丝,外接引流袋

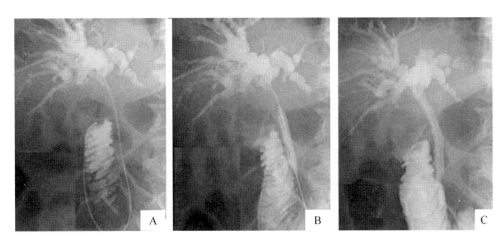

图 21-32 经皮肝穿刺胆管引流(PTCD)
A. 导丝通过胆管闭塞段;B. 球囊扩张;C. 置入内引流涵管

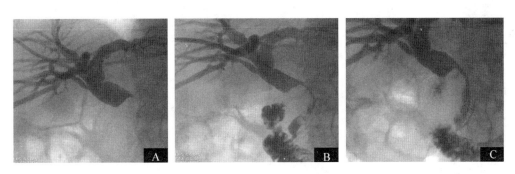

图 21-33 经皮肝穿刺胆管引流(PTCD)
A. 胆管闭塞;B. 开通闭塞段;C. 置入支架

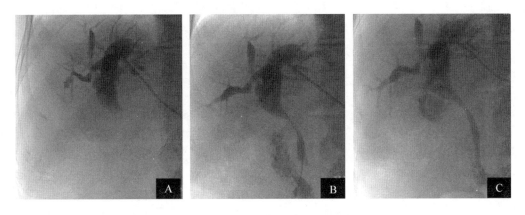

图 21-34 经皮肝穿刺胆管引流(PTCD)
A. 胆管闭塞;B. 开通闭塞段;C. 置入支架

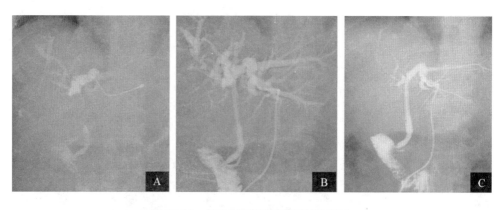

图 21-35 经皮肝穿刺胆管引流（PTCD）

A. 肝内胆管扩张，肝总管及胆总管上段狭窄呈细线状，胆总管下段正常；B. 同时行支架内引流和置管外引流；C.1 周后复查，肝内胆管扩张情况已大为改善，外引流置管可拔除

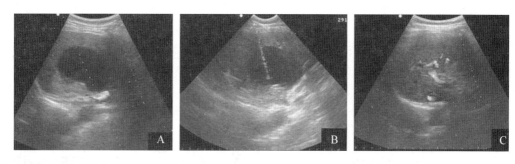

图 21-36 肝囊肿经皮抽吸引流＋硬化剂治疗

A. 肝右叶囊肿；B. 超声引导下经皮穿刺硬化治疗；C. 术后半年复查囊肿完全消失

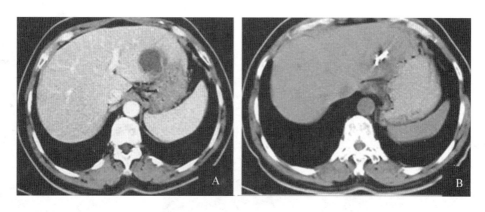

图 21-37 肝脓肿经皮抽吸引流

A. 治疗前 CT；B. 治疗后复查脓腔基本消失

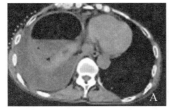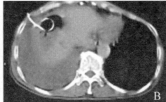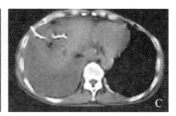

图 21-38　膈下脓肿经皮抽吸引流

A. 治疗前 CT 示右膈下巨大脓肿,内见气液平面;B. 经皮穿刺置管冲洗引流术后 1 周,脓腔明显缩小;C. 治疗后 2 周复查脓腔基本消失

(五)非血管管腔扩张成形术

人体气道、消化道、胆道、尿路、输卵管、鼻泪管等非血管管腔狭窄或闭塞时,除外科手术之外,还可采用球囊扩张成形术和支架置入术进行治疗。

1. 腹部外科适应证　①先天性食管狭窄,贲门失弛缓症,外压、炎症、放疗、化学灼伤、恶性肿瘤等导致的食管、胃及十二指肠、结直肠狭窄,术后吻合口狭窄(图 21-39,图 21-40);②食管气管瘘、结直肠瘘;③手术、外伤、外压、炎症、结石、恶性肿瘤等导致的胆道狭窄(图 21-41,图 21-42)。

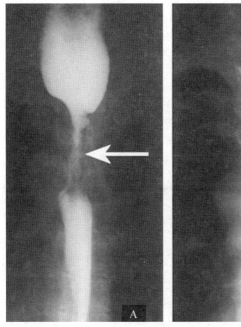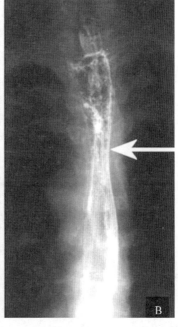

图 21-39　食管内支架置入术

A. 浸润性食管癌致局部管腔狭窄,钡剂通过受阻;B. 食管支架置入后,梗阻解除,钡剂通过顺利

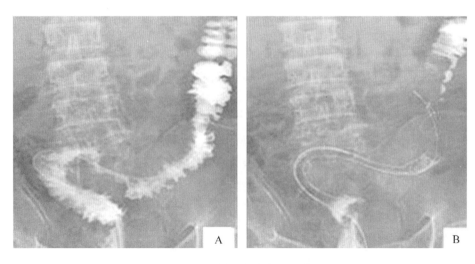

图 21-40　结肠内支架置入术

A. 乙状结肠癌致局部肠腔狭窄；B. 结肠支架置入后肠腔通畅

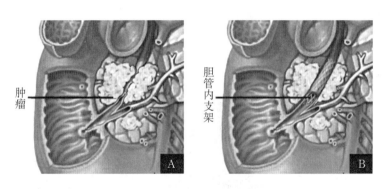

图 21-41　胆管内支架置入示意

A. 胰腺肿瘤压迫致局部胆管狭窄；B. 支架置入后胆道梗阻解除

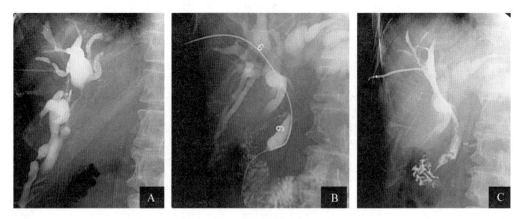

图 21-42　胆管内支架置入术

A. PTC 示肝门部胆管闭塞；B. 导丝通过胆管闭塞段；C. 置入支架后胆道通畅

2. 禁忌证　①食管灼伤后的急性炎症期;②消化道术后 3 周内;③距离食管上括约肌 2cm 或距离直肠齿状线 2cm 以内的狭窄;④消化道局部严重出血坏死性病变;⑤广泛肠粘连并发多处小肠梗阻;⑥胆道梗阻伴大量腹水或肝衰竭。

非血管管腔扩张成形术的目的是解除或缓解症状,提高生活质量,对疾病本身并无治疗作用,因此应针对管腔狭窄或闭塞的病因配合其他治疗手段。

三、综合性介入技术的应用

根据病人病情和个体特点,对一个疾病可以应用两种或两种以上的介入方法进行治疗,即综合性放射介入技术。经颈静脉肝内门体静脉支架分流术(transjugular intrahepatic portosystemic stent-shunt,TIPSS)是最具代表性的综合性介入治疗技术。TIPSS 集穿刺术、血管成形术、支架置入术等多项介入技术于一体,用于治疗肝硬化门静脉高压症。

TIPSS 操作过程是:在 X 线透视引导下,经颈静脉入路,在肝内建立肝静脉和门静脉主要分支之间的人工分流通道,先以球囊扩张通道,再置入金属支架维持其永久性通畅,使部分门静脉血流直接分流入下腔静脉,达到降低门静脉压力、控制和预防食管胃底静脉曲张破裂出血、促进腹水吸收的治疗作用(图 21-43)。对于胃冠状静脉曲张者,可同时行食管胃底静脉硬化栓塞术。

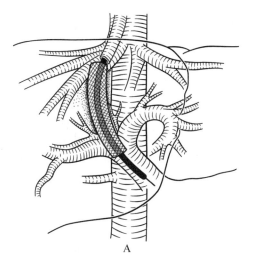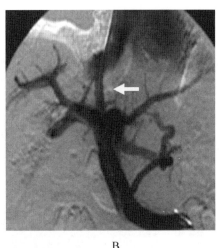

图 21-43　经颈静脉肝内门体静脉支架分流术(TIPSS)
A. 门静脉与肝静脉之间建立人工通道示意;B. 病人行 TIPSS

1. 腹部外科适应证　①急性食管、胃底静脉曲张破裂大出血,内科治疗难以控制;②反复内镜下硬化剂治疗仍复发的静脉曲张性出血;③中重度食管、胃底静脉曲张,随时有破裂出血危险;④门脉高压所致的顽固性腹水;⑤外科门腔分流术后通道闭塞或病人难以承受外科手术;⑥某些类型的 Budd-Chiari

综合征(BCS)。

2. 禁忌证　①肝衰竭;②肝性脑病在 I 级以上;③难以纠正的凝血机制障碍;④心肺功能不全;⑤颈内静脉、腔静脉血栓性闭塞,门静脉海绵样变性。

介入放射学既是一门学科,也是一门技术,掌握其基本原理和基本操作后,介入医师可举一反三、触类旁通,根据病人临床实际情况将各种治疗手段进行灵活选择和组合,以解决临床问题为导向,所有技术都可以为我所用,更可以在总结前人经验的基础上发展与创新。如栓塞剂可以搭载抗肿瘤药物,引流管或支架可以携带^{125}I粒子,胆道结石可以直接取出也可以顺向将其推送入肠道内,肿瘤消融可以多管齐下谓之多模态消融。

其他领域的新技术也可以助力介入放射学更好更快地发展,如3D打印技术和各种导航技术、新材料和新器械的研发、纳米药物的研发等,使介入放射学如虎添翼。

下篇

腹部外科手术举例

第 22 章　食管胃结合部癌手术

一、食管胃结合部局部解剖

　　胸腔内下段食管穿过膈肌裂孔后，移行为腹部食管，再与胃的贲门部相连接。食管胃结合部上下 2cm 的区域，临床上称为食管下段贲门区（图 22-1）。该部位的黏膜上皮组织，在胸内下段食管黏膜为复层柱状上皮，进入贲门后为胃黏膜上皮，两者之间的部分为鳞状柱状上皮（图 22-2）。食管、胃和贲门部均为癌的易发区域。

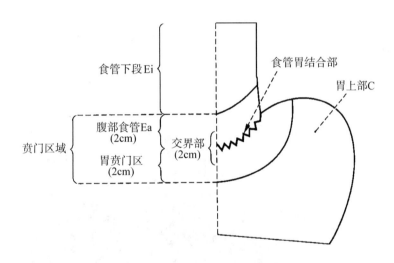

图 22-1　食管胃结合部的范围

　　临床上习惯将食管下段贲门区的癌肿分为 3 种：食管浸润性胃癌，胃浸润性食管癌和狭义的贲门癌。后者的病理类型常为浸润性癌，癌块的界限不易区分，故又称为贲门部癌、贲门部胃癌、食管贲门交界癌、下段食管贲门癌或胃近端癌等。

　　尽管不能否定贲门区癌是胃的特定区域的癌肿，但日本在新版的胃癌处理规约里并未将贲门列为胃的一个分区。他们仍按照 Siewert 的分区方法，把从食管胃结合部向上（食管侧）1cm 到食管胃结合部向下（胃侧）2cm 处的一段发生的癌肿，称为食管胃交界部癌。其实，临床上可以把胃癌和食管癌放在一起加以整合来解决该部位癌肿的定名问题。

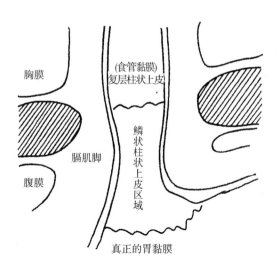

图 22-2 食管下段贲门区域的黏膜分布

胸膜

(食管黏膜)
复层柱状上皮

鳞状柱状上皮区域

膈肌脚

腹膜

真正的胃黏膜

(一)毗邻关系

腹部食管在腹膜后,前面为肝左叶,后面为膈肌裂孔,贲门部后面没有腹膜覆盖。贲门左侧有胃底和脾。右侧与肝胃韧带相连,韧带内有胃左动脉、胃左静脉(冠状静脉)、迷走神经后腹腔支。肝胃韧带后方是小网膜囊,沿胃左动脉向上形成凹陷(图 22-3)。

(二)血液供应

食管胃结合部的动脉主要由胃左动脉和左膈下动脉供血,有时有来自左副肝动脉、右膈下动脉、脾动脉的血供。胃左动脉走向胃小弯后分支到达食管的右前面和后面,然后上行到胸段食管。食管前面的上行支到达膈肌裂孔后终止于肌层。起自左膈下动脉的贲门支经食管左侧上行,经过膈肌裂孔进入胸部食管下部。以上的动脉和其他的胃动脉分支交织成血管网为食管供血(图 22-4)。

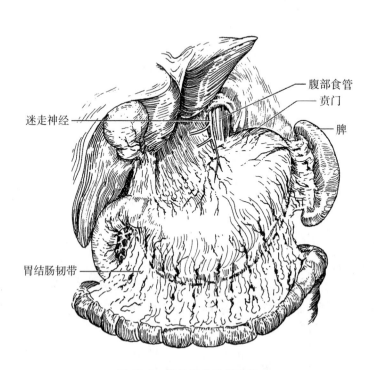

迷走神经

腹部食管

贲门

脾

胃结肠韧带

图 22-3 贲门部的毗邻关系

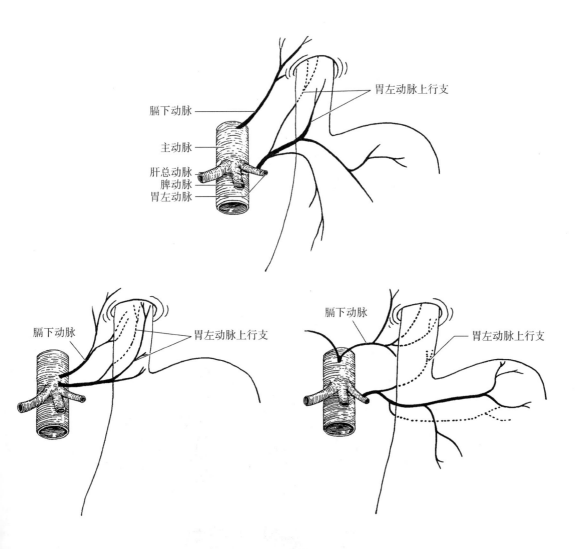

图 22-4　贲门部的血管

(三)神经系统

左右迷走神经在胸部食管下段形成神经丛,大多数神经纤维再集中,在膈肌裂孔上方2~6cm 处形成迷走神经前干和后干,穿过膈肌裂孔在食管胃结合部的前方和后方下行。前干分出粗细一样的前胃支和肝支,后干分出粗的后腹腔支和细的后胃支(图 22-5)。

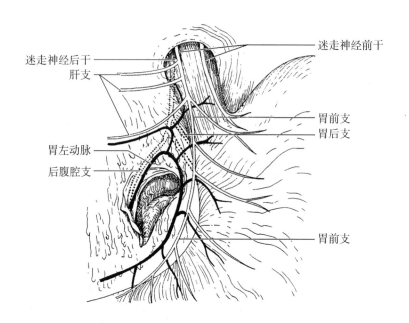

迷走神经后干
肝支
胃左动脉
后腹腔支

迷走神经前干
胃前支
胃后支
胃前支

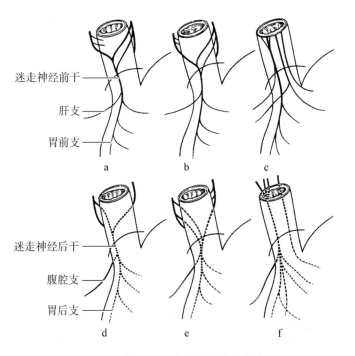

迷走神经前干
肝支
胃前支

迷走神经后干
腹腔支
胃后支

a　　　b　　　c

d　　　e　　　f

图 22-5　贲门部的神经分布

（四）淋巴系统

1. 腹部食管淋巴结　第 1 站包括 No. 1、No. 2。第 2 站包括 No. 110、No. 111、No. 3、No. 7、No. 9、No. 10、No. 11。

2. 食管胃结合部淋巴结　第 1 站包括 No. 1、No. 2、No. 3。第 2 站包括 No. 7、No. 9、No. 10、No. 11、No. 110、No. 111、No. 4。

3. 贲门部淋巴结　第 1 站包括 No. 1、No. 2、No. 3、No. 4。第 2 站包括 No. 7、No. 8、No. 9、No. 10、No. 5、No. 6。

淋巴结分布见图 22-6 至图 22-9。

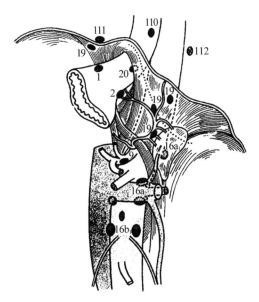

图 22-6　贲门区淋巴结分布

$16a_1$. 主动脉淋巴结 a_1 组；$16a_2$. 主动脉淋巴结 a_2 组；$16b_1$. 主动脉淋巴结 b_1 组；19. 膈下淋巴结；20. 食管裂孔淋巴结；110. 胸部食管下段淋巴结；111. 横膈淋巴结；112. 后纵隔下段淋巴结

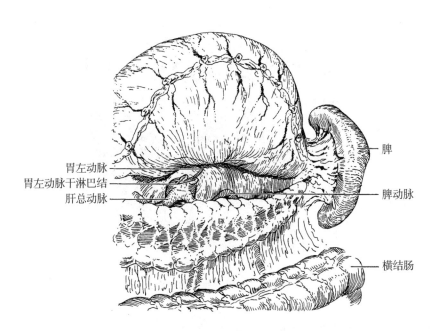

图 22-7　胃左动脉干淋巴结

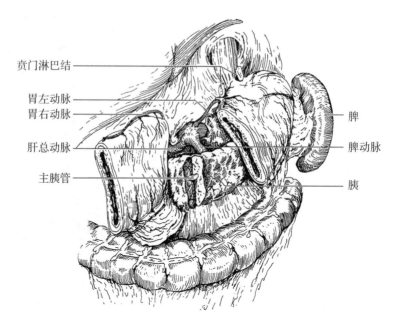

图 22-8 贲门左、右淋巴结

贲门淋巴结
胃左动脉
胃右动脉
肝总动脉
主胰管

脾
脾动脉
胰

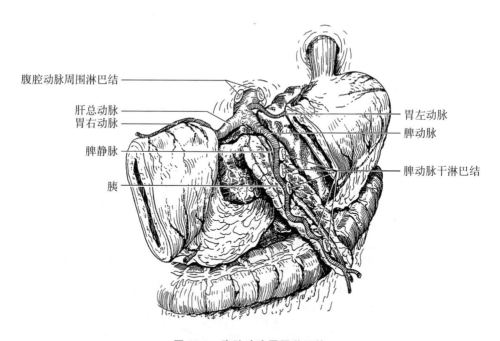

图 22-9 腹腔动脉周围淋巴结

腹腔动脉周围淋巴结
肝总动脉
胃右动脉
脾静脉
胰

胃左动脉
脾动脉
脾动脉干淋巴结

食管下段贲门癌的淋巴转移可向 3 个方向进行：①向上方转移，可侵及胸部中段食管旁淋巴结，甚至达气管分叉部淋巴结、肺门部淋巴结和纵隔最上淋巴结。此方向的转移多见于腹腔内已有广泛转移的食管下段贲门癌，或已有浆膜浸润或食管外膜有浸润的癌肿病人。②水平方向转移，即向食管裂孔周围 2cm 范围组织的转移，包括小网膜顶部、膈食管韧带和肺膈韧带等。③向下方转移，浸润腹腔动脉根部淋巴结、脾动脉周围淋巴结、左肾血管和腹主动脉周围淋巴结。手术时,应注意清除以上3个方向上的有转移淋巴结和受浸润的组织(图22-10)。

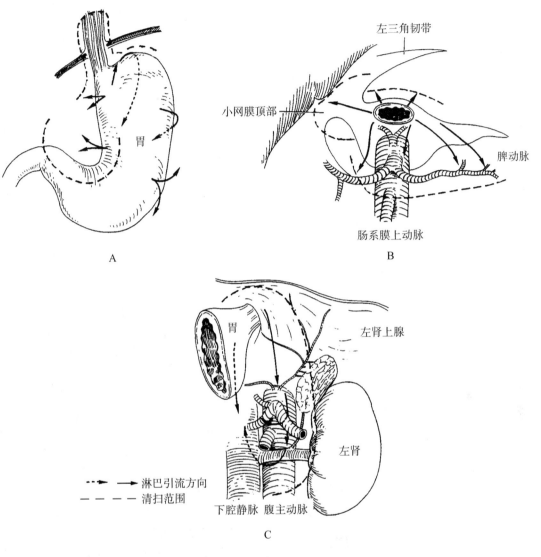

图 22-10　贲门部的淋巴转移途径
A. 向上转移;B. 水平转移;C. 向下转移

(五)食管裂孔和膈肌脚的关系

膈肌脚起自第2~4胸椎椎体的外侧,包绕食管形成裂孔的边缘,移行于膈肌的中心腱。食管裂孔的形成有以下图示的3种(图22-11)。

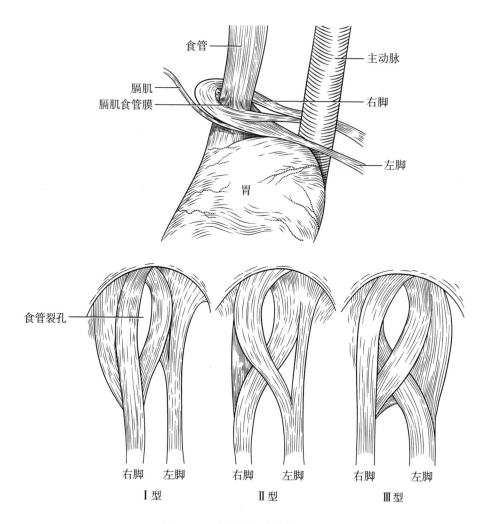

图 22-11　膈肌脚与食管的关系

(六)手术的展开与局部解剖

1. 除去左胸壁和左肺的纵隔所见(左侧观)　食管从气管分叉水平向下走行于中线偏右侧,前有心包与左心房后壁间隔,左接主动脉,食管右侧壁有右纵隔胸膜覆盖。在膈肌上方数厘米处食管在心包后走向左侧,其左侧壁为左纵隔胸膜所覆盖。食管后方与脊柱间有奇静脉、半奇静脉、胸导管和主动脉。食管通过膈肌食管裂孔时,位于降主动脉的左前方(图 22-12)。

2. 第 10 胸椎水平的横断面　纵隔胸膜在膈肌的上方覆盖着食管的左侧壁,在肺门的下方覆盖着食管的右侧壁,再向上覆盖其后壁。食管和椎体间有纵隔胸膜形成的韧带相连。在膈肌的上方及心脏的后壁,只有下腔静脉和食管,在游离食管时容易损伤纵隔胸膜。胸导管穿过膈肌裂孔后,在主动脉弓的高度位于食管的后方(图 22-13)。

3. 右侧卧位左第 6 肋间开胸拉开左肺

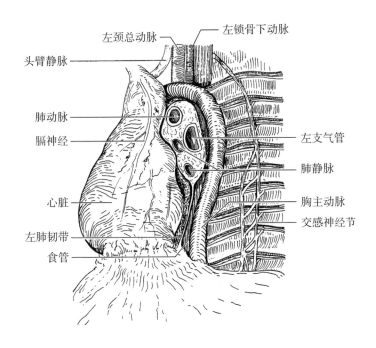

图 22-12 食管与纵隔的关系

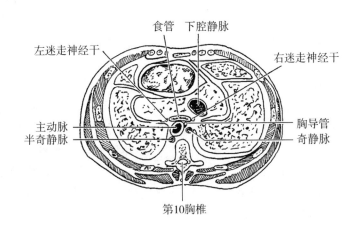

图 22-13 第 10 胸椎横断面图

的解剖关系 食管隔着心包贴近左心房的后方,左纵隔胸膜覆盖胸部食管下部的左侧壁。左侧食管的表面有迷走神经、肝、食管神经丛和食管旁静脉。右侧壁有右迷走神经干和来自主动脉的 2～3 支食管固有动脉(图 22-14)。

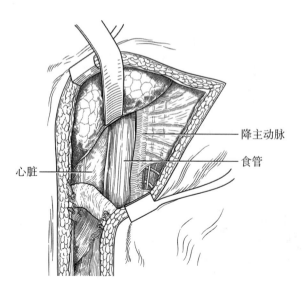

图 22-14 左进胸的解剖关系

心脏

降主动脉

食管

二、术前评估和术式选择

(一)病人状况的评估

由于此部位的癌肿不易早期被发现,病人多为高龄,就诊时一般状况较差,对手术的耐受性差。贲门部癌的切除率和手术效果都低于食管癌,因此手术前应做详细的检查,以便决定是否手术和手术的入路。

手术前的病人 Hb>100g/L、血清总蛋白>60.0g/L、收缩压<160mmHg、舒张压<100mmHg、3 个月内无心肌梗死发作者,应属符合手术适应证的病例。由于手术技术和麻醉的进展,80 岁左右的高龄病人已不再列为手术禁忌。

(二)手术入路的选择

手术入路有经胸和非经胸两种。经胸入路的切口有:①单纯经胸经膈肌切口;②左侧胸腹联合切口;③上腹正中切口＋左第 7 肋间开胸切口;④颈、胸、腹三切口。非开胸入路的切口有:①上腹正中切口;②开腹胸骨劈

开经纵隔切口;③经腹、颈部切开的食管剥脱术切口(图 22-15)。

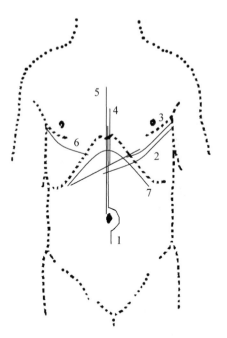

图 22-15 贲门癌的手术切口
1. 上腹正中切口;2. 左胸腹联合切口;3. 左经胸切口;4. 上腹倒 T 形切口;5. 胸骨切开上腹正中切口;6. 右经胸切口;7. 上腹横切口

食管胃结合部癌向上浸润 2cm 的腺癌,原则上开腹手术。浸润>2cm 的腺癌左开胸入路较为便利。浸润超过食管裂孔的腺癌或鳞癌,一般取右侧开胸入路。食管浸润 3cm 以内或有开胸禁忌者,可用正中开腹胸骨劈开的切口。上部胃癌侵犯食管,会向上方、水平和下方转移,外科多取胸腹联合切口并切除足够长的食管。无论采用何种切口,保证食管的残端无癌残留,远比清扫纵隔淋巴结重要。

(三)术式选择

食管胃贲门侧胃切除术适用于波及胃的鳞状上皮癌、尚未侵犯浆膜层的腺癌、肿瘤远端边界距幽门 5cm 以上且幽门下淋巴结无

转移者。食管下段胃全切除术适用于上述以外的贲门区的鳞状上皮癌和腺癌。手术中应根据肿块的部位、大小、浸润范围和淋巴结转移情况，结合病人全身状况来决定根治手术范围和消化道重建方式。

三、左胸腹联合切口的食管贲门癌切除术

1. 体位　右侧卧位成 50°～60°，置海绵垫保持体位。病人妥为固定于手术台上，以便手术中变动体位。右胸下加枕垫，可使左胸肋间隙开大（图 22-16）。

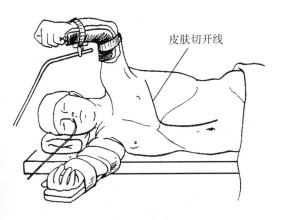

图 22-16　体位和切口

2. 皮肤切开　最初将病人调为仰卧位，上腹正中切开。根据探查肿块的大小、部位和肝、腹内的转移情况，判断能否切除。决定继续手术者，将病人体位改为右侧卧位。切口上端延长至腋后线，自第 7 肋间隙开胸。剥离骨膜，在第 7、8 肋软骨间切开之，与腹部切口相连（图 22-17）。

3. 切开膈肌　正中偏左直线切开膈肌达食管裂孔，结扎膈肌血管并保留结扎线以便以后的膈肌缝合。如果膈肌受到侵犯，应呈弧形切开。膈肌切开后，胸腹腔完全开放并相通，视野大开（图 22-18）。

4. 胸腔内廓清　靠近肺门旁切断左肺

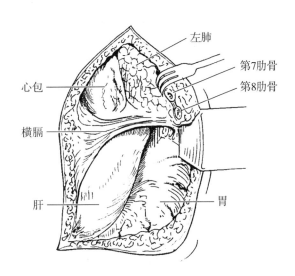

图 22-17　切开与探查

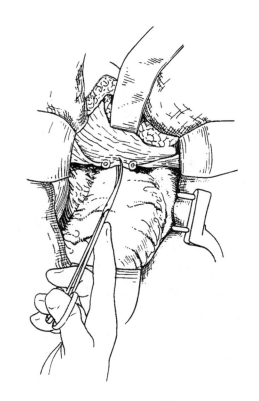

图 22-18　切开膈肌

下韧带。在肿瘤近端钝锐结合游离食管一周，加牵引带提起食管并牵向上方。剥离食管及其周围的淋巴结，自上向下游离至心包

附近,主动脉前方游离至食管裂孔处。此时,
胸部食管下段淋巴结(No.110)、横膈淋巴结
(No.111)、后纵隔下端的淋巴结(No.112)
均已清除。No.112淋巴结也可单独清除(图
22-19)。

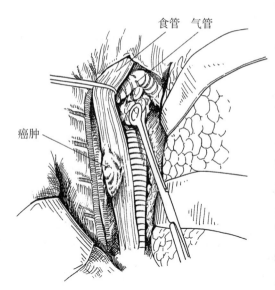

图 22-20 右进胸的淋巴结清扫

从膈肌脚的横膈处分出来的。把在胸腔内游
离的食管裂孔周围组织扩大游离到腹腔内。
清扫贲门右淋巴结(No.1)和贲门左淋巴结
(No.2)(图22-21)。

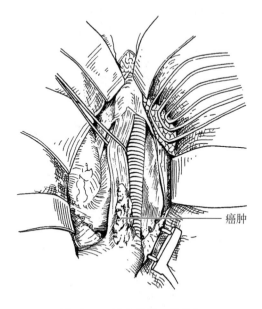

图 22-19 胸内的淋巴结清扫

5. 右开胸及淋巴结清扫 鳞状上皮癌
或超过食管裂孔浸润胸部食管的腺癌,往往
转移至气管分叉处淋巴结(No.107)、胸部食
管上段淋巴结(No.105),左开胸不能清扫胸
部食管中段淋巴结(No.108)。这些病例可
经右侧第5肋间进胸,而胸部切口和腹部切
口不相连。把肺拉至左前方,显露纵隔胸膜。
通常在奇静脉下切开纵隔胸膜后,可以游离
肿瘤上方的食管全周。肿瘤位置较高时要切
断奇静脉。用牵引带将食管拉向外侧方,清
除气管分叉处淋巴结、肺门淋巴结和心包的
淋巴结(图22-20)。

6. 食管裂孔周围的廓清 调节手术台
将病人转为仰卧位。切断肝左三角韧带至下
腔静脉旁,折叠肝左叶并向右侧拉开,充分显
露食管裂孔周围。在高位切断左、右迷走神
经干。切断左膈下动脉的贲门支,该血管是

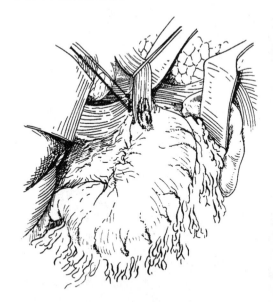

图 22-21 食管裂孔周围的清扫

7. 切断食管 胸内的食管、食管裂孔周
围组织、贲门部的淋巴结及食管周围的组织
游离后,在肿瘤上方离开肿瘤3cm(局限性

肿瘤)或 5cm(浸润型肿瘤)上 2 把直角钳,在
2 把直角钳之间切断食管(图 22-22)。

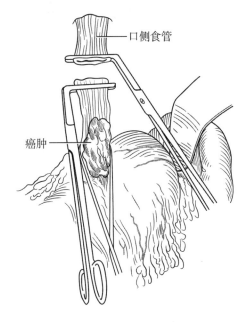

图 22-22 切断食管

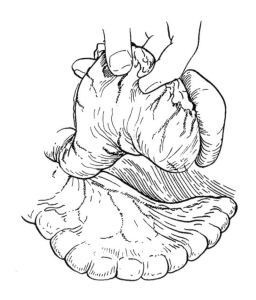

图 22-23 游离胃大弯侧

8. 游离大网膜、横结肠系膜前叶 用电
刀将大网膜从横结肠附着处切开,此操作从
横结肠中部开始向左侧进行,并与先前切下
的脾结肠韧带相连,进而向左进行直达十二
指肠。然后游离横结肠系膜前叶,清扫结肠
中动脉根部淋巴结(No.15)。清扫幽门下淋
巴结(No.6)。在根部切断胃网膜右动脉,完
成胃大弯侧的清扫(图 22-23)。

9. 切断十二指肠,清扫胰腺包膜 将小
网膜自肝缘的附着处切开,在根部结扎切断
胃左动脉。清扫幽门上淋巴结(No.5)。在
幽门静脉下方 2cm 处用闭合器切断十二指
肠。包埋十二指肠残端。将胃翻向上,清扫
胰头胰体的包膜,直至与以前游离的胰尾相
汇合。切开侧腹膜,将十二指肠后方及胰头
游离至下腔静脉的左缘。清扫胰头后方的组
织和胰头后淋巴结(No.13)(图 22-24)。

10. 切断胃左动脉 剥离肝十二指肠韧
带前叶,清扫肝十二指肠韧带淋巴结

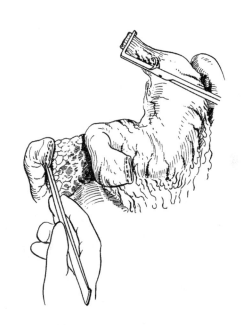

图 22-24 切断十二指肠

(No.12)。显露肝动脉,清扫肝总动脉干淋
巴结(No.8),并向动脉的根部进展。结扎切
断胃冠状静脉。显露并剥离胃左动脉周围,
清扫胃左动脉干淋巴结(No.7)、小弯侧淋巴
结(No.3)。将胃左动脉在根部结扎切断(图
22-25)。

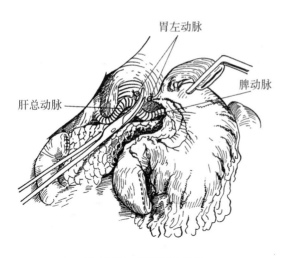

图 22-25　切断胃左动脉

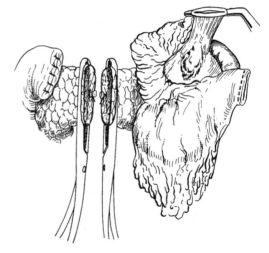

图 22-26　切断胰体部

11. 切断胰腺　肿瘤浸润胰体尾或脾动脉旁、脾门淋巴结转移与血管融合无法分离时,若可达到 R_0 切除时可考虑实施胰体尾联合脾切除。其切线在肠系膜下静脉汇入门静脉处。用小儿肠钳钳夹胰腺体尾部,切断胰腺。结扎断端的胰管和血管。并加褥式缝合胰腺断端(图 22-26)。

12. 切断脾动静脉　游离胃至腹腔动脉处,脾动脉的起始部即显露出来。在根部清扫脾门淋巴结(No.10)和脾动脉干淋巴结(No.11)。整块移除胃和食管的标本,完成腹腔内的操作(图 22-27)。

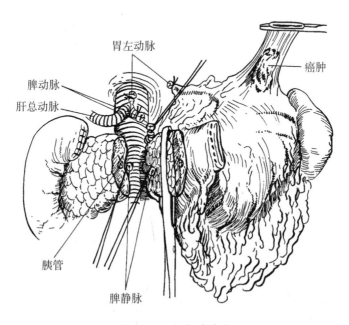

图 22-27　切断脾动脉

13. 贲门侧胃切除　如果行近端胃切除,应保留胃网膜右血管。顺次切除大网膜,向左游离胃大弯。从脾门处向贲门游离。视病情切除脾或保留脾脏。小弯侧的清扫根据转移状况有所不同,通常清扫至胃右动脉的末梢部。离开肿瘤 5cm 以上,用闭合器切断胃(图 22-28)。

14. 重建方法　Roux-en-Y 吻合或 Roux-en-Yρ 吻合,较少发生吻合口漏和反流性食管炎。食管与胃的吻合口一般放在胃的后壁上,再将胃壁提起包绕吻合口,可预防吻合口漏和反流性食管炎(图 22-29)。

15. 空肠的切断　图 22-30 显示 Roux-en-Yρ 吻合。在 Treitz 韧带 20cm 的远侧空肠上肠钳,切断空肠。用适当口径(25mm)的弯吻合器进行吻合。

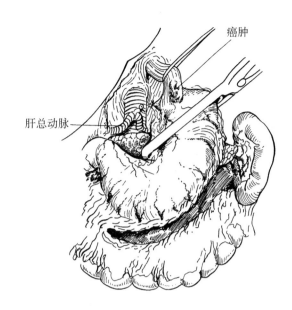

图 22-28　近侧胃部分切除

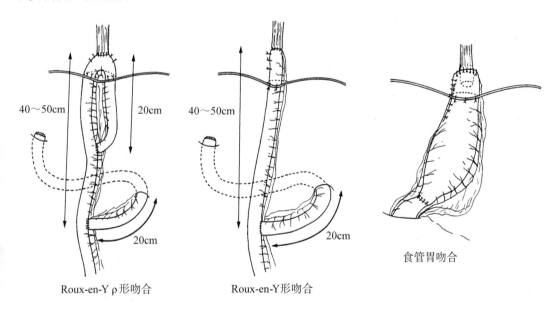

图 22-29　消化道重建

16. 食管空肠吻合　从空肠插入吻合器中心杆,在食管内插入吻合器抵钉座并荷包结扎食管残端,连接吻合抵钉座和中心杆,进行食管空肠吻合(图 22-31)。

17. 胸腔内食管空肠 ρ 形吻合　拔去吻合器。完成空肠输入端和输出端的吻合,做成 ρ 形肠襻。食管空肠吻合口再做一层浆肌层缝合。将吻合口的下方与膈肌固定几针(图 22-32)。

18. Y 形吻合及膈肌的缝合　将空肠输出段与空肠吻合,吻合口设计在食管空肠吻合口下方 40～50cm 处。缝合膈肌切开口。

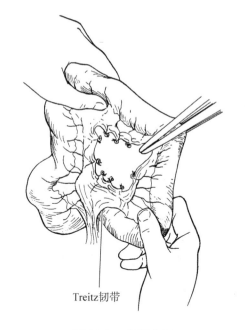

图 22-30 切断空肠

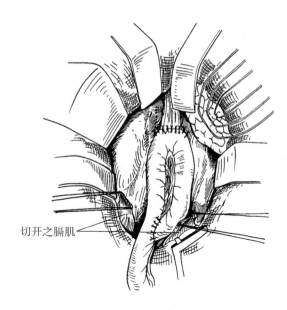

图 22-32 食管空肠 ρ 形吻合

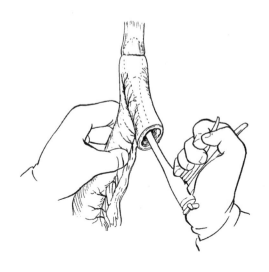

图 22-31 插入吻合器

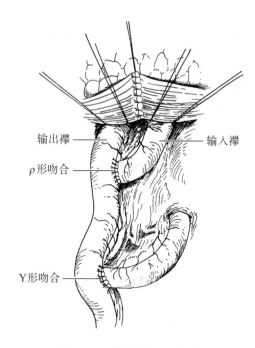

图 22-33 食管空肠 Y 形吻合

将空肠的 ρ 形肠襻前后壁与膈肌固定几针
（图 22-33）。

19. 右胸内食管胃吻合 图 22-34 示右
开胸食管和残胃吻合。贲门切除后，从小弯
侧向胃内插入吻合器，在残胃的后壁与食管
相吻合。缝合残胃的断端。将胃上拉围绕吻
合口缝合 6 针，并把残胃固定于膈肌上。

20. 关胸关腹 左第 9 肋间腋后线上戳
孔置胸腔闭式引流。第 7、8 肋软骨用粗丝线
缝合。胸壁闭合器拉拢切口，用粗丝线绑扎

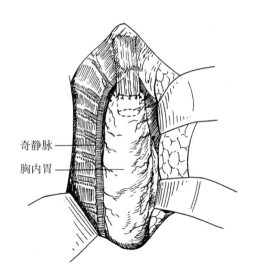

图 22-34　右进胸食管胃吻合

上下两根肋骨。缝合胸壁各层。左腹、左膈下和胰腺断端处各自安放引流管后关腹。手术毕(图 22-35)。

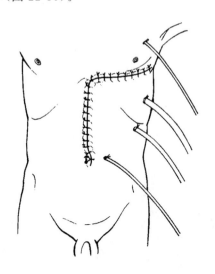

图 22-35　安放引流物和切口缝合

四、经腹膈肌裂孔扩大食管下段贲门癌切除术

1. 体位　仰卧位。

2. 切口　上腹正中切口、倒 T 形切口或

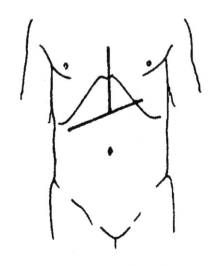

正中切口加胸骨劈开的切口进腹(图 22-36)。

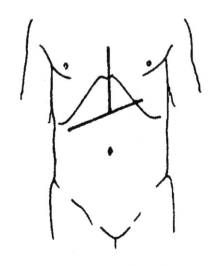

图 22-36　切口(倒 T 形)

3. 探查　进腹后探查肿块的大小、部位、淋巴结及向周围的浸润情况。Siewert Ⅰ的肿块可行食管下段近端胃切除,Siewert Ⅱ、Ⅲ以上的肿瘤,一般行食管下段加全胃切除。

4. 膈肌裂孔周围的切除范围　切除食管裂孔周围 3cm 范围内的膈肌,注意保护肝静脉、下腔静脉、腹主动脉、胸导管、膈神经、胸膜及左肺下叶免受损伤(图 22-37)。

5. 食管裂孔周围组织的切除　用电刀在切除的膈肌线上做一环形标记线。先切断左、右膈肌脚。切开腹主动脉前鞘,游离腹主动脉前面的组织到下腔静脉的左缘。同时把下纵隔内的脂肪及疏松结缔组织一并清除。切断左膈下动脉。环绕食管裂孔向上向右继续切断膈肌。注意保留膈顶的胸膜和心包膜。心包如被切开应予以缝合。胸膜一旦切破,需要缝合修补,视需要安放胸腔闭式引流管(图 22-38)。

6. 下纵隔的廓清　膈肌环形切断后,向下纵隔进行廓清。显露下纵隔内的胸段食管,以心包和左、右纵隔胸膜为界限,清除其

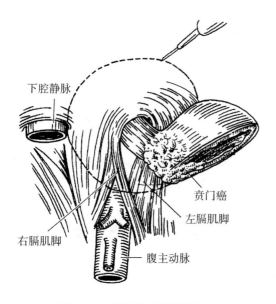

图 22-37　膈肌裂孔周围的切开

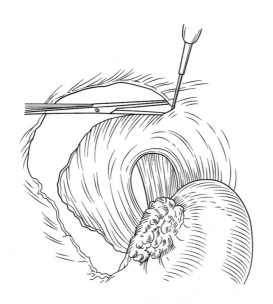

图 22-38　环形切除膈肌

间的淋巴和脂肪组织。廓清的高度为膈肌上6～7cm。操作时钝锐结合,清扫疏松组织和淋巴结。保护相对致密的心包和胸膜。显露时不可用拉钩向右牵拉心脏。相当于左肺下静脉以下的淋巴脂肪组织清除后,膈肌上淋巴结（No.111）、后纵隔下端的淋巴结（No.112）、胸部食管下段淋巴结（No.110）

和膈肌下淋巴结（No.19）、食管裂孔部位淋巴结（No.20）均已切除（图 22-39）。

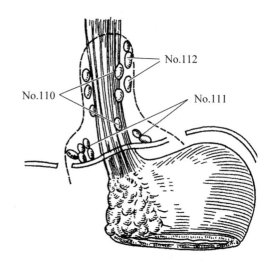

图 22-39　下纵隔的廓清范围

No.110.胸部食管下段淋巴结；No.111.膈肌上淋巴结；No.112.后纵隔下段淋巴结

7. 切断食管　同本章。

8. 胃的游离和淋巴结清扫　同本章。

9. 胃切除　按病情决定胃的切除范围（上部胃或全胃切除）。

10. 消化道重建　方法参见本章三、左胸腹联合切口的食管贲门癌切除术（图 22-40）。

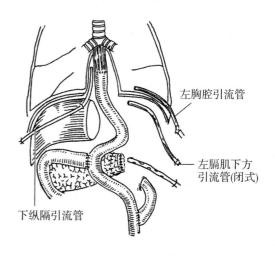

图 22-40　消化道重建

11. 引流和关腹　膈肌的缺损不需要修复。新建的吻合口在腹膜外的下纵隔内。在吻合口附近、膈肌下放置引流管。如脾胰合并切除，脾窝和胰腺断端处放引流管。逐层关腹。

五、左胸部切口的食管下段贲门癌切除术

1. 切口　右前斜位。左侧胸部切口线位于第 7 肋间，前下切至肋弓，后上切至肩胛下角（图 22-41）。如果自第 7 肋肋骨床进胸，须剥离肋骨骨膜，游离肋骨，在后肋近椎体处剪断肋骨。切开肋骨床和壁层胸膜。肋骨的断端常有出血，可用骨蜡涂塞。如有肋间血管损伤出血，应以粗丝线连同出血处周围组织一起缝合止血。肋骨断端垫以纱布，用肋骨牵开器，扩大切口，显露手术野。切除肋骨的步骤也可以省略，改由经第 7 肋间进胸。切开肋间肌及胸膜，用肋骨剪在肋骨的根部

剪断第 7 肋。此时常有出血，应予以重视并妥为缝扎止血（图 22-42）。

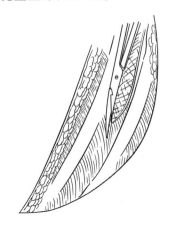

图 22-42　胸壁的切开

2. 探查食管裂孔周围及胸内淋巴结状况　同时经膈肌探查腹腔内的大体情况。根据探查的结果决定手术术式和是否需要延长切口至腹部。

3. 游离下段食管　切开食管左缘的胸膜，将食管从胸主动脉旁游离出来。用牵引带提起食管。连同食管周围组织、淋巴结一起，将胸内食管下段游离至食管裂孔处（图 22-43 至图 22-45）。

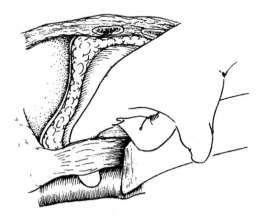

图 22-43　游离胸内食管

4. 切开膈肌　在肝和脾之间，沿膈神经的方向切开膈肌，粗丝线缝扎膈肌切缘处的出血点，不剪断缝扎线，可作牵引之用，也便

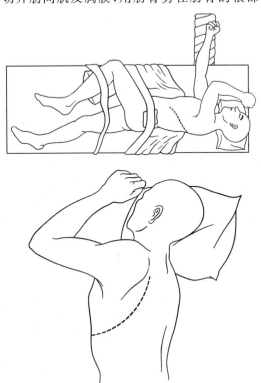

图 22-41　体位与切口

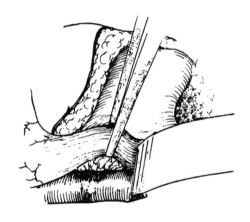

图 22-44　牵开食管

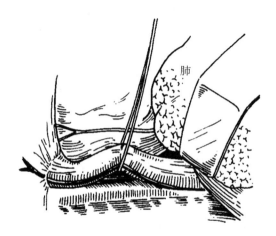

图 22-45　游离食管下段

于膈肌的缝合。经过膈肌的切口再次探查腹腔,指导手术的进展(图 22-46,图 22-47)。

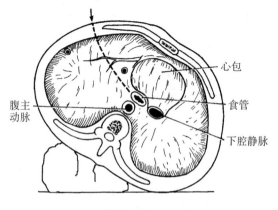

图 22-46　膈肌切开线

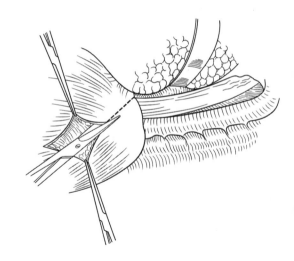

图 22-47　切开膈肌

5.切除膈肌裂孔周围组织　从膈肌切口伸入左手指作指引,环形切断食管裂孔周围的膈肌及附近的淋巴结(图 22-48)。

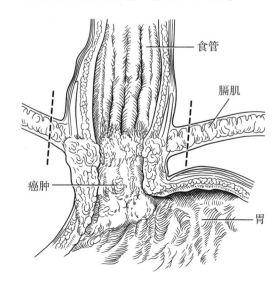

图 22-48　膈肌裂孔周围的切除范围

6.游离胃大弯　切断胃脾韧带,结扎其内的胃短动脉。如需要切除脾脏,则从脾的后侧腹膜开始游离。结扎切断脾结肠韧带、脾肾韧带和脾膈韧带,翻转脾脏显露脾门血管,分别结扎切断脾动脉和脾静脉。有时需连同切除部分胰尾。

7. **游离胃小弯** 沿膈肌的切开处转向胃小弯。近肝缘处切断小网膜。牵开胃,显露胰体部,在其上缘切开小网膜囊的壁层。沿胃左动脉向腹腔动脉根部解剖,在根部结扎切断胃左动脉,同时清除其根部的淋巴结和腹腔动脉根部淋巴结。胃大小弯游离完成后,胃的大部分可以提到胸腔内。

8. **切断食管** 离开肿瘤适当距离切断食管(图 22-49)。

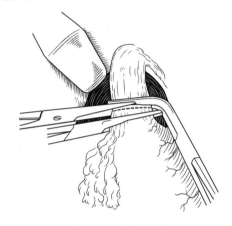

图 22-49 切断食管

9. **将胃拉入胸腔** 根据切除胃的多少,检查胃大小弯的游离和淋巴结切除是否已经足够。

10. **切除胃** 根据贲门癌的大小和转移情况决定胃的切除范围。如果癌肿已经侵及胃小弯的大半部分,应考虑全胃切除。贲门癌行全胃切除的机会不多,因为胃广泛浸润后腹腔内多已广泛转移。如胃的浸润范围不大,可做上部胃切除。胃的切缘应距肿瘤边缘 5cm 以上。有时为了多留一些大弯侧胃导致胃的切线过斜,残胃缝合后形成细管状,既不方便食管胃的吻合,也易形成狭窄段(图 22-50)。

11. **消化道重建** 食管-胃(或空肠)吻合,可手工吻合或使用吻合器吻合,吻合口位于胸腔内(图 22-51,图 22-52)。

12. **引流与关胸** 安放胸腔闭式引流后关胸。

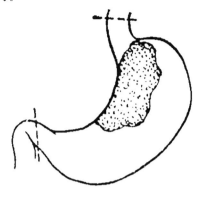

(1) 全胃切除

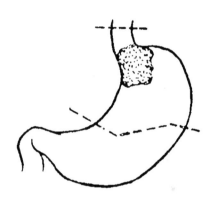

(2) 胃大部分切除

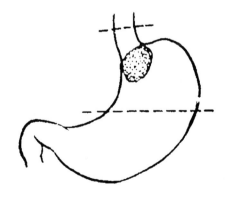

(3) 胃小部分切除

图 22-50 胃的切除范围

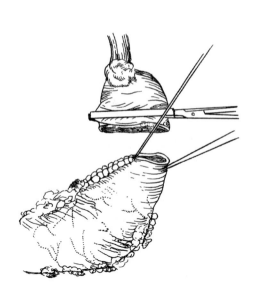

图 22-51 部分缝合残胃断端

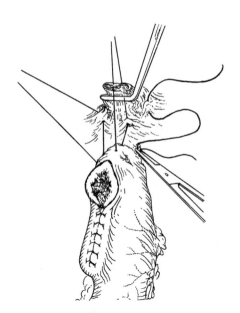

图 22-52 食管胃吻合

第 23 章　胃十二指肠溃疡病手术

一、胃次全切除术

切除包括幽门窦在内的胃组织 2/3～3/4，主要用于治疗①胃十二指肠溃疡、胃溃疡内科正规治疗无效或并发大出血或反复出血、血压不稳定者；②十二指肠溃疡急性穿孔72h 内、腹腔无严重污染、能耐受胃切除术者；③瘢痕性幽门梗阻者。

胃次全切除要求切除幽门、胃窦在内的远侧胃组织 70%～75%。胃次全切除的标志线是：胃小弯侧胃左动脉第 2 分支起始处到胃网膜左动脉远端第 2 分支（图 23-1）。

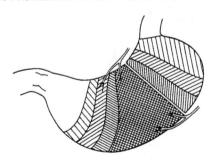

图 23-1　胃的切除范围

胃次全切除后胃肠道重建的手术方式有两大类：①胃部分切除十二指肠吻合术（Billroth Ⅰ式），是将远端胃切除后，残留胃小弯侧缝合，胃大弯侧与十二指肠行端端吻合术（图 23-2）。此术式比较接近正常生理状态，并发症少，多适用于胃溃疡手术。十二指肠溃疡因部分瘢痕侵及周围组织及切除后无足够多十二指肠用于吻合，难以采用此再建术式。②胃部分切除胃空肠吻合术（Billroth Ⅱ式），是远端胃切除后，十二指肠残端缝合关闭，残胃与空肠吻合。此种手术方式可以切除较多胃组织，旷置十二指肠病变，适合十二指肠溃疡治疗。结肠后或结肠前全口胃空肠吻合术，是将残留胃远端与空肠做端侧吻合，操作简单，吻合口大，但易发生倾倒综合征。结肠后或结肠前半口胃空肠吻合术（图 23-3），是将残端小弯侧缝合关闭，胃残端大弯侧在结肠后或结肠前与空肠行端侧吻合。这样的术式多被推崇，其吻合口大小比较适当，胆汁反流机会少，输入襻并发症少。

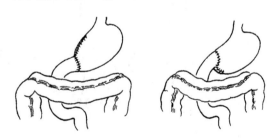

图 23-2　胃十二指肠吻合

手术前准备较为简单。术前改流质饮食，晚间用肥皂水灌肠。手术日早晨禁食，放置胃管抽空胃内容物。有并发症者术前应加强营养，纠正贫血。有幽门梗阻的病人，术前 2～3d 行胃肠减压、禁食、洗胃以排空胃内残留食物。

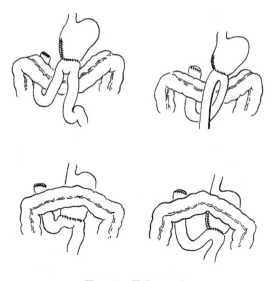

图 23-3　胃空肠吻合

（一）手术步骤

1. 体位　仰卧位。

2. 切口　选用上腹部正中切口或左上腹旁正中切口（图 23-4）。

3. 探查　探查肝、胆、胰、肠有无病变，有无肝硬化、胆囊结石、溃疡部位、瘢痕程度等。发现肿块应及时明确诊断以便选择合适的手术方法。为防止手术时脾损伤，可在脾后方填放大棉垫（图 23-5）。

4. 游离胃大弯侧　在胃结肠韧带左侧无血管区剪一小孔，伸入手指提起胃结肠韧带，沿大弯侧胃网膜血管弓下缘向左侧分次将韧带在两把钳夹止血钳间切断。分离至胃网膜左血管到脾下极平面时为止。再转向右侧，分离胃窦后壁及胰腺表面粘连，注意保护结肠中动脉。游离胃大弯侧至幽门时，剪开胃结肠韧带前后层，在幽门处紧贴胃壁分离出胃网膜右血管，切断胰十二指肠上动脉小分支（图 23-6）。

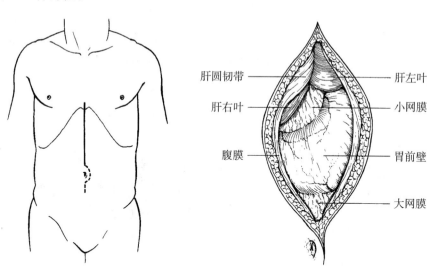

图 23-4　切口

5. 游离胃小弯侧　选择胃小弯无血管区剪开后，于幽门上缘分离胃右动脉（图 23-7）。切断结扎沿小弯向左分离小网膜直达贲门处，此处的小网膜较厚，血管分布较多，胃左动静脉的分支穿行其间。可用左手的示指和中指插入小网膜的后面，用前面的大拇指在胃小弯和小网膜之间触摸胃左动脉的搏动和行径。然后靠近胃小弯插入大弯血管钳，集束结扎切断胃左血管，多道结扎或缝扎胃左动脉。常常为了操作的方便，多在处理胃左血管之前切断十二指肠。这样,可以将胃翻向左侧方,更好显露贲门处的小网膜和胃左血管(图 23-8)。

6. 切断十二指肠　游离幽门下方 2～3cm,在游离好十二指肠壶腹部适当位置上放置 2 把 Kocher 钳,在钳间切断十二指肠(图 23-9)。

7. 切除胃　在胃体拟定切除线上夹一把胃钳,其上方可上肠钳以防胃内容物外流污染术野。小弯侧可边切边全层缝合残端,外加浆肌层包埋。大弯侧准备做吻合口的部分先上一 Kocher 钳。切除远端胃,移除标本。

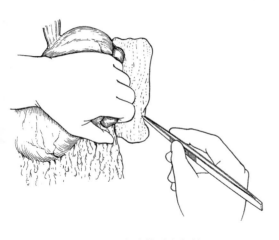

图 23-5　在脾的后方加垫

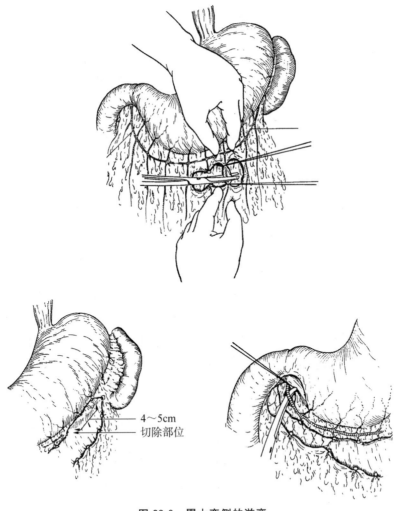

4～5cm
切除部位

图 23-6　胃大弯侧的游离

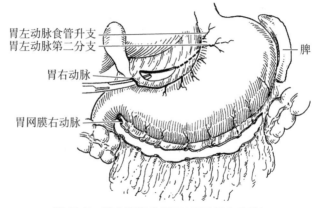

胃左动脉食管升支
胃左动脉第二分支
胃右动脉
脾
胃网膜右动脉

图 23-7 胃小弯侧的游离(切断胃右动脉)

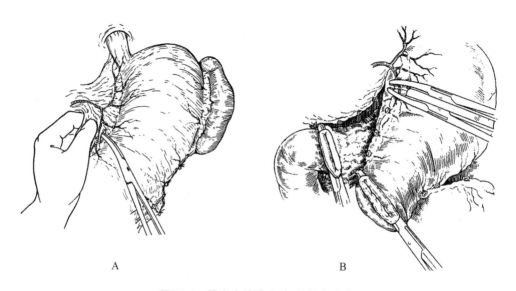

A

B

图 23-8 胃小弯的游离(切断胃左动脉)

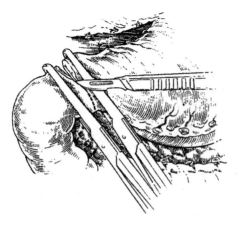

图 23-9 切断十二指肠

8. 消化道重建

(1)胃十二指肠吻合——Ⅰ式重建法:胃十二指肠后壁浆肌层间断缝合,再行后壁间断全层缝合。前壁全层间断内翻缝合,再加前壁浆肌层缝合。在吻合口上角加一荷包缝合固定,以减少吻合口缝线的张力(图 23-10)。

(2)胃空肠吻合——Ⅱ式重建法:决定行胃空肠吻合后先要关闭十二指肠残端。方法有:①钳夹缝合法:1 号线环绕止血钳做连续缝合,抽掉止血钳,拉紧缝线两端。用同一缝线十二指肠断端的上、下做半荷包缝合包埋两角。向中间做连续浆肌层内翻缝合,两线头会合后打结,再加做一排浆肌层间断缝合（图 23-11）。②边切边缝法:在十二指肠壶腹部上下缘各缝一针牵引线,边切十二指肠边

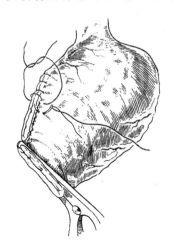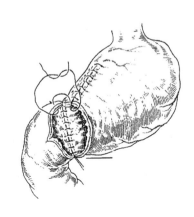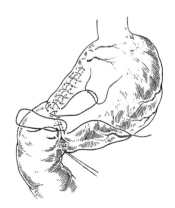

图 23-10　胃十二指肠吻合

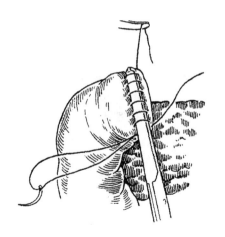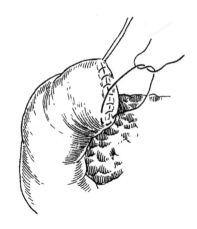

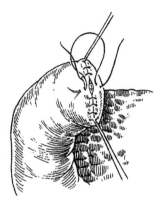

图 23-11　十二指肠残端缝合法(1)

用1号线连续全层缝合,至上缘时与牵引线打结,外面再间断缝合浆肌层(图 23-12)。③间断缝合法:十二指肠切断后,间断缝合关闭十二指肠残端,再加一层浆肌层缝合。如果在切胃时就决定行空肠吻合,应在切断十二指肠后就缝闭其残端。

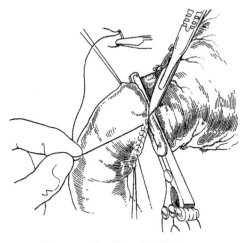

图 23-12 十二指肠残端缝合法(2)

结肠后胃空肠吻合术:展开横结肠系膜,在十二指肠悬韧带上方,中结肠动脉左侧无血管区做切开横结肠系膜(图 23-13)。距吻合口 3~4cm 处将系膜切口后缘与胃后壁间断缝合。经横结肠系膜切口向上提出空肠,距十二指肠悬韧带 6~8cm 处切开空肠约5cm。在 Kocher 钳夹住的胃大弯的残胃上,距胃断端 0.5cm 切开胃壁浆肌层,显露黏膜

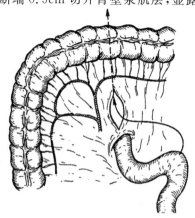

图 23-13 结肠后胃空肠吻合(1)

下血管。0 号丝线缝合黏膜下血管。切除 0.5cm 胃断端,开放胃大弯的吻合口,行胃空肠两层缝合。吻合口上下两角做半荷包缝合。横结肠系膜切口右前缘与胃前壁做间断缝合(图 23-14)。

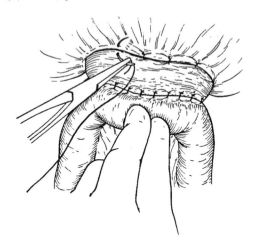

图 23-14 结肠后胃空肠吻合(2)

结肠前胃空肠吻合术:在结肠前把要吻合的空肠拉向胃残端。设计的吻合口一般距十二指肠悬韧带 12~15cm,不宜过长过短。行胃大弯侧半口和空肠两层吻合,吻合口径应有 3~4cm 以上。胃管经吻合口置入输入段空肠。间断缝合横结肠系膜与空肠系膜(图 23-15)。

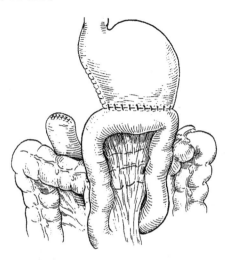

图 23-15 结肠前胃空肠吻合

9. 术后处理 术后平卧,麻醉清醒后改半卧位。保持胃肠减压管通畅,观察引流液颜色和引流量。

(二)胃部分切除术后并发症

1. 胃部分切除术近期并发症

(1)出血:腹腔内出血多系胃动脉血管结扎线脱落或手术野止血不完善所致,术后早期出现失血性休克表现,腹腔引流管有大量新鲜血液引流出,腹部饱满,叩诊移动性浊音等。一旦发生,应立即探查止血。常见出血部位为胃左动脉根部出血及胃短动脉出血。

胃内出血多发生于胃肠吻合口、胃残端吻合口、胃残端缝合口及十二指肠残端。术后早期表现胃管内较多新鲜血流出。处理:首先及时向胃内灌注去甲肾上腺素水溶液、输血、静脉应用止血药,或通过内镜检查明确出血部位,喷洒止血粉、上血管夹止血等,若无效,需及时手术止血。多数出血处位于胃残端缝合口或吻合口,应及时缝扎止血,必要时行胃或十二指肠造口。

(2)十二指肠残端或吻合口瘘:十二指肠残端或吻合口瘘与输入段梗阻、十二指肠残端血供不良、十二指肠残端缝合不严密有关。术中应仔细操作,保护十二指肠血液循环。缝合困难者,采用溃疡旷置术,必要时放入十二指肠造口管,十二指肠旁放置引流管。十二指肠瘘 48h 内发生,应立即手术修补破裂处并插管至十二指肠引流。如发生于手术后 4~5d 内,出现腹膜炎体征及体温、白细胞计数增高,术中早期只能充分冲洗引流。

(3)手术中邻近重要器官损伤:最易发生损伤的器官为胆总管,多见于十二指肠溃疡手术。慢性十二指肠溃疡瘢痕粘连,改变了十二指肠与胆总管间正常关系,当瘢痕挛缩,胆总管会被牵拉至溃疡附近。切断胃右动脉时,应以达到肝动脉左侧为止,切忌将胆总管、肝动脉一起切断,造成严重后果。一旦将胆总管损伤,应行胆总管端端吻合,加做胆总管引流。

如结肠中动脉被损伤,应注意横结肠的血管。如横结肠血供欠佳,应切除缺血肠段。

(4)空肠输入段、输出段梗阻及内疝

①输入段梗阻:发生于比尔罗特Ⅱ式胃空肠吻合术后。原因:空肠输入段过短,与胃肠吻合口形成锐角,输入段过长易扭转,吻合处输入段组织内翻过多、水肿,输出段位置过高,近段淤滞梗阻;结肠前胃空肠吻合时,横结肠下坠压迫过短输入段;或输出段系膜压迫输入段;结肠后吻合时,横结肠系膜与胃壁间缝线撕脱,压迫远近段空肠。

输入段梗阻分为急性梗阻和慢性梗阻两类。急性梗阻表现为上腹饱胀、剧痛,呕吐物或胃管抽出物内缺乏胆汁,易发生十二指肠残端破裂或肠壁坏死。慢性肠梗阻输入段显著扩大,直至肠内压力增高到一定程度,强烈蠕动时,大量液体倾入胃内发生呕吐。呕吐物多为胆汁,呕吐后症状缓解,数日内反复发作。

术中应避免输入段过长、过短,防止结肠系膜切口撕脱。输入段梗阻轻者,先行非手术疗法,经过较长时间治疗后常可自愈。非手术治疗无效者和输入段急性梗阻时应及时手术治疗。手术方式采用输入段与输出段侧侧吻合;或切断输入段将其与输出段行端侧吻合,将吻合口移向近段,以矫正输入段过长;将比尔罗特Ⅱ式改为比尔罗特Ⅰ式手术等。

②输出段梗阻:输出段梗阻多发生于手术后 7~14d 内,可能与功能性痉挛、吻合口水肿、炎症、粘连、结肠系膜切口边缘缝线撕脱压迫等有关。经禁食、胃肠减压处理,多能自行恢复。

③内疝:可发生于手术后数天、数月甚至几年之后。多发生于比尔罗特Ⅱ式吻合术后,空肠输入段较长,结肠前胃空肠吻合多见。因此手术时空肠输入段不宜过长,胃空

肠吻合口形成间隙必须缝闭。一旦发生内疝,须急诊手术复位,缩短过长输入段,如发生肠坏死,应切除坏死肠管,重建胃空肠吻合。

(5)胃肠吻合口功能障碍:有人称之为残胃潴留、胃无张力症或胃瘫。临床表现呕吐物不含胆汁,钡剂检查钡剂不能通过吻合口,胃镜检查吻合口边缘水肿,但很少会堵塞吻合口。可发生于术后3～4d或8～10d。原因可能与残胃弛张无力、吻合口局部肠麻痹和运动功能紊乱、吻合口水肿及吻合口过小胃壁翻入过多有关。治疗:胃肠减压、洗胃、加强营养。胃肠动力药可用新斯的明、甲氧氯普胺(胃复安)等。部分水肿严重者少量应用激素,一般数天至3周恢复,再次手术应慎重。

(6)胆囊结石和胆囊炎:少数病例术前即有胆囊结石、胆囊炎。有的与迷走神经肝支切断胆囊排空障碍有关。多数病人术后表现为胆囊增大,但脂餐后排空功能无障碍。术中应避免损伤迷走神经肝支,争取多做比尔罗特Ⅰ式吻合术,症状严重的胆囊结石和胆囊炎可行胆囊切除术。

2.远期并发症 溃疡复发、碱性反流性胃炎、倾倒综合征、贫血及营养障碍和残胃癌等,此处不再赘述。

二、腹腔镜手术治疗胃十二指肠溃疡穿孔

由于抗酸药及抗幽门螺杆菌药物的临床应用,现在大部分胃十二指肠溃疡病人都可经内科治疗痊愈。但对出现并发症如穿孔、幽门梗阻,或经内科正规治疗无效的病人,外科手术是最终且有效的治疗手段。

1.常规建立气腹 体位见图23-16。套管置放位置见图23-17。

2.手术操作 沿胃壁找到穿孔处,吸净

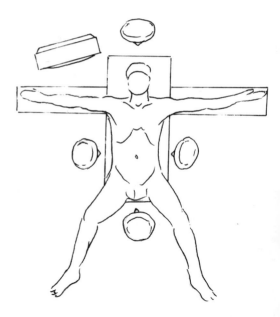

图 23-16 手术体位

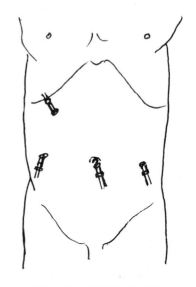

图 23-17 腹部穿刺孔位置

渗液。用丝线经穿孔全层缝合。缝合的方向和缝线的分布同于开腹手术。为保证全层缝合,缝针须从浆膜面进针,从黏膜面出针,在穿孔处夹出缝针。再将缝针从穿孔处的黏膜面进针,穿孔的另一侧浆膜面出针(图23-18)。根据穿孔的大小决定缝合的针数。上下两针要缝在正常的肠壁上(图23-19)。然

穿孔修补完毕后,行腹腔冲洗。将穿孔修补处置于盐水中,同时经胃管注气,查看有无漏气,如有漏气可将网膜覆盖穿孔或表面喷涂纤维蛋白胶。应常规放置腹腔引流管。

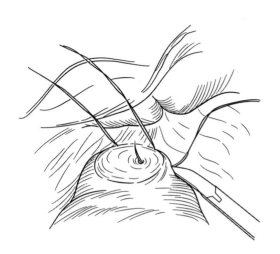

图 23-18　缝合穿孔

后逐一打结。腹腔镜打结时因无手感,打结宜慢,避免造成溃疡面切割。如穿孔较大,缝合张力大,则直接用大网膜覆盖穿孔部位,缝合固定大网膜即可。

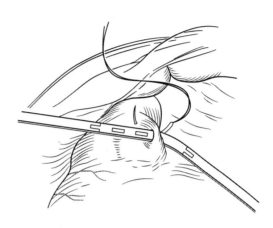

图 23-19　缝线的位置

第24章 胃癌手术

一、胃癌根治切除术（D₂手术）

D₂手术，是经典的胃癌根治手术，日本称为"胃癌的标准手术"。手术切除范围比 D₂手术大的，常称为胃癌的扩大手术，手术范围小于 D₂的，称为缩小手术。不同类别手术的对象、术式见表24-1。

表24-1　胃癌切除手术的术式选择

手　术	对　象	术式
缩小手术	EMR 适应证之外，淋巴结转移可能性小的早期胃癌	切除范围缩小，淋巴结清扫范围缩小
典型手术	缩小手术适应证之外的 SM 癌，T_2，T_3 的 $N_0 \sim N_2$，P_0，H_0	2/3 以上胃切除，D_2 淋巴结清扫
扩大手术	其他器官转移（＋），或 N_2（＋）以上的淋巴结转移	受浸润的器官合并切除，$D_2 + \alpha^*$，D_3 手术
非治愈性手术	没有根治可能的进展期胃癌	减瘤手术，姑息手术等

＊．$D_2 + \alpha$ 手术是 D_2 手术加特定部位的淋巴结切除

从上述列表可以看出，所谓胃癌的典型手术，是指缩小手术和扩大手术之外的胃癌根治性切除手术，即 2/3 以上胃切除加上 D_2 淋巴结清扫的手术。

日本第 15 版《胃癌处理规约》中，对 D_2 手术的淋巴结切除范围有所扩大，即幽门侧胃癌要切除沿肝动脉的淋巴结（No. 12a）和脾动脉干近端淋巴结（No. 11p）；幽门窦癌还要追加沿肠系膜上静脉的淋巴结（No. 14v）的切除（图 24-1 至图 24-4）。

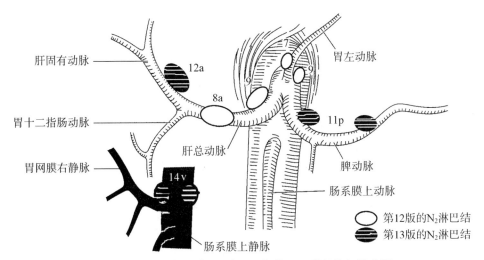

图 24-1　日本第 15 版《胃癌处理规约》D₂ 淋巴结切除范围

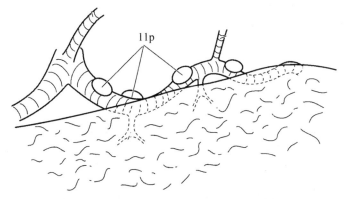

图 24-2　脾动脉干近端淋巴结(No. 11p)的切除

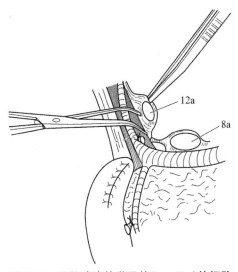

图 24-3　沿肝动脉的淋巴结(No. 12a)的切除

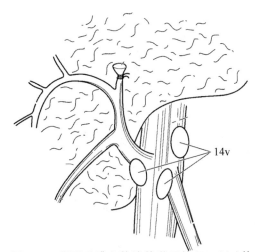

图 24-4　沿肠系膜上静脉的淋巴结(No. 14v)的切除

(一)远侧(幽门侧)胃癌根治切除术

【适应证】

术前检查及术中所见无肝、肺等处远位转移,仅有局部腹膜种植,浸润其他器官时的胃癌仍有切除可能。年龄没有限制。

【术前准备】

1. 入院后禁烟,进行肺功能检查及肺功能训练。

2. 有呼吸道感染者应用抗生素。

3. 全身情况不良及重要器官功能不全者,应与相关科室会诊。严重低蛋白血症者、贫血者,术前开始静脉营养予以纠正。

4. 取得病人合作并安定情绪。

5. 术前入浴,清洁术区,灌肠。手术前晚用催眠药。清晨灌肠,插胃管。

【手术步骤】

1. 开腹 上腹正中切开,切口要有足够长度,通常剑突上 2～3cm 到脐下 2～3cm,必要时切除剑突(图 24-5)。牵开后探查有无肝脏和腹膜转移及淋巴结转移情况,肠管、胆囊有无病变。为防止损伤脾,可用大棉垫置于左膈下脾外侧,使脾靠近中线以减少张力。

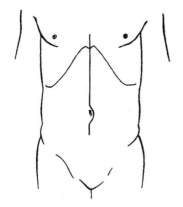

图 24-5 切口位置

2. 手术操作次序 ①松动十二指肠,清扫部分主动脉周围淋巴结(No.16);②清扫肝十二指肠韧带,胰头后方淋巴结;③切除大网膜及横结肠系膜前叶;④离断十二指肠;⑤

肝总动脉周围、门静脉上缘、腹腔动脉周围、脾动脉周围淋巴结清扫,然后切断胃左动脉,沿胃壁清扫小弯侧至食管胃结合部;⑥离开肿瘤充分距离处切除胃,比尔罗特Ⅰ式重建(图 24-6)。

3. 切开后腹膜松动十二指肠 向左牵引十二指肠降部,沿其外缘剪开侧方的后腹膜,松动十二指肠和胰头部,以利于后腹膜的清扫。向左至显露下腔静脉、左肾静脉和腹主动脉的左缘。向下至结肠的肝曲。向上达肝十二指肠韧带上缘的高度。左肾静脉下方,腹主动脉周围的淋巴结(No.16)清扫时几乎没有出血。为防止淋巴漏,需结扎结缔组织(图 24-7)。

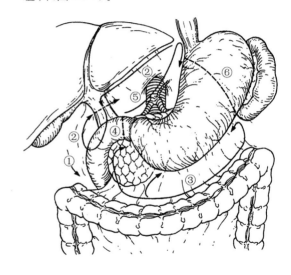

图 24-6 操作顺序①→⑥

4. 肝十二指肠韧带的清扫

(1)沿肝缘的附着处全长切开肝十二指肠韧带后,清扫韧带内的淋巴结,触诊确认肝固有动脉位置后,在其下方从胆囊管汇合处至十二指肠外侧缘切开韧带。

清扫的顺序是:①肝固有动脉前面→韧带的左缘;②胆总管前面→门静脉后方→韧带的左缘;③门静脉前面→肝固有动脉的后面→韧带的左缘。最好整块切除以上淋巴结及其周围结缔组织→整块切除(图 24-8)。

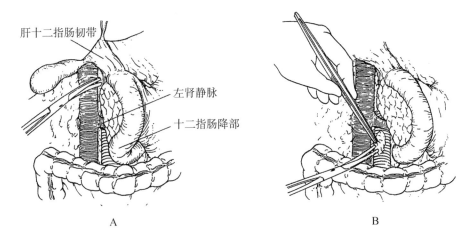

图 24-7 松动十二指肠、胰头部
A. 松动范围；B. 切除胰头后淋巴结

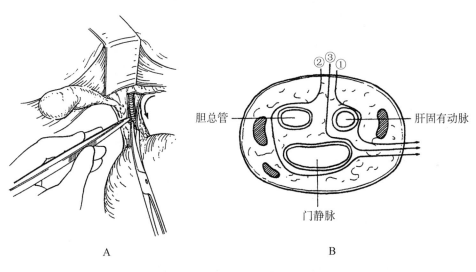

图 24-8 清扫肝十二指肠韧带内淋巴结(1)
A. 切开韧带；B. 清扫顺序(断面图)

（2）切除的浆膜向上剥离直至露出肝动脉外膜。在十二指肠上缘处显露胃右动脉根部、肝总动脉及胃十二指肠动脉的起始处。在胃右动脉根部结扎切断该动脉。向下剥离直至露出胆总管，与已松动的胰头后方的淋巴结及薄的结缔组织一起切除（图 24-9）。见到流入胰实质内的小血管要一一结扎。

（3）将从胆总管、胰头后方切除下来的组织向下方牵引，从门静脉下缘处剥离，并在肝十二指韧带的后方拉向上方后，继续游离门静脉前面和肝动脉后面。可在门静脉后面，用手指夹住清扫下的组织推向内上方，使操作变得容易。最后将清扫的组织从肝动脉、胃十二指肠动脉的分叉处切下（图 24-10）。

5. 胃大弯侧的处理

（1）松动十二指肠侧腹膜的剥离面，在降

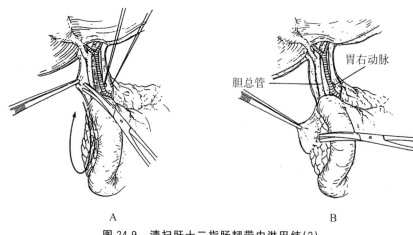

图 24-9 清扫肝十二指肠韧带内淋巴结(2)

A. 清扫韧带右缘;B. 清扫胰头后方

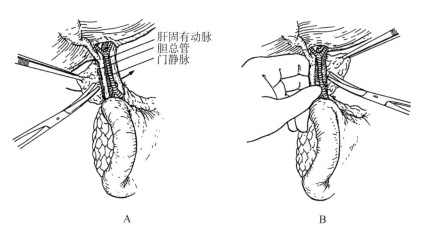

图 24-10 清扫肝十二指肠韧带内淋巴结(3)

A. 清扫韧带后方;B. 在韧带左缘切下淋巴组织

部和结肠肝曲处移行至横结肠系膜的前叶,这是一个完整的层面。下牵横结肠,沿结肠上缘切断系膜前叶。前叶的左 1/3 易于剥离,游离向胰的下缘方向进行至露出结肠系膜的血管(图 24-11)。注意过度牵引结肠会引起静脉撕裂。

(2)继续剥离前叶至露出胃结肠静脉干、胃网膜右静脉、肠系膜上静脉根部。在肠系膜上静脉周围清扫(No. 14)淋巴结后,在根部切断胃网膜右静脉。前叶的剥离移行至胰的包膜向右至露出胃十二指肠动脉。在十二指肠壶腹部下缘,胰十二指肠动脉的分叉处

切断胃网膜右动脉(图 24-12)。至此,幽门下淋巴结(No. 6)清扫结束。

(3)前叶剥离向横结肠中部进展,并延及脾下缘。在结肠脾曲外侧切开后腹膜,完全游离后,沿横结肠上缘切断大网膜(图 24-13)。

(4)将大网膜、横结肠系膜前叶一起牵向上方,向胰尾侧剥离胰包膜。在脾门处显露胃网膜左动脉。在动脉根部切断第一个分支,并继续向大弯侧游离 5cm,保留 2 支胃短动脉、静脉。游离胰包膜至胰上缘显露脾(图 24-14)。此时 No. 4、No. 6、No. 14 淋巴结清扫结束。

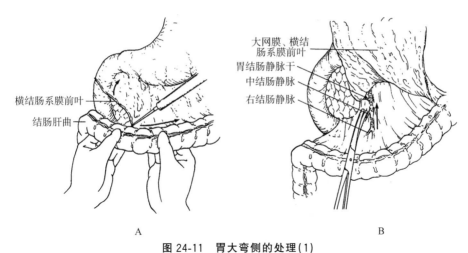

图 24-11 胃大弯侧的处理(1)

A. 切断横结肠系膜前叶;B. 游离向胰上缘进行

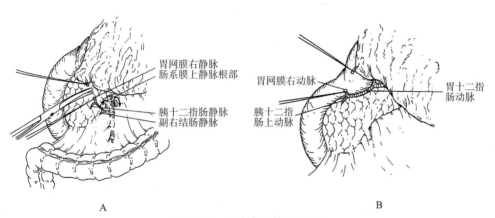

图 24-12 胃大弯侧的处理(2)

A. 切断胃网膜右静脉;B. 切断胃网膜右动脉

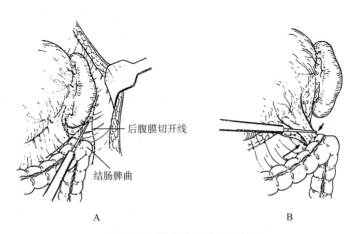

图 24-13 胃大弯侧的处理(3)

A. 胃大弯左侧大网膜切断线;B. 切断大网膜左缘

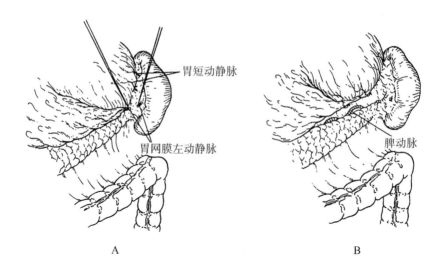

图 24-14 胃大弯侧的处理(4)
A. 切断胃网膜左动脉分支;B. 切断胃短动静脉

6. 切断十二指肠 在幽门括约肌下游离十二指肠的上下缘,加小儿肠钳后切断十二指肠。切缘离开肿瘤要有充分的距离。胃拉向右上方,直视下展开胰上缘和腹腔动脉周边(图 24-15)。

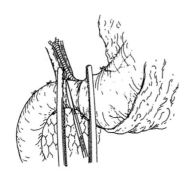

图 24-15 切断十二指肠

7. 肝总动脉周围清扫

(1)清扫顺序:①继续剥离胰包膜至肝总动脉前面及上缘,清扫肝总动脉前淋巴结(No.8a);②游离肝总动脉至胃十二指肠动脉分支处,显露门静脉,在根部切断胃左静脉,沿门静脉上缘清扫肝总动脉后淋巴结(No.8p);③游离肝动脉后面,切除的组织与从肝十二指肠韧带处切下的组织一起移向腹腔动脉根部的剥离(图 24-16)。

(2)剥离胰上缘包膜后,沿上缘清除肝总动脉和胰腺间的结缔组织。手指用纱布将胰腺向下牵引可使操作容易进行。然后在肝总动脉分出胃十二指肠动脉处,显露门静脉,并确认胃左静脉,在根部切断胃左静脉。把门静脉上缘和脾静脉上缘的结缔组织切除,并转向肝总动脉的后面(图 24-17)。

8. 肝总动脉、腹腔动脉周围的清扫 肝总动脉的后面游离直至露出动脉的外膜,向上牵拉清扫的组织。在腹主动脉的右侧结扎切开后腹膜,向左上牵拉组织可剥离肝总动脉起始段,使腹腔动脉右侧显露。此时可一同切断主动脉前面的膈肌脚的一部分(图 24-18)。

9. 清扫腹腔动脉周围、胃左动脉根部 剥离腹腔动脉周围直至露出动脉外膜,动脉周围有坚硬的白色腹腔神经丛,可钳夹后锐性切除。同法游离腹腔动脉左侧缘,显露胃左动脉的分叉处,双重结扎、切断胃左动脉(图 24-19)。淋巴结 No.7、No.8、No.9 清扫结束。

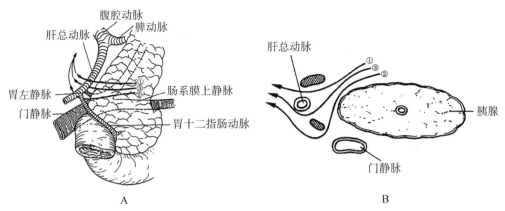

图 24-16　清扫肝总动脉周围(1)

A. 局部解剖(手术台体位图);B. 清扫顺序

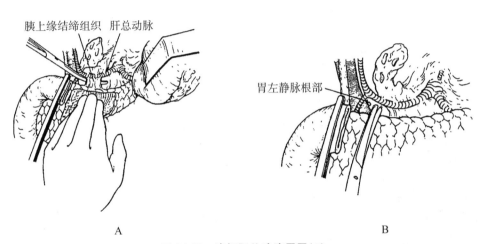

图 24-17　清扫肝总动脉周围(2)

A. 清扫动脉上下缘;B. 转入清扫动脉后面

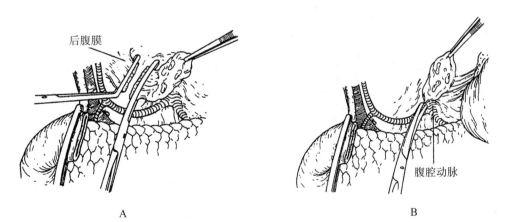

图 24-18　清扫肝总动脉和腹腔动脉周围

A. 切下肝总动脉周围淋巴结;B. 清扫腹腔动脉周围

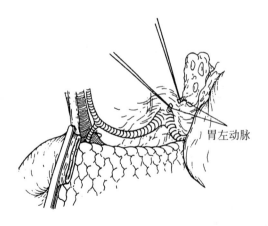

图 24-19 清扫腹腔动脉周围，切断胃左动脉根部

10. 脾动脉周围清扫 从脾动脉在腹腔动脉的起始处向胰尾侧进行，切除胰上缘及动脉周围的结缔组织。脾动脉有很多分支入胰，要一一结扎。在根部切断胃后动脉，进入脾门部清扫。如有可疑转移淋巴结存在，要翻转脾胰尾进行清扫，此时，No.11 已清扫结束（图 24-20）。

11. 贲门右侧清扫 沿肝缘切断肝胃韧带至食管胃结合部，转向食管前切开腹膜，向下剥离面达 5cm。贲门处前后壁血管分开结扎，No.1 切除终结（图 24-21）。小弯侧腹膜缺损尽可能修复之。

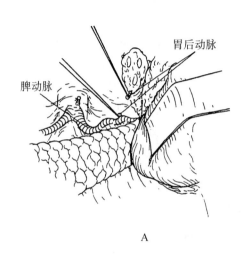

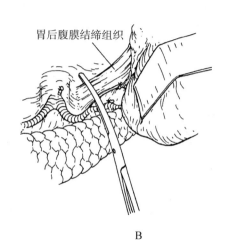

A   B

图 24-20 清扫脾动脉周围

A. 切断胃后动脉；B. 清扫脾动脉周围

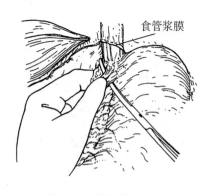

图 24-21 清扫贲门右侧

12. 胃切除 小弯侧离贲门 2～3cm，大弯侧离胃短动脉最下支下数厘米为切除线（次全胃切除）。切断面有出血时应缝扎（图 24-22）。

13. 胃十二指肠吻合 端端两层缝合（图 24-23）。

（二）近侧（贲门侧）胃癌根治切除术

【适应证】

局限于胃上部的胃癌，肿瘤远侧应有适当距离。切除线：表浅型胃癌为 2cm 以外，

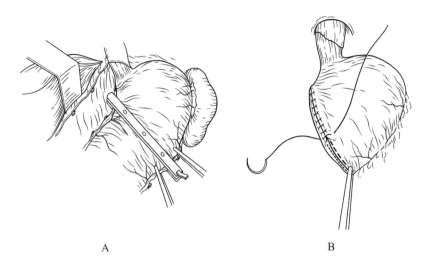

A

B

图 24-22　切除胃

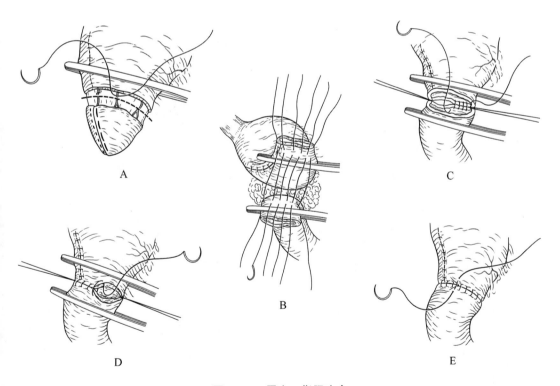

图 24-23　胃十二指肠吻合

A. 切去残胃大弯侧尖角;B. 缝合后壁浆肌层;C. 缝合后壁全层;D. 缝合前壁全层;E. 缝合前壁浆肌层

局限型胃癌为 3cm 以外,浸润型胃癌为 5cm
以外。

幽门上下、大弯侧右侧淋巴结无转移。

【术式选择】

1. 路径　胸骨纵行切开加上腹正中切
开;左胸斜切开;左腹胸联合切开;左进胸经
膈进腹。

食管纵隔淋巴结转移——开胸＋胰体尾
脾合并切除。

2. 再建方法　带蒂空肠移植,用于绝对
治愈切除;R-Y 吻合适于非治愈切除。残胃
空肠吻合再建可不加幽门成形术。

【手术步骤】

1. 开放结肠左曲和脾下极间的腹腔
进腹后,切开结肠左曲外侧腹膜,将横结肠拉
向下方,展开脾下极的间隙。从此开始切开
横结肠左半部的大网膜,并剥离横结肠系膜
前叶(图 24-24)。

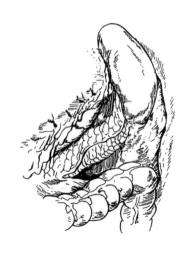

图 24-25　游离脾和胰尾

止损伤肾上腺。向后腹膜一侧用力游离不会
伤及肾上腺。不可轻视肾上腺的出血,必要
时以无损伤针缝扎止血(图 24-26)。

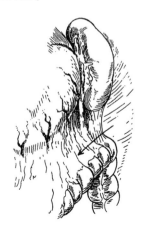

图 24-24　切开结肠左曲外侧腹膜

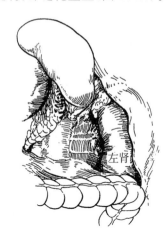

图 24-26　开放脾胰与左肾间的间隙

2. 游离脾和胰尾部　将脾和胰尾部从
后腹壁游离并拉向上方,如果游离面合适,出
血很少。将胰尾和脾门从后腹膜腔上游离开
来,并进展到脾后面和外侧面,延至脾的后外
侧缘。应将脾和胰尾一周游离,并将脾翻向
内侧,剥离胰体部的后面(图 24-25)。

3. 翻转脾和胰体尾部,开放后腹膜间隙
开放脾和胰尾后面的腹膜腔,谨慎剥离,防

4. 清扫左肾静脉、左肾上腺静脉周围
以左肾静脉为标志,清除静脉前面的脂肪组
织,显现静脉壁。左肾静脉和左肾上腺静脉
分叉处一定有淋巴结存在,在左肾静脉的下
缘进行淋巴结切除较为方便。显露左肾动
脉,清扫腹主动脉左缘的脂肪组织(图 24-
27)。

5. 清扫腹腔动脉干周围,在根部切断胃

结,可切除 4～5 个淋巴结送检(图 24-29)。

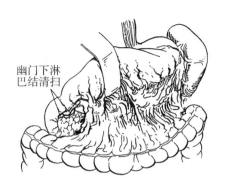

图 24-29　胃大弯侧的清扫

7. 标记胃切断线　离开幽门环大弯侧 10cm 和小弯侧 5cm 处各做标记,在标记处大弯侧结扎切断胃网膜右动、静脉,注意保留残胃的血管供应,并切除大网膜。大小弯标记处的连线,就是以后胃的切断线(图 24-30)。

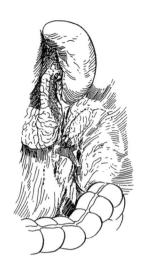

图 24-27　左肾前面的清扫

左动脉　翻开脾和胰体尾部,显露肾静脉、肾上腺静脉和肾上腺,并在其内侧进行清扫。腹腔动脉和胃左动脉的根部埋没在腹腔神经丛中,一点点切断神经后可以显露出腹腔动脉。进而露出胃左动脉,切除血管周围的淋巴结,并在根部切断胃左动脉(图 24-28)。

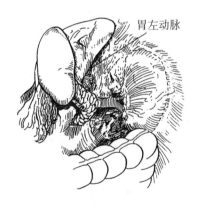

图 24-28　在根部切断胃左动脉

6. 切除胃大弯淋巴结右群和幽门下淋巴结　手术野移向胃大弯。切开大网膜,注意不伤及胃网膜右动、静脉。切除幽门下淋巴结和大弯侧淋巴结右组,如有条件应送病检以确定有无癌转移。有肿大的淋巴结应在手术开始时即先摘除送病检,如无肿大淋巴

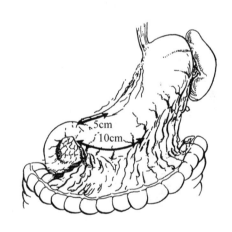

图 24-30　标记胃切断线

8. 离断大网膜,游离胃小弯,切断小网膜　在大网膜附着于横结肠处切断左侧大网膜。在肝十二指肠韧带内找到肝固有动脉,在根部切断胃右动脉。在肝缘处切断小网膜的附着部。这个操作,清扫了幽门上淋巴结和胃窦部小弯侧淋巴结。有条件时应将这两处淋巴结送冷冻,查有无癌转移(图 24-31)。

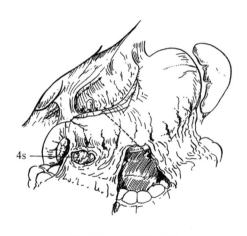

图 24-31　游离胃小弯

9. 切断胃脾韧带,开放脾门,清扫脾门部淋巴结

(1)如果幽门上、下淋巴结及胃窦部小弯侧淋巴结和大弯侧淋巴结右组无癌转移,则可行贲门侧胃切除术。

在根部切断胃网膜左动、静脉,靠近脾结扎、切断胃脾韧带。切断胃短动脉后,开放脾门部,清扫脾门淋巴结(图 24-32)。

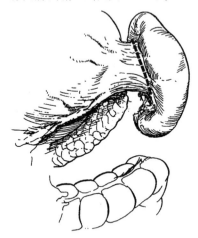

图 24-32　清扫脾门部

(2)脾门淋巴结的清扫开始于脾门部脂肪组织的切除。由于脾和胰尾已经游离,脾门的前面和后面清扫都较方便。脾门部淋巴结如有转移,即行脾切除。

清扫淋巴脂肪组织后,只留下脾门的动、

静脉血管,进而转向脾动、静脉淋巴结的清扫(图 24-33)。

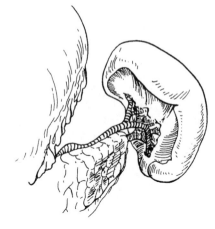

图 24-33　清扫脾动脉周围

(3)游离胃底和胃大弯,结扎切断胃后动静脉。因为脾、胰尾和脾门已经游离,胰上缘的操作可以在良好视野下进行。在清扫脾动脉周围淋巴脂肪组织时,有数支细小的血管进入胰体内,予以妥善结扎,切断。脾动脉的行径各人不同,有的走行于胰上缘,有的走在胰背面,注意不要损伤血管。沿胃大弯向上将胃底部从后腹膜上游离开来(图 24-34)。

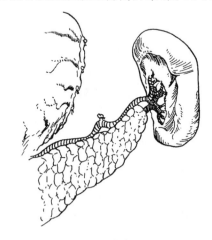

图 24-34　游离胃底部

10. 在食管裂孔部结扎、切断左膈下动脉　在横膈的食管裂孔部左缘,有一左膈下动脉,切开后腹膜可见到走向贲门大弯侧的

膈下动脉。在近膈肌处切断膈下动脉。此时食管裂孔扩大，可见到膈肌左脚的肌束，注意此处有无转移的淋巴结（图24-35）。

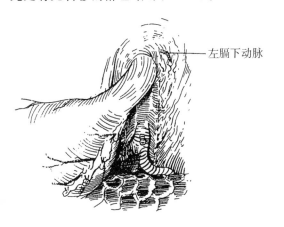

图24-35　切断左膈下动脉

11. 切断胃窦部　离幽门口小弯侧5cm，离大弯侧10cm处，即原定的胃切断线上切断胃（图24-36）。

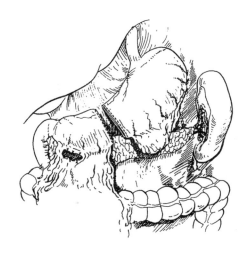

图24-36　切断胃窦部

12. 清扫肝十二指肠韧带和肝总动脉周围淋巴结　在切断胃右动脉时，显露出肝固有动脉的内侧，切除其后面的结缔组织和神经丛，清扫No.12a淋巴结。接着清扫胃十二指肠动脉起始部和肝总动脉周围的淋巴结。原先在切断胃左动脉根部时已显露腹腔

动脉的前面和左面，这里的No.9淋巴结已清扫过了（图24-37）。

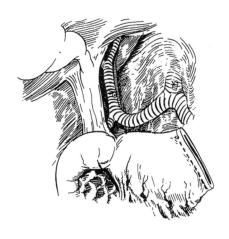

图24-37　清扫肝十二指肠韧带

13. 开放食管裂孔的后方　腹腔动脉已充分显露，后腹膜腔已经开放，可以见到腹腔动脉起始部的食管裂孔的肌束。将切断的胃拉向上方，可见到食管裂孔与食管间的间隙，清扫横膈下的淋巴结（图24-38）。

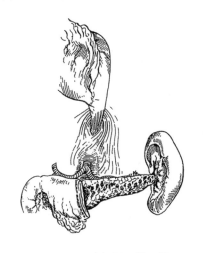

图24-38　清扫膈下淋巴结

14. 开大食管裂孔前部　将胃复位，切开食管裂孔前部的腹膜层，露出食管裂孔的前部，用锐性分离和钝性分离相结合的办法将食管游离出来。用丝线将食管裂孔牵引开来，在牵引线间做两处切开，使食管裂孔开

大,清扫膈肌和食管下段周围的淋巴结(图
24-39)。

15.切断食管　将胃下牵,切断食管前
后两支迷走神经干,于贲门上方 3cm 处,在
两钳间剪断食管(图 24-40)。

16.消化道重建

(1)食管胃吻合术(图 24-41)。

(2)空肠间置食管胃吻合术(图 24-42)。

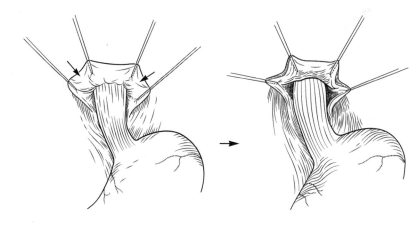

图 24-39　清扫下段食管周围淋巴结

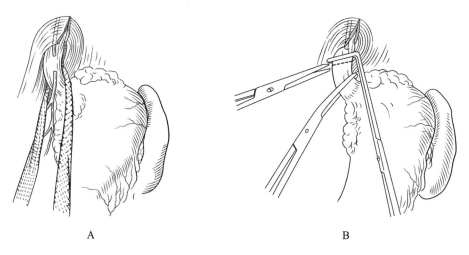

A

B

图 24-40　切断食管

A. 下拉胃并切断迷走神经;B. 剪断食管

(三)全胃切除术

【适应证】

1.全身情况　能获得根治性或姑息性
手术效果时,即使低营养状态的病人伴有心
肺、肝、肾轻度损害,也为适应证。

2.局部适应证

(1)胃癌在胃壁上的进展涉及全胃的大
块性癌、弥漫性浸润型癌、广范围的表层进展
型早期癌。

(2)癌主要占据部位和淋巴结:①上部胃
癌伴有幽门上、下淋巴结转移;②中部胃癌波
及胃上、下部;③下部胃癌波及胃中、上部,左
右贲门淋巴结有转移。

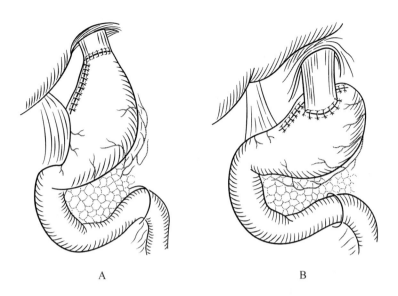

图 24-41 食管胃吻合术

A. 食管胃端端吻合;B. 食管胃端侧吻合

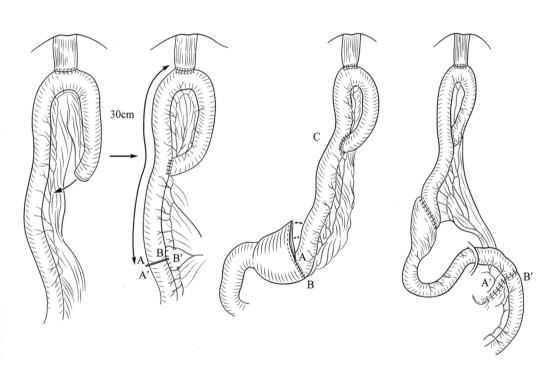

图 24-42 空肠间置食管胃吻合术

A-B. 空肠切断端与残留胃端端吻合;A'-B'. 空肠切断端与 Treitz 韧带下的空肠断端做端端吻合;
C. 为间置的 P 形空肠襻

（3）胃壁外浸润需合并胰体尾、脾切除。

【术式选择】

1. 单纯全胃切除　广泛表层进展型早期胃癌以 $D_1 \sim D_2$ 可以充分清扫的病例。

2. 全胃加其他器官合并切除

（1）胰体尾脾合并切除：广泛的进展期胃癌需要 D_2 以上清扫者，或侵及胰体尾者。

（2）斜的胸腹联合切开及食管裂孔周边切除：贲门胃上部癌浸润食管。

（3）Appleby 手术：No.9 需要彻底清扫者。

（4）胰十二指肠切除：No.6、No.8、No.13 转移侵及胰头者。

【术前处理】

贫血、营养不良、低蛋白血症不能进食者术前静脉营养。肺功能不全或高龄者指导腹式呼吸，并改善呼吸功能。

【手术步骤】

1. 皮肤切开，开腹　正中切开，必要时胸腹联合切开（图 24-43，图 24-44）。

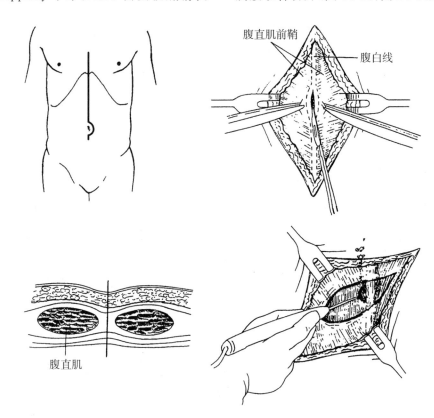

图 24-43　切口和切开

2. 腹腔探查、术野的展开　开腹后首先探查癌肿的范围，肝、腹膜转移情况。用悬吊拉钩展开术野，切除剑突有利于贲门处的操作（图 24-45）。

3. 松动胰头十二指肠（Kocher 切开）切开十二指肠的外侧缘腹膜，暴露范围：内侧——下腔静脉向左至腹主动脉前面；上方——胆总管下缘的外侧端；下方——十二指肠水平部后面。下腔静脉和腹主动脉间有较大淋巴结存在，应确认此处有无转移（图24-46）。

4. 翻转胰脾　左手放到左膈下，脾向右上方抬起，露出脾肾间隙和脾膈韧带，切断之。向上剥离左肾筋膜，沿脾动脉走行的淋

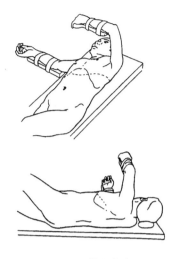

图 24-44 体位与切口

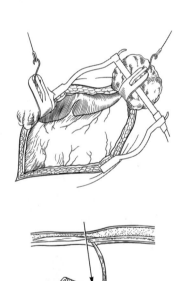

图 24-45 展开手术野

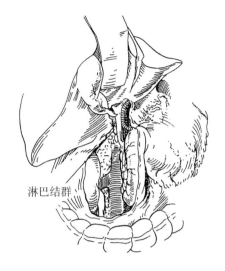

淋巴结群

图 24-46 翻转胰头十二指肠部

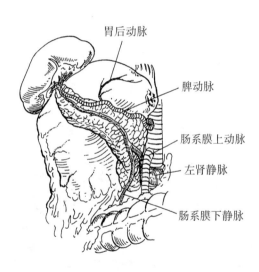

胃后动脉

脾动脉

肠系膜上动脉

左肾静脉

肠系膜下静脉

图 24-47 翻转胰脾

巴结群和胃一起从后腹膜被游离（图 24-47）。

5. 切除大网膜，横结肠系膜前叶　铺开横结肠，全长切除大网膜和横结肠系膜前叶。脾托向左侧，从脾下极开始并沿层面进行可达胰头并显露胰头。剥离胰头前面包膜，确认胃十二指肠动脉起始部和肝总动脉后，进一步清扫肠系膜上动脉周围，中结肠动脉周

围淋巴结 No.15 可以清扫掉（图 24-48）。

6. 清扫肠系膜上血管根部及幽门下淋巴结　胰头下缘处即为肠系膜上动脉、静脉的根部，是清扫幽门下淋巴结 No.6 的对象。进入胰头部的小动脉、静脉要结扎，尽可能整块清扫。No.6 并不和胃网膜右动脉并行，可分二次清扫。胃网膜右动脉从胃十二指肠动脉分出，确认后可用甲状腺探针从其下穿过，同时包括少许胰腺组织一并集束结扎切断（图 24-49）。

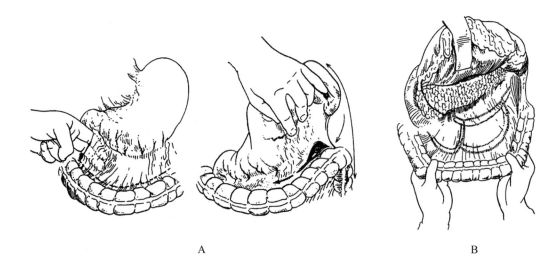

图 24-48　胃大弯侧的游离

A. 切除大网膜和横结肠系膜前叶；B. 游离至胰上缘

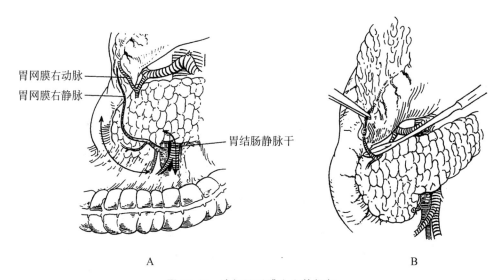

胃网膜右动脉

胃网膜右静脉

胃结肠静脉干

图 24-49　清扫肠系膜上血管根部

A. 清扫范围与方向；B. 切断胃网膜右动脉

7. 切除小网膜，切断胃右动脉和静脉
拉紧小网膜，尽可能贴近肝缘切断。有时可
遇到从胃左动脉分出的左副肝动脉，也一并
结扎切断。向食管裂孔处进展。然后进入肝
十二指肠韧带剥离之。确认胃右动脉、静脉
后，在根部切断之（图 24-50，图 24-51）。

8. 切断十二指肠　十二指肠小弯侧受

十二指肠上动脉（来自肝动脉）和胃十二指肠
动脉的分支营养，切断这些血管可以游离十
二指肠至足够的长度。癌未波及幽门括约肌
时，十二指肠不必切除过长。波及幽门括约
肌时，离开癌肿 2～3cm 处切断十二指肠（图
24-52）。

9. 肝总动脉干淋巴结清扫　No.8 是胃

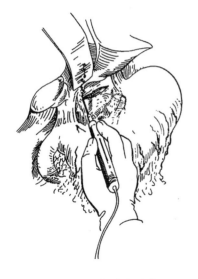

图 24-50 切除小网膜

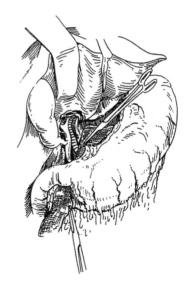

图 24-51 切断胃右动脉

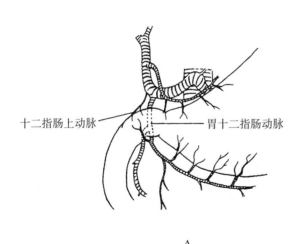

十二指肠上动脉　　　　　　　　胃十二指肠动脉

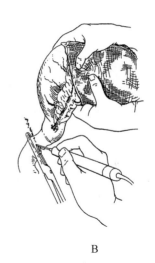

A　　　　　　　　　　　　　　　　B

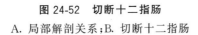

图 24-52 切断十二指肠

A. 局部解剖关系;B. 切断十二指肠

下部和胃后壁癌进展的首要关口,首先要明确胃左静脉的走行,在其根部切断。切断肝总动脉的细小分支,把肝总动脉淋巴结(前面 No.8a,后面 No.8p)与周围脂肪组织一同从后腹膜中切除,游离向着腹腔动脉处进行(图 24-53)。剥离 No.8p 时,也可在肝总动脉处加牵引带。

10. 清扫肝十二指肠韧带和胰头后面

按胃下部癌方法清扫肝十二指肠韧带的左右

侧。图 24-54 显露肝总动脉、胃十二指肠动脉、肝固有动脉的三叉处。确认胆总管后,将其周围的神经丛和结缔组织牵向左内方,用剪刀钝性剥离肝固有动脉内侧,并显露门静脉内侧缘(图 24-55)。为防止损伤胆总管和门静脉,可以用布带牵开肝总动脉和肝固有动脉。胰头后面剥离至腹主动脉(图 24-56)。

11. 清扫腹腔动脉周围和胃左动脉干周

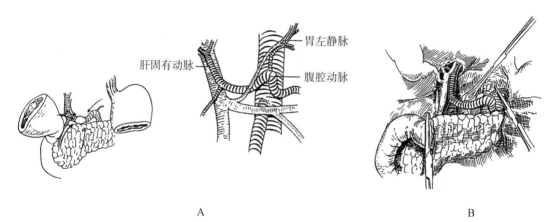

A

B

图 24-53　清扫肝总动脉周围

A. 局部解剖关系；B. 清扫动脉周围淋巴结

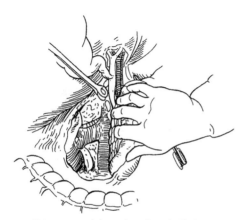

图 24-54　清扫肝十二指肠韧带右缘

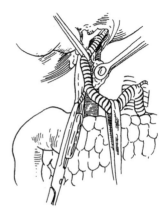

图 24-55　清扫肝十二指肠韧带左缘

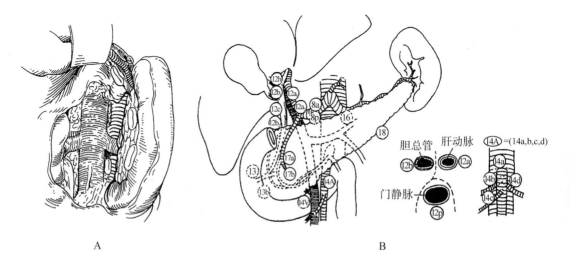

A

B

图 24-56　清扫胰头后方

A. 显露并切除胰后淋巴结；B. 局部淋巴结位置与命名

围淋巴结　向根部显露腹腔干至分出脾动脉处,可见由腹腔神经丛包围的腹腔动脉干(图24-57)。锐性切除神经丛和脂肪组织,显露出胃左动脉(图24-58)。从腹腔动脉干左侧清扫至肝动脉根部。如不显露腹主动脉,则清扫就不能彻底。

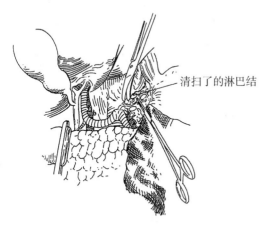

图 24-57　清扫膜腔动脉周围

12. 处理食管裂孔　全周游离食管裂孔处食管,注意不伤及肝左静脉。切断左肝三角韧带,展开腹部食管。切断胃浆膜至横膈的反转部,进而切断左右迷走神经干。切断食管裂孔处包括少许膈肌在内的一周组织,膈下动、静脉多需缝扎切断。如系左胸腹联合切开,横膈有多种切开方法(图24-59)。

13. 切断食管,清扫食管裂孔周围及腹主动脉周围淋巴结　为防止贲门癌和上部胃癌发生上行性扩散,可以在手术开始时切断食管。将食管牵向右前方,用食管钳子夹住,用刀切断食管。如系贲门口癌,应连同食管周围部分膈肌一起切除。贲门右淋巴液流向膈下、贲门右和左肾淋巴结。右肾静脉、主动脉和肾上腺间有肿大淋巴结时转移率高,应予重视(图24-60)。

14. 切断脾动脉、静脉和胰腺部　为清扫 No.11、No.9 淋巴结,需在根部切断脾动、静脉。肠系膜下静脉汇入脾静脉,在汇合处远侧切断,保留肠系膜下静脉。胰腺切断线在脾动脉分出胃后动脉处。用肠钳钳夹后一次切断胰腺。断端出血,妥善认真止血。胰上缘 1/3 处存在的主胰管要妥善结扎,可用褥式缝合,但缝线不得穿通胰管。胰断面用"8"字缝合封闭(图24-61)。

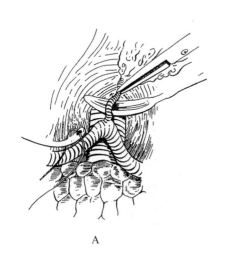

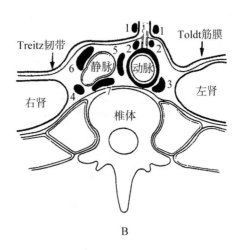

图 24-58　切断胃左动脉

A. 在根部切断胃左动脉;B. 腹主动脉周围的淋巴结分布

1. 腹腔动脉淋巴结;2. 主动脉前淋巴结;3. 主动脉左外侧淋巴结;4. 主动脉右外侧淋巴结;5. 主动脉腔静脉间淋巴结;6. 下腔静脉前淋巴结;7. 下腔静脉后淋巴结

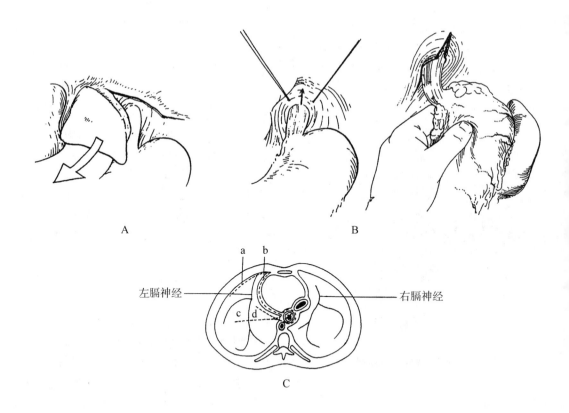

A   B

左膈神经 ————   ———— 右膈神经

C

图 24-59 清扫腹部食管周围

A. 游离肝左外叶；B. 切开膈肌裂孔；C. 切开膈肌的各种方法（a～d）

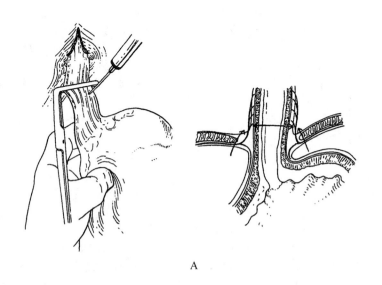

A

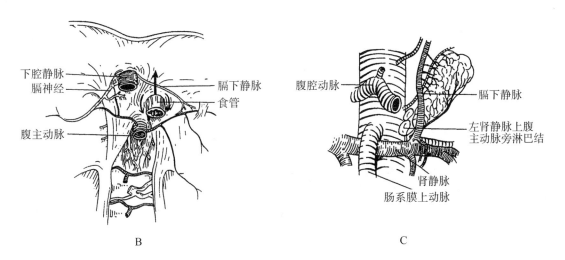

图 24-60　清扫食管周围

A. 切断食管；B、C. 食管周围解剖

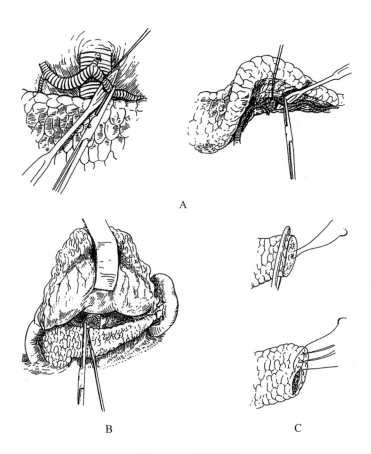

图 24-61　切断胰脾

A. 切断脾动、静脉；B. 切断胰尾，切除脾；C. 缝合胰断端

15. **消化道重建** 可用间置肠管方法重建。方法多种,以安全、易行、并发症少、癌再发可能性小为原则(图24-62,图24-63)。

16. **胃全切合并其他器官切除**

(1)胃、胰、脾、结肠、左肝、左肾——左上腹脏器全切除(图24-64)。

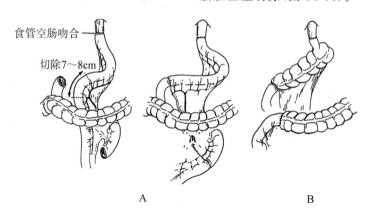

食管空肠吻合

切除7～8cm

A   B

图 24-62 各式消化道重建(1)
A. 空肠代胃术;B. 结肠代胃术

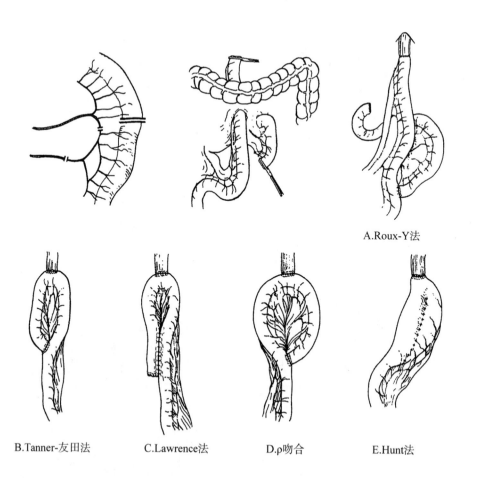

A.Roux-Y法

B.Tanner-友田法   C.Lawrence法   D.ρ吻合   E.Hunt法

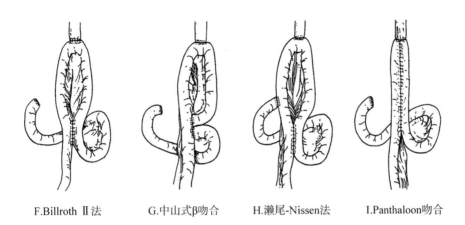

F.Billroth Ⅱ法　　　G.中山式β吻合　　　H.濑尾-Nissen法　　　I.Panthaloon吻合

图24-63　各式消化道重建(2)

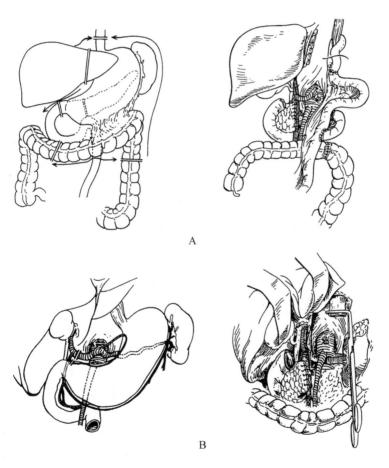

A

B

图24-64　胃全切合并其他器官切除

A. 左上腹脏器全切除术；B. Appleby 手术

（2）Appleby 手术（图 24-64）。

17. 腹腔内修复、引流、关腹　清洗腹腔，按自然位置缝合肠系膜，充分引流腹腔（图 24-65）。

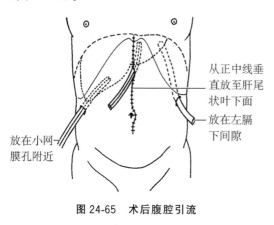

图 24-65　术后腹腔引流

（四）腹腔镜下远端胃切除术

【适应证】

对于 C-stage IA、IB 的胃癌，腹腔镜下胃癌切除术是安全的，手术效果也是肯定的。

【穿刺孔位置】

取头高位。脐部穿刺孔作为观察孔插入腹腔镜。其余穿刺孔见图 24-66。应根据病人体型做适当调整。为保持手术野开阔，可将肝圆韧带用缝线固定在前腹壁上。

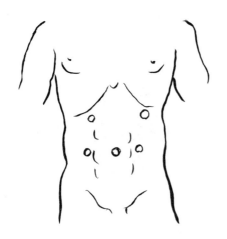

图 24-66　穿刺孔位置

【手术步骤】

1. 切开大网膜清扫 4d 组淋巴结　在胃大弯侧将胃网膜动静脉牵拉呈直线状，沿着血管与横结肠交界处逐段切开，注意不要伤及胃网膜血管和结肠。自左向右离断大网膜，显露胰腺体部（图 24-67）。

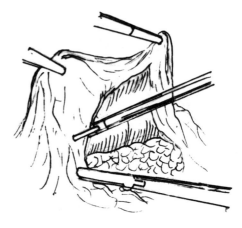

图 24-67　切开大网膜

2. 清除胃网膜左动静脉周围淋巴结 4sb 组　在胃短动脉进入胃底部开始切开大网膜。将横结肠左曲和胰尾部推开，显露胃网膜左动静脉，结扎后，用超声刀离断之，或用丝线结扎后切断血管。

3. 清除胃网膜右血管周围淋巴结 6 组　分离横结肠系膜，向左分段离断大网膜直至十二指肠降部。分别显露胃网膜右动静脉，分别在根部离断或结扎后切断。

4. 游离十二指肠周围　充分游离十二指肠球部（图 24-68）。小心胰头部与十二指肠间的细小血管的出血。

5. 清扫胰腺上缘的淋巴结　切开小网膜，找到胃左动脉，向上牵拉显露胃与胰上缘的皱襞，直至进入肝总动脉的前面。分别清除第 7、8a、9 组淋巴结。离断或结扎切断胃左动脉（图 24-69）。

6. 清除胃右动脉周围淋巴结第 5 组　先从肝总动脉找到肝固有动脉，沿着肝固有动脉左缘向肝门部游离可以找到胃右动脉。

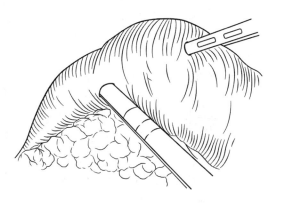

图 24-68 游离十二指肠球部

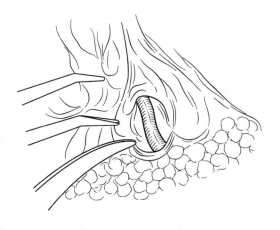

图 24-69 切断胃左动脉

胰腺上缘的淋巴结清除时,会有损伤胃左静脉可能,需要游离出胃左静脉后切断。

7. 清除小弯侧淋巴结及小网膜 小弯侧清扫的重点是要推开脏器,使切开线和超声刀设备方向一致,以避免胃壁损伤的风险。最初切开时为一层薄膜,应注意在恰当的层次进行游离。

8. 切断胃 在全腔镜手术时胃切除线的确定很重要,除非肿瘤位于切除线上。其余则均按照解剖线切除。在大弯侧,首先从胃短动静脉最下支与网膜支之间的空间,从此处开始处理 2 支网膜支血管的部位,定为大弯侧切除线起点。在小弯侧,将胃左动脉的第 1、2 支血管侧部位定为小弯侧切除线的

终点。此外,以自动切割闭合器切断胃时,必须拔除胃管。

9. 用线型切割吻合器行胃十二指肠吻合 三角吻合时,重建操作前首先需要在腹腔镜下确认吻合口张力情况。如有必要时需行十二指肠周围或残胃的游离。将胃大弯、十二指肠的闭合线部位切开 15mm,吸出消化液。胃内插入含有线型切割闭合器钉仓的一臂并轻轻抓持,将闭合器的另一臂缓慢插入十二指肠。行十二指肠、残胃断端侧侧吻合,通过共同开口检查吻合口情况,直线切割闭合器闭合共同开口。

二、胃癌的扩大根治切除术

胃癌的浸润超过浆膜并侵犯周围器官如胰腺、肝脏、脾脏和横结肠时,进行 D_2 手术显然达不到根治的目的,此时需要同时切除部分受累器官,也需要做范围更广的淋巴结清除,这就是胃癌的扩大根治切除术。临床上常用的扩大手术有联合器官切除术、左上腹器官全切除术和腹主动脉周围淋巴结清扫术等。

(一)胃癌联合器官切除术

1. 胃癌切除联合脾、胰体尾切除术 胃上部癌,为了彻底清扫脾门淋巴结(No. 10)和脾动脉干淋巴结(No. 11),采用了脾和胰腺体尾部合并切除的手术。本术式适用于胃上部癌或弥漫型胃癌已侵犯胃后壁者;胃癌已侵犯胰腺体尾部者;脾门、脾动脉干和腹腔动脉周围有淋巴结转移者。

脾脏、胰尾的游离和周围淋巴结切除,在 D_2 手术中已有详细描述。本手术要多游离部分胰腺的体部,一般靠近肠系膜下静脉的左侧切断胰体。靠近腹腔动脉根部切断脾动脉,在肠系膜下静脉汇入处左侧切断脾静脉。要妥善处理胰体的断端,可用结扎主胰管、主胰管注入生物胶封填、使用肠管闭合器和残

端褥式缝合等办法来防止胰漏。

2. **胃癌切除联合胰十二指肠切除术**　侵犯胰头和十二指肠区域的胃癌虽已不列为手术禁忌，但合并胰十二指肠切除的手术仍应严格掌握适应证。其禁忌证是：有远处转移者，包括有肝脏转移不能完全切除者；有较多腹水者；不能耐受手术者。

适应证：①胃远侧局限性癌、溃疡呈深掘状、溃疡底部侵及或穿入胰头组织中；②淋巴转移局限于胃的第1、2站淋巴结；③十二指肠第1段受累或幽门下淋巴结转移侵及胰头者。

手术要点：由于原发灶不在胰十二指肠壶腹区域，本手术有不同于单纯的胰十二指肠切除手术之处。病人没有阻塞性黄疸，胆总管和主胰管一般不扩张，癌肿较少侵犯门静脉，同时要切除胃大部或全胃。胰头和胰体部的游离多无困难，困难在于消化道重建，特别是胆肠吻合、胰肠吻合及胰腺断端的处理。直径＜1cm的胆总管或肝总管与空肠的端侧吻合一般只能手工缝合。手术技巧请参阅第9章"不漏不堵做吻合"。胰管壁细而薄，最好插入胰管导管单独引流胰液至肠内或体外。本手术创伤大，腹腔内渗出多，要有通畅的腹腔引流。

3. **胃癌切除联合肝部分切除术**　胃癌向肝的转移，可直接浸润，也可经血行转移。上部胃癌，特别是前壁肿块可侵犯肝左叶。经门静脉的血行转移通常为多灶性而失去根治的可能。

局灶性的肝转移，行肝局部不规则切除能延长生存期。肝左外叶切除和左半肝切除，要严格掌握适应证。

4. **胃癌切除联合横结肠部分切除术**　胃中下部癌可累及横结肠系膜、横结肠，向中结肠动静脉根部的淋巴结转移。对这些病例，在行胃癌根治术同时，切除横结肠系膜和部分横结肠能提高手术效果。由于手术前不能判定向结肠转移的情况，在没有肠道准备的情况下做结肠切除会增加手术风险。所以，对进展期胃癌，特别是胃的中下部癌，手术前进行肠道准备并不多余。

(二)左上腹器官全切除术

位于左上腹的器官有胃、脾、胰腺、肝左叶和横结肠。胃癌联合器官切除术的进一步扩大，就包括了上述器官。左上腹器官全切除术的范围，包括全部大网膜、横结肠及其系膜、胰腺体尾部、脾、左肝、左肾和左肾上腺，再加上全胃。如果胃上部癌已经侵犯食管，还要开胸切除部分食管(图24-70)。此手术创伤极大，手术前要充分估计手术结果的得失，严格掌握手术适应证。

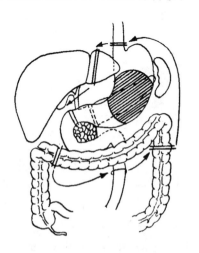
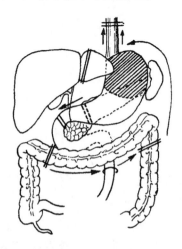

图 24-70　左上腹器官全切除术的手术范围

【适应证】

胃中上部或胃大弯侧的进展期癌;肿瘤广泛浸润胃壁,如 Borrmann 4 型胃癌;肿瘤直接浸润至周围器官;胃周围的淋巴结已经有转移,并侵及所在部位的器官;大网膜、小网膜和横结肠系膜已有少数癌性结节。

【手术步骤】

1. 切口:上腹的斜切口,延至左第 6 或第 7 肋间进胸。或采用上腹部倒 T 形切口而不进胸(图 24-71)。

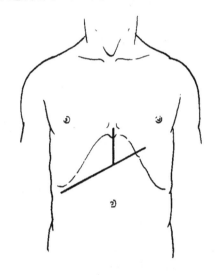

图 24-71　切口

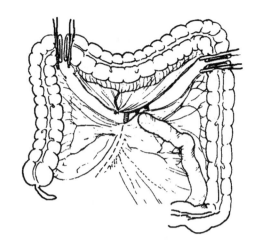

图 24-72　切除横结肠

2. 切除横结肠及其系膜。先处理横结肠系膜,自右侧开始向结肠中动静脉根部,再转向结肠的脾曲切开肠系膜。切除无血供的横结肠,消毒残端。进一步切除肠系膜根部淋巴结(图 24-72)。

3. 游离胰腺。在肠系膜上静脉前方游离胰腺体部(图 24-73)。

4. 结扎胃网膜右动、静脉。在其从胃十二指肠根部分出的部位,分别结扎切断动、静脉。清扫幽门下淋巴结(No.6)。

5. 切断小网膜。手术转向幽门上方。切开肝十二指肠韧带左侧缘,向上切断肝胃韧带,一直到达膈下食管裂孔处的贲门右侧(图 24-74)。

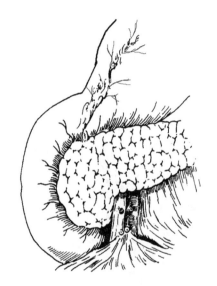

图 24-73　游离胰腺

6. 切除贲门右淋巴结(No.1)。

7. 切除肝十二指肠韧带淋巴结(No.12),结扎切断胃右动静脉。

8. 切断十二指肠(图 24-75)。

9. 切除肝总动脉干淋巴结(No.8)、胃左动脉根部淋巴结(No.7)和腹腔动脉周围淋巴结(No.9)(图 24-76)。

10. 切断胰体部。切开脾外侧腹膜,游离脾和胰体尾部,在肠系膜上静脉左缘切断胰体。鱼口形切断胰体部,结扎主胰管,妥善

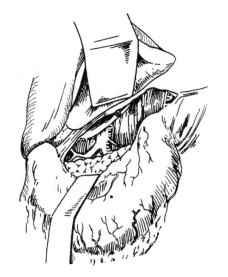

图 24-74　切除小网膜

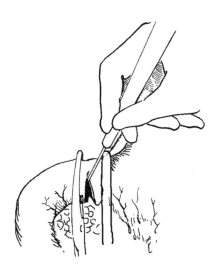

图 24-75　切断十二指肠

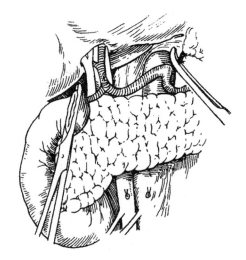

图 24-76　切除 No.7、8、9 组淋巴结

左肾上腺已被浸润，或肾静脉上淋巴结有明显癌转移，需要切除左肾上腺或左肾（图 24-77）。

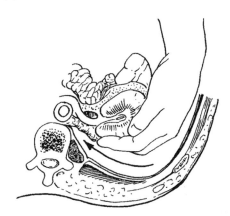

图 24-77　左肾、肾上腺的游离

缝合胰断端。

　　11. 切除左肾、左肾上腺和主动脉周围组织。将胰体尾和脾脏掀起显露左肾前的腹膜，在肾的外侧切开壁腹膜。用手指分离肾脂肪囊和膈肌、腰方肌之间的疏松组织，把左肾和肾上腺、胰体尾、脾和结肠脾曲自腹后壁翻向右上方，即切口的浅面。切断脾结肠韧带，充分显露腹主动脉。直视下切除主动脉的左侧、前方和肾静脉上方的淋巴结。如果

　　12. 切除贲门左淋巴结（No.2）。切除食管周围组织，切断食管。整块移除手术标本，切除手术结束（图 24-78）。

　　13. 消化道重建。

（三）腹主动脉周围淋巴结清扫术

　　腹主动脉周围淋巴结（No.16）是一群淋巴结的总称。在水平方向上可将腹主动脉从膈肌上的主动脉裂孔到下方的主动脉分叉处

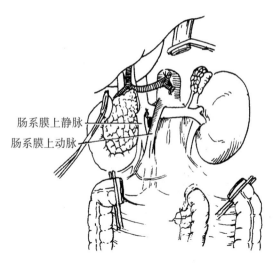

图 24-78 左上腹器官全切除后的状态

分为 4 段：位于主动脉裂孔到腹腔动脉之间的淋巴结称为腹主动脉周围淋巴结 a_1 组，记为 No. $16a_1$；位于腹腔动脉到左肾静脉下缘这一段腹主动脉周围的淋巴结，也包括腹腔动脉水平的淋巴结和肾静脉下缘的淋巴结，称为腹主动脉周围淋巴结 a_2 组，记为 No. $16a_2$；位于左肾静脉下缘到肠系膜下动脉根部之间这一段腹主动脉周围的淋巴结，称为腹主动脉周围淋巴结 b_1 组，记为 No. $16b_1$；从肠系膜下动脉根部到主动脉分叉处这一段主动脉周围的淋巴结，也包括肠系膜根部的淋巴结，称为腹主动脉周围淋巴结 b_2 组，记为 No. $16b_2$（图 24-79）。

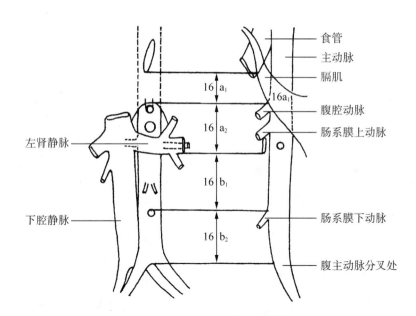

图 24-79 腹主动脉周围淋巴结的分组

腹主动脉呈圆柱状，按照其断面又分为前、后、外、内。腹主动脉前方的淋巴结，记为 No. $16a_1$-pre；No. $16a_2$-pre；No. $16b_1$-pre；No. $16b_2$-pre。腹主动脉后方的淋巴结，记为 No. $16a_1$-pos；No. $16b_2$-pos ⋯⋯外侧的淋巴结，记为 No. $16a_1$-lat；No. $16b_2$-lat ⋯⋯内侧及主动脉和下腔静脉之间的淋巴结，记为

No. $16a_1$-int；No. $16b_2$-int ⋯⋯（图 24-80）。

腹主动脉周围淋巴结清扫的手术步骤：所谓腹主动脉周围淋巴结清扫手术，对于胃癌病例的首次手术而言，是胃癌的扩大手术加上腹主动脉周围淋巴结的清扫。偶尔也有胃癌根治手术后，发现有第 16 组淋巴结转移者，再次行此类手术以求

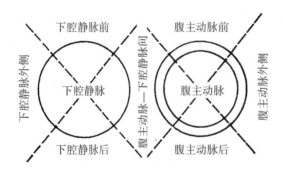

图 24-80 腹主动脉周围淋巴结的分组与命名

获得根治效果。

1. 切口：上腹长的正中切口，或上腹弧形切口。

2. 切除大网膜、清扫幽门下淋巴结（No.6）。

3. 清扫肠系膜上动、静脉根部淋巴结。胰腺包膜被游离后，在胰腺的下缘找到肠系膜血管，向上拉开胰腺。由于该动、静脉并不紧靠并行，需分别清除其根部的淋巴结。

4. 清扫胰头后淋巴结。松动十二指肠及胰头部向左显露出腹主动脉，可见胰头后淋巴结（No.13）和腹主动脉旁淋巴结（No.16），将其切除。

5. 清扫腹主动脉周围 b_1 组淋巴结。十二指肠和胰头部翻向左侧，清除胰头后淋巴结以后，更好地显露下腔静脉和腹主动脉。找到肠系膜下动脉的起始部，由此开始 No.$16b_1$ 淋巴结的切除。在腔静脉和主动脉前，向上分别切除下腔静脉前淋巴结、腹主动脉前淋巴结和这两大血管之间的淋巴结，直达肾静脉的下方。需要结扎由大血管分出的细小血管及纤维条索状组织，以防出血和淋巴漏。这样，No.$16b_1$ 组淋巴结就整块切除了（图 24-81）。

6. 切除肝十二指肠韧带淋巴结（No.12）、小网膜。

7. 切断十二指肠，缝闭残端。

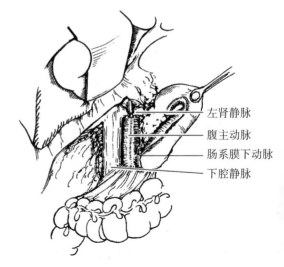

图 24-81 切除腹主动脉周围淋巴结 b_1 组

8. 清扫胃小弯淋巴结（No.3）、肝总动脉干淋巴结（No.8）、胃左动脉根部淋巴结（No.7）和腹腔动脉周围淋巴结（No.9）。

9. 清扫贲门右淋巴结（No.1），切断食管，清扫贲门左淋巴结（No.2）。

10. 清扫膈下淋巴结（No.19）、食管裂孔周围淋巴结（No.20）。

11. 切除腹主动脉周围 a_1 组淋巴结。从膈肌脚向腹腔动脉根部进行游离，切除的淋巴结就是 No.$16a_1$ 组淋巴结。

12. 切除脾门淋巴结（No.10）和脾动脉干淋巴结（No.11）。

13. 自根部切断脾动静脉，切断胰腺，处理胰断端。

14. 切除腹主动脉周围 a_2 组淋巴结。切开左肾的侧腹膜，翻开左肾及肾上腺。辨认左输尿管、左肾蒂血管和左生殖血管（左睾丸或卵巢血管）。切除上述血管以外的组织和淋巴结。左肾上腺静脉自肾静脉汇入处切断后，周围的淋巴结清扫较为方便。进一步清扫腹腔动脉周围、肠系膜上动脉周围及该段腹主动脉的前方和两侧方的淋巴结。此时 No.$16a_2$ 组淋巴结便切除完毕（图 24-82）。

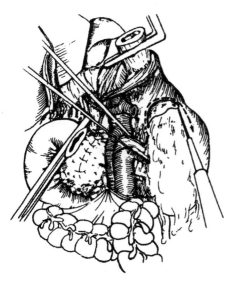

图 24-82　游离左肾和左肾上腺

15. 消化道重建。

(四)纵隔内淋巴结清扫术

为胃癌所行的纵隔淋巴结清扫术,是指食管裂孔周围和中下纵隔内的淋巴结切除术。需要切除的淋巴结主要是:食管裂孔淋巴结(No. 20)、膈肌下方淋巴结(No. 19)、膈肌上方淋巴结(No. 111)、后纵隔淋巴结(No. 112)、胸部下段食管淋巴结(No. 110)、胸部中段食管淋巴结(No. 108)和气管分叉处淋巴结(No. 107)。

多选择左胸腹联合切口。手术路径和方法类同食管下段贲门癌切除术,可参考本书第 22 章。

第25章 小肠部分切除术

小肠部分切除术多为治疗良性疾病,如肠息肉,小肠损伤、穿孔,绞窄性肠梗阻,肠扭转,肠坏死和小肠系膜血管栓塞等。而小肠肿瘤发病率低,也不易早期发现。

麻醉一般选用硬膜外阻滞麻醉或全身麻醉。

一、切除部分小肠时几个要明确的问题

小肠部分切除在腹部外科是较简单的手术,但是肠切除常常是急诊手术为多,为保证手术质量,手术中要妥善解决以下问题,也是需要下功夫的。

1. 如何判断小肠的切除范围 切除小肠的长度决定于以下因素:病灶的大小和性质;损伤的严重程度;系膜受损的程度及其血供障碍的范围;是否有小肠多处损伤或合并损伤等。首先要保证病灶切除的彻底性。恶性肿瘤要切除足够长度的肠管及其引流区域的淋巴结;小肠损伤要判明保留肠管的血供良好;小肠梗阻要在解除梗阻原因的前提下保留仍有功能的肠段;良性疾病要保证在病灶切除后的肠吻合要在正常的肠管上进行。总之,病灶的性质或小肠损伤的范围决定切除小肠的长度,要在手术的彻底性和尽可能保留正常肠管的二者之间求得平衡。

2. 对损伤的肠管是修补还是切除 能做肠修补的肠穿孔或肠损伤,原则上不做肠切除。但肠修补术是有指征的,即肠穿孔或肠破裂直径不超过肠周长的一半,修补后不会造成肠腔狭窄。严重的肠挫伤、小肠系膜损伤造成的肠管血供障碍较短时间内难以判断其病变范围,常常为保险起见会适度放宽肠切除的指征,以保证吻合的可靠性。破裂肠管的边缘要适当清创,确保在正常肠壁上缝合创口。

3. 小肠系膜要切多少 肠系膜血管呈扇形分布,系膜呈折叠状态,越靠近肠系膜根部结扎肠系膜血管,造成缺血坏死的肠段就越长。反之,切除小肠越短,系膜的结扎就越靠近肠管边缘。短的肠段切除,系膜的结扎常呈弧形;较长的肠段切除,系膜的结扎边缘就呈 V 形。V 的夹角越大,切除的肠管就越多。所以,处理肠系膜必须要看清血管弓的分布与走向。在确定肠管切除长度之后,要提起并摊开拟切除的肠段,从肠系膜根部血管向末梢追寻血管的分布,然后决定肠系膜需要切除的范围。切不可盲目随意切断肠系膜血管,以防造成保留的肠管血供障碍。

4. 如何选择吻合方式 在合适的条件下首选是端端吻合,其次是端侧吻合,不得已就选择侧侧吻合。因为端端吻合符合生理解剖要求,口径大致相当,系膜处理较方便。端侧吻合的术式,侧的一方要选在远侧的肠段上,端的一方要选在近端肠管上,这样才符合肠管顺肠蠕动的方向,便于肠内容物向下运行。端侧吻合或侧侧吻合都要防止盲端综合征或盲襻综合征。

5. 吻合口做多大合适 端端吻合的吻

合口大小受到两个断端口中的口径小的一方限制，要想扩大一些吻合口，就要对口径小的一端做斜行切开，或是做整形以扩大口径。端侧吻合在做侧切口的肠段上做适当长度的切开，可以略长于端的一方直径。侧侧吻合口大小，以肠管直径的 1.5～2 倍以上为好。

6. **靠近屈氏韧带附近的小肠切除**　空肠起始段的损伤较为复杂，此段的肠切除并发症甚多，应特别当心。因为此段肠管的血供没有血管弓，一旦血管损伤或系膜处理不当，就会对吻合口的血供造成障碍，术后发生迟发性肠坏死的严重并发症。此处肠管的活动度很小，游离不充分会对吻合口造成张力而影响吻合口的愈合。保证该部位肠管的良好血供和做到无张力肠吻合，是小肠起始段肠切除手术的关键。吻合完成后，可把胃管拖到吻合口以下，或做吻合口远侧的肠腔置管造口减压，有利于吻合口的愈合。

7. **靠近回盲部的小肠切除**　此处的肠切除问题是：是否保留回盲瓣，是做小肠升结肠端侧吻合，还是直接做小肠的端端吻合？能保留回盲瓣是最好的选择，因为回盲瓣的功能比我们所了解的要重要得多。不能保留回盲瓣的话就做端侧吻合，因为端侧吻合能防止肠内容物滞留。如果盲肠也有病变，那就做末段回肠和盲肠切除，回肠升结肠端侧吻合。

8. **不能拖出切口外时如何切除小肠**　在腹腔内做小肠吻合远比在切口外费时费事，并发症也较多。因为肠管粘连，肿瘤的浸润造成小肠活动度丧失，需要耐心游离出肠管及其系膜。在切实查清肠管的走向后，决定小肠的切除部位和范围，做好肠吻合。探查和分离肠管粘连时，尽力防范肠管浆膜的损坏和损伤系膜的血管，以免造成意外的手术副损伤。

9. **广泛小肠切除时要防止短肠综合征**　肠切除留下不足 1m 的肠管很难维持营养需求，难以维持生命。切除一半小肠就会出现短肠综合征。此时如果病人情况允许，需要做附加手术，延长肠内容物在小肠的滞留时间。此类手术如：间置逆蠕动肠段，吻合时将一侧扭转 180°等。

10. **肠管的再腹膜化**　肠管的再腹膜化是腹部手术的一个基本原则，目的是恢复肠管的自然状态，防止吻合口瘘和预防肠粘连。

二、手术操作

切口选择：常用右经腹直肌切口。紧急开腹时可用正中切口或旁正中切口。

进腹后首先是探查腹腔，明确诊断，确定手术指征。决定需要切除的小肠部位和长度。认清小肠系膜血管的分布及需要切除的肠系膜范围。保护好手术切口，清理腹腔积液。将需要切除的肠段拖出切口，用棉垫保护好周围肠管和组织，开始切除操作。

(一)小肠部分切除端端吻合

1. **肠系膜的切开**　小范围肠切除，仅分离结扎边缘血管。广泛小肠切除的如恶性肿瘤或肠系膜血管闭塞时的肠切除，需从系膜血管的根部切断(图 25-1)。

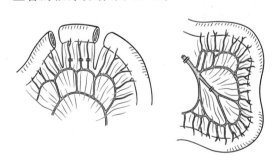

图 25-1　肠系膜的切开

2. **切断肠管**　要考虑肠管的对系膜缘血供问题，要按照虚线切断肠管。有时因为吻合两端的口径不同，需要对较窄的肠管做整形切开(图 25-2)。

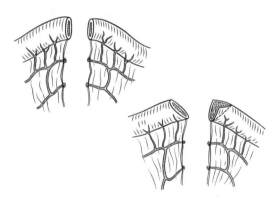

图 25-2　肠管的切断

3. **肠管端端吻合**　通常用两层吻合法重建肠管。先全层间断缝合后壁，再间断全层缝合前壁，最后间断缝合浆肌层，包盖上述第一层缝合面。然后缝合肠系膜，此时注意不要损伤肠系膜血管（图 25-3、图 25-4、图 25-5）。

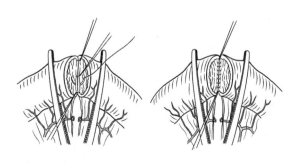

图 25-3　全层间断缝合肠后壁

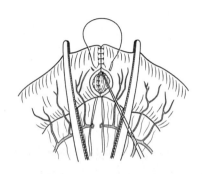

图 25-4　间断全层缝合前壁

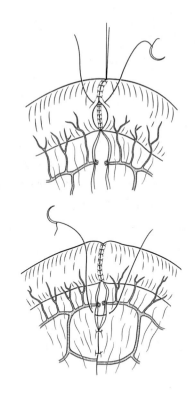

图 25-5　间断缝合浆肌层

（二）小肠侧侧吻合

拉近要吻合的肠管对系膜缘，拟定吻合口线。全层切开肠壁，分 2 层吻合肠管（图 25-6、图 25-7）。

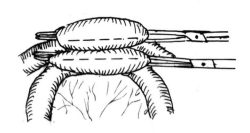

图 25-6　侧侧吻合(1)

（三）小肠端侧吻合

先关闭远侧肠管的断端，再用近侧肠管的端口与远侧肠管的侧壁，分 2 层吻合肠管（图 25-8）。

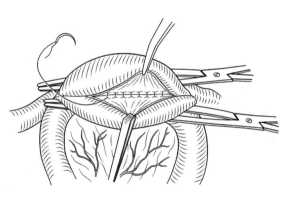

图 25-7　侧侧吻合(2)

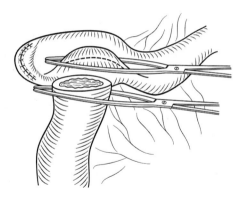

图 25-8　小肠端侧吻合

第 26 章　结肠癌手术

一、结肠的淋巴分组

结肠淋巴组织分为壁内丛、中间丛、壁外丛三部分,淋巴组织以回盲部最多、乙状结肠次之、降结肠最少。壁内丛包括肠黏膜、黏膜下层、肌间和浆膜下淋巴网,围绕肠壁交通,此上下交通丰富,易于环形蔓延,形成梗阻。中间丛为连接壁内丛与壁外丛的淋巴管。壁外丛即结肠壁外淋巴管和淋巴结。根据大肠淋巴结及在肠系膜上、下动脉系统的分布特点,从末梢向中枢淋巴结可分为:①结肠壁淋巴结:分布于结肠壁上;②结肠旁淋巴结:沿结肠边缘动脉分布;③中间淋巴结:位于结肠动脉起始部或其共同干起始部;④主淋巴结:位于肠系膜上、下动脉干旁。各部位淋巴引流沿相应动脉有一定次序,常由壁内丛经过中间丛到结肠壁上淋巴结,再到结肠旁淋巴结,然后经过各结肠动脉附近中间淋巴结至主淋巴结。有时可超过一组,直接至近侧淋巴结。

二、结肠癌根治术淋巴结清除程度

1. **日本大肠癌研究会的结肠癌淋巴结分组**

(1)N_1:距离癌灶边缘 5cm 以内的远近侧结肠旁淋巴结。

(2)N_2:距离癌灶边缘 5～10cm 范围两侧结肠旁淋巴结及病变肠管主要血供血管旁淋巴结(如右结肠动脉旁、左结肠动脉旁淋巴结)。

(3)N_3:主要血管根部淋巴结。

(4)N_4:系 N_3 以远淋巴结,Virchow 淋巴结等为腹腔外远隔脏器的转移。

2. **淋巴结清扫程度分类**

(1)D_0:没有清扫第一站淋巴结或第一站淋巴结清除不彻底,或仅行肿瘤单纯切除术。

(2)D_1:仅清扫第一站淋巴结的结直肠切除术。

(3)D_2:清除第一站和第二站淋巴结的结直肠切除术。

(4)D_3:清除第 1、2、3 站淋巴结的结直肠切除术。

3. **手术根治度判断**

(1)根治度 A:无肝转移、无腹膜外远隔转移和腹膜种植播种的病例,手术断端及剥离面无癌浸润,且手术区淋巴结清扫范围大于淋巴结转移范围(D＞N)。

(2)根治度 B:介于根治度 A 和 C 之间的手术,即切缘 1cm 以内有癌浸润,或淋巴结清扫范围等同于有淋巴结转移的范围(D＝N)。

(3)根治度 C:明显有癌组织残留的手术。

三、手术前评估和术式选择

(一)手术前评估

病员术前必须进行全面的检查,以了解浸润范围和有无远处转移,包括腹部肿块的大小、有无腹水、肝脏有无转移、结肠有无梗阻、左锁骨上及腹股沟淋巴结有无肿大、胸部摄片有无肺转移、B 超和 CT 检查盆腔有无转移。全面了解重要器官功能,包括心、肺、肝、肾功能和凝血机制,有无糖尿病、贫血、营养不良的情况,以判断手术禁忌证及手术风险。病人术前状态危险性可分为:①正常:除原发病灶外,机体其他部位功能正常,手术侵袭较小;②轻度异常:除原发病灶外,对机体其他部位影响较小,手术侵袭较小;③中度异常:全身其他脏器伴有功能异常,手术侵袭较大;④重度异常:从手术、麻醉角度看不适应手术。

美国麻醉医师协会将手术危险性分为 5 级:①一级:无异常所见;②二级:轻到中度系统功能障碍;③三级:伴有重度系统性疾病;④四级:伴有威胁生命的重度疾病;⑤五级:濒死状态,即统计 24h 内死亡者。

(二)结肠癌的手术范围

1. 早期结肠癌手术范围　黏膜内癌行内镜或手术摘除即可。黏膜下层癌和形态大小不适合内镜下摘除的隆起型早期癌行标准 D_2 根治术,即沿肠轴方向切除肿瘤边缘 5cm 以上肠管,中枢方向清除到中间淋巴结(第 2 站淋巴结)的 D_2 手术。根治性切除术适用于大体形态为表面隆起＋凹陷者,组织学类型为低分化腺癌者、癌瘤黏膜下层浸润较深者,伴有淋巴结转移者。

2. 进展期结肠癌手术范围　主要与局部癌浸润程度、肠管的血行转移、结肠系膜特征有关。结肠癌切除范围决定于结肠壁上淋巴结、壁内淋巴结和沿边缘动脉弓分布的结肠旁淋巴结转移范围。D_3 根治性切除术要切除肠管口侧和肛侧各 10cm,同时清除主要血管如结肠中动脉、回结肠动脉、左结肠动脉根部淋巴结,主干血管根部切断结扎。

肠胚胎期在升、降结肠系膜的后叶与壁腹膜融合形成 Toldt 融合筋膜,升、降结肠游离时,应完整切除肠系膜和包裹其间的淋巴结及软组织,在 Toldt 融合筋膜与后腹膜下筋膜间切开。如肿瘤浸透肠壁或侵入周围组织,应连同受侵组织外健康组织一并切除。

(三)外科治疗原则

1. 充分切除癌肿周围组织及癌肿上、下段一段正常肠管,彻底清除癌肿引流区的淋巴系及其周围脂肪组织。清除的范围以血管走行为标记,根据肿瘤分期,力争切除癌肿及其上下方主要血管,并从根部切断结扎。

2. 术中仔细探查腹膜、肝脏及淋巴结有无转移、扩散,观察癌肿是否侵犯浆膜,癌缘界限是否清晰,活动度是否良好。肿瘤界限不清者可能属浸润型癌,其恶性程度高。活动受限说明癌已穿透肠壁,周围有腹膜组织或软组织浅层受侵。癌肿固定说明癌已侵入周围组织深层。

3. 结肠癌的非接触隔离技术:手术过程中,操作要轻柔,避免对癌肿机械性刺激,开腹后不触摸肿瘤。阻断肿瘤支配血管,阻断主干动、静脉及肠管轴向边缘动、静脉,完全阻断癌灶的血流。癌灶浸润浆膜时,可用纱布覆盖癌灶,或用 TH 胶涂抹覆盖受侵浆膜面,用纱布带结扎肠管。

4. 肠腔内化疗:对杀灭肠腔内脱落的癌细胞与预防肝转移有效。当癌肿能切除时,将癌肿上、下方肠管用纱布带结扎,结扎肠腔内注入氟尿嘧啶 30mg/kg。

(四)结肠癌的手术前准备

1. 饮食　结肠癌一经确诊拟手术后,术

前 3～5d 进半流食,术前 1～2d 进清流食,口服无渣肠内营养制剂效果更佳。如发生肠梗阻,应禁食、静脉补液、营养支持。

2. **肠道准备**　结肠癌术前肠道准备包括机械性肠道灌洗和服用抗生素两部分。目的是使大肠排空,减轻吻合口张力,减少肠腔内细菌,预防术后感染,以保证吻合口顺利愈合。常用肠道准备方法有要素饮食准备和全胃肠灌洗法。

(1)要素饮食准备法:要素饮食补给能量充分,术前 1 周口服要素饮食,术前晚温盐水灌肠即可。

(2)全胃肠灌洗法:手术前 1d 行全胃肠道灌洗,灌洗液为等渗的电解质溶液或用温开水加氯化钠、碳酸氢钠、氯化钾等配制而成,经胃管注入或口服,每小时灌入 2000～3000ml 直到肛门排出液体清洁无粪渣为止。该法特点是快速、效果好,可避免饥饿感。缺点是易致腹胀,可引起水钠潴留。心肺肾功能不全者慎用。

3. **胃管、导尿管和输尿管导管**　结肠手术特别是左侧结肠癌,手术病人应常规放置导尿管。术中输尿管无侵犯或损伤及无膀胱受侵时,术后 2d 即可拔除导尿管,乙状结肠癌术后 3～5d 拔导尿管。术前检查输尿管受侵、肾盂积水、肾功能不全时,经膀胱镜插入输尿管导管行造影明确梗阻性质、受侵程度,避免术中损伤。如输尿管损伤或受侵,切除受侵输尿管,行端端吻合术,并以输尿管导管作支架。

四、结肠癌手术与局部解剖

(一)毗邻关系

横结肠和乙状结肠有系膜,可以移动。而结肠肝曲和结肠脾曲相对固定,与周围器官关系密切。肝曲后方有右输尿管、十二指

肠降部和胰头,上方有胆囊和肝。脾曲的后面有右肾,上方有脾和胰尾。这些器官所在的层面关系复杂,要辨认清楚(图 26-1,图 26-2)。

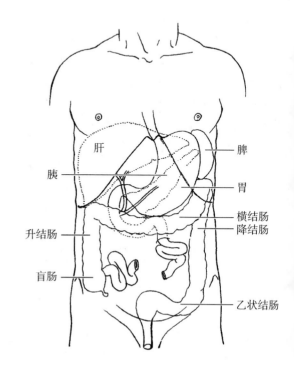

图 26-1　结肠的毗邻关系

(二)结肠的系膜

Toldt 筋膜是升结肠和降结肠在胚胎发育过程中形成的。由于结肠系膜逐渐消失,并与后腹膜融合形成了 Toldt 筋膜,使结肠固定于侧腹壁并位于腹膜后,成为腹膜间位器官。右侧的 Toldt 筋膜从小肠系膜根部最下端开始延向胰头前面,左侧的 Toldt 筋膜从乙状结肠的根部开始越过结肠脾曲的后方伸向胰尾的后面(图 26-3)。

横结肠和乙状结肠的系膜根部的位置较固定,与血管和淋巴结的关系密切(图 26-4)。

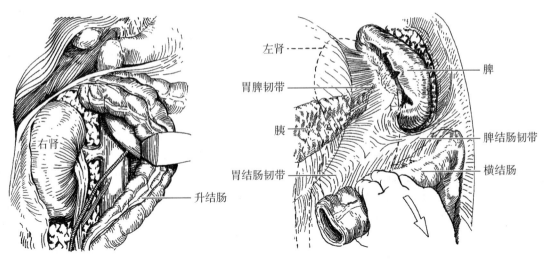

图 26-2　结肠肝曲、脾曲的位置

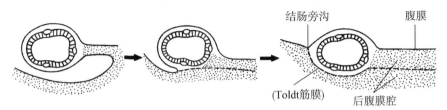

图 26-3　Toldt 筋膜的形成

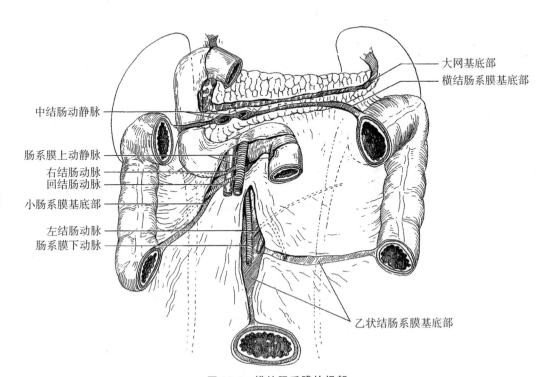

图 26-4　横结肠系膜的根部

（三）血管系

1. 动脉　结肠各段的动脉供应见图 26-5。结肠的边缘动脉是连接结肠各段主干血管的桥梁。但有些部位的结肠缺少这种边缘动脉，如回盲部和脾曲部，也有从根部就分 2 支发出的中结肠动脉。在决定肠切除线时，要看清动脉弓的走行，防止断端缺血。

2. 静脉　肠系膜上静脉有一段称为外科静脉干，是指回结肠静脉到胃结肠静脉之间的一段。门静脉高压的分流手术常利用此段静脉。胃结肠静脉干较短，手术中容易损伤出血。肠系膜下静脉远离肠系膜下动脉走行汇入脾静脉，从左结肠静脉往上的一段没有分支（图 26-6）。

（四）淋巴系

从结肠壁到系膜血管根部分布着壁上淋巴结、旁淋巴结、中间淋巴结和肠系膜上或下血管根部淋巴结（图 26-7）。

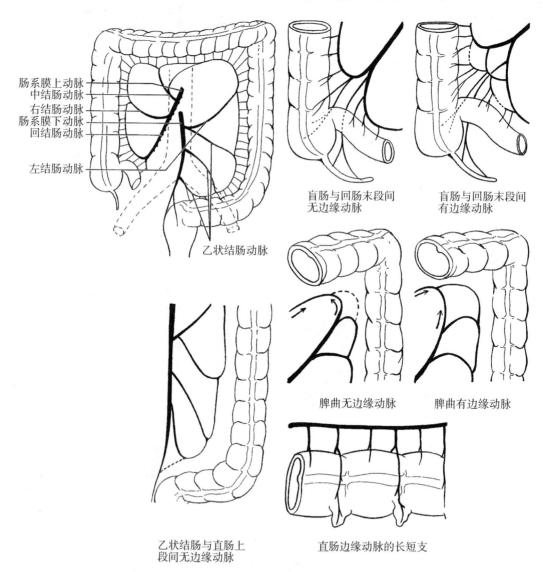

肠系膜上动脉
中结肠动脉
右结肠动脉
肠系膜下动脉
回结肠动脉

左结肠动脉

乙状结肠动脉

盲肠与回肠末段间
无边缘动脉

盲肠与回肠末段间
有边缘动脉

脾曲无边缘动脉　　脾曲有边缘动脉

乙状结肠与直肠上
段间无边缘动脉

直肠边缘动脉的长短支

图 26-5　结肠的动脉系

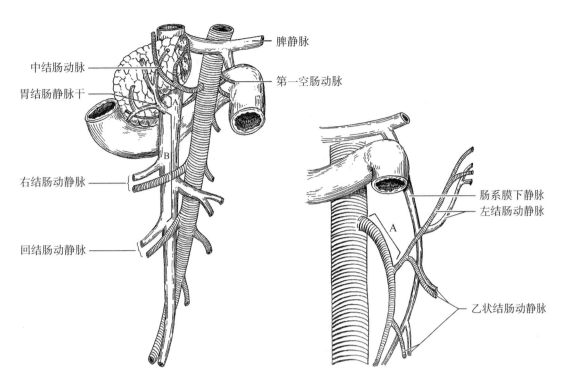

图 26-6　肠系膜上、下静脉的解剖

B 为外科静脉干;A 为肠系膜下静脉无分支区

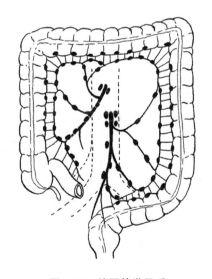

图 26-7　结肠的淋巴系

(五)手术应用解剖

根据结肠肿瘤所在部位和分期决定手术

切除范围。

1. 肠管的游离　原则上是在 Toldt 筋膜和肾筋膜前叶之间进行。①肝曲的游离:在 Toldt 筋膜和十二指肠胰头浅筋膜前之间游离。大网膜延向右方的膈结肠韧带一并切断。②切断胃结肠韧带,游离层在横结肠系膜和胰下缘之间,也包括切断大网膜的后叶两层。③脾曲的游离:脾曲上方为大网膜向左延长的脾结肠韧带,切断之。脾曲后方的游离在 Toldt 筋膜和肾筋膜前叶间进行。④乙状结肠的游离:在系膜根部和后腹膜腔间进行,切开腹主动脉和下腔静脉前的后腹膜,显露大血管(图 26-8)。

2. 淋巴结清扫　切断肠系膜或游离肠管时,壁上淋巴结、旁淋巴结和中间淋巴结已被切除。清扫向血管根部进行,根据切除范围决定清扫哪支血管的根部淋巴结。

3. 关于肠吻合　一般用 2 层缝合肠管,

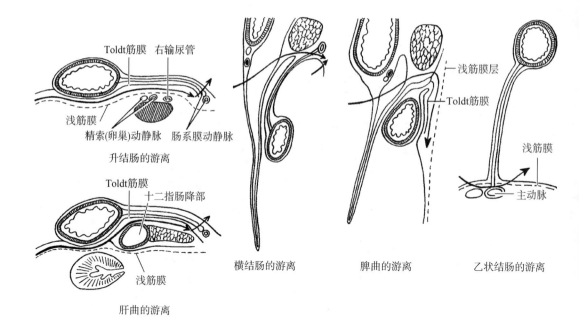

升结肠的游离

肝曲的游离

横结肠的游离

脾曲的游离

乙状结肠的游离

图 26-8　结肠的游离

内层为黏膜缝合,外层为浆肌层缝合。黏膜可长于浆肌层约 1cm,要清除结肠断端边缘的肠系膜(图 26-9)。也可根据情况选用吻合器吻合。

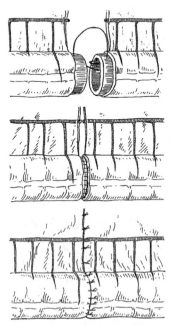

图 26-9　结肠的端端吻合

五、右半结肠切除术

【适应证】

右半结肠癌、盲肠癌。

【术式选择】

(1)回盲部切除术,局限于回盲部无淋巴结转移者。

(2)升结肠切除,保留结肠中动、静脉。

(3)右半结肠切除,切断结肠中动、静脉的右支。

(4)扩大右半结肠切除:横结肠从中线的左侧切除＋附着的大网膜切除,清扫幽门下淋巴结,结肠中动、静脉在根部切断。

根据肿瘤部位、进展及淋巴转移情况而定。

【术前准备】

改善全身状况,治疗并发疾病;呼吸训练;低渣饮食;泻药、灌肠;应用抗生素;静脉营养。

【手术步骤】

1. 皮肤切开　正中、旁正中经腹直肌、

腹直肌旁切开应根据上述术式而定(图 26-10)。右半或扩大右半结肠切除以下腹正中切开或旁正中切开为好。

2.**基本术式**　①升结肠切除:切断回结肠动、静脉和右结肠动、静脉根部;②右半结肠切除:追加中结肠动、静脉的右支切断;③扩大右半结肠切除:中结肠动、静脉在根部切断(图 26-11)。

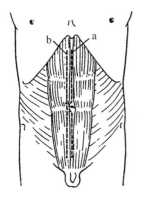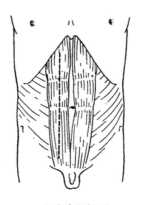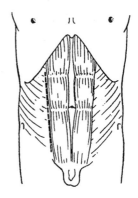

a.正中切开　b.旁正中切开　　　　　经腹直肌切开　　　　　　腹直肌旁切开

图 26-10　切口选择

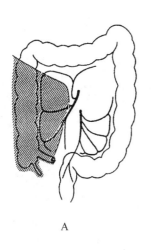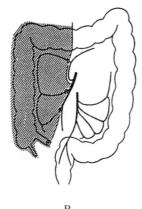

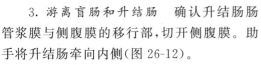

图 26-11　各术式的切除范围

A. 升结肠切除;B. 右半结肠切除;C. 扩大右半结肠切除

3.**游离盲肠和升结肠**　确认升结肠肠管浆膜与侧腹膜的移行部,切开侧腹膜。助手将升结肠牵向内侧(图 26-12)。

4.**将结肠从侧腹壁、后腹壁游离**　注意不损伤右输尿管、精索(卵巢)动静脉,将侧腹膜向内从后腹壁上游离,注意不要深到输尿管后方(图 26-13)。

5.**结肠游离范围**　结肠的游离层面,在升结肠系膜浅叶结肠血管深面与腹膜下筋膜之间的脂肪层内进行。腹膜下筋膜是肾筋膜的前叶,输尿管和卵巢动、静脉在其下走行,剥离面按箭头方向进行(图 26-14)。

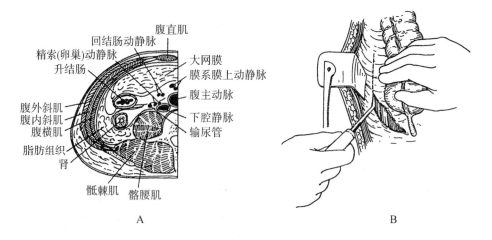

图 26-12　切开升结肠外侧腹膜

A. 局部解剖断层；B. 切开侧腹膜

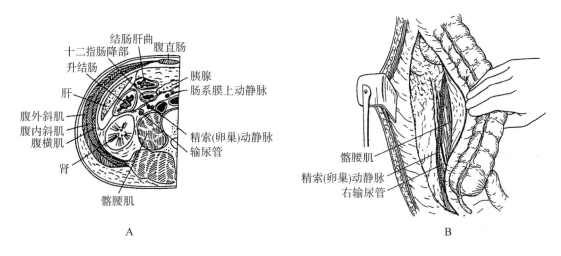

图 26-13　游离升结肠

A. 局部解剖断层；B. 游离升结肠

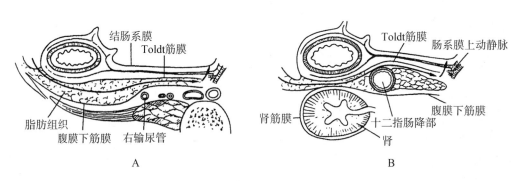

图 26-14　升结肠的游离面(箭头所示)

A. 脐下水平；B. 脐上水平

6. 切断回肠 切断回肠后,切开肠系膜,回结肠动、静脉是肠系膜上动、静脉的终末支,在根部切断。向上在根部切断右结肠动、静脉。肠系膜上动、静脉分出数支空肠动、静脉,注意不要损伤。中结肠静脉注入上静脉前常与胃网膜右静脉合流形成共同干,称为胃结肠静脉干,是一个标志(图 26-15)。

7. 显露外科静脉干 肠系膜上静脉在肠系膜上动脉右侧上行。从回结肠静脉、右结肠静脉和胃结肠静脉回流的右半结肠血液,汇入肠系膜上静脉,这一段肠系膜上静脉称为"外科干"。有 No.203(回结肠动脉淋巴结)、No.213(右结肠动脉淋巴结)、No.223(中结肠动脉淋巴结)存在。右半结肠(包括扩大右半结肠切除)的淋巴结清扫,就是以"外科干"为目标的(图 26-16)。

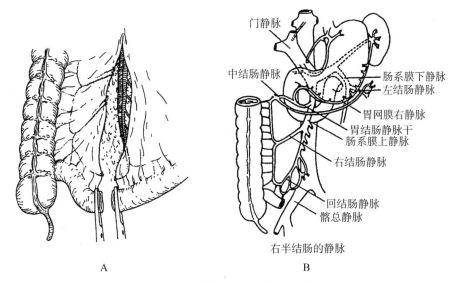

图 26-15 切断回肠和升结肠系膜

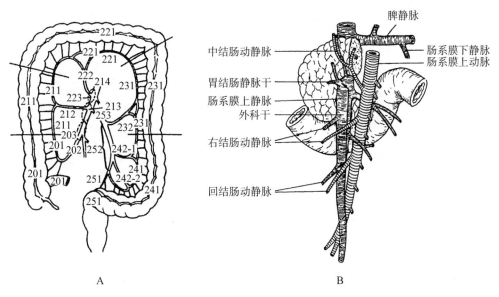

图 26-16 肠系膜上静脉周围淋巴结
A. 淋巴结分组;B. 肠系膜上静脉的解剖

8. 横结肠切断和处理大网膜 显露"外科干"之后，切断横结肠系膜的胰腺附着部，在透光下切断横结肠系膜与大网膜。剥离胰头、十二指肠外的系膜附着处，在此处与后腹膜的游离面汇合。在确定的切断线上切断横结肠(图 26-17)。

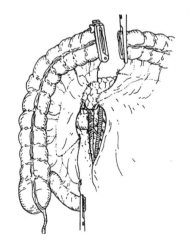

图 26-17 切断横结肠

9. 剥离胰头、十二指肠水平部下缘的筋膜 切断的横结肠牵向右侧外方，切断肠系膜，用剪刀切断胰头十二指肠的筋膜，露出胰头、十二指肠水平部。切断结肠横膈韧带，右半结肠与周围完全游离(图 26-18)。

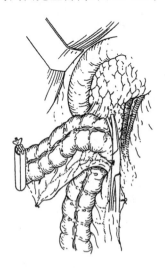

图 26-18 游离结肠肝曲和右半横结肠

附：肠系膜上血管附近的解剖与淋巴结

从立体角度来看，中结肠动脉在十二指肠水平部的前方，在胰的下方从肠系膜上动脉发出。肠系膜上动脉附近的淋巴结伴有复杂的淋巴管网，淋巴结分散在动脉的前面和侧缘。右半结肠的淋巴液回流入回结肠动脉或右结肠动脉的根部淋巴结，沿肠系膜上静脉的右侧缘或前面，最终进入肠系膜上动脉根部淋巴结(图 26-19)。

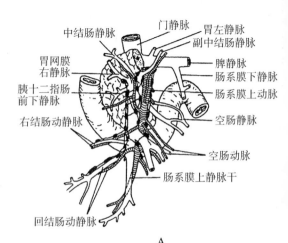

A

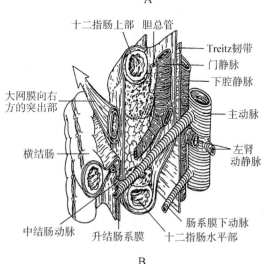

B

图 26-19 肠系膜上血管周围的解剖关系
A. 血管与淋巴结分布；B. 矢状面图

10. **分层吻合肠管**　内层吻合黏膜，外层吻合肌层和浆膜,端端吻合,回肠断端口径小可做成斜切口与横结肠吻合(图 26-20)。

11. **回肠结肠内翻套叠吻合**　见图 26-21。

12. **回肠横结肠端侧吻合和侧侧吻合**　见图 26-22。

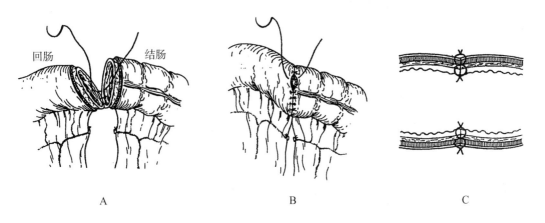

图 26-20　吻合肠管

A. 吻合黏膜层;B. 吻合浆肌层;C. 吻合口断面示意图

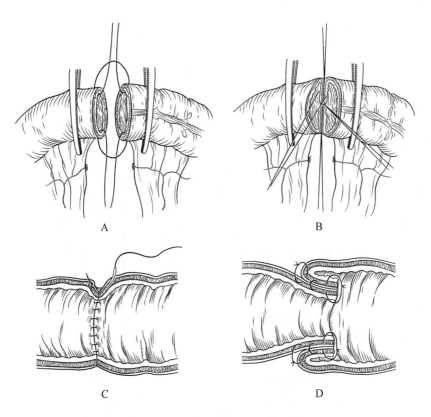

图 26-21　回肠结肠内翻套叠吻合

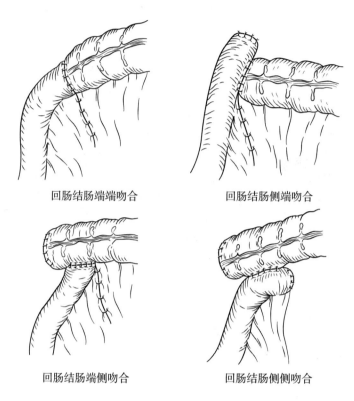

| 回肠结肠端端吻合 | 回肠结肠侧端吻合 |
| 回肠结肠端侧吻合 | 回肠结肠侧侧吻合 |

图 26-22 各种吻合术式

六、横结肠切除术

癌肿位于横结肠中部者施行本手术,癌肿偏于结肠脾曲或结肠肝曲部者,多主张行右、左侧结肠扩大切除术。

手术方法:

1. 切口 上腹正中切开,可延至脐下。因为结肠脾曲游离较为困难,也有人采用上腹横切口(图 26-23)。

2. 探查 确认肝、腹膜有无转移。必要时利用术中超声检查和腹膜肿块的快速病理检查确认肿瘤转移状况。女性病人要检查卵巢有无转移(图 26-24)。

3. 切除范围 横结肠中部癌,要切除中结肠动脉供血区域的结肠;近脾曲的癌,还要包括左结肠动脉供血区的结肠;右侧段的癌,应做扩大的右半结肠切除(图 26-25)。

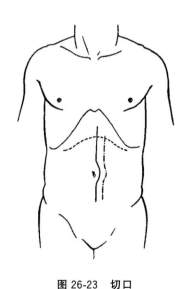

图 26-23 切口

4. 无癌技术 确定切除手术后,距离肿块 5cm 的两端扎紧肠管以封闭肠腔,并用多层纱布覆盖肿块表面。应先结扎肿块附近的

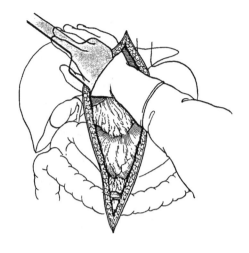

图 26-24 探查

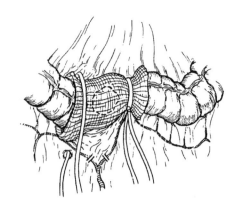

图 26-26 无瘤技术

二指肠水平部(图 26-27)。

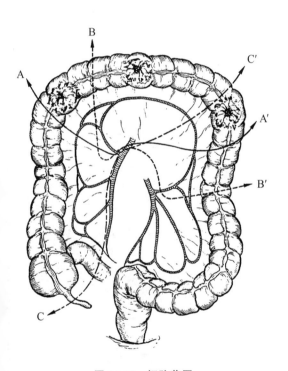

图 26-25 切除范围

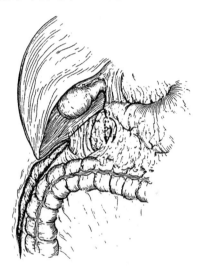

图 26-27 游离肝曲

边缘血管,可能的话,先结扎肿瘤区的流出静脉(图 26-26)。

5. 游离肝曲 切开升结肠侧腹膜,牵拉结肠并游离 Toldt 筋膜。此操作直至盲肠部。切断肝结肠韧带或膈结肠韧带。切断和大网膜相连的胰头十二指肠前筋膜,露出十

6. 处理大网膜 找到胃网膜右动脉,在其下缘切断大网膜。可从中央部开始向两侧分别切断大网膜。右侧与肝曲的游离面相汇合,左侧转向脾结肠韧带。如果肿瘤浸润广泛,应切除胃网膜右血管(图 26-28)。

7. 游离脾曲 大网膜的切断延至脾下极后,即切开降结肠的侧腹膜,必要时直到乙状结肠。下牵横结肠和降结肠,即可分次切开脾结肠韧带和脾膈韧带。在合适的层面上切开可以防止脾损伤(图 26-29)。

8. 切断横结肠系膜 在胰下缘切断横

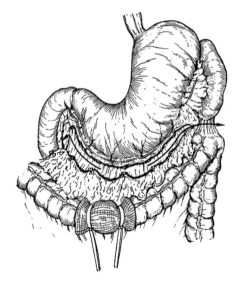

图 26-28　处理大网膜

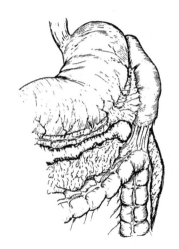

图 26-29　游离脾曲

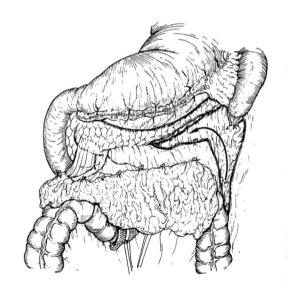

图 26-30　切开横结肠系膜

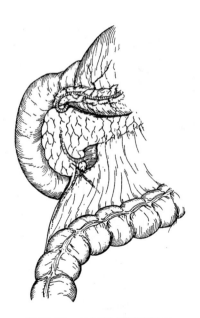

图 26-31　处理胃结肠静脉干

结肠系膜,如遇见副中结肠动脉,结扎切断之(图 26-30)。

9. 结扎右结肠静脉　右结肠静脉的根部较为固定,它汇入肠系膜上静脉的胃结肠静脉干。为了防止癌细胞的血行扩散和撕破该静脉,一般在游离肝曲时就结扎该静脉。游离横结肠系膜达胰头时,就可见从结肠系膜走向胰钩状突起前方的右结肠静脉汇入肠系膜上静脉,中结肠静脉也与之相汇合,在两支静脉汇合处的近心端结扎该静脉(图 26-31)。

10. 中结肠动脉根部的清扫与切断　拉开横结肠确认中结肠动脉。切开胰腺下缘腹膜即可见到该动脉的根部。向上拉开胰腺,清扫中结肠动脉根部及肠系膜上动脉周围的淋巴结。然后在根部切断中结肠动脉。动脉的上右侧有已经切断的中结肠静脉。清扫肠系膜上动静脉间的淋巴结(图 26-32)。

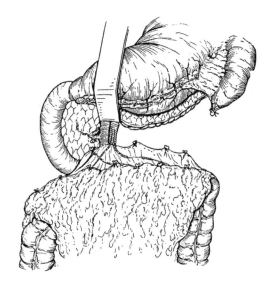

图 26-32　中结肠动脉根部的清扫

11. 决定切除线　拉开结肠,明确肿块与血管之间的关系后,决定切除线。切线一般应离开肿瘤边缘 10cm 以上并保证吻合处无张力(图 26-33)。

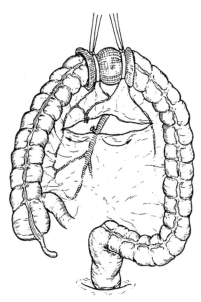

图 26-33　切断横结肠系膜

12. 切断肠系膜与肠管　分次切断肠系膜。用于吻合的结肠断端要有 1cm 长的无血管区以利缝合。加肠钳后切断肠管,消毒断端(图 26-34)。

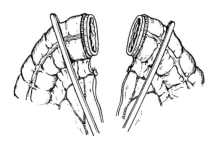

图 26-34　切除肠管

13. 肠吻合(2 层吻合)　见图 26-35。

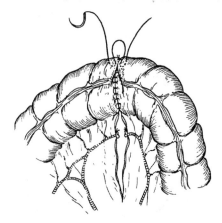

图 26-35　2 层肠吻合

14. 肠吻合(1 层吻合)　见图 26-36。

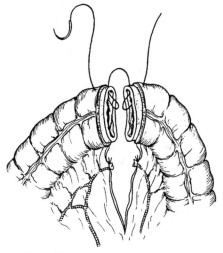

图 26-36　1 层结肠吻合

15. 结肠的重建　见图 26-37。

16. 清洗腹腔和引流　见图 26-38。

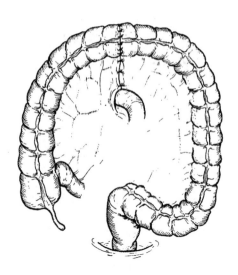

图 26-37 结肠重建

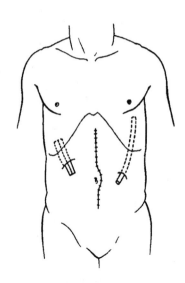

图 26-38 引流与关腹

七、左半结肠切除术

【适应证】

左半结肠上的癌肿,特别是降结肠癌为其适应证。癌浸润其他器官应做积极的扩大切除,切除范围包括肿块两端 10cm 以内的肠管,结扎动脉干和结肠的第 3 站淋巴结。

【术式选择】

降结肠癌行标准的左半结肠切除;脾曲的结肠癌在根部切断中结肠动脉,保留乙状结肠动脉以下的血管;乙状结肠癌在根部切断肠系膜下血管,清扫腹主动脉、下腔静脉和沿髂总动脉的淋巴结;从横结肠中央到乙状结肠直肠交界处的切除称为扩大的左半结肠切除术(图 26-39)。

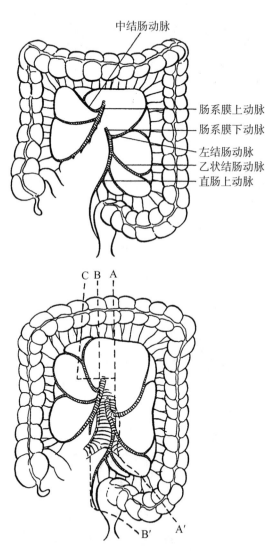

中结肠动脉

肠系膜上动脉
肠系膜下动脉
左结肠动脉
乙状结肠动脉
直肠上动脉

图 26-39 术式选择与切除范围

B-A′. 降结肠癌;C-A′. 脾曲癌;A-B′. 乙状结肠癌;B-B′. 扩大左半结肠切除

【术前准备】

饮食、营养和肠道准备同于右半结肠切除术。

【手术步骤】

1. 体位和皮肤切开　见图 26-40。

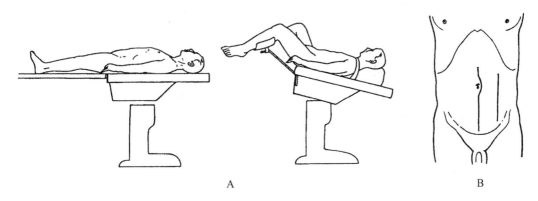

图 26-40　体位与皮肤切开

A. 体位；B. 切口位置

2. 腹腔探查　开腹后找到主癌灶，确定有无腹膜播散和肝脏等其他器官的转移。然后再用纱布包裹小肠，向右内方牵开，显露左半结肠（图 26-41）。

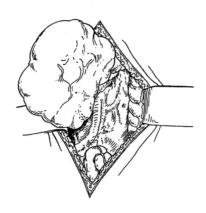

图 26-41　腹腔探查

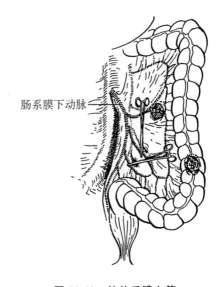

肠系膜下动脉

图 26-42　结扎系膜血管

3. 血管结扎　为了防止癌转移，先结扎切断肿瘤附近肠段系膜的血管（图 26-42）。

4. 阻断肠管，防止癌细胞播散到未切除的肠管上　见图 26-43。

5. 防止肿瘤腹腔内播散　可用蘸有抗肿瘤药液的纱布包裹肿块表面。切除范围决定于：①肿瘤所在部位；②肿瘤的进展期；③沿供血动脉周围的淋巴结有无转移等。应连同可疑转移的淋巴结与肠管一并切除（图 26-44）。

6. 结肠的游离　牵开降结肠和乙状结肠，沿其外缘切开侧腹膜，到脾曲处将其钝性从后腹壁上游离出来，应在腹下筋膜浅面的脂肪层内进行（图 26-45）。游离时注意保护输尿管和精索（卵巢）血管，必要时用布带牵

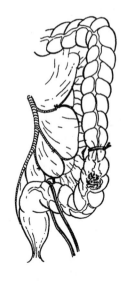

图 26-43　结扎肿瘤远近端肠管

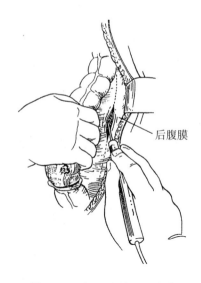

图 26-45　切开降结肠侧腹膜

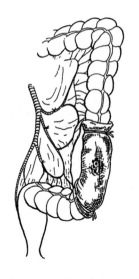

图 26-44　防止肿瘤播散

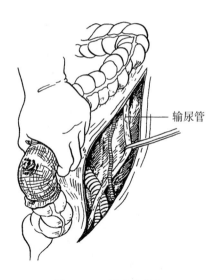

图 26-46　游离降结肠

开左侧输尿管(图 26-46)。

7. 游离结肠脾曲部　将降结肠牵向内下方,切断脾结肠韧带、膈结肠韧带,将脾曲从后腹壁上游离出来(图 26-47)。然后切断横结肠系膜左侧,将横结肠至乙状结肠全部游离出来(图 26-48)。

8. 胰脾合并切除　脾曲癌有胃网膜左动脉淋巴结转移时,需确认脾门淋巴结有无转移。将脾与结肠脾曲整块从后腹壁上游离下来,如有胰尾部浸润,也需考虑同时切除脾和胰尾(图 26-49)。

9. 血管的处理和淋巴结清扫　透过肠系膜,查清沿左结肠动脉、乙状结肠动脉及结肠边缘血管周围的淋巴结。切开肠系膜下动脉表面的后腹膜,显露其在腹主动脉的起始处,其周围的淋巴结 No.216(主动脉旁淋巴结)、No.253(肠系膜下动脉淋巴结)与脂肪组织一起清除。找到左结肠动、静脉,在起始部

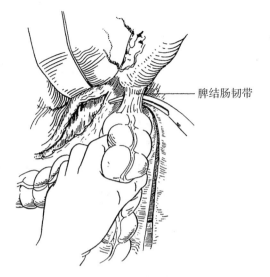

图 26-47　游离结肠脾曲

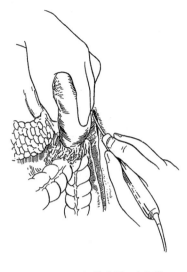

图 26-49　合并胰尾、脾切除

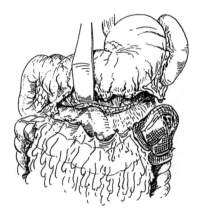

图 26-48　游离横结肠左段

双重结扎、切断。再双重结扎、切断乙状结肠动、静脉(图 26-50)。

10. 脾曲癌　脾曲癌会向中结肠动脉转移,应在根部切断该动脉。此时根据切除范围,在末梢侧结扎、切断乙状结肠动脉(图 26-51)。

11. 乙状结肠直肠交界处癌　其清扫范围包括在根部切断肠系膜下动脉,清扫腹主动脉、下腔静脉周围及表面的淋巴结(图 26-52)。如有膀胱、子宫浸润,须考虑做骨盆内器官的合并切除。

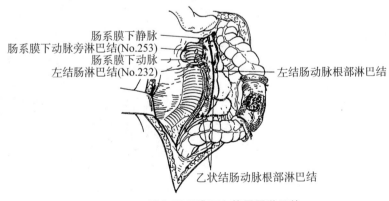

图 26-50　清扫肠系膜下血管周围淋巴结

12. 肠管切除 决定切除的肠管范围后，结扎、切断供血的血管。离开肿瘤足够的距离切断肠管，移除标本(图 26-53)。

13. 肠管吻合 根据术者习惯，做 1 层或 2 层结肠端端吻合(图 26-54)。

14. 缝合闭锁腹膜的缺损 见图 26-55。

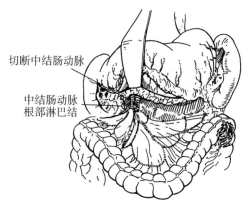

图 26-51 脾曲癌时切断中结肠动脉

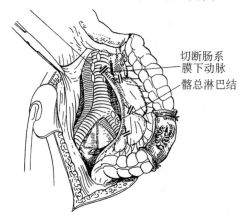

图 26-52 乙状结肠癌的清扫范围

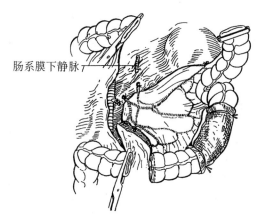

图 26-53 远离肿瘤切断结肠

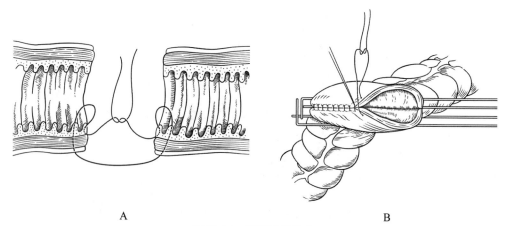

A   B

图 26-54 结肠端端吻合

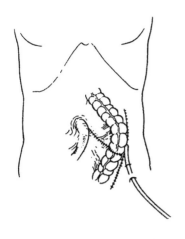

图 26-55　缝合腹膜的缺损

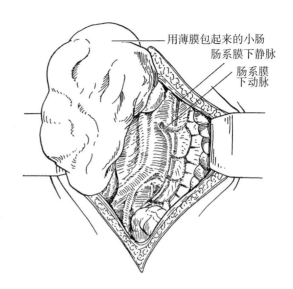

用薄膜包起来的小肠
肠系膜下静脉
肠系膜
下动脉

图 26-57　探查

八、乙状结肠切除术

1. 切口的选择　中下腹正中切口,下方自耻骨联合开始向上切开,绕脐左向上达脐上 3~5cm(图 26-56)。

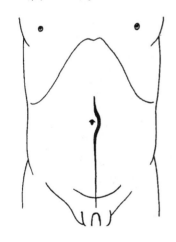

图 26-56　切口

2. 探查　确认肝、腹膜和盆底有无转移灶。将小肠用软膜包裹,充分显露肠系膜下血管和盆腔(图 26-57)。

3. 无瘤技术　同横结肠切除术(图 26-58)。

4. 清扫范围　黏膜下层癌可清扫到乙

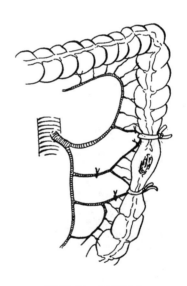

图 26-58　无瘤技术

状结肠动脉根部,浆膜癌要清扫到肠系膜下动脉根部(图 26-59)。

5. 淋巴转移规律　沿肠管长轴方向的转移一般为 5cm。乙状结肠癌向肠系膜下动脉淋巴结的转移率比结肠其他部位癌要高。进展期癌有必要清扫到肠系膜下动脉根部,肠管切除要离开肿瘤边缘 10cm 以上(图 26-60)。

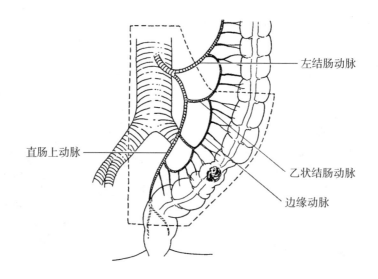

图 26-59　切除范围

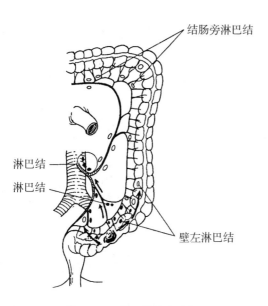

图 26-60　淋巴结转移途径

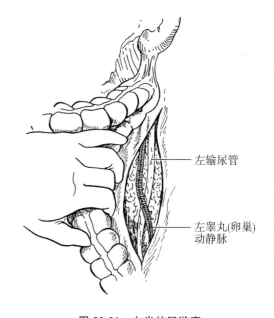

图 26-61　左半结肠游离

6. 左半结肠游离　沿降结肠外侧切开侧腹膜,游离降结肠。提起降结肠进行分离可以防止损伤输尿管、生殖血管(图 26-61)。

7. 脾曲的游离　如果行扩大乙状结肠切除要切断脾结肠韧带(图 26-62)。

8. 切开乙状结肠系膜右叶　沿下腔静脉的右侧切开肠系膜右叶,向下达髂血管分叉处(图 26-63)。

9. 切断肠系膜下血管　D₂ 手术清扫到直肠上动脉根部。D₃ 手术要清扫到肠系膜下动脉根部。D₃ 手术要考虑到下腹神经的保留问题,以防排尿和性功能的丧失。淋巴结清扫后在根部切断肠系膜下动脉,动脉的左侧 2～3cm 即为肠系膜下静脉,也要切断

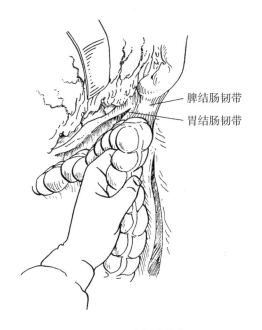

图 26-62　脾曲的游离

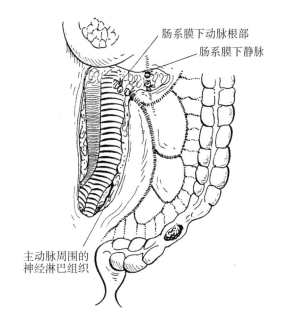

图 26-64　切断肠系膜血管

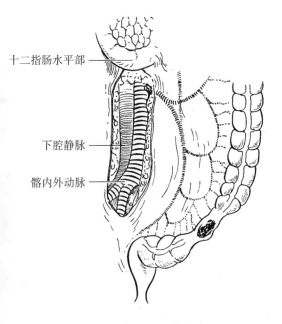

图 26-63　切开肠系膜右叶

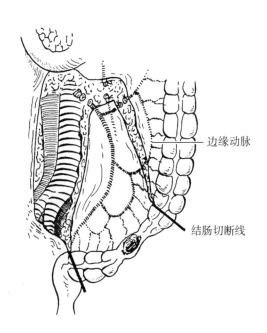

图 26-65　切断乙状结肠系膜

（图 26-64）。

　　10. 乙状结肠系膜的切断　见图 26-65。

　　11. 结肠直肠吻合　见图 26-66。

　　12. 缝合肠系膜　见图 26-67。

　　13. 引流与关腹　见图 26-68。

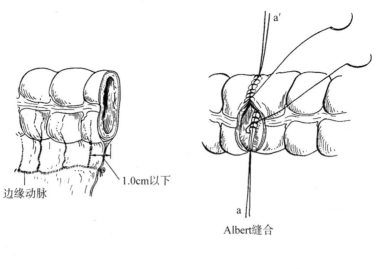

边缘动脉　　　　　　1.0cm以下

Albert缝合

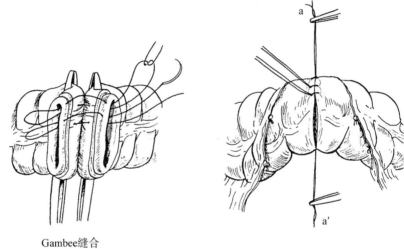

Gambee缝合

图 26-66　结肠直肠端端吻合

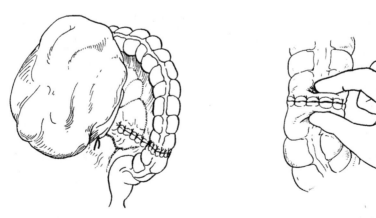

图 26-67　吻合后状态

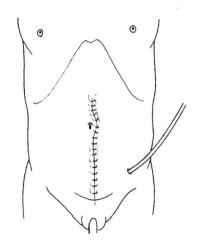

图 26-68　引流与关腹

九、结肠癌的扩大切除术

结肠癌扩大根治术式有癌瘤周围或脏器联合切除和相关淋巴系统的扩大清扫术。有人主张清除范围以血管走行为标志,切除一根主要血管及所供给肠管称为区域根治。如连同其上、下方重要血管一同切除,并从根部结扎切断者则称为根治术。

扩大根治术要求病人一般状况好,无严重心、肺、肝、肾功能障碍,无远处转移,无腹膜种植及腹水。主要适用于 Dukes 分期 B、C 期结肠癌,分化差、恶性度高的结肠腺癌,多发性结肠癌。侵犯周围脏器者应施行联合切除。

(一)根治性淋巴结切除术

1. 扩大右半结肠根治术　沿肠系膜上血管方向剪开后腹膜,解剖出肠系膜上静脉,再解剖出回结肠动静脉、右结肠动静脉、胃结肠干和中结肠血管,从根部结扎切断之。清除回结肠动脉根部淋巴结(No.203)、右结肠动脉根部淋巴结(No.213)、中结肠动脉根部淋巴结(No.223)、肠系膜上动脉淋巴结(No.214)及肠系膜上动、静脉间脂肪和淋巴结。右结肠旁沟后腹膜切口,向上延至横结肠 1/2 处。结肠肝曲癌切除右侧 2/3 横结肠、系膜和大网膜。清除胃网膜右血管、胃大弯及幽门下淋巴结。清除右肾前脂肪囊,保护右侧输尿管,清除腹主动脉前方主动脉周围淋巴结(No.216)。最后切断末段回肠和横结肠,行回肠横结肠吻合(图 26-69)。

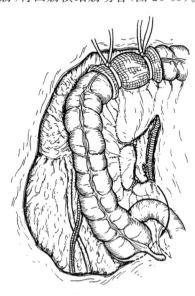

图 26-69　扩大右半结肠切除

2. 扩大左半结肠切除术　自十二指肠水平部下缘剪开后腹膜,解剖肠系膜下动、静脉,从其根部切断结扎。清除 N_1、N_2、N_3 和腹主动脉淋巴结。剪开降结肠两侧腹膜,游离结肠脾曲。切断结扎胃网膜左血管及左侧 1/2 大网膜。切断结扎结肠中动脉分支。脾曲癌应切除横结肠左 2/3 部分,结肠中血管根部结扎切断。清除 No.223、No.214 组淋巴结。在乙状结肠直肠交界处切断肠管,行横结肠直肠端端吻合术(图 26-70)。

(二)次全或全结肠切除术

1. 手术适应证　适于同时发现左侧或右侧结肠均有肿瘤,以前进行过结肠切除,慢性溃疡性结肠炎综合治疗无效、远端结肠梗阻者,本术式可最大限度清除淋巴结,并可较

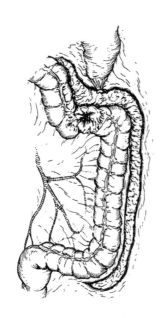

图 26-70　扩大左半结肠切除

容易完成回肠-直肠或乙状结肠之间端端吻合。

2. 手术步骤　连续硬膜外麻醉或全身吸入麻醉,仰卧位。正中切口或左旁正中切口进腹,下达耻骨联合处。进腹后再次探查病变部位、大小、形状决定手术方式。

游离横结肠,如系良性病变,保留大网膜;恶性病变则应切除大网膜。切断分离胃结肠韧带。

游离右半结肠,切开升结肠外侧腹膜,将结肠推向中线,避免损伤输尿管和精索血管,距回盲部 15cm 切断回肠末端及直肠系膜。

游离横结肠脾曲及左半结肠:切断脾结肠韧带,游离结肠脾曲。切断降结肠和乙状结肠外侧之后腹膜,如同左半结肠切除术游离。术中注意保护双侧输尿管。依次切断回结肠动脉、右结肠动脉、中结肠动脉和肠系膜下动脉。如左侧结肠有恶性病变,肠系膜下动脉必须靠近腹主动脉结扎切断,并切除左半结肠所有肠系膜。

切除全部结肠,行回肠-直肠端端吻合术,次全结肠切除行回肠-乙状结肠端端吻合术。缝合后腹膜,尽量覆盖后腹膜显露面,如无法缝合亦可显露。左右结肠旁沟置引流管,缝合腹壁各层。

术中注意:切口足够大,手术野清晰显露结肠肝曲、脾曲;游离升结肠肝曲时,注意辨认十二指肠及右输尿管。分离脾结肠韧带时,防止撕破脾包膜。右结肠旁沟应予关闭,防止术后内疝形成。

(三)结肠癌联合脏器切除

根据结肠癌所在部位不同,要联合切除受侵犯的组织和脏器。结肠癌侵犯小肠时,应实施该段小肠切除并清除小肠所属淋巴结。侵犯十二指肠壁时,应楔形切除,行侧壁缝合或上提一段空肠与之吻合。结肠癌侵及胰头时,联合行胰十二指肠切除术。结肠癌侵犯肝脏一叶或脾脏时,行肝叶不规则切除或脾切除术。结肠癌侵犯子宫时,行子宫及附件切除。侵犯一侧卵巢时,行一侧卵巢切除。侵犯输尿管时,可切除该段输尿管,行输尿管端端吻合。结肠癌侵犯腹后壁筋膜层,如癌瘤穿透 Toldt 筋膜应切除该处腹膜下筋膜。结肠脾曲受侵时,应切除肾筋膜及肾脂肪囊。

十、特殊结肠癌病人的手术

(一)结肠癌伴肠梗阻

结肠癌病人大多年龄大、体质差,常伴有贫血、营养不良、水电解质酸碱平衡紊乱等,多数病程分期较晚,部分病人有肝脏等处转移。回盲瓣和肿瘤使结肠梗阻易形成闭襻性梗阻。

结肠癌并发肠梗阻治疗原则是解除梗阻,切除肿瘤。对于病人全身状况好,无严重并发症,肠管血供良好,施行右半结肠切除吻合是安全可靠的。左半结肠癌合并梗阻,由于肠壁薄血供差,粪便稠厚,细菌数量多、毒力强,易发生吻合口漏。多数学者主张左半结肠梗阻一期行左半结肠切除,近端结肠造口,二期闭瘘为妥。部分学者主张充分小肠、结肠减压,清除肠道内容物,灌洗液中加入抗生素行肠道灭菌。对于梗阻时间短,肠管血供好,术中灌洗效果满意,吻合符合"上空,口松,下通"条件时,可行一期切除吻合。术中反复冲洗腹腔及切口减少污染,术后加强抗炎和营养治疗,短期适量应用激素,术后定期扩肛或肛管减压。

肠梗阻导管解除结肠梗阻:日本学者报道,经肛门在肠镜引导下插入肠梗阻减压管对解除左侧结肠癌有效,注入灌洗液,反复冲洗引流,梗阻解除率达 80% 以上。

(二)结肠穿孔

结肠穿孔分为肿瘤坏死穿孔、癌灶近端肠管穿孔、癌瘤肛侧穿孔等,其中以乙状结肠穿孔多见,多为肿瘤坏死穿孔。多表现为腹膜炎致感染性休克,腹腔游离气体出现率低。

治疗:肠穿孔后炎症过程可能延迟或阻碍癌细胞的种植生长,对结肠癌穿孔病人不要轻易放弃根治性或姑息性手术切除。如果病人条件允许,应积极施行一期手术切除或根治性切除。如病人条件差,腹腔污染重,可行穿孔肿瘤切除,口侧、肛侧结肠造口或仅行口侧结肠造口,肛侧结肠闭合。少数病人右半结肠穿孔,可试行结肠切除一期吻合。

十一、腹腔镜右半结肠切除术

1. 体位 取仰卧大腿水平剪刀位。

2. 穿刺孔 常用 5 穿刺孔,经脐插入穿刺器作为观察孔,左右上下腹部两侧相当于腹直肌外缘水平的 4 个点插入穿刺器(图 26-71)。

3. 手术步骤

(1)辨认右半结肠的系膜血管,找到回结

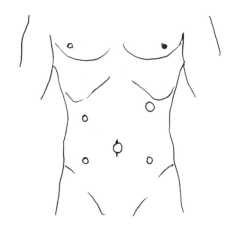

图 26-71 腹部穿刺孔的位置

肠动静脉。在血管的根部下方,切开结肠系膜。将系膜从后腹壁游离,向上游离到十二指肠的降部和胰腺前面(图 26-72)。

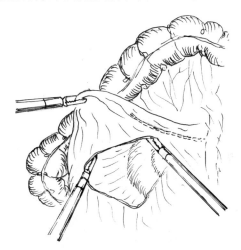

图 26-72 游离右半结肠系膜内叶

(2)显露肠系膜上静脉并确认回结肠静脉,在靠近其分叉部结扎切断回结肠静脉(图 26-73)。

(3)扩大升结肠系膜的游离范围,显露十二指肠降部前面和胰腺头部。系膜的游离直达肝下间隙的 Morrison 窝。此时结肠肝曲的前方和后方均已游离,只有外侧腹膜和后腹壁相连。在肠系膜上静脉近端找到结肠中静脉和后方的结肠中动脉。分别结扎切断这

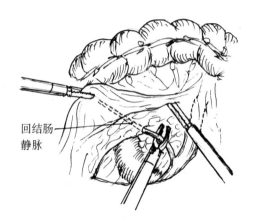

图 26-73　显露肠系膜上静脉,切断回结肠静脉

回结肠
静脉

两支血管。

（4）向下逐段游离横结肠。

（5）切开升结肠的外侧腹膜游离结肠时,可从回盲部向下开始,避开髂血管游离末段回肠。然后向上直至结肠肝曲(图 26-74)。

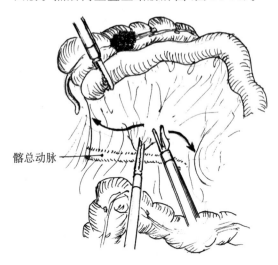

髂总动脉

图 26-74　游离升结肠的外侧

（6）切开结肠肝曲外侧。在 Morrison 窝处打通外侧腹膜,逐渐将肝曲游离开来(图 26-75)。

（7）切开横结肠系膜直达横结肠预定切断线的边缘。横结肠切断应距离肿块 10cm 以上(图 26-76)。

（8）清扫结肠右血管和中结肠血管根部

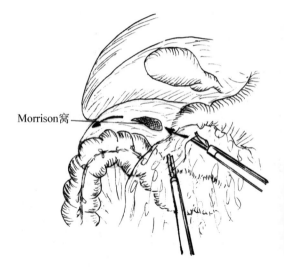

Morrison窝

图 26-75　结肠肝曲的游离

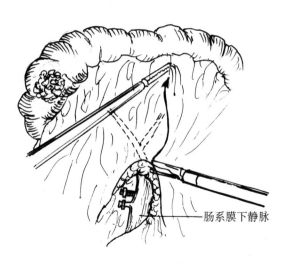

肠系膜下静脉

图 26-76　切开横结肠系膜

的淋巴结。

（9）切断右结肠动静脉。肠系膜下静脉前面游离显露后,可以看到向右上走行的外科静脉干,它常由胃网膜右静脉和胰十二指肠上前静脉汇合而成。在清扫血管周围淋巴结时,防止损伤引起出血(图 26-77)。

（10）右半结肠游离完成后,延长脐部的切口,将结肠拉出体外,用线性闭合器切断回肠和横结肠。然后在体外进行回肠横结肠吻合。

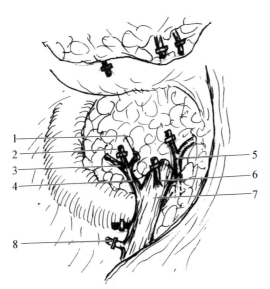

1.胃网膜右V；2.副右结肠V；3.胰十二指肠上前V；4.胃结肠静脉干；5.结肠中A；6.结肠中V；7.肠系膜下V；8.回结肠V

图 26-77　胃结肠静脉干的清扫

第 27 章　直肠癌手术

一、手术方式的选择

选择何种术式应根据病人全身状况和肿瘤局部情况进行综合考虑,对能耐受经腹手术的病人更应根据术中探查结果和直肠充分游离后按肿瘤远端切除 3cm 正常肠段的要求来决定式式,而不应只凭术前直肠指检来决定手术方式。根据这一原则,具体选择可参照下列各项。

1. 位于腹膜反折平面以上的直肠癌,原则上均可选做直肠前切除端端吻合术(Dixon 术)。由于腹膜反折上直肠只有向上的淋巴引流,无向侧方或下方的淋巴引流,故无须做扩大的侧方淋巴清扫术或腹会阴切除术。

2. 腹膜反折平面以下直肠癌,在直肠充分游离至盆底,切除肿瘤及其远端 3cm 正常肠段后,肛提肌上残留直肠的长度是决定保肛手术方式的重要因素。对肛提肌上残留直肠≥2cm 者,应首选 Dixon 术;残留直肠为 1～2cm 者可选用双吻合器进行低位吻合术;残留直肠 ＜1cm 无法用双吻合器进行低位吻合者,可选用结肠肛管吻合术(Parks 术)或改良 Bacon 式结肠拉出切除术,亦可选做结肠 J 形袋肛管吻合术。

3. 当直肠充分游离后发现肿瘤距肛提肌＜3cm,或癌肿已浸润肛直肠环,或癌肿位于肛管内者,应选做腹会阴切除术(Miles 术)。

4. 腹膜反折下直肠癌,术中发现直肠侧韧带有浸润,但无远处转移,病人全身情况良好者,可做扩大根治的侧方淋巴清扫术。至于盆神经丛是否保留应视神经有无肿瘤浸润而定,有浸润者不宜保留神经。

5. 女性腹膜反折以下直肠癌,如癌肿位于直肠前壁且已浸润至深肌层,或癌肿已侵及肠周径 1/2 圈者,宜选做后盆腔清除术,即一并切除子宫、双侧附件及阴道后壁。

6. 男性直肠前壁癌肿浸润前列腺或膀胱,但无远处转移,且病人全身情况良好者,可考虑选做全盆腔清除术。

7. 对癌肿局部浸润已穿透肠壁、术前检查活动性较差的病变,宜争取术前放疗,一般给予 40～45Gy,放疗结束后休息 4 周,再行手术。如术前未行辅助放疗,而术中发现经分离后虽尚能切除,但对局部切除彻底性可疑,估计局部复发可能性较大,而肿瘤切除后肛提肌尚完整又无损伤的病例,可选做 Hartmann 术(直肠切除结肠造口术),局部以银夹做标记,术后加做辅助放疗。2 年后盆腔 CT 扫描未见复发,亦无远处播散征象,病人有恢复肠道意愿者,可再次剖腹探查,确认无复发后重新吻合。

8. 对癌肿局部尚能切除,但已有远处转移者,如远处转移为孤立灶,则可争取一期切除原发灶与孤立转移灶。如远处转移为肝内多发灶,则可做姑息性原发肿瘤切除,肝动脉内埋泵以备术后化疗用。如远处转移为腹膜腔播散,则可在原发灶切除后腹腔内留置导管以备术后行腹腔化疗用。如肝转移与腹膜腔播散兼而有之,则原发灶切除后可同时肝动脉埋泵和腹腔留置化疗导管。这些有远处转移的病例,总的预后极差。

9. 肿瘤位于腹膜反折下,并局限于黏膜或黏膜下层、低恶性、增生型、肿瘤直径<3cm 者,可选择经肛门或骶前直肠肿瘤局部切除术。

10. 对某些高龄、体弱,伴严重心、肺、肝、肾功能不全,无法耐受经腹手术的低位直肠癌,如肿瘤尚局限于肠壁、其直径<3cm 者,可经肛门或骶前做直肠肿瘤局部切除术,手术前后加做放射治疗及化疗。

11. 如直肠指检感觉肿瘤活动度差或固定,盆腔 CT 提示肿瘤已浸润至肠外毗邻器官或结构而无远处转移的病例,均应先行术前放疗、化疗或联合放化疗。对伴梗阻的病例,可选行近端暂时性结肠造口减压,经放疗或化疗后如肿瘤见缩小,可再行确定性手术,这样可提高切除率和降低局部复发率。

12. 肿瘤局部固定、浸润广泛或冷冻骨盆、伴或不伴远处转移或腹腔广泛播散者,则仅做横结肠造口以解除或预防梗阻。

二、直肠癌手术与局部解剖

(一)毗邻关系

与直肠癌手术相关的解剖是髂内动脉的分支。髂总动脉的前面有输尿管跨过(图27-1)。

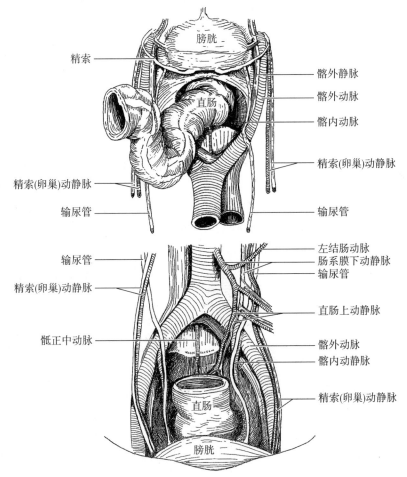

图 27-1　直肠的毗邻关系

(二)血管系

髂内动脉分出骶外侧动脉、臀上动脉、膀胱上动脉、闭孔动脉和直肠中动脉,分出臀下动脉后称为阴部内动脉,通过 Alcock 管之后再分出直肠下动脉。髂内动脉分支的变异很多,但与直肠癌手术相关的血管只有闭孔动脉和直肠中动脉(图 27-2)。

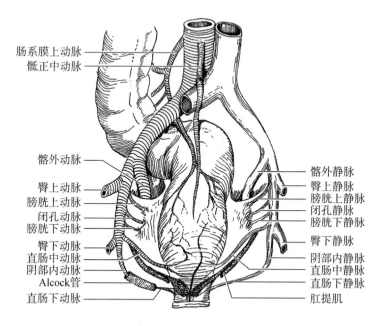

图 27-2　直肠的血管系

(三)神经系

骨盆内脏神经(副交感神经)和骶骨内脏神经(交感神经)组成了骨盆神经丛。该神经丛为 4cm×3cm 大小的平板状,与直肠的外侧和前内侧相连。神经丛的前缘和下缘向盆内器官发出神经支,沿着髂内动脉的分支进入器官内。直肠癌手术时该神经进入直肠分支的大部会受到损伤(图 27-3)。

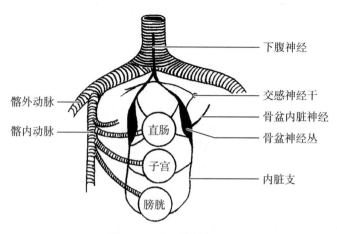

图 27-3　直肠的神经系

(四)淋巴系

直肠的淋巴管由腹股沟内淋巴管、痔下淋巴管、痔中淋巴管和痔上淋巴管组成。沿血管分布的淋巴结分为数群。盆壁的淋巴结清扫是从髂内动脉和髂外动脉所形成的三角顶部开始的,沿着闭孔神经和闭孔动静脉向下到闭孔,将淋巴结和脂肪组织切除(图 27-4)。

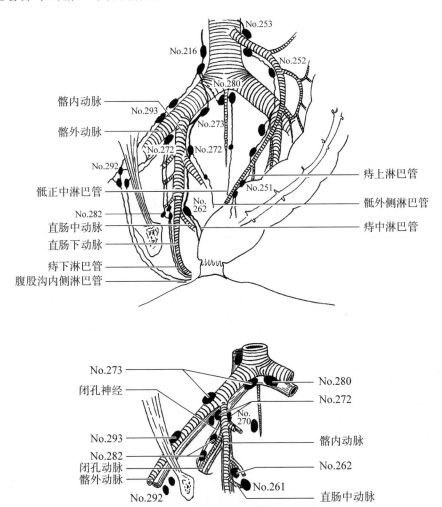

图 27-4　直肠的淋巴系

(五)手术与局部解剖

要熟悉盆内器官和盆筋膜的关系。小骨盆腔的筋膜分为壁层和脏层,骨盆壁由骨盆筋膜壁层覆盖。壁层筋膜在骶骨前面与骶骨骨膜紧密相连,向上覆盖在腹主动脉和髂血管的前方。骨盆内器官覆盖着脏层筋膜。脏层筋膜到了直肠下段的前方、前列腺的下端、尿道或阴道下段的前面,与盆膈、壁侧的骨盆筋膜和 Denonvilliers 筋膜一起形成了会阴体(perineal body)。在壁层筋膜和脏层筋膜之间有潜在的间隙,此间隙内有输尿管、淋巴结、结缔组织、直肠侧韧带、子宫主韧带及血管走行。在此间隙内游离和切断直肠较为容易(图 27-5)。

直肠的前面有直肠前筋膜覆盖,此筋膜的前方为直肠前间隙。精囊、前列腺也为盆筋膜脏层所包绕。直肠和膀胱间的 Denonvilliers 筋膜实际上是由两叶的筋膜组成,后叶紧贴直肠前壁,前叶在膀胱和前列腺的表面。两叶间的间隙是游离直肠前壁的合适层面。

直肠后面有骶前间隙存在于直肠筋膜和骶前筋膜之间,应在骶前筋膜的前方游离直肠的后壁。直肠后方相当于第 3 骶骨水平,直肠后壁筋膜和骶前筋膜间有一膜状的间隔,外科称为 Waldeyer 筋膜。不切断此筋膜,在盆腔内游离直肠后壁,会损伤直肠后壁。在会阴部操作游离直肠后壁时,不切断 Waldeyer 筋膜就不能到达骶前间隙,往往会

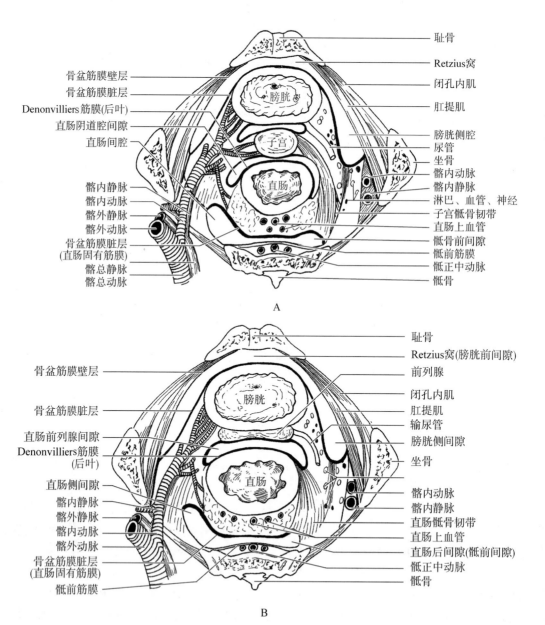

耻骨
Retzius窝
闭孔内肌
肛提肌
膀胱侧腔
尿管
坐骨
髂内动脉
髂内静脉
淋巴、血管、神经
子宫骶骨韧带
直肠上血管
骶骨前间隙
骶前筋膜
骶正中动脉
骶骨

骨盆筋膜壁层
骨盆筋膜脏层
Denonvilliers筋膜(后叶)
直肠阴道腔间隙
直肠间腔
髂内静脉
髂内动脉
髂外静脉
髂外动脉
骨盆筋膜脏层
(直肠固有筋膜)
髂总静脉
髂总动脉

膀胱
子宫
直肠

A

耻骨
Retzius窝(膀胱前间隙)
前列腺
闭孔内肌
肛提肌
输尿管
膀胱侧间隙
坐骨
髂内动脉
髂内静脉
直肠骶骨韧带
直肠上血管
直肠后间隙(骶前间隙)
骶正中动脉
骶骨

骨盆筋膜壁层
骨盆筋膜脏层
直肠前列腺间隙
Denonvilliers筋膜
(后叶)
直肠侧间隙
髂内静脉
髂外静脉
髂内动脉
髂外动脉
骨盆筋膜脏层
(直肠固有筋膜)
骶前筋膜

膀胱
直肠

B

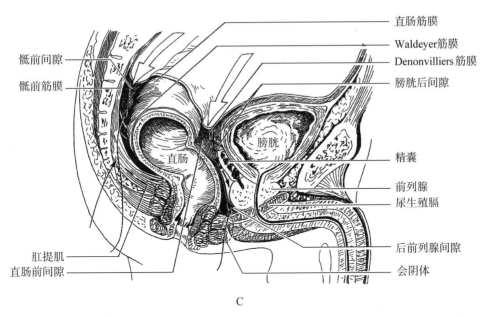

直肠筋膜

Waldeyer筋膜

Denonvilliers筋膜

膀胱后间隙

精囊

前列腺

尿生殖膈

后前列腺间隙

会阴体

骶前间隙

骶前筋膜

膀胱

直肠

肛提肌

直肠前间隙

C

图 27-5 骨盆器官和骨盆筋膜的关系

撕破骶前筋膜引发骶前静脉丛损伤大出血。

　　直肠侧韧带比较宽厚,内有直肠中动脉、膀胱下动静脉、精囊动静脉、骨盆神经和骨盆神经丛通过,也是沿血管走行的淋巴通路。在直肠前后壁游离之后,可触及直肠的侧方有坚韧的索状物,即为直肠侧韧带。可沿着髂内动脉的直肠中动脉根部进行游离,在根部切断结扎直肠中动脉,然后切断侧韧带,此时骨盆神经丛也被部分切除(图 27-6,图 27-7)。

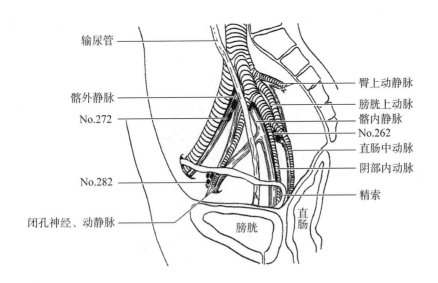

输尿管

髂外静脉

No.272

No.282

闭孔神经、动静脉

膀胱

臀上动静脉

膀胱上动脉

髂内静脉

No.262

直肠中动脉

阴部内动脉

精索

直肠

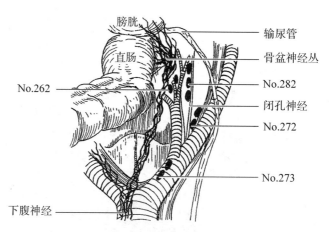

图 27-6 从小骨盆壁看血管的走行

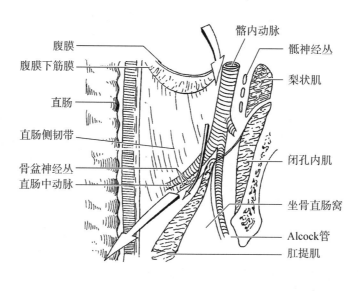

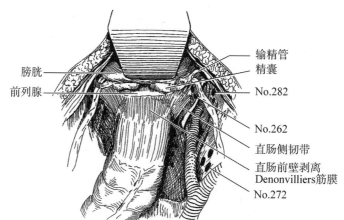

图 27-7 直肠侧韧带的解剖

会阴部分切除要切断直肠内、外括约肌和肛提肌,广范围的切除还包括部分尾骨。切开 Waldeyer 筋膜后才能与盆腔内的游离面相通。盆底和直肠下段游离后,完整切除标本(图 27-8)。

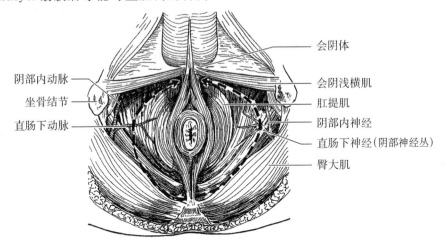

会阴体
阴部内动脉
坐骨结节
直肠下动脉
会阴浅横肌
肛提肌
阴部内神经
直肠下神经(阴部神经丛)
臀大肌

图 27-8　会阴部的解剖

三、腹会阴联合直肠癌切除术

腹会阴联合直肠癌切除术亦称 Miles 术,切除范围包括乙状结肠大部及其系膜和直肠全部、肠系膜下动脉和周围淋巴结、肛提肌、直肠侧韧带、坐骨肛门窝内脂肪、神经及淋巴组织,肛管和肛门周围皮肤约 5cm 直径及全部肛管括约肌(图 27-9)。淋巴结清除范围因手术性质而异,如为扩大根治切除术,则包括肠系膜下动脉及髂动脉系统所属的淋巴组织。一般根治切除术,包括直肠周围、乙状结肠系膜及其间的淋巴组织。

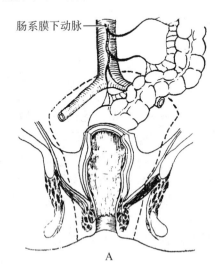
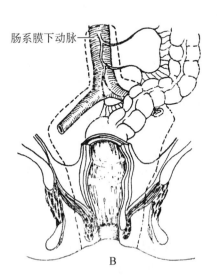

肠系膜下动脉

肠系膜下动脉

A

B

图 27-9　直肠癌根治术的切除范围(Miles 手术)
A. 一般根治术;B. 扩大根治术

【适应证】

1. 位于齿状线以上 5cm 以内的直肠癌或低位直肠癌按肿瘤平面以下切除 3cm 正常肠段的要求,肛直肠环一并切除者。

2. 癌肿已直接浸润肛直肠环者。

3. 肛管及肛缘癌。

【禁忌证】

1. 高龄、体弱、全身情况太差或伴其他严重心、肺、肝、肾功能不全而不能耐受经腹手术者。

2. 直肠癌局部广泛浸润呈冷冻盆腔已无法切除者。

3. 直肠癌伴腹腔广泛转移或伴中等量以上腹水者。

【麻醉及体位】

可选用气管内插管静脉复合麻醉或持续硬膜外麻醉,但后者需向上、下各留置一导管,使麻醉平面上至 T_6(剑突平面),下至 S_1(会阴)。

体位取膀胱截石位,头低,两大腿外展。髋、膝关节略伸展为好,因为过度屈曲有碍腹腔内操作。臀部稍垫高,并略超出手术台边缘(图 27-10)。

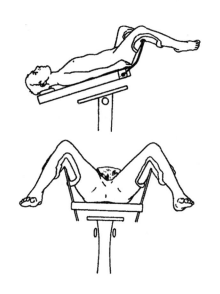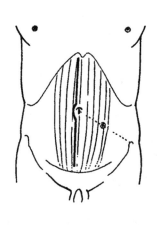

图 27-10 Miles 手术体位及肠造口位置

【手术步骤】

1. 腹部操作步骤

(1)切口:腹部切口取左下腹旁正中切口,自耻骨联合至脐上 2～4cm。下方应显露耻骨联合,有利于充分暴露。皮肤切开后近中线进腹,切开下部腹膜前,应先将膀胱向下推剥,沿膀胱左侧直达耻骨联合。

(2)探查与切除前准备:探查应遵循由远而近的原则,即先探查有无肝转移,有无腹腔淋巴结转移和腹膜播散。然后探查结肠各段有无多发癌,有无其他病变。最后查明癌肿部位、局部浸润及淋巴结转移情况,决定行扩大或一般根治术。值得注意的是,有的直肠癌似已固定,但试行分离后,尚有可能切除。

切除前,应充分显露肠系膜下动脉供应肠段,将小肠置于右上腹腔。在直肠上动静脉近根部结扎,以防术中血行扩散。乙状结肠下段系膜戳孔,穿过纱布带在癌肿的近端结扎乙状结肠,以防癌细胞在肠管游离。

(3)游离乙状结肠:助手将乙状结肠拉向

右侧,沿乙状结肠系膜左侧根部与骨盆壁腹膜交界向上、向下用电刀切开,将乙状结肠与降结肠系膜后脂肪组织完全剥离。此时,注意勿损伤左侧输尿管、精索或卵巢血管(图 27-11)。

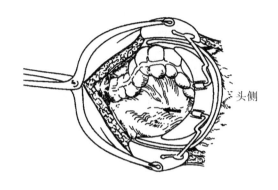
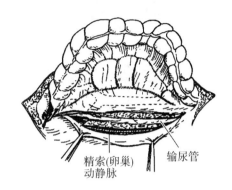

精索(卵巢)动静脉　　输尿管

图 27-11　切开侧腹膜游离乙状结肠

(4)廓清腹主动脉区域淋巴及脂肪组织:把游离乙状结肠牵向左侧,用同样的方法沿乙状结肠系膜右侧根部切开后腹膜,显露右髂血管,向上到肠系膜下动脉根部,向下至直肠膀胱陷凹,并与左侧会合(图 27-12)。把乙状结肠系膜向左伸展,一边结扎切断肠系膜下静脉、左结肠静脉,一边离断乙状结肠系膜和乙状结肠。在注意勿伤左侧输尿管情况下朝下方廓清周围组织至腹主动脉左边及骨盆腔。术中切断肠系膜下动脉时,其根部应双结扎,并清扫肠系膜下动脉根部淋巴结(图 27-13)。

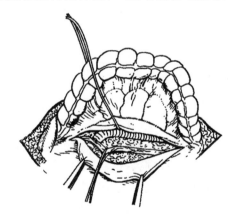
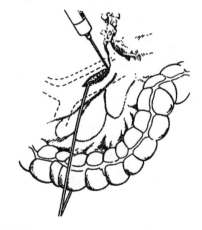

图 27-12　切开后腹膜

(5)直肠后方游离:从腹主动脉分叉部,左髂总静脉显露面,在骶岬前进入骶前间隙,直视下锐性用电刀或剪刀游离直肠背侧到盆底,超越尾骨尖端(图 27-14)。用深拉钩牵引,尽量在骶骨前面剥离向两侧扩大(图 27-15)。目前认为,直肠癌根治性切除应包括全部直肠系膜或至少包括肿瘤下 5cm 的直肠系膜,故称之为直肠系膜全切除(total meso-rectal excision,TME)。过去用手做钝性分离,易撕破直肠系膜,导致切除不全,分离时要注意不要损伤骶前静脉丛。万一损伤引发出血,不要慌张,可先用热盐水纱垫填压,待

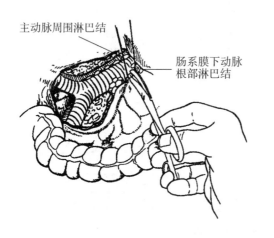
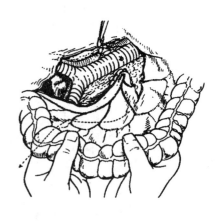

主动脉周围淋巴结

肠系膜下动脉根部淋巴结

图 27-13 切断结扎肠系膜下动脉

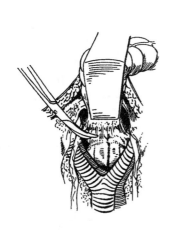
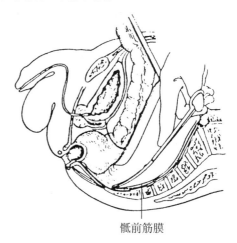

骶前筋膜

图 27-14 骶前剥离超越尾骨尖

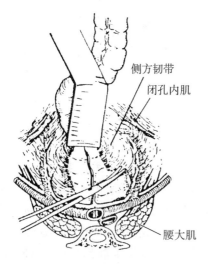

侧方韧带

闭孔内肌

腰大肌

图 27-15 骶前剥离向两侧扩大

盆底清扫完毕,移去纱垫如仍出血,可用不锈钢图钉钉入止血或明胶海绵加生物胶止血。

(6)直肠前方游离:向后上方牵拉提起直肠,切开直肠前浆膜层,应靠膀胱壁或子宫壁侧少许进行。术者将切开浆膜层直肠侧用手指向后压并上提,助手用深钩将膀胱或子宫向前下方拉压。然后,靠近膀胱壁或子宫壁向下方分离,进入正常层次(图 27-16)。向下分离至前列腺下缘或阴道后壁上 1/3 处(图 27-17)。

(7)髂血管周围廓清:如疑存有髂血管淋巴结转移,从髂内、外动脉分叉部开始,先清除髂外动脉周围脂肪组织,再清除髂外、髂内

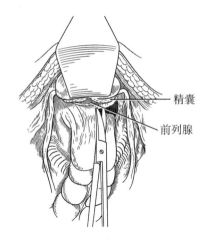

图 27-16 直肠前方游离

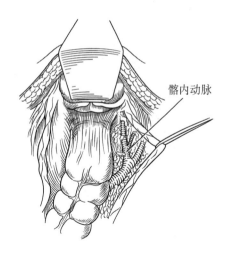

图 27-18 髂血管周围廓清

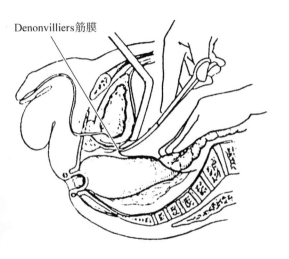

图 27-17 直肠前方游离（侧面观）

动脉间组织。因髂静脉在髂动脉内侧后方走行，所以，清除完髂外动脉后，在其内侧后方脂肪组织深层可见青色的髂内静脉。髂外动、静脉周围脂肪及淋巴组织清除后，在其深处可见白色闭孔神经。接着向内下方清除髂内动、静脉周围组织（图 27-18）。当然，此处要做到把髂内血管每个分支周围都清除干净是十分困难的，只能尽量清除其脂肪淋巴组织。

（8）切断直肠侧韧带：直肠侧韧带的界线尚不清楚，所指范围各家意见尚不一致。一般说，直肠侧韧带位于直肠前外侧，指的是内含出入直肠的脉管组织。但仅将此组织切

断，肛提肌上方的直肠仍未完全游离，在直肠后外侧与骨盆壁之间仍有许多纤维组织连接着。有人将这些组织亦列入直肠侧韧带，这些侧韧带中亦有脉管及神经，电刀或超声刀锐性将其分离出来，切断结扎（图 27-19）。应注意避免损伤双侧输尿管。将直肠前后左右都分离到肛提肌平面。按癌的手术原则，应尽量贴近骨盆壁壁层与脏层筋膜间切断。尽量避免支配膀胱、生殖器官的骨盆神经损伤，减少引起排尿与性功能障碍的发生。

（9）乙状结肠永久性单腔造口：切口左侧，相当髂前上棘与脐孔连线的中、外 1/3 交界处，做一直径 2.5～3cm 的圆形切口。可用鼠齿钳夹住术前标记好造口中心提起，然后用组织剪沿标记线剪除造口皮肤，用电刀切除皮下脂肪组织，十字切开腹外斜肌腱膜，顺肌纤维方向分开腹内斜肌和腹横肌，十字切开腹膜（图 27-20）。切断结扎，擦净断端，远端结扎（图 27-21），用橡皮手套套上后送入骶前凹内，以防污染盆腔。近端乙状结肠断端自造口处拉出腹外 4～6cm，并把肠管浆肌层与腹外斜肌腱膜及腹膜缝合一圈共计 8 针。肠管缝合位置距断端 4～6cm，外侧稍远于内侧，缝好后打结，以免远近不一。基底部缝合完毕，将皮肤真皮层、拉出肠管中间浆

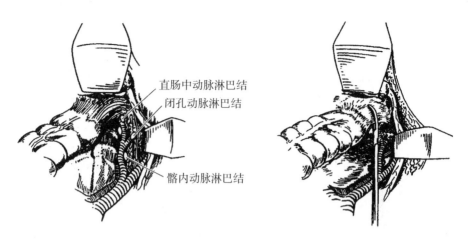

图 27-19　切断直肠侧韧带

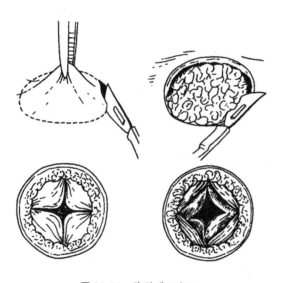

图 27-20　腹壁造口切口

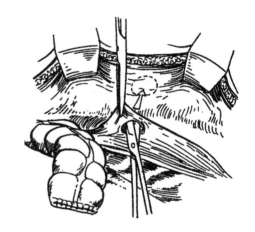

图 27-21　切断乙状结肠

膜和肠管断端全层缝合一周,将肠管外翻后先打单结(图 27-22)。

　　(10)重建盆底腹膜,缝合切口:当会阴部手术组将乙状结肠及直肠切除后,用大量温盐水冲洗盆腔,让液体从会阴部创面流出,尽量减少癌细胞残留。然后,用 4 号线将盆底腹膜缝合,重建盆底。但亦有人不主张盆底腹膜缝合。按层缝合腹壁(图 27-23)。

　　2.会阴部手术步骤　当腹部手术组已将直肠完全分离后,会阴部手术组即开始手术。先行会阴部皮肤及直肠内消毒,往直肠

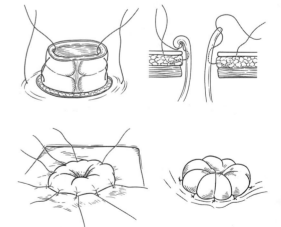

图 27-22　人工肛门的皮肤缝合

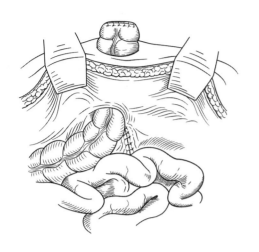

图 27-23 修复盆底腹膜

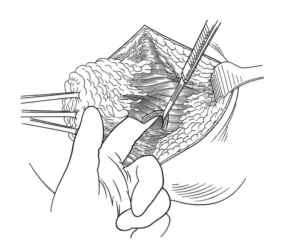

图 27-25 廓清坐骨肛门窝

内塞入 1 块纱布。用 7 号丝线绕肛门做一荷包缝合,关闭肛门。

(1)皮肤切口:以肛门为中心,前方从会阴中点开始,后方至尾骨尖做一梭形切口,切口距肛缘 2～3cm。用电刀仔细切开皮下脂肪组织(图 27-24)。

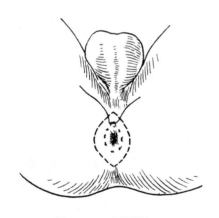

图 27-24 会阴部切口

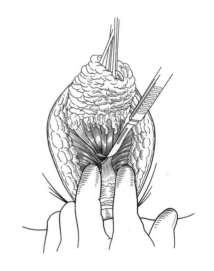

图 27-26 切断肛门尾骨韧带

(2)廓清坐骨肛门窝:用拉钩将切口外侧缘向外牵拉,通常自坐骨结节内侧,沿臀大肌内侧切开。清除两侧坐骨肛门窝内脂肪淋巴组织。其外侧即为 Alcock 管,阴部内动、静脉、神经潜行其间。从这里尚有数条直肠下动脉分达肛周,切断后结扎(图 27-25)。

(3)切除肛提肌:将肛门向上方牵引,贴

近尾骨尖切断肛门尾骨韧带(图 27-26),术者用左手指插入骶尾骨前面的直肠后间隙,先挑起分离左侧的髂骨尾骨肌,靠近骨盆壁钳夹切断。同法切断右侧髂骨尾骨肌。用电刀横行切开盆筋膜壁层,手指钝性分离,深入骶骨前间隙与腹部手术组会合。将已分离切断的直肠-乙状结肠,从会阴部创口拉出(图 27-27),同时向下方牵引,尽量从起始部分离切断前面的直肠尿道肌和部分耻骨直肠肌。在男性应按留置导尿管所标志的尿道位置细心分离,应避免损伤尿道膜部;在女性须将直肠与阴道分离。将肛门、直肠和乙状结肠由会阴部切除。

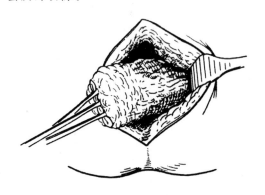

图 27-27　切开盆筋膜

(4)会阴部创口缝合:直肠切除后,创面彻底止血,盆腔骶前留置引流管,自切口后外侧另切小口拉出(图 27-28),缝合会阴部切口。如创面渗血,止血效果不佳,可用大块凡士林油纱布填塞创面腔,用 T 形带兜起。

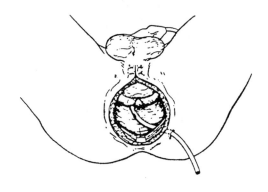

图 27-28　骶前留置引流管

【术中注意事项】

1. 切开腹膜及前鞘应近中线,向下切腹膜时,注意先推开膀胱勿使受损,尤其是肥胖病人更应注意。

2. 腹腔探查时手法轻柔,切忌挤捏肿瘤,以免肿瘤细胞播散。探查发现肿瘤固定应判断此固定是炎症浸润还是肿瘤所致。有些肿瘤往往外表似已固定,因是炎症浸润所致,在试行分离后往往仍可将肿瘤切除。坚

定细致的分离有时可使看来无法切除的癌瘤变成可以切除。

3. 术中应在 Gerota 筋膜前方仔细分离并保护好输尿管,特别是左侧输尿管十分接近乙状结肠系膜根部,在切断这些组织时,要将左侧输尿管牵向骨盆的左侧,以免损伤。若癌肿在腹膜反折以下,体积巨大或已浸润直肠侧韧带时,可在手术前经膀胱镜先行放置双侧输尿管导管,使输尿管易于显露而免受损伤。如误伤输尿管,小的裂口可横行缝合。不慎切断输尿管,可在无张力下斜形断端吻合。如在远端被误切断,可行输尿管与膀胱吻合。

4. 结扎肠系膜下动脉根部前,必须确认肠系膜下动脉在根部结扎后,造口处乙状结肠仍有足够的血液供应。在有疑问时,应以无损伤肠钳控制肠系膜下动脉的血流,随后观察造口部乙状结肠的肠壁小动脉有无搏动,再做决定。因此 Bricker 等认为,在肠系膜下动脉分支的起始处结扎直肠上动脉较为恰当。此分支正处在主动脉分叉处的平面,即使病人十分肥胖也容易找到。此处也是左结肠动脉的起始部。

5. 进入骶前间隙后,应在直视下紧贴直肠系膜背侧进行锐性分离,尽可能保留骶前神经丛,并注意勿损伤骶前静脉丛,特别忌用暴力进行钝性分离。

6. 在解剖女性会阴部阶段时,必要时将一手指置入阴道,以确保该组织免受损伤。但有时为了彻底切除肿瘤,阴道后壁也可连同肿瘤一起切除。

7. 肛管、直肠、乙状结肠切除后,在骶骨前遗留一很大的空腔,这空腔实际上只是一个潜在的间隙,是由于手术拉开造成的。当腹压恢复后,女性的子宫、男性的膀胱、前列腺,以及其他附近的盆腔结构下降而使这一间隙闭合。骶前空腔的闭合有赖于:①空腔内渗血要完全制止,特别是前列腺两侧附近要注意;②用大量蒸馏

水冲洗可以看清有无小的出血,还可清除由于广泛淋巴管破坏而可能残留的癌细胞;③创口内用双套管引流,可防止血清、血液及渗出物的积聚,但务必使引流为顺位。引流管在伤口两侧引出,一般不主张自原切口引出,防止伤口感染。骶前腔内止血完善,一般不需纱布填塞,以防骶前腔隙感染和盆腔底部肠粘连的发生。

8. 人工肛门缝合时,基底部缝合固定应确切,以防回缩,同时造口直径不宜过小,以防人造肛门缺血坏死。

四、直肠低位前切除术

1. **体位**　如图 27-29 所示,取截石位,两膝关节成 45°屈曲,两足向左右分开,腰部垫高。

2. **切口**　做中下腹正中切开,下至耻骨联合向上绕至脐上数厘米。进腹后探查有无肝转移和直肠癌的状态,有无腹膜及周围淋巴结转移等(图 27-30)。

3. **游离乙状结肠**　切开乙状结肠系膜与侧腹膜的交界处将肠系膜向右游离,注意保护左精索动静脉及输尿管(图 27-31)。

4. **游离降结肠**　侧腹膜切开上至结肠脾曲,向下越过髂总动脉。确认暴露的左输尿管全长并敷纱布保护之(图 27-32)。

5. **切开乙状结肠系膜的右叶**　沿着下腔静脉的右侧切开系膜的右叶,上至十二指肠水平部。清除肠系膜下动脉根部的淋巴结,在该动脉的根部结扎切断之。同样高度结扎切断肠系膜下静脉,然后依次切断左结肠动脉、乙状结肠系膜,并在乙状结肠的起始部切断肠管。肠管断端严密封闭起来以防污染腹腔(图 27-33)。

6. **游离直肠前方**　操作转向盆腔。切开直肠两侧的腹膜并在膀胱直肠凹会合。膀胱直肠凹的切开线一般在腹膜反折处的膀胱侧 1～2cm,局部有癌浸润时,切开的范围应

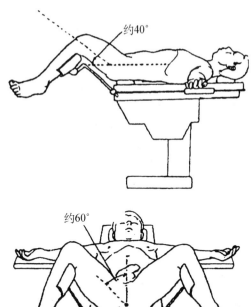

约40°

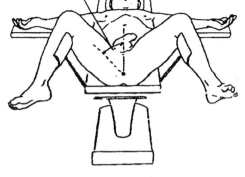

约60°

图 27-29　体位

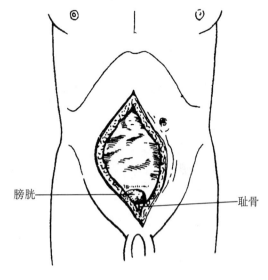

膀胱　　　耻骨

图 27-30　切口

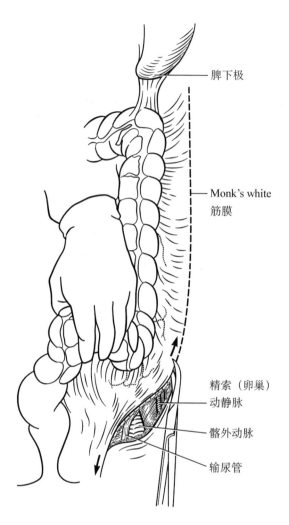

图 27-31　游离乙状结肠

脾下极

Monk's white 筋膜

精索（卵巢）动静脉

髂外动脉

输尿管

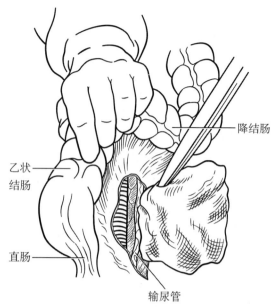

图 27-32　游离降结肠

降结肠

乙状结肠

直肠

输尿管

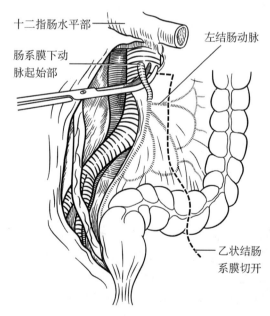

图 27-33　切开乙状结肠系膜的右叶

十二指肠水平部

肠系膜下动脉起始部

左结肠动脉

乙状结肠系膜切开

大些，包括覆盖膀胱和精囊的腹膜（图 27-34）。

　　7. 乙状结肠的远段和直肠的清扫　清扫主动脉前方和两侧的淋巴结，主动脉和下腔静脉之间及两旁的淋巴结，把乙状结肠和直肠的系膜从主动脉和骶骨前面游离出来。游离向盆底进行（图 27-35）。

　　8. 侧方淋巴结清扫　侧方淋巴结包括髂外血管周围淋巴结、髂内血管周围的淋巴结及骶骨前面的淋巴结，将这些淋巴结连同脂肪结缔组织一起清除。清扫闭孔淋巴结时

不得损伤闭孔神经。侧方清扫是否彻底，在直肠切断后直视下或用手触摸可以确认（图 27-36）。

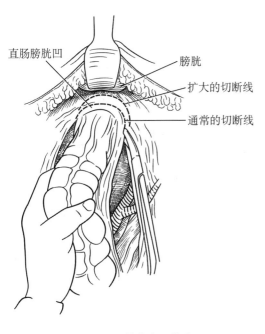

图 27-34　游离直肠前方

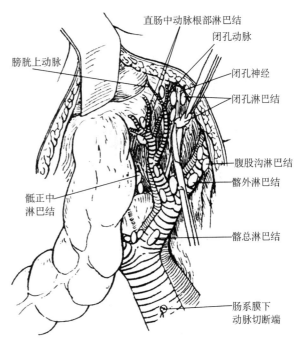

图 27-36　侧方淋巴结清扫

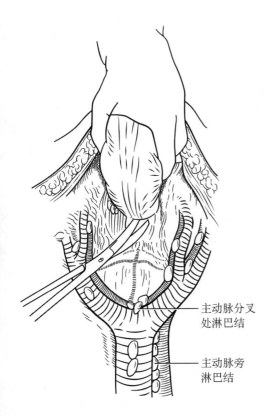

图 27-35　乙状结肠的远段和直肠的清扫

9. 游离直肠下段　在腹膜反折部以下把直肠和精囊、前列腺游离开来。直肠和前列腺之间有 Denonvilliers 筋膜,在此筋膜处游离直至前列腺下缘,女性需游离直肠阴道的间隔。直肠侧韧带由骨盆内自主神经、血管和结缔组织构成,在骶骨前面切断直肠侧韧带。保留自主神经的手术见下述(图 27-37)。

10. 直肠后壁的游离　直肠下段沿骶尾骨前面和肛提肌弯曲走行至肛门。如果能游离到肛门,直肠可上提 4～5cm,便于以下操作(图 27-38)。

11. 切断直肠　离开肿瘤下缘 3cm 处缝线做标志,在此处上大直角钳。此时可以用温盐水从肛门灌肠,以清除残留的粪便和脱落的癌细胞。沿直角钳的下缘用切割闭合器切断直肠,移除标本(图 27-39)。

12. 直肠断端和降结肠吻合　根据肠管的游离程度和术者的习惯,采用手工肠管吻合或用吻合器吻合。如用吻合器吻合时,先

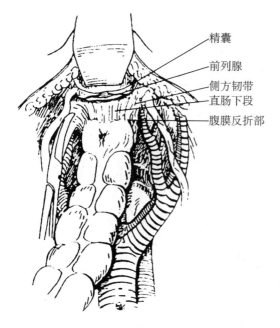

图 27-37　游离直肠下段

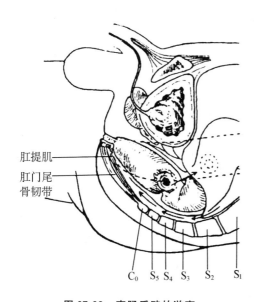

图 27-38　直肠后壁的游离

用损伤小的黏膜镊子提起直肠残端,自直肠前壁起再到直肠前壁止,离开切缘 5mm 左右做一圈荷包缝线,待吻合器的头部放进后打结(图 27-40)。双吻合器吻合无须做荷包缝合。

13. 吻合器操作(1)　自肛门插入吻合

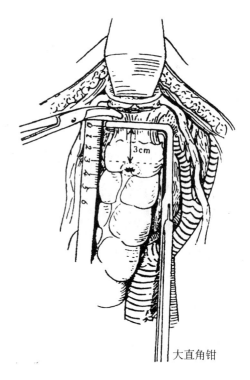

图 27-39　切断直肠

器,将荷包缝线打结,使残留的直肠固定在吻合器的底座上(图 27-41)。

14. 吻合器操作(2)　在降结肠端口做荷包缝线,并将肠管固定在吻合器的头部(图 27-42)。

15. 吻合器操作(3)　在已收紧的荷包缝线外再加一道结扎线(图 27-43)。

16. 吻合器操作(4)　激发吻合器完成吻合后,盆腔内盛盐水,经肛管向肠内注入 40～80ml 空气看有无漏气,试验检查吻合口是否有缺陷(图 27-44)。

17. 放置盆腔引流管,关腹　手术结束(图 27-45)。

18. 保留自主神经的手术(1)　本手术是为减少男性性功能障碍和排尿功能障碍而设计的。保持射精功能需要保护来自肠系膜下动脉交感神经的下腹神经通路;保持勃起功能必须保护副交感神经系的骨盆内脏神经。这两支神经在腹膜反折部以下的直肠侧

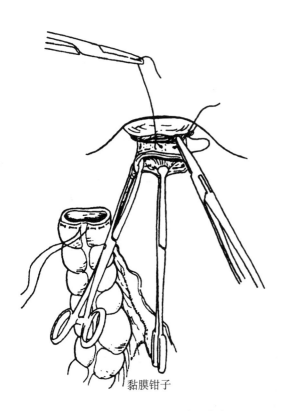

图 27-40 直肠断端和降结肠吻合

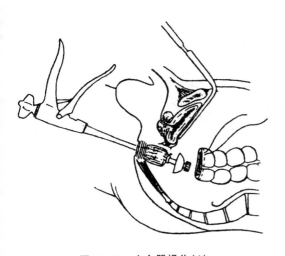

图 27-41 吻合器操作(1)

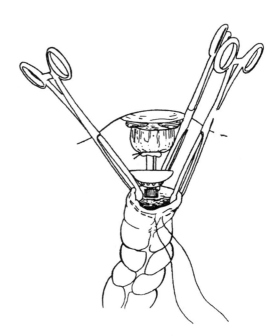

图 27-42 吻合器操作(2)

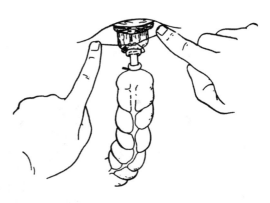

图 27-43 吻合器操作(3)

壁形成神经丛之后,分布于膀胱和前列腺。保护排尿功能必须保留骨盆神经丛至膀胱的神经完整(图 27-46)。

19.保留自主神经的手术(2) 保留自主神经的手术的适应病例是,术前直肠指检、骨盆 CT、经直肠超声波检查和手术中触诊时,无淋巴结转移、直肠肛管的外膜及邻近脏器无癌浸润、骨盆神经丛未受癌波及的病例。手术开始结扎肠系膜下动脉时,就要避免损伤肠系膜下动脉神经丛,保留在主动脉前面走向尾侧的主动脉神经丛,以及越过主动脉分叉处在骶骨岬附近向左右分支的下腹神经(图 27-47)。

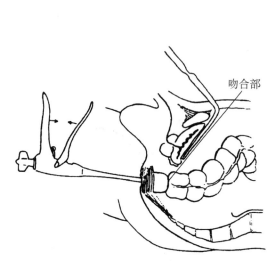

图 27-44　自动吻合器操作(4)

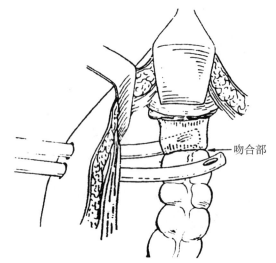

图 27-45　放置盆腔引流管,关腹

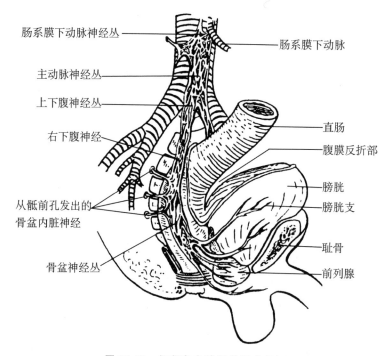

图 27-46　保留自主神经的手术(1)

20. 保留自主神经的手术(3)　在骶骨岬分向左右的下腹神经向下走行,越来越靠近直肠侧壁并紧密相连,并形成骨盆神经丛。需要将骨盆神经丛与直肠侧壁分离开来才能得到保留。来自第 2、3、4 骶前孔的骨盆内脏神经的确认,要从第 1 骶椎的下缘顺着骶前孔依次寻找,仔细分离神经的周围组织才能发现。进而保护从骨盆神经丛走向膀胱的神经支。充分显露并保留上述各神经支和神经丛后,才好清扫直肠侧方的淋巴结(图 27-48)。

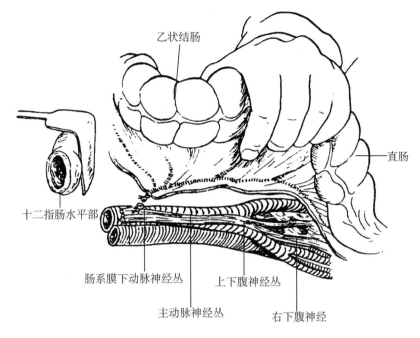

乙状结肠

直肠

十二指肠水平部

肠系膜下动脉神经丛

主动脉神经丛

上下腹神经丛

右下腹神经

图 27-47　保留自主神经的手术(2)

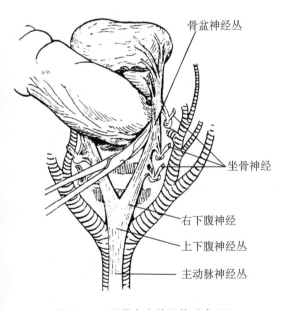

骨盆神经丛

坐骨神经

右下腹神经

上下腹神经丛

主动脉神经丛

图 27-48　保留自主神经的手术(3)

五、Hartmann 手术

【适应证】

需要切除乙状结肠及部分直肠疾病,而同时不宜做肠吻合的病人,如极易发生吻合口瘘或早期吻合口肿瘤复发可能性极大的情况。高龄病人大肠切除可能发生吻合口瘘、腹膜炎等严重并发症而危及生命,此时多选择 Hartmann 手术。

【手术步骤】

1. 体位和切口　使用下肢支架,取截石位。下腹正中切口右侧绕脐,拟在左下腹适当位置做结肠造口。

2. 游离松解乙状结肠和直肠　因病变性质和部位不同,游离肠管的范围不同。按照前述的方法,按照"游离肠管系膜—肠管的前方(直肠膀胱间隙)—直肠的侧方—直肠的后方"顺序进行。

3. 切断肠管　用切割闭合器切断大肠能减少腹腔污染。肛门侧断端追加浆肌层缝合。

4. 结肠造口　见第 12 章。

5. 二期手术

(1)人工肛门闭锁:首先用丝线缝闭造口防止粪便流出。距造口边缘 5mm 环形切开皮肤,全周游离达腹肌深度。下腹正中切开腹壁,自腹腔内游离造口肠段的腹壁部分直至造口肠段完全脱离腹壁。找到残存的直肠,将其从周围组织中游离出 3～4mm 做吻合(图 27-49)。

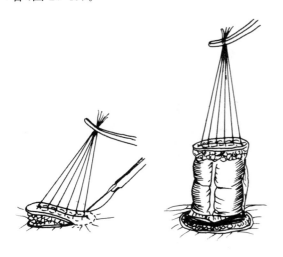

图 27-49 游离造口段结肠

(2)直肠重建:用手工缝合或吻合器进行结肠直肠吻合,重建肠管通路(图 27-50)。

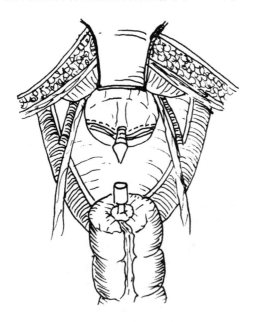

图 27-50 直肠重建

六、直肠全系膜切除术

直肠全系膜切除术(total mesorectal excision,TME)有两种含义:①完整地切除盆筋膜脏层包绕的直肠及其周围淋巴、脂肪和血管,这里强调切除时保持盆筋膜脏层的完整性;②切除的直肠系膜达肛提肌水平或超过肿瘤下缘 5cm。前者是狭义的全系膜切除,后者是广义的全系膜切除。

【直肠及周围组织解剖】

1. 盆腔脏筋膜 盆腔脏筋膜是一层完整包绕直肠及其系膜的筋膜组织,在新鲜标本上呈现脂肪瘤样光滑表面。脏筋膜自盆底竖立向上,后方在腹膜后移行于乙状结肠系膜脏筋膜,前方移行于乙状结肠腹膜下筋膜。

2. 盆腔壁筋膜 盆腔壁筋膜由附着于盆壁的多层疏松结缔组织构成,厚度变化较大,在与骶骨骨膜(骶前筋膜)融合处增厚明显,完整的壁筋膜可以较好地保护位于其背侧的神经和骶前静脉。骶直肠韧带(Waldeyer 韧带)是直肠系膜后方脏筋膜和壁筋膜之间的纤维系带,一般在骶₄水平。此韧带可以是壁筋膜走向前方附着于脏筋膜的一条纤维束带,也可以是壁筋膜、脏筋膜之间的广泛粘连。骶直肠韧带远侧,直肠水平部的下方,脏筋膜、壁筋膜之间仍存在间隙。

3. 侧韧带 直肠侧方的腹膜外间隙中存在不同厚度和长度的致密结缔组织束,自盆侧壁髂内动脉分支延伸到中下段直肠的侧壁,上达腹膜,下至肛提肌,像韧带一样将直肠连于盆侧壁,称为侧韧带。侧韧带与脏筋膜在交汇处交织融合,使脏筋膜失去光滑表面,难以辨认。沿脏层筋膜外侧走行的下腹神经与盆副交感神经在侧韧带内会合,形成盆丛。以盆丛为界,可将侧韧带分为内外两部分,外侧包括膀胱下动脉和直肠中动脉的外侧部分,内侧包括盆丛发出的直肠支和直肠中动脉的内侧部分。侧韧带为直肠中动脉和自主神经分支进入直肠提供了通道。侧韧带的另一个作用是为下段直肠淋巴引流提供通路,淋巴管穿过盆丛到达直肠中动脉、髂内动脉周围淋巴结。

4. Denonvilliers 筋膜　Denonvilliers 筋膜(男性为直肠精囊筋膜,女性为直肠阴道筋膜),形成于胚胎期直肠精囊窝两叶腹膜的融合。此筋膜在年轻人为白色,较厚,易于识别。它位于直肠脏筋膜之前,起自直肠精囊窝腹膜,向下走行达会阴体(盆底尿生殖膈)。Denonvilliers 筋膜与精囊腺、前列腺之间有疏松间隙,与背侧的脏筋膜粘连紧密,但通过仔细牵拉和对抗牵拉,也可以在两筋膜之间找到无血管间隙。

5. 直肠后间隙　直肠后间隙是一个无血管的疏松组织间隙,位于脏筋膜和壁筋膜之间,此间隙下部有骶直肠韧带,侧前方为侧韧带,除此之外仅为覆盖脏筋膜的疏松结缔组织和自主神经。此间隙在直肠后方易于确立,但向两侧因侧韧带出现,识别较为困难。

6. 直肠系膜　脏筋膜包绕直肠上动脉终末支、相关静脉、淋巴系统及起支持作用的脂肪垫共同构成直肠系膜。消瘦病人的脂肪垫薄弱,在直肠系膜的远端几乎消失。虽然在直肠乙状结肠交界处,系膜位于直肠后方,但余下部分却完全环绕肠管 1 周。如果骨盆狭小、脂肪垫异常肥厚,则手术操作困难。直肠系膜及包含的肠管在骶直肠韧带切断后,于骶$_4$水平大角度转向前走行。脏筋膜包裹直肠系膜,形成直肠内脏筋膜室,在直肠癌手术中应完整切除,不可撕裂,才能有效防止局部复发。

7. 骶前静脉丛　在直肠手术中损伤低位骶骨凹面的骶前静脉丛,可引起大出血,如果连接骶前静脉丛与骶管内椎静脉丛的骶-椎静脉损伤,则出血更为严重。将骶前筋膜连同骶骨骨膜自骶骨表面撕脱,可以使骶-椎静脉断裂,并缩进骶神经孔内,造成急速大量失血,止血非常困难。保证在骶前筋膜之前游离直肠系膜可以避免骶前静脉丛的损伤。

8. 盆腔神经　盆腔神经由上腹下神经丛、下腹神经和下腹下神经丛(盆丛)组成,位于脏筋膜和壁筋膜之间的疏松结缔组织中,包绕直肠及其系膜,在直肠癌手术中很容易损伤。

(1)上腹下神经丛:上腹下神经丛位于腰$_5$椎体之前,两髂总动脉之间,是由胸$_{10}$～腰$_2$发出的内脏神经交织成的网络样结构,是交感干在主动脉前方的延续。神经丛在骨盆缘之上位于脏筋膜背侧,脏筋膜腹侧是肠系膜下动脉,三者紧密相邻并有粘连,在肠系膜下动脉后方可以轻易扪及这些紧张条索样的神经纤维。当游离肠系膜下动脉时,应特别注意保护此神经丛,大块钳夹肠系膜下动脉可伤及此神经丛,导致射精功能障碍。此神经丛在骶骨岬前方发出两侧下腹神经。

(2)下腹神经:下腹神经自上腹下神经丛发出,向前下沿盆侧壁达盆丛,解剖形态变化较大,呈细丝状散布,宽度约 1cm,为扁平状神经条索,宽度 5～8 mm,在输尿管下内侧1～2 cm,与输尿管平行走行,与盆副交感神经会合形成两侧的盆丛。将直肠拉向前方解剖直肠后间隙时,易损伤此神经,特别是在骨盆缘(骶骨岬水平),因为此处脏筋膜和壁筋膜间隙很窄,神经似乎黏附于脏筋膜表面走行,此神经损伤导致男性射精功能障碍。如果解剖时发现此神经似乎进入直肠系膜,手术者需意识到解剖平面已经偏后,未紧贴脏筋膜表面进行,应该重新评估并向前紧贴直肠上动脉背侧建立正确的解剖平面。

(3)盆内脏神经:盆内脏神经(盆副交感神经)起自骶$_3$、骶$_4$(偶尔骶$_2$)前角神经根,出骶神经孔向外侧走行 1 cm 后穿出梨状肌,继续向外走行于覆盖梨状肌的壁筋膜的背侧,接近坐骨棘处,穿出壁筋膜走行于其腹侧,汇入盆丛。因为此神经埋于壁筋膜深面,紧靠脏筋膜表面解剖时看不到。

(4)盆丛:盆丛为一致密菱形斑片状神经

网,由下腹神经和盆副交感神经汇合而成,位于脏筋膜和壁筋膜之间,大小约 4 cm × 3 cm,如直肠中动脉存在,则多穿经该结构。在全直肠系膜切除过程中,解剖平面位于盆丛与脏筋膜之间。除了很瘦的病人,很少能见到盆丛。盆丛表浅(内侧)部分发出的分支向内走行至直肠,位于在直肠两侧腹膜反折下方 2~3cm,盆丛及其到直肠的分支走行于侧韧带中,是侧韧带的组成部分。自盆丛发出支配海绵体的勃起神经,紧靠 Denonvilliers 筋膜的前外侧表面走行,在解剖直肠中下部前外侧时应特别注意。损伤盆丛导致膀胱功能障碍和男性性功能障碍。

【手术步骤】

Heald 强调"全直肠系膜切除"的解剖标志是脏筋膜,而不是其外侧的疏松结缔组织。

1. 游离乙状结肠　切断乙状结肠与腹膜之间的粘连,结扎远近端肠管以阻止肠内容物移动,将乙状结肠牵向中线,沿结肠系膜与侧腹膜愈合处白线锐性分离,完整地将乙状结肠系膜与腹膜后结构分开,不要扰动性腺血管和输尿管。手指自系膜下血管后方穿过作为引导,切开乙状结肠系膜右侧后腹膜。腹膜切开向上达十二指肠第 3 段,捏起肠系膜下动脉,动脉后方任何紧张致密的束带状神经均要仔细游离,与其他腹膜后结构一起推向后方。于左结肠动脉发出处向近侧游离肠系膜下动脉主干,距主干起始点 1~2 cm 切断,注意勿损伤其根部及主动脉前方的上腹下神经丛。肠系膜下静脉于胰腺下缘水平切断。切断乙状结肠,易于向前牵拉直肠,有利于后方解剖。

2. 后方解剖　自正确的平面进入盆腔至关重要,向后偏离会伤及上腹下神经丛和下腹神经,在脏筋膜内解剖意味着切割直肠系膜,导致盆腔复发率增高。脏筋膜移行于乙状结肠及其系膜的腹膜下筋膜,此筋膜层在骨盆缘(骶骨岬水平)即移行处最容易识别。直肠上动脉在骨盆缘的位置是寻找正确

界面的关键。在骶骨岬水平,直肠上动脉紧贴脏筋膜内(前)表面下行,紧靠动脉后侧解剖,即可找到有光泽的脏筋膜表面。同时向前牵拉乙状结肠,直肠系膜后方的脏筋膜外间隙即开放,沿包裹直肠上动脉的脏筋膜向下锐性分离即可进入此间隙。用剪刀在筋膜表面顺其弧度滑动分离,防止偏向外侧伤及神经和血管。直肠后方脏筋膜外间隙位于下腹神经的前内侧,如果下腹神经进入解剖平面,则提示解剖间隙有误。在约骶$_4$水平,脏筋膜和壁筋膜(骶前筋膜)之间的骶直肠韧带出现,向前牵拉直肠,锐性切断,进入直肠水平段下方间隙,紧贴脏筋膜急转向前分离直到肛管-直肠连接处。

3. 前方解剖　后方解剖越彻底,直肠后向上牵拉的空间越大,越易于前方解剖。前方解剖可采用两个间隙,即 Denonvilliers 筋膜前间隙或后间隙。因为盆丛发出的神经正好由 Denonvilliers 筋膜的外侧走向其前方,所以在此筋膜前间隙分离易损伤泌尿生殖神经,特别是勃起神经,导致勃起障碍。但如果肿瘤位于直肠前壁,在 Denonvilliers 筋膜前间隙分离有利于获得无瘤切缘,减少局部复发。高于腹膜反折约 1 cm,男性在精囊腺背侧表面、女性在 Douglas 窝腹膜反折前方,切开腹膜,向下锐性分离,即可顺利进入 Denonvilliers 筋膜前间隙,沿此筋膜之前向下分离很容易直达盆底。应当注意,此间隙小静脉较多,过多电凝止血会加重泌尿生殖神经损伤。如果肿瘤位于直肠后壁,为减少自主神经损伤,可采用在 Denonvilliers 筋膜与脏筋膜之间的间隙游离直肠。于腹膜反折最低处切开,向下即可进入此间隙,此间隙粘连较为紧密,应耐心分离,也可以在脏层筋膜外完整游离直肠系膜。

4. 侧方解剖　后方和前方解剖完成后,盆腔手术的最复杂的部分,侧方中下 1/3(侧韧带区)解剖变得相对简单。沿着后方的脏筋膜继续向侧方切开直肠侧面腹膜,在非常

瘦的病人可以看到脏筋膜,大多数病人需将直肠牵向对侧,以显露脏筋膜外的侧韧带,可以在手指之间扪查侧韧带结构,为获得正确的离断平面,可将侧韧带拉长至 1～1.5 cm,在近脏筋膜处安全切断而不伤及盆丛,过度牵拉可将盆丛牵离盆壁,神经损伤概率增大。直肠中动脉直径一般不超过 2 mm 或根本不存在,可以直接切断侧韧带而不需结扎,向下分离达盆底。

5. 横断直肠　在适当部位切断直肠,行直肠前切除或行腹会阴联合切除。

【TME 与保肛手术】

目前,相当部分的 Miles 手术为低位或超低位吻合术取代,下段直肠癌可获保肛根治性切除的极限已延伸至距肛缘 4～5cm,这得益于以下直肠癌基础理论的深入、技术的进展及器械的进步。

1. 直肠癌局部病理解剖的新观念　大量资料表明肿瘤逆行扩散范围是有限的,逆行扩散 >2cm 的病例,均属分化不良的高恶性病变或已有淋巴转移。对于这类病例即使行腹会阴切除术,预后仍不佳,且最终死亡原因是远处转移而不是局部复发。当前国际上认为肿瘤远端肠段的切除以 > 2cm 为宜。

2. TME 成功应用于临床　局部复发是直接影响低位直肠癌保肛术后疗效的一个主要因素,避免局部复发比避免结肠造口具有更重要的意义。低位和超低位前切除术中结合 TME 的手术原则,是降低术后局部复发率的保证。TME 的解剖层次清晰、游离充分,有效地避免了术中异常出血等并发症。

3. 双吻合技术的广泛使用　吻合器特别是双吻合技术(DST)的问世为在盆腔深部进行低位、超低位吻合提供了物质保证。

4. 其他　目前认为,肛提肌内含有排便反射感受器,即使全直肠切除而保留肛门括约肌,则仍可有良好的远期排便控制能力。

对中低位直肠癌 TME 后的保肛,多采用 DST/荷包钳＋EEA 方式。对于肛门直肠

环上残留直肠<1cm 的病例可以采用 Parks 结肠肛管吻合术或 Parc 结肠 J 形袋肛管吻合术,后者术后储便功能恢复迅速,早期效果较前者为优,应用较多。

TME 后保肛手术的并发症主要是吻合口瘘及吻合口狭窄。吻合器的广泛使用使吻合口狭窄的发生率已明显降低。TME 需要更低位的吻合,有损于排便功能,增加了瘘的发生率及手术时间。

减少吻合口瘘的发生的措施包括:①注重术前肠道清洁准备及全身状态的改善,术中保持良好的解剖、游离、吻合、引流等结直肠外科操作规范;②保证待吻合肠段血供良好;③保证吻合无张力,有时术中须游离结肠脾曲;④充分引流骶前区;⑤严格吻合器的规范操作,如闭合前冲洗肠腔,检查吻合器钛钉有无遗落,选择合适的钉合厚度,使用恰当的钉合力度,柔和地自吻合口取出吻合器并检查有无小的渗漏。慎重选择质量好的吻合器;⑥使用预防性造口有助于对吻合口瘘的预防;⑦术后给予抗感染、加强营养支持。低位吻合术后 1 周内应尽量避免肛检。

七、腹腔镜下直肠前切除

1. 体位　取截石位,上半身稍低。双下肢分开,上肢贴于身侧,即所谓剪刀位。

2. 穿刺孔　5 个穿刺孔:脐部穿刺器置入腹腔镜。脐以下腹直肌外侧上下各放 2 个穿刺器(图 27-51)。

3. 手术步骤　由于直肠系膜紧贴在骶骨前面,其间除了淋巴脂肪组织之外,还有自主神经丛(骶丛),使得直肠的侧后方组织致密,间隙狭窄,游离直肠变得困难。操作要正确地在 2 个层面间进行:第 1 个解剖层在直肠的后方,游离直肠的操作要在壁层骨盆筋膜内,将直肠系膜的脂肪组织、包含自主神经纤维组织和壁层骨盆筋膜的疏松结缔组织一同切除。第 2 个解剖层在直肠侧方,游离时要比直肠后方游离面

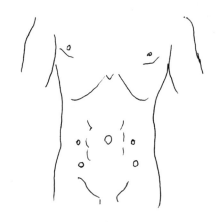

图 27-51 穿刺器的位置

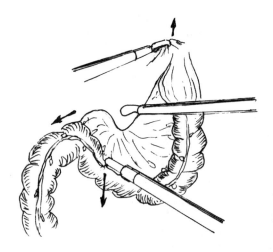

图 27-53 乙状结系膜的游离

浅,即在直肠系膜与含有自主神经纤维的脂肪之间,将直肠系膜游离出来。

(1)游离乙状结肠外侧。手术从切断肠系膜下动脉开始。先推开乙状结肠,找到肠系膜下血管蒂,切开后腹膜辨认输尿管、生殖血管,妥为保护之。分别切断肠系膜下动脉、左结肠动脉和肠系膜下静脉。游离乙状结肠系膜(图 27-52)。确认并保留腹下神经。向深面进入游离直肠后方的操作。

的脂肪组织之间游离,切开含有神经的脂肪组织,进入更深一层的疏松结缔组织层的游离面,此时游离得以顺利进展。扩大游离面,显露肛提肌。切断直肠后方的韧带。

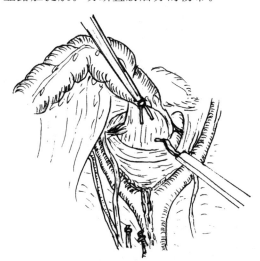

图 27-54 游离直肠后方

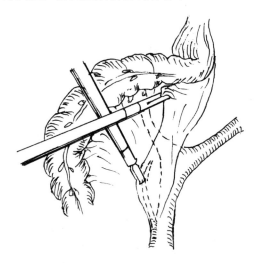

图 27-52 乙状结肠外侧的游离

(2)游离直肠后方(图 27-54)。牵引直肠使直肠后方系膜产生一定张力便于游离。在直肠系膜的脂肪组织与含有自主神经纤维

(3)游离直肠右侧方。在较浅的层面游离直肠的右侧方,不可进入深层游离。切断直肠侧韧带。游离直肠右侧方。同样方法游离直肠的左侧方。

(4)游离直肠前方。由左右两侧方游离的间隙向直肠前方推进可以进入合适的游离层。向下游离可以发现精囊(男性)或阴道壁。

（5）处理直肠系膜。按照拟定的直肠切断线，切断直肠系膜。在直肠切断线附近使直肠壁裸化，以便于切断直肠。

（6）切断直肠。拉直直肠，在预定切断线上肠管阻断夹。在阻断夹的远端用自动切割闭合器切断直肠。一般应在 2 次以内切断直肠（27-55）。

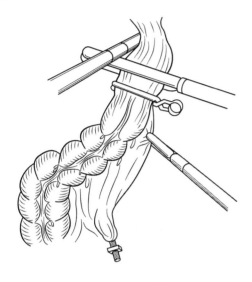

图 27-55　切断直肠

（7）乙状结肠直肠吻合。切开扩大脐部穿刺孔，将乙状结肠拖出体外，确认切断线以上的乙状结肠血供良好后离断结肠。从肛门插入吻合器，在乙状结肠断端放入钉砧头，做好直肠乙状结肠的端端吻合（图 27-56）。

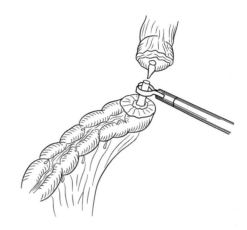

图 27-56　直肠乙状结肠吻合

（8）清理腹腔，确实止血，骶前放置腹腔引流管。经肛门放入肛管，肛管头部超过吻合口以上。结束手术。

第28章 胆道手术

一、胆道手术切口的选择

1. **胆道初次手术切口的选择** 胆道手术切口的选择受多种因素影响，如胆囊息肉病人行单纯的胆囊切除术多采用右上腹经腹直肌切口或右肋缘下斜切口（Kocher 切口）；胆囊癌病人尤其是癌肿侵及肝右叶时则多采取右肋缘下斜切口，便于术中对肝右叶受侵组织一并处理；术前影像学检查提示胆囊癌主要侵及肝十二指肠韧带组织，则手术切口宜选经腹直肌切口，便于术中处理肝十二指肠韧带。病人本身的体格也对手术切口选择有一定的影响，如对体形较胖和胸骨角狭窄的胆道病人，应首选右肋缘下斜切口。此外，术者的习惯和偏爱亦影响切口的选取。

2. **胆道二次及多次手术切口的选择** 胆道再次手术病例在临床上常见，反复的右上腹同一部位手术操作，常造成右上腹脏器组织间和脏器组织与腹壁切口处致密粘连，特别是横结肠、十二指肠等部位的粘连，可使术者在术中陷入进退两难的困境。作者曾遇1 例肝内胆管结石伴胆汁性肝硬化病人，在不到 20 年间先后行 7 次胆道手术，末次手术进腹即耗费了近 3h，出血达 1000ml。术前估计粘连可能不重的再次胆道手术病人，一般多选用经原右上腹切口进腹，原切口手术瘢痕可予以切除。如术前考虑病人粘连较重且本次手术操作范围较广时，可选择右肋缘下斜切口或右上腹"⌐"形切口。对胆道疾病合并脾大脾亢病人，同时须行脾切除者，建议选取肋下"人"字形切口。

3. **切口操作时要点**

（1）良好的术野暴露是切口长度的决定性因素：术野暴露的好坏是手术成败和预防并发症的关键。据相关资料统计，在急、慢诊胆囊切除术中因术野未能很好显露而导致胆道损伤者，约占医源性胆道损伤的 27％。因此术者不应一味强调小切口，而应以获得良好暴露为原则。

（2）用最小的损伤获得最好的暴露：术中应尽可能避免损伤切口部位处的神经和大血管，并最大限度地保护好腹壁肌肉和腹膜，切忌大块组织结扎。肥胖病人的切口皮下最易产生术后脂肪液化，术中应注意对电刀功率的调整。

（3）最大限度地保护切口下粘连脏器组织：右上腹手术过的病例更有可能造成腹内脏器组织与切口下粘连，以小肠、横结肠及大网膜最为常见。在切开腹膜时极易损伤小肠等粘连组织。选取切口时，有意识地超过原切口 1～2cm，小心切开腹膜，在明视下向上或向下沿切口分离粘连在切口下的脏器组织，再逐步切开全部腹膜。也可先从原切口上端逐层进腹，因为此处常为左肝组织，其与切口粘连相对要轻，且较易分出边界。如在进腹时已损伤腹内脏器，应及时予以修复。

（4）促进切口的良好愈合：在关腹时完整对合腹壁各层组织，必要时应加做切口的减张缝合，并避免将腹腔引流管从切口引出。

（5）带"T"形管或"U"形管病人的再手术

时切口管道的处理:原则上在手术消毒时,一并给予消毒"T"形管或"U"形管,可剪去腹壁外多余的管道,并更换无菌夹夹闭管腔。进腹后可循着引流管寻找胆管。

4. 胆道手术常用切口　右上腹经腹直肌切口、右上腹旁正中切口、右肋缘下斜切口、右上腹"⌐"形切口、上腹部"人"字形切口等(图 28-1)。

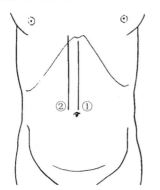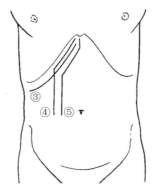

图 28-1　常用的胆道手术切口
①正中切开;②右旁正中切开;③肋弓下切开;④角状切开;⑤波状切开

二、胆道手术中探查技巧

1. 粘连松解　强调一定要在认清周围解剖的情况下,给予钝性或锐性的分离,如系恶性疾病浸润,则应连同周围组织一并切除。胆道再手术病人的探查较为复杂,不仅要对病变部位进行分离,还需要适当分离前次手术遗留的粘连。

2. 肝外胆管的显露和探查　良好的显露肝外胆管几乎是手术成功的一半。首次胆道手术的病人可先分离出胆囊,并沿着胆囊管找出胆总管。对已手术过的病人,暴露肝外胆管不应直接经上腹部粘连网膜间或肠管间分离。正确的入路应是经肝右叶脏面自上而下、由外向内地分离,在到达肝门附近时,可通过不断的细针穿刺来证实肝外胆管的正确位置。在此过程中,较为棘手的是十二指肠壶腹部与原胆囊床处的粘连,粘连常呈片状,分离过程中稍不留意就会引起十二指肠壶腹部穿孔。正确的方法是紧贴肝脏脏面小心分离,切忌粗暴。一旦成功寻及胆总管,则可根据手术需要沿胆总管向上或向下分出肝门胆管和中段胆总管。

3. 探查腹腔内相关器官　术前考虑为胆道良性病变时,首先探查肝脏大小、形态、质地、颜色和有无可疑占位等。再检查胆囊和肝外胆管大小(粗细)、张力、壁的厚薄、囊内有无结石或占位等。然后再对邻近的胃、十二指肠、胰腺及远处脏器如盆腔、大肠等进行逐一检查。术前或术中考虑胆道原发病为恶性可能时,则探查的顺序可由远至近,如先探查盆腔、大肠等,再探查肝胆病变部位。

三、胆囊切除术

胆囊切除术是胆道外科医师的最基础手术之一。尽管近 10 余年腹腔镜胆囊切除术(LC)有逐步替代经典的胆囊切除术的趋势,但其仍是 LC 手术的基础和后盾,很难想象一位不能胜任常规胆囊切除手术的医师能够成为一名出色的胆道外科医师。尽管胆囊切除早已成为常规的手术,但由于胆道解剖的特殊性和部位深在,胆囊切除失败的病例仍时有发生。外科医师在做每一例胆囊切除术时都应慎重对待,以减少并发症的发生。

熟悉正常及病理解剖,尤其是熟悉胆道变异情况非常重要。人体器官中,胆道系统的解剖变异情况最为常见,也最为复杂,如胆道血管的走行变化、胆囊管汇合方式和部位的不同、有无迷走胆管的存在及有无副右肝胆管等。同样,在某些病理状态下,可导致胆道局部解剖的改变,使手术的难度加大。胆囊长期慢性炎症时,如 Mirizzi 胆囊,常引起胆囊三角区的解剖不清,术中极易造成胆道损伤。在胆道手术中出现的意外紧急情况如胆道大出血,若术者此时慌乱,在解剖不清的情况下盲目大块钳夹和缝扎止血,极易引致严重的胆道损伤。在发生意外情况时,术者必须保持头脑清醒,在良好术野暴露下,精确操作,当可减少副损伤。

(一)胆囊切除术适应证和禁忌证

1. 适应证　胆囊结石合并胆囊息肉;急性化脓性或坏疽性胆囊炎;胆囊结石伴结石嵌顿;慢性萎缩性胆囊炎(无论其有无合并结石);伴有症状的胆囊结石;胆囊结石合并胆管结石者;胆囊腺肌症;伴有症状的较大胆囊息肉者,尤其是不能排除恶变者;胆囊癌;胆囊结石合并胰腺炎等。

2. 禁忌证　年老体弱或有严重重要脏器功能障碍而难以耐受胆囊切除手术者。对某些无症状的胆囊炎或无症状多发性胆囊胆固醇息肉和胆道运动功能障碍病例,应严格掌握手术适应证。

(二)手术步骤

1. 顺行胆囊切除术　顺行胆囊切除术又称为颈底切除法,即胆囊切除首先从分离胆囊管开始,依次处理胆囊血管、胆囊管后,再切除胆囊。此法适用于胆囊无明显急性炎症和胆囊三角解剖清楚的胆囊结石和胆囊炎的病例。其优点是首先处理了胆囊血管,使切除胆囊时出血明显减少,视野清楚。同时因胆囊管及胆囊三角解剖较易暴露,术中操作损伤的机会相对较小。

(1)胆囊三角的暴露:先分离胆囊与大网膜或横结肠肝曲的粘连。在急性炎症时,这类粘连一般可用手指做钝性分离,如为慢性的膜状粘连则常需锐性分离,否则易致出血或粘连脏器的损伤。此后术者可用卵圆钳夹住胆囊颈部并向右外上方向牵拉暴露出肝十二指肠韧带,在其右侧边缘小心剪开胆囊管与胆总管交汇处的肝十二指肠韧带前缘,充分显示出胆囊管及胆总管行径,留意胆总管、肝总管和胆囊管三管关系,以及胆囊管注入胆总管的部位和方式(图 28-2)。

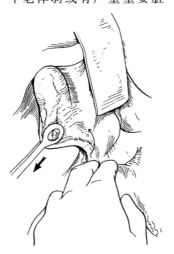
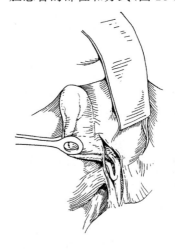

图 28-2　显露胆囊三角

（2）胆囊动脉的处理：在胆囊管的上方仔细寻找胆囊动脉，并在靠近胆囊颈部位置结扎胆囊动脉。有时胆囊动脉较早在胆囊颈部就分支为前后二支动脉，可将其分别结扎。不能过于牵拉胆囊动脉，尤其是肝十二指肠韧带位置深在的病例，防止动脉被撕断。笔者习惯于将胆囊管与胆囊动脉一并结扎，而不单独将胆囊动脉分离。这样既减少了胆囊动脉分离过程中引起的不必要出血，又可杜绝因胆囊动脉单独结扎时易被扯断的危险（图 28-3）。

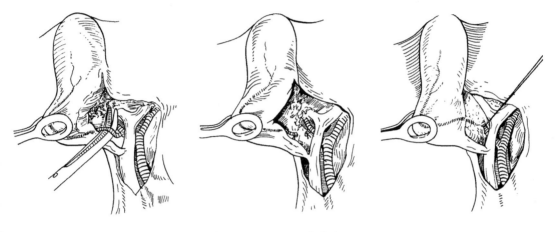

图 28-3　处理胆囊动脉

（3）胆囊管的处理：切开肝十二指肠韧带暴露出胆囊管后，在胆囊管上先置一丝线，并在距胆总管约 0.5cm 处收紧打结，但暂不切断胆囊管，这样做一方面可防止在胆囊内或在胆囊管内的小结石被挤入胆总管，另一方面可将结扎线作为牵引，更好地暴露胆总管和胆囊管（图 28-4，图 28-5）。

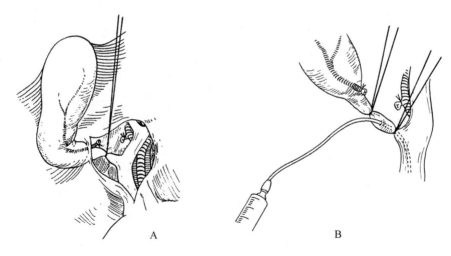

A　　　　　　　　　　B

图 28-4　结扎胆囊管

A. 结扎胆囊管；B. 经胆囊管插管胆道造影

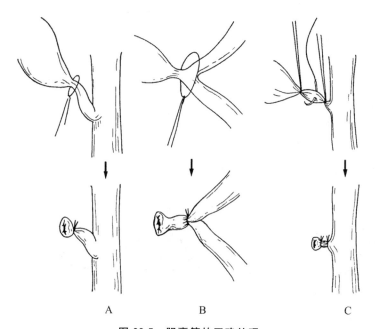

图 28-5 胆囊管的正确处理
A. 残留胆囊管过长;B. 误扎胆总管;C. 正确

　　(4)胆囊切除:从胆囊底部开始,在距肝脏约 1cm 处胆囊壁切开胆囊的浆膜层近一圈达胆囊颈部,浆膜下分离胆囊。如有出血可电灼止血,较大血管亦可结扎。如胆囊张力过大妨碍术野显露,可用粗针穿刺胆囊抽出胆汁。胆囊完整切除后,胆囊床应再次确切止血,可将胆囊床周边残留胆囊壁做间断对合缝合(图 28-6,图 28-7)。

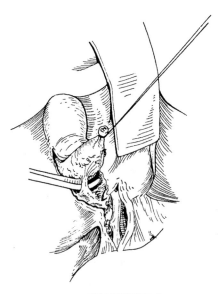

逆行胆囊切除术

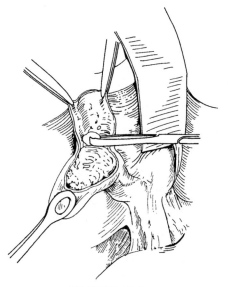

顺行胆囊切除术

图 28-6 切除胆囊

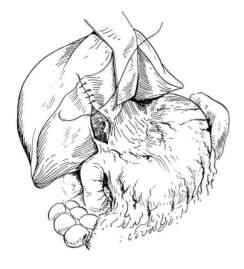

图 28-7　缝合胆囊床

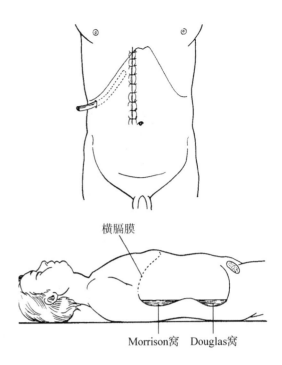

横膈膜

Morrison窝　Douglas窝

图 28-8　引流和关腹

（5）腹腔引流：常规胆囊切除术后放置腹腔引流管引流一直为多数外科医师所倡导。引流管多置于右肝下及小网膜孔处，并从右上腹另戳孔引出。近 10 余年随着手术技能的提高以及术后监测仪器的使用，相当一部分的外科医师都主张术野清晰、手术过程顺利的胆囊切除病例无需放置腹腔引流管。但有两点须强调：胆囊炎症十分明显且胆囊床或胆囊管处理不够满意的病例应预防性地放置引流管；对不放腹腔引流管的病例术后应加强对腹部体征的观察，必要时行 B 超等检查，以免造成不良后果（图 28-8）。

2. 逆行胆囊切除术　又称胆囊底颈切除法，即胆囊切除首先从分离胆囊底开始，直至胆囊颈管、胆囊血管，完整切除胆囊。此法适用于胆囊急性炎症及胆囊三角解剖欠清楚的胆囊结石和胆囊炎的病例。由胆囊底部先行分离至胆囊管处，可减少胆管损伤的机会。由胆囊底逆行胆囊切除快达胆囊三角时，可循着胆囊颈壁逐步分离，直至分出胆囊动脉和胆囊管，再沿着胆囊管解剖出胆囊三角处的诸结构。确认解剖后，再结扎切断胆囊管（图 28-9）。

3. 顺逆结合胆囊切除术　顾名思义是

将上述两种方法有机结合起来。

（三）特殊类型胆囊手术方法

1. Mirrizzi 胆囊切除术　Mirrizzi 胆囊因其分型不同，手术的难度也不同。如胆囊颈部因急慢性炎症或因胆囊颈部结石嵌顿长期压迫炎症侵及肝总管或胆总管壁，致使胆囊三角区解剖十分困难，极易引起肝外胆管的损伤。文献资料报道 Mirrizzi 胆囊切除术中造成胆管意外损伤者，约占胆囊切除所致胆管损伤病例的 1/3 以上。对非常困难的 Mirrizzi 胆囊，可酌情选用胆囊部分切除术，也可采用先寻及胆总管并打开后，经胆总管切开处向右肝内胆管置入金属胆道探杆作为标志，再分离胆囊三角，当可避免肝外胆管的损伤。

2. 胆囊部分切除术　极少数胆囊疾病病人在行完整的胆囊切除时会出现一定的困难，此时可酌情行胆囊部分切除术，因属权宜之计，应慎用。胆囊部分切除最常用于慢性

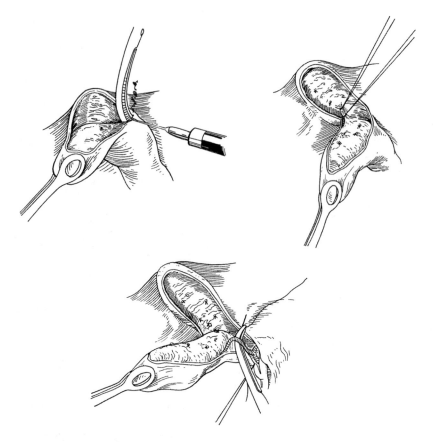

图 28-9 逆行切除胆囊

萎缩性胆囊炎和胆囊结石。由于长期慢性的胆囊炎症和结石刺激,胆囊壁增厚、纤维化,胆囊萎缩,囊腔内仅存少量白色黏稠胆汁,有时腔内除结石外几无空隙,胆囊向肝组织内深陷,且常与胆囊三角区发生致密粘连。对这类病理改变的胆囊,可用电刀做逆行的胆囊部分切除,对合并有囊内结石者可先行切开胆囊壁,取出结石,再从胆囊底部开始切除胆囊底体,将相当于胆囊颈部的胆囊壁残留。也可将胆囊壁的游离部分予以切除,而将胆囊床上胆囊壁残留。这样做可减少胆囊床处的肝组织损伤和肝外胆管的损伤。残留的胆囊壁应尽量少,残存胆囊壁上的黏膜可通过电刀电灼或碘酒、苯酚烧灼。此种胆囊的胆囊管绝大多数早已闭塞,残留胆囊管一般不须单独处理,只要将残存的胆囊壁对合缝闭即可。

急性亚急性坏疽性胆囊炎胆囊结石病人也常采用部分切除术。此类病人可因严重的胆囊壁充血水肿、炎症并延及肝十二指肠韧带和胆囊三角区,使术中分离胆囊时出血较多,易致肝外胆管损伤。有时因病人全身情况差、难以耐受较长时间的分离切除过程,亦可做此种胆囊部分切除术。此类病人胆囊管与胆管相通,残留的胆囊管应妥善结扎处理。如胆囊管不能分离,则可经残留胆囊壁内壁,暴露出胆囊管开口,予以缝扎关闭,以防术后胆汁漏。

3. 胆囊造口术 造口的胆囊如不做二期切除,则胆囊癌的发生危险性要比正常胆囊高 50 余倍。因此胆囊造口术临床上现已很少使用。主要可用于急性坏疽性胆囊炎或胆囊结石嵌顿而被迫进行手术,但又因年老体弱不能耐受较长时间的胆囊切除者。术中在胆囊底部切开胆囊壁,取出结石和吸出感染胆汁,再置入引流管引出。注意应将胆囊底部与腹壁固定数针(图 28-10)。

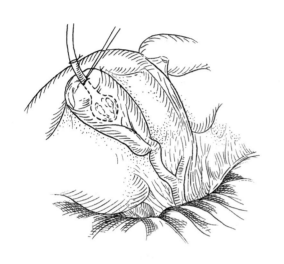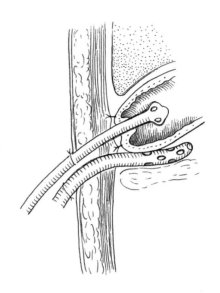

图 28-10　胆囊造口术

(四)手术并发症处理

1. 术中意外出血

(1)胆囊动脉出血:因胆囊动脉较粗、压力较大,出血时常呈喷射状,且出血量相对较大。出血原因多是分离胆囊三角时损伤了胆囊动脉或是分离切断胆囊动脉后结扎线滑脱所致。一旦发生胆囊动脉的出血,切忌在显露不佳的情况下盲目用血管钳大块钳夹组织止血,这样做的后果常常是胆管壁甚或门静脉壁被一并缝扎,造成胆管损伤及门静脉壁撕脱。正确的做法是:充分暴露手术野,术者用左手示指插入小网膜囊内,与在前方的左手拇指对合,压迫肝十二指肠韧带,使其内的肝总动脉、门静脉受压而止血。吸出积血,小心而缓慢地放开左手拇指,看清出血点处用血管钳钳夹止血后,双重结扎或缝扎。

(2)胆囊床出血:胆囊床出血在临床上并不少见,有时因处理不当甚至可导致致命的大出血。胆囊床出血原因:胆囊浆膜下剥离的层次不当,创面渗血;胆囊病变合并肝硬化门静脉高压时易致出血;肥胖病人显露不佳或处理不当。处理胆囊床出血关键在于预防。首先强调良好的术野暴露,可能的情况下应先处理好胆囊动脉,并正确寻出胆囊剥离的层面。一旦出现胆囊床较大量的出血,切忌盲目血管钳钳夹,可用纱布堵塞压迫胆囊床,出血量大时,还可做第一肝门处的阻断,吸尽积血、充分暴露出血部位后,再用电刀电灼出血点,或用间断缝合的方法缝扎止血,有时可用大圆针做胆囊床的水平褥式缝合,完整关闭胆囊床而达到止血目的。

2. 胆管损伤　胆囊切除术中肝外胆管损伤的发生率约在 0.3% 以下。损伤的原因主要是术者的经验不足或对胆囊切除的复杂性认识不足;胆道解剖的变异性尤其是胆囊三角汇合处的异常;肝外胆管因急慢性炎症所致的组织结构改变等。损伤的方式和程度可以是肝外胆管的部分壁裂伤,也可以是胆管横断伤。损伤部位可在胆总管、副右肝管,更多的是在肝总管。可以是误扎误缝肝外胆管,也可是电刀使用后的电灼伤。

这类损伤多数可在术中被即时发现,也可因术后出现阻塞性黄疸或胆汁性腹膜炎才被诊断。因胆管损伤的处理十分困难,且后果难以预料,所以应强调术中预防:在处理胆囊管时,一定要良好地显露出胆囊三角及肝总管、胆总管和胆囊管。在出现胆囊动脉出血及紧急情况下,不要盲目钳夹止血、缝扎。最主要的预防措施还是术者要认真对待每一例胆囊切除手术,不能认为胆囊切除是较小的手术而掉以轻心。

(1)术中如即时发现了胆管损伤:应立即给予处理。首先是明确胆管损伤的方式和程度,如是一般的较小范围的胆管裂伤,则多可给予间断缝合,或由裂开处置入 T 形管。如是术中误扎胆总管或肝总管,多拆去结扎线,恢复胆总管形态。如是胆管被纵行误切掉一部分,缺损小时也可将其对合缝合,缺损大时,常须用其他组织修补,如带蒂的胆囊壁、肝圆韧带及肝十二指肠韧带等,有时也可行胆肠内引流。胆管被横断或切除,如缺损不大,最好行胆管端端吻合,并置 T 形管支撑引流。缺损无法行端端吻合者,则行胆肠内引流。对吻合不太满意或胆管较细等情形,有可能引起术后吻合口狭窄者,亦应在胆肠吻合处放置 T 形管支撑。在分离受损胆管时,强调剥离要适度,尽量减少对胆管壁血供的破坏,以免由此而引起胆管愈合不良和瘢痕形成胆管狭窄。对缝合后胆管张力大的病例,应酌情给予处理。如纵向张力大,可适当游离十二指肠第 2 段及胰头部分;如横向张力过大,则可在胆管缝合后用大网膜包绕胆管并用细线稍加缝合固定。如缺损难以用自身组织修整,应果断地行胆肠内引流。所置 T 形管的粗细应适中,过粗的 T 形管易致胆管缝合困难,极易造成胆管壁的进一步缺损。

太细的 T 形管又难以起到支撑作用。一般支撑的 T 形管不要从胆管吻合处放入,而应放在胆管吻合处的远端正常胆管另行切开处,一侧短臂通过吻合口可起到支架作用。T 形管的留置时间应根据受损病例的具体情况而定,一般不应短于 6～8 个月。对修复不满意或修复术后有胆漏的病例,应延长 T 形管放置的时间。

如行胆肠吻合时,强调尽量一次修复成功。因为医源性胆管损伤时的胆管多是直径正常或较细且壁较薄者,胆肠内引流难度较大。为使每一例胆肠内引流的病人都能获得最好的效果,对术者技术上的要求十分苛刻。首先术者要有丰富的上腹部临床手术经验,如自觉力不从心时,应果断地求助于技术更为精良的同行或上级医师。

(2)术后发现胆管损伤:在术后数小时或数天才被确诊者,多数出现渐渐加重的黄疸,黄疸出现的时间和程度与胆管损伤的方式和严重度有关。术后发现胆管损伤的处理原则与术中即时发现损伤的处理原则大致相同,如选择时间不当则手术成功率将会直接受到影响。笔者认为,对术后发现胆管损伤者,只要病人全身情况允许,在保肝消炎的基础上可适当观察一段时间,其目的是等待一段时间,让梗阻近端的胆管进一步扩张、管壁增厚及原手术野水肿粘连好转时再行手术,手术的难度会减小,成功率增加。对有胆汁性腹膜炎的病人,又难以排除迷走胆管的渗漏,可先行穿刺置管治疗,多数这类渗漏可经穿刺引流而愈。如明确了因胆管损伤所致的胆汁性腹膜炎,则应早期手术治疗。

3. 胃肠损伤 胆囊因急、慢性炎症与周围胃肠组织发生粘连,分离时意外损伤胃及肠道。肠道损伤多为十二指肠第二段和横结肠部。长期的胆囊炎症可致胆囊与胃肠道内瘘形成。较小的内瘘如术中未能发现,亦可造成术后腹膜炎。术中一旦发现胃肠损伤应及时修补,一般预后良好。

四、胆总管探查术

（一）胆总管探查指征

术前检查指征：①黄疸，本次或既往有阻塞性黄疸病史者；②超声波发现胆管扩张、胆管内结石或占位者，无论是胆管局限性扩张或是全程扩张都应视为胆管探查的指征；③CT 检查发现胆道扩张或结石、占位；④MRI 及 MRCP 检查，MRCP 对肝内外胆管及胰管有良好的显示能力，且因其无须对比剂就可显影胆管全貌，对碘剂过敏者尤为适用；⑤ERCP 的优点在于不仅有良好的诊断优势，而且可对发现的部分疾病同期进行治疗，如对绝大多数胆总管内的结石都能取石成功，替代手术。

术中检查：①胆管扩张，直径达 1cm 以上；②胆管壁明显增厚、变硬；③胆管壁坏死、穿孔；④胆管内扪及结石、肿瘤、蛔虫及异物；⑤胆管穿刺流出白胆汁、脓性胆汁、血性胆汁或含有泥沙样胆汁；⑥急性胰腺炎明显；⑦术中胆道造影发现胆道内结石、肿瘤及蛔虫和胆管扩张及狭窄者；⑧术中经胆囊管检查发现胆道内结石较大或数量较多难以取净者，或发现胆道肿瘤等。

（二）手术步骤

1. 胆总管显露　首次胆道手术的病人可先分离出胆囊，并沿着胆囊管找出胆总管，或在显露肝十二指肠韧带的情况下，锐性分离其前叶浆膜，显露胆总管。对已有上腹部手术尤其是行过肝胆手术的病人，正确的入路应是经肝右叶脏面自上而下、由外向内的分离，在到达肝门附近时，可通过不断的细针穿刺来证实肝外胆管的正确位置（图 28-11）。对多次手术的病人，肝十二指肠韧带已很难显露，可经十二指肠途径反向寻找肝外胆管。方法是先切开十二指肠第二段处的后

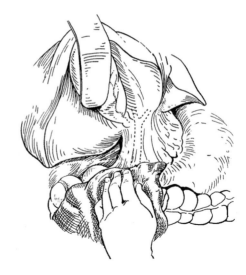

图 28-11　显露胆总管

腹膜，钝性分离十二指肠，在十二指肠降部中段前外侧壁纵行切开，一般长约 2cm 即可，寻出十二指肠乳头，由乳头处向肝门部插入一根细导尿管，以此尿管为指引，再由十二指肠韧带处寻及胆总管。对有多次胆道手术的病人于术前行十二指肠镜下鼻胆管引流，术中可以此管为标志，寻及胆总管，这种方法对术前检查提示肝外胆管不扩张，或轻度增粗的病人较为适合。

2. 胆总管切开　寻及胆总管后，均应经细针穿刺证实。如抽出黄色或白色胆汁则可证实。有时阻塞时间较长，穿出的胆汁为深褐色，肉眼直观难与静脉血相区别，此时可将其滴在白色的纱布上，则多能鉴别。在胆管前壁的穿刺点两侧，各用小针细线缝合 1 针作为牵引线，在两线之间用尖刀切开胆管壁。切不可用力过大，以免切到胆管后壁。胆管壁的切开处可根据病人病情来确定，如果是胆总管下端的病变，可在胆囊管与胆总管汇合处附近切开；如是肝内胆管的病变，则可适当切得高一点。切开的长度约 2cm。为防止胆管壁切开时较大的出血，可采用边切开边间断缝合的方法（图 28-12）。

3. 胆总管探查　对胆总管的探查应全

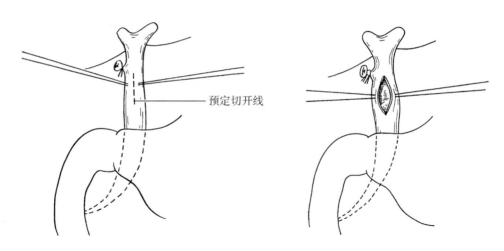

预定切开线

图 28-12 切开胆总管

面、仔细,且动作要轻柔。如是胆总管结石,可用取石钳取出,较小的胆总管结石较易残留,可用结石匙刮出。如胆总管足够粗,术者可用示指插入胆总管向上或向下探查并协助取石等。胆总管下端的结石有时难以用普通的取石器械取出,尤其是嵌顿在胆总管下端壶腹部的结石,可使用术中胆道镜协助取石,也可用专用的取石气囊导管取石。对此处较小的结石,取出困难时,可用胆道探杆或胆道扩张器将其推入十二指肠,但切忌用暴力,以免损伤胆总管下端造成假道(图 28-13)。

当不能明确下端梗阻原因时,也可行十二指肠外侧的 Kocher 切口,游离十二指肠降部,从十二指肠后方触摸胰腺段胆总管及十二指肠乳头。如仍不能肯定诊断时,可将十二指肠前壁切开 2~3cm,探查乳头。必要时行乳头切开取出胆总管下端结石(图 28-14)。

在胆总管探查中应注意胆管的扩张程度,并且留意这种扩张是节段性还是全程性,扩张是否延及肝内胆管。胆管壁的厚薄、质地亦应重点观察。胆管结石所致的胆管慢性炎症,可使胆管壁增厚,但多数同时合并胆管腔的同步扩张。在借助于器械探查胆管时,切忌暴力。在向肝内胆管探查时,应循着肝内胆管的走向小心探入,过于使用暴力有时可引起肝脏实质的损伤,甚至形成假道,术后造成胆漏。在向胆总管下端探查时,一般可先用金属胆道探杆沿胆管小心探查,在下端时胆管常有一向右下方向转折,当通过十二指肠乳头时常有脱空感。关于胆管下端能通过多粗直径的探杆才算正常,尚无肯定的答案。一般能过 7 号扩张器即可。在用金属扩张器向下探查时,应防止损伤胆管壁,尤其是胰腺段或十二指肠壁内段胆总管,如术者术中未能识别假道的形成,则可导致术后胆汁向后腹膜渗漏、感染。有条件的医院,在胆总管探查时,如有必要可充分借助于术中超声波、胆道 X 线造影及胆道镜,对提高胆总管探查质量、减少探查时的副损伤十分有利。

4. 胆总管引流 在胆总管探查术后常规应放置 T 形管引流。近 10 余年,不少外科医师对某些病例有选择性地不放 T 形管引流。其理由有:病人因带 T 形管延长了住院时间;放置 T 形管的病人术后有可能导致电解质大量流失,且纠正较为困难;T 形管滑脱时,可致严重的胆汁性腹膜炎;放置的 T 形管因是异物,可引起部分病人术后肝功能的异常;对一些胆总管不扩张或扩张不明显

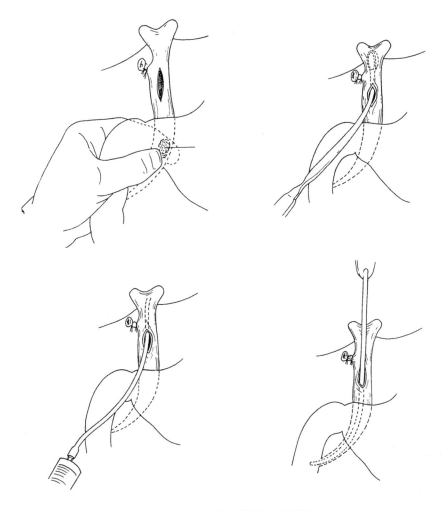

图 28-13　切开胆总管探查并取石

的病例拔除 T 形管后,可引起胆管狭窄;T 形管本身可压迫十二指肠及周边小肠、结肠而致瘘形成;对部分老年病人或营养不良的病人,正常时间的拔管也有可能引起瘘管形成不良所致的胆汁性腹膜炎。但在我国,胆道结石多为色素性结石,且各家医院的硬件条件(术中胆道镜、术中 X 线造影及术中超声仪)不同,以及当前的医疗环境,我们还是主张常规放置 T 形管引流。

5.T 形管选择　目前市售的 T 形管一类是乳胶管即橡胶管,另一类为硅胶管,临床上多数选择前者。胆总管越粗,则置入 T 形管直径越大,最大的 T 形管可达 28F,一般多

选择 20～24F,但如果病人为肝内胆管结石,放入的 T 形管直径最好要大一些,有利术后取石。如是胆总管损伤,则置入的 T 形管粗细应适中,过粗不易放入和缝合胆管,过细 T 形管起不到支撑胆管吻合口作用。

使用 T 形管时都要做一定的修剪,短臂留的长短和形状应根据病人具体情况来确定,一般伸入胆管上段的 T 形管短臂不应过长,过长其顶端易致弯曲,阻塞胆汁的流出,同时也易压迫肝门部左右胆管分叉处,引致压迫性管壁溃疡。另外圆柱状的短臂还应根据要求被修成半圆柱形,有利于 T 形管放入和拔出。对胆管损伤的病人放入的

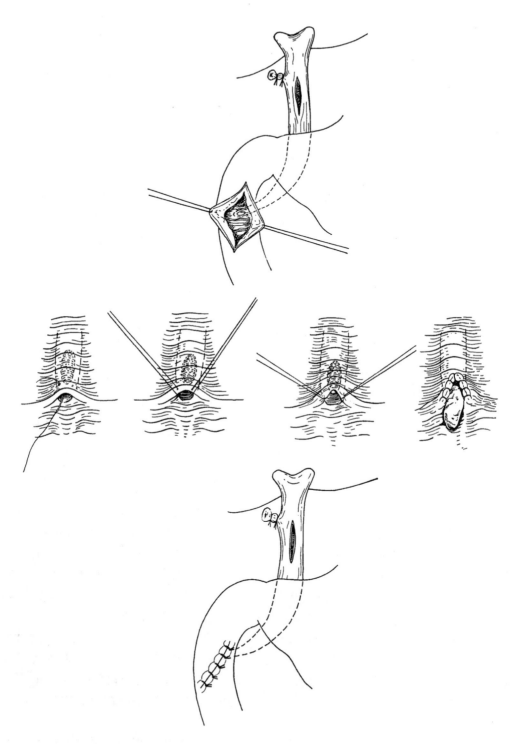

图 28-14　十二指肠乳头切开取石

T 形管最好是圆柱状,其支撑作用较好(图 28-15)。

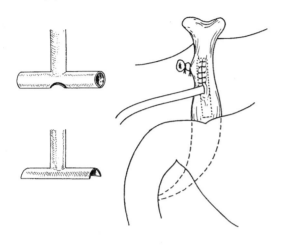

图 28-15　T 形管的修剪和放置

管引流,以防术后胆漏及渗血等(图 28-17)。

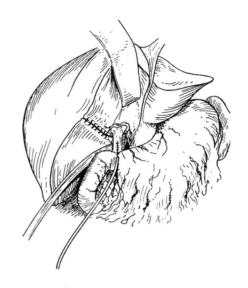

图 28-16　T 形管引出体外

多数病人胆总管内置入 T 形管并不困难,但对胆总管不粗的病例有时 T 形管的放入不是一件简单的事情,此时我们一般是将胆总管切开处的上下两端各先予缝合 1 针并将胆管前壁切开处两侧原留置的牵引线一并向上牵拉后,再将 T 形管放入,当可减少困难。放入 T 形管后还应将 T 形管短臂整体向上及向下稍加移动,防止放入的 T 形管短臂卷曲在胆总管内引流不畅。T 形管放入后间断缝合胆总管前壁,如胆总管较细尤其是壁很薄时,胆管的缝合打结均应十分小心。为减少术后胆管内线结反应及可能由线结残留所引起的胆管内炎症性肉芽、息肉形成,有条件时尽量使用可吸收缝线。缝合胆管壁时应注意勿将其下方的 T 形管缝入,以免术后拔管困难。缝合好胆管后,可暂不剪去缝线,而用冲洗器或较大的注射器由 T 形管注入生理盐水,观察缝合处有无渗漏,如有则给予补缝。T 形管可从原切口中引出,也可由右上腹另行戳孔引出。如需术后纤维胆道镜检查或取石者,就将 T 形管长臂垂直于短臂而从腹壁引出(图 28-16)。一般放置 T 形管的病人,在关腹前应在小网膜孔处放置一乳胶

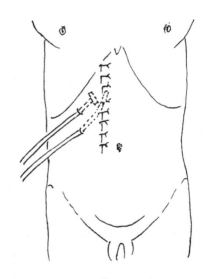

图 28-17　T 形管引流和腹腔孔流

(三)术后 T 形管管理

术后 T 形管管理十分重要。每日应注意观察 T 形管内胆汁引流量、引流物的性状及颜色、有无泥沙样结石、蛔虫体和引流物味道等,T 形管是否通畅、肝分泌功能是否严重受损等。如有 T 形管堵塞,可经 T 形管缓慢

生理盐水冲洗等。T形管周围溢出黄色液体,可能是腹水的漏出、皮下脂肪的液化坏死、胆总管缝合处部分缝线裂开渗漏胆汁或T形管滑脱等,应注意鉴别。

极少数病人术后不慎可致T形管拔出,这是一种少见而紧急的情况,需要当即判断、立即处理。笔者认为:如在术后72h内T形管滑脱,则毫无例外应再手术置入T形管;如是术后3d以上T形管滑出,可小心由T形管瘘管再插入1根导尿管引出胆汁,因此时多数病人已形成了瘘管,但可能尚不够完整或牢固。如插入的导尿管引不出胆汁或出现腹膜炎加重等情况就应果断进腹,放置T形管。如术后5～6d T形管滑脱,则绝大多数都可由T形管瘘管重新置入引流管而无须再手术。

拔T形管指征:置T管时间术后至少2周,对老年及病重营养不佳的病例更应延长拔管时间;拔管时已无发热、腹绞痛及血象、肝功能正常;黄疸完全消退;胆汁引流量适中且无明显沉渣;所有病例均应在拔管前行经T形管胆道造影,正常时才可拔管。认为夹管无反应就可以拔除T形管是错误的,此方法应摒弃。

五、十二指肠乳头括约肌成形术

胆道末端器质性或功能性狭窄会导致胆汁和胰液的流出障碍,十二指肠乳头括约肌成形术能解除胆道末端狭窄,有利于引流和结石的排出。本式式适用于:乳头部狭窄、色素性胆道结石、胆总管十二指肠瘘等,如有主胰管狭窄须行胰管成形术。

手术前要鉴别结石的类型、存在部位、胆管和胰管的形态等。利用B超、ERCP、PTC等手段明确胆道的形态和肝、胆、胰的各种异常,以便确定手术术式。病人手术前常有黄疸、胆道感染甚至是急性梗阻性胆管炎,须做积极的手术前准备,如全身支持治疗、抗感染、改善肝功能,必要时应用PTCD做减黄处理。

一般用肋缘下切口(图28-18)。有条件应常规行术中B超检查,可确认胆管的形态、肝内胆管有无结石。B超还可以发现造影遗漏的结石,明确肝脓肿和慢性胰腺炎的诊断。如果初次手术,在切除胆囊后可经胆囊管插管行胆道造影。穿刺胆总管或放置带气囊的胆道导管均可行术中胆道造影(图28-19)。

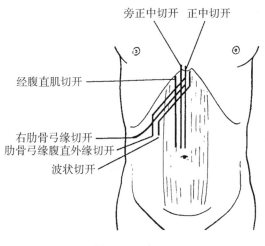

图 28-18　切口

诊断明确后,决定行此术式。首先松动十二指肠。做 Kocher 切开,游离十二指肠和胰头部直至下腔静脉的左缘。如果切断十二指肠和横结肠间的系膜,十二指肠的游离就更加充分(图28-20)。

显露肝十二指肠韧带,切开胆总管。有条件时可行术中胆道镜检查,进一步发现胆道的病变和异常(图28-21)。

寻找十二指肠乳头在肠壁的位置至关重要。十二指肠乳头一般位于十二指肠的降部的下1/3,约占人群的2/3以上。用左手握住十二指肠降部,拇指在前壁,其余4指在后壁仔细地触摸,乳头常位于胰头附着于十二指肠的侧壁(图28-22)。找到乳头的大致位置后,在该部位纵行切开十二指肠前壁。纵

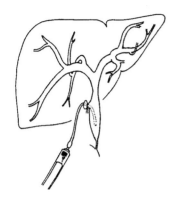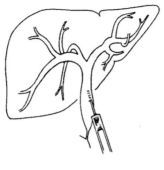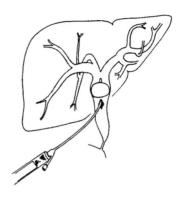

图 28-19　手术中胆道造影

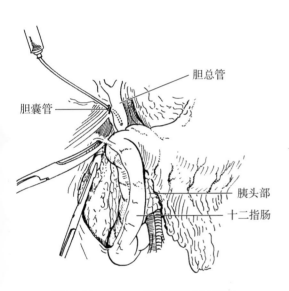

图 28-20　Kocher 切口游离十二指肠

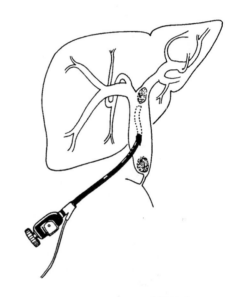

图 28-21　术中胆道镜检查

形切口有利于切口的延长和乳头的显露。横形切口损伤虽小但暴露不良。切开长度约 4cm（图 28-23）。

寻找十二指肠乳头的开口部。有胆汁流出的地方就是乳头的开口部。但开口隐匿于肠黏膜皱襞内时就很难发现。此时可经胆总管内的导管注入生理盐水，肠壁内有喷水的地方就是乳头的开口。如果胆管内有 PTCD（经皮肝穿刺引流）导管，可经导管插入导丝至胆总管内，向下推进导丝直达十二指肠即可找到乳头的开口（图 28-24）。

切开十二指肠乳头部的操作：经乳头开口部向胆总管下端插入细弯血管钳，轻轻开合血管钳以探出胆管流出道的方向。特制的血管钳微弯，每 5mm 有刻度。以此血管钳做指引切开乳头能避免损伤胰管的开口部（图 28-25）。

十二指肠乳头的切开部位是前上壁。相当于时钟 10 点处为标志，在其两侧各上 1 把血管钳，钳夹乳头前壁的深度约 1cm。硬化的乳头可能只钳夹约 5mm 深（图 28-26）。剪开两血管钳间的乳头前壁组织以扩大乳头的开

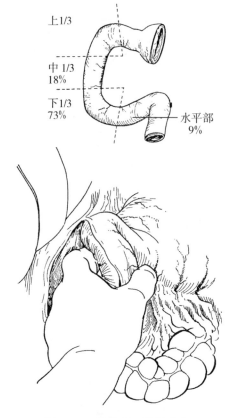

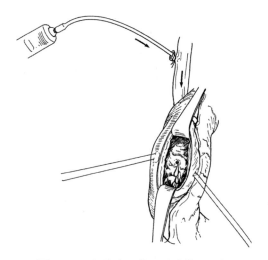

图 28-24　寻找十二指肠乳头的开口部

图 28-22　寻找十二指肠乳头

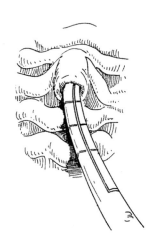

图 28-25　用血管钳探出胆管的方向

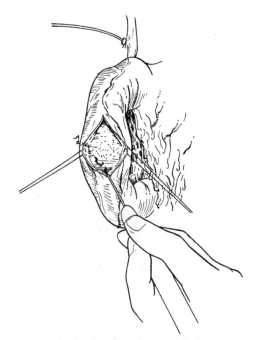

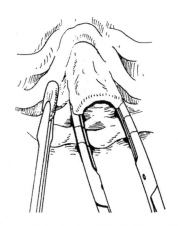

图 28-23　切开十二指肠前壁

图 28-26　在乳头前壁切开部上血管钳

口。此时通过敞开的乳头部可以看到主胰管的开口,经此开口向胰管内插入胰管导管,以防胰管被误伤(图 28-27)。用 3-0 或 4-0 的缝线缝合切开的乳头部 3 针(图 28-28),撤去血管钳后打结。如缝合不满意可补加缝合(图 28-29)。如前面的操作一样,继续向胆管深部探查,并在两钳间切开胆总管的十二指肠壁内段,然后进行缝合。每次切开 1cm 左右(图

28-30)。如此 3 或 4 次切开后,胆总管的壁内段基本完全开放。然后离断切开的前壁组织,缝合切开处的上缘。最后切除的部分已经靠近胰腺组织,常有活动性出血,可 8 字或 U 字缝合止血(图 28-31)。乳头充分切开后,其直径已相当于胆总管的直径,即胆总管下端已经完全开放。保留缝合切开处的缝线不剪断以做牵引。完全切开后状态见图 28-32。

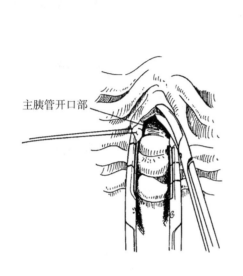
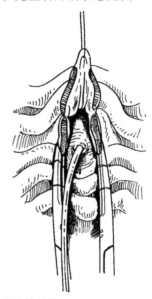

图 28-27 剪开乳头部前壁,插入主胰管导管

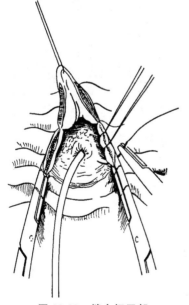

图 28-28 缝合切开部

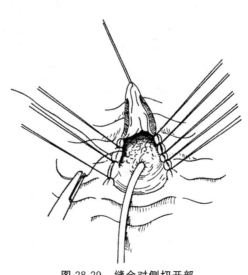

图 28-29 缝合对侧切开部

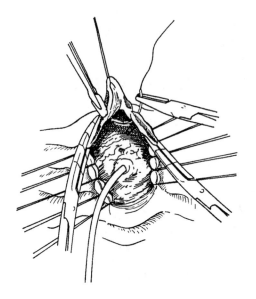

图 28-30　继续切开乳头部前壁

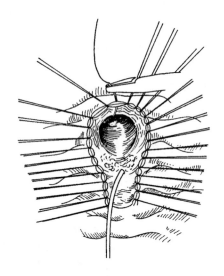

图 28-31　缝合切开部上缘

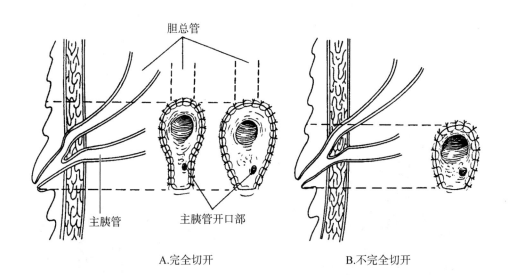

胆总管

主胰管　　　主胰管开口部

A.完全切开　　　　　　　　　　　　B.不完全切开

图 28-32　切开后形态示意

　　经切开的胆总管下端取除结石，做胆道冲洗，也可插入胆道镜做各种检查或治疗（图28-33）。直到满意后剪断缝线，关闭十二指肠前壁的切口。Winslow 孔放置引流管后关腹（图 28-34）。

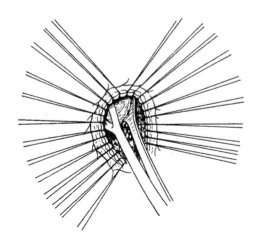

图 28-33　经乳头切开部取石

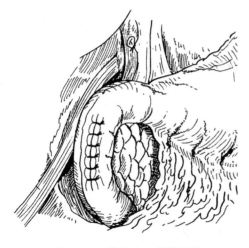

图 28-34　缝合十二指肠前壁

六、肝内胆管结石手术

　　肝内胆管结石因其具有高残石率、高复发率、高并发症发生率及较高的再手术率,一直是困扰医师和病人的一个顽症。病人极其痛苦,医师十分畏难。为做好手术医师应努力做到:①不断总结经验,并学习同行们的先进技术,建立相对固定的人员班子;②在 B超、CT、MRCP、PTC 和 ERCP 等先进仪器帮助下,努力提高术前诊断水平,做到心中有数;③强调个体化治疗,根据病情、术中情况选择合适的手术方法;④将工夫花在术中,尽力降低残石率;⑤扩大肝切除指征;⑥发挥综合治疗措施,完善对可能出现的残石和再发结石的处理,如皮下盲襻、胆道镜使用等。

　　【手术步骤】

　　1. 术中探查取石　　在暴露肝外胆管后,首先取出肝外胆管的结石,并对胆总管下端是否通畅及通畅程度有一定程度的了解。之后可将胆总管切开处向肝门部延伸,有时要切至左右肝管汇合处甚至更高。在向肝内胆管延伸切口时管壁的出血可较剧烈,此时应边切开胆管壁,边间断缝扎胆管壁,暂不剪断缝合线,作为牵引以便更好地暴露。仔细观察肝内各胆管开口处有无狭窄、脓性胆汁、结石或新生物,根据术中探查的情况及术前检查资料,对病变胆管重点探查取石。一般先用取石钳取石,如胆管扩张明显且为泥沙石时,也可用结石匙取石。二级以上胆管的结石取出有时会十分棘手,此时可用导尿管插入所属胆管内,反复压力冲洗。对一至二级胆管开口处狭窄致使取石困难者,应果断将狭窄胆管切开。因肝尾叶开口向后,如术者未加重视,常导致此处结石被遗忘,造成残石。在胆道存在急性炎症时,用力向肝内取石,有时可引起胆管损伤、出血。此时可用纱布堵塞出血支的胆管,一般 5～10min 后,多可止血,也可向出血支胆管内注入过氧化氢溶液(双氧水),同样起到止血作用。

　　2. T 形管放置　　如肝内胆管结石无须行胆肠内引流术,则可在肝外胆管内放入 T 形管。为方便术后胆道镜取出肝内胆管残石,可将 T 形管有意识向肝门部胆管处放,尽量使用较粗的 T 形管。

　　3. 肝内胆管结石合并胆管狭窄的手术处理　　原发性肝内胆管结石病人中合并肝门或肝内胆管狭窄的比例较高,笔者所在医院的一组 2229 例肝内胆管结石资料显示,合并胆管狭窄为 35.0%,首次胆道手术合并狭窄占 24.5%,2 次胆道手术合并胆道狭窄占 39.4%,3 次胆道手术合并狭窄占 68.4%。说明肝内胆管狭窄是肝内胆管结石残留、复发和再手术的重要原因之一,肝管狭窄的发生率与再手术次数成正比,因而肝内胆管结石及狭窄依然是胆道外科需解决的难题。

肝左管结石,尤其是二级胆管以上部位肝左管结石伴胆管狭窄多采用肝左外叶或肝左叶切除来根治,既取净了肝内结石,又根除了胆管狭窄。一般在经胆总管探查后,根据结石位置、能否完整取出、肝内胆管狭窄部位、范围等综合因素来考虑是否要行肝切除术及是行肝左叶切除还是肝左外叶切除。

肝内胆管结石合并肝门胆管狭窄病例的处理较为困难。除少数肝门部膜性狭窄的病例可经肝总管扩张处理外,绝大多数病例须行肝门部胆管广泛切开、整形、大口径吻合术。手术关键是清楚显露肝管狭窄处的近远端,才能保证取净肝内结石和术后通畅引流。近年笔者及同事多采用切开方叶或切除部分肝方叶来显露肝门胆管,取得了良好的效果,特别是使用了高频电刀、激光刀和氩气刀,使切除方叶或切开方叶较易办到。

4. 肝内胆管结石的肝切除术 到目前为止,肝切除仍然是公认的治疗肝内胆管结石病变的最彻底的治疗方法。现阶段肝叶切除治疗肝内胆管结石的主要适应证为:①肝内胆管结石合并难以解除的区域胆管狭窄;②区域性结石且术中不能取净及术后胆道镜亦难奏效者;③肝内胆管结石合并肝脓肿、胆道大出血、Carolis 病或不能排除恶变者;④病变侧肝已萎缩、纤维化、无功能;⑤有过多次因肝内胆管结石手术史者。

肝切除术相关技术见第 29 章"肝手术"。

5. 经肝实质切开肝内胆管取石术 适用于部分病人的肝内胆管结石位于肝胆管二级胆管及二级以上胆管;合并有胆管的狭窄,难以经肝总管切开探查处取出结石,且又不适宜行肝部分切除时;尤其适用于肝右叶的

胆管结石。由该处的肝实质切开,寻及有结石的胆管并剪开之,经此处取出结石,达到事半功倍的效果。因多数肝内胆管的前方或附近有门静脉分支伴行,分离肝组织时应留意。取出结石后,该支胆管较粗时,可直接缝闭切开处胆管壁。若胆管较细或近端胆管有狭窄并未能彻底处理者,应由肝内胆管切开处放入 T 形管引流,以备后用。因此手术作用十分有限,故近年已逐步被肝叶切除所替代。

6. 治疗肝内胆管结石的胆肠内引流术 胆肠内引流手术在解除胆道梗阻、通畅引流等方面起到了重要的作用,但一部分病人可因内引流手术改变了正常的胆道结构,术后出现胆道逆行感染,临床上应严格掌握适应证。笔者单位对此也有深刻的教训,1987－1991 年笔者所在医院因肝内胆管结石而行胆肠内引流术者占 48.1%,并且对肝内胆管结石一律行大口径吻合,增加了手术并发症、加重了病人痛苦。随着对这一问题认识的不断深入,开始严格控制适应证,对可以取净的肝内胆管结石,且无难以处理胆道狭窄和乳头功能正常者,一般不行胆肠内引流手术。如术中认为术后胆管结石复发可能性很大或已多次手术者,可行胆肠内引流附加皮下空肠盲襻,便于术后应用纤维胆道镜取石,还可通过此襻进行胆道扩张和支撑狭窄的胆管,在出现急性胆管炎时可经盲襻引流胆道,避免了较大的手术创伤。

7. 纤维胆道镜在肝内胆管结石治疗中的地位 使用纤维胆道镜治疗肝内胆管结石已被普遍接受,并常起到事半功倍的作用。笔者所在医院自 1979 年始至今已对 4000 余例胆道疾病病人进行了 6000 余次术中术后的胆道镜检查,取得了非常好的结果。使用硬式或纤维胆道镜术中检查,将肝内胆管残石率由未用胆道镜时的 38%,下降到 13.3%,而术后纤维胆道镜对肝内胆管残石取石成功率达 93.6%,使相当一部分病人免除了再手术之苦,现已成为治疗肝内胆管结

石不可或缺的一种技术手段。但在使用中我们注意到有些情况须引起手术医师的警惕:外科医师应将工夫花在术前明确结石部位和术中尽力取净肝内结石、处理胆管狭窄上,不应一味依靠术后纤维胆道镜,因为即使是极富经验的外科内镜医师对肝内胆管残留结石取石,仍然有 5%～15% 的病例无法取出,势必造成后遗症。因而我们认为胆道镜应是手术处理肝内胆管结石后的一项补救措施,是最后一道防线。

在广泛开展肝左(外)叶切除治疗肝内胆管结石中,内镜医师发现肝尾叶残石率有所升高,究其原因是现今所使用的取石钳、取石匙在术中取石时,多是弯头向上,而肝尾叶胆管则是在开口于胆管的背侧,十分容易造成术中漏取。情况及时反馈后,肝尾叶胆管残石得到了有效的治疗。

七、胆囊癌的肝段及肝外胆管切除术

【适应证】

胆囊癌深达黏膜下层以上并靠近胆囊管者,适于肝部分切除。Ⅲ、Ⅳ期胆囊癌应行扩大肝右叶切除和胰十二指肠切除。手术应根据病人的耐受性而定。

【手术步骤】

1. 皮肤切开 右肋缘下斜切口(图 28-35)。

2. 清扫肝十二指肠韧带内淋巴结 ①从十二指肠外侧切开腹膜至小网膜孔;②切断肝胃韧带;③切开肝十二指肠韧带。

首先在十二指肠上缘切开肝十二指肠韧带,并延向十二指肠外侧缘侧腹膜的下方,直达十二指肠水平部。转向右方切开右肾外侧缘和小网膜孔的后面。切除上述范围内的结缔组织、脂肪和淋巴结。进而切开肝和结肠间的浆膜,从后腹膜把升结肠游离出来(图28-36)。

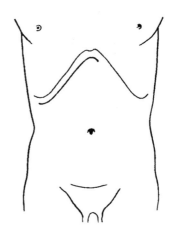

图 28-35 皮肤切口位置

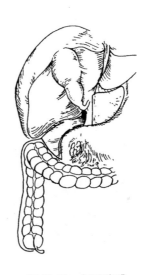

图 28-36 切开腹膜

3. 清扫胰头十二指肠和主动脉周围淋巴结 将胰头十二指肠向左翻转,直达下腔静脉和主动脉间,清扫腹主动脉前的脂肪和淋巴结。主动脉前方的清扫一直延至右肾下缘的高度。然后清扫左肾静脉和小网膜孔的背面。此时,切断胰头神经丛,将胰腺和十二指肠的第一部游离出来,以便以后进行肝十二指肠韧带和肝总动脉周围淋巴结的清扫(图 28-37)。

4. 清扫胰头后部淋巴结 将胰头向左方牵引,自下而上完全显露胰实质及胆总管

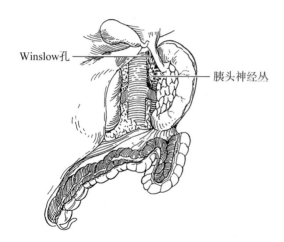

图 28-37 翻转胰头显露腹膜后间隙

下段的背面。胰实质的出血可用电凝止血或缝扎。清扫胆总管下段及门静脉后面的淋巴结(图 28-38)。

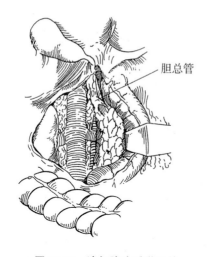

图 28-38 清扫胰头后淋巴结

5. 游离十二指肠 向左切开横结肠系膜和胃结肠韧带,使十二指肠水平部被游离出来,此时可见到肠系膜上静脉(图 28-39)。

6. 清扫肠系膜上静脉、胰头部和幽门下淋巴结 首先在胰下缘显露出肠系膜上静脉。游离胰体尾部后向上拉开。向肝脏方向切除肠系膜上静脉旁的淋巴结。接着在胰下缘显露注入肠系膜下静脉的胰十二指肠下静脉,一

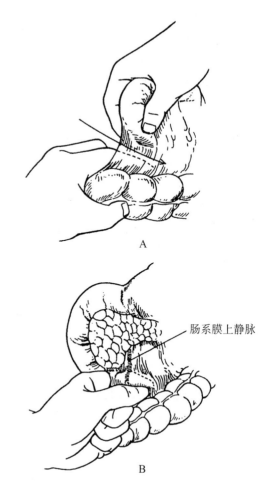

图 28-39 游离十二指肠水平部

直追寻到胰头前面,结扎、切断该静脉和胃网膜右静脉。在十二指肠壶腹部后面显露胃十二指肠动脉,在根部切断胃网膜右动脉,进行胰头前方和幽门下淋巴结清扫(图 28-40)。

7. 沿肠系膜上动脉周围清扫淋巴结 向右拉开游离后的肠系膜上静脉,其左侧深面有肠系膜上动脉,显露之。把胰体向上牵开,露出肠系膜上动脉的根部。沿结肠中动脉和空肠动脉支的根部切除其周围的淋巴结(图 28-41)。

8. 清扫主动脉前方、腹腔动脉周围、肝总动脉干周围的淋巴结 在肝下缘切断肝胃韧带进入小网膜囊。沿胃小弯切断胃左动脉的分支,与前面切开的肝十二指肠韧带上缘

相汇合。在肝下缘切开膈肌脚的腹主动脉附着处,由此向下方清扫主动脉前面的淋巴结,直达腹腔动脉的根部。显露胃左动脉根部、脾动脉根部,清扫动脉周围的神经丛和淋巴结。再切除肝总动脉前、后的淋巴结,并延向肝固有动脉和胃十二指肠动脉方向。到达胃右动脉起始处,在根部切断胃右动脉(图 28-42)。

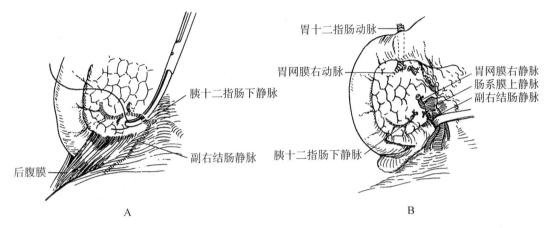

图 28-40 清扫幽门下、肠系膜上静脉淋巴结

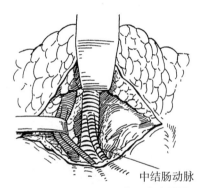

图 28-41 清扫肠系膜上动脉周围

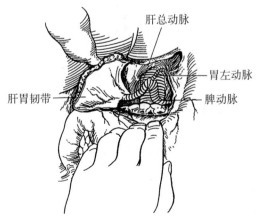

图 28-42 清扫腹腔动脉周围

9. 清扫肝十二指肠韧带

(1)从十二指肠上缘达肝门部切开肝十二指肠韧带前面浆膜。游离胆总管周围,并加带子牵开。清楚地显露肝左、右管汇合处,并游离出肝右管。在起始部切断胆囊管和胆囊动脉(图 28-43)。

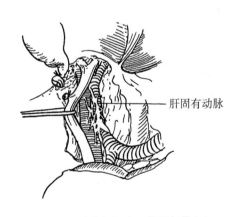

图 28-43 清扫肝十二指肠韧带(1)

(2)游离出肝固有动脉并加带子牵开,切断围绕胃十二指肠动脉周围的神经,显露左、右肝动脉的分支处。从十二指肠向肝门游离门静脉的周围组织。上述在十二指肠韧带左

侧清扫出来的脂肪淋巴组织,通过门静脉后方的小网膜孔牵向胆囊方向。从肝十二指肠韧带右侧清扫下来的组织也一同牵向胆囊方向。然后小心地向肝门方向游离和清扫门静脉周围的残留脂肪和淋巴组织(图 28-44)。

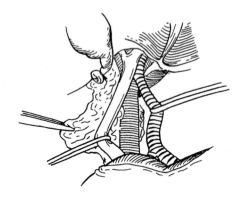

图 28-44 清扫肝十二指肠韧带(2)

10. 肝的切开 切肝的范围是在肝右叶前下段和肝方叶。可先用电刀在肝膈面做出切除线标记(图 28-45)。

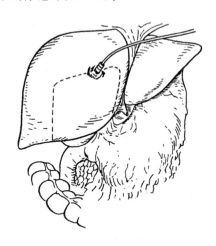

图 28-45 切肝的范围(膈面)

用超声波刀切肝,也可用钳夹切肝法逐层深入切肝。2mm 以上的血管和胆管要结扎、切断。以钝锐结合的方法向深层推进(图 28-46)。

11. 显露肝管、门静脉和肝动脉 在左右肝管前面,钝性向肝内尽可能剥离肝组织。

在肝右管的前面向肝实质切开约 3cm,露出肝右管的前后分支。用带子将肝右管牵向左上方,露出肝右动脉的前后支及门静脉的前后分支,以减少切肝时损伤主要胆管和血管的危险(图 28-47)。

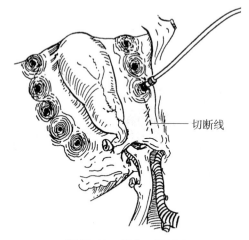

图 28-46 超声刀切开法

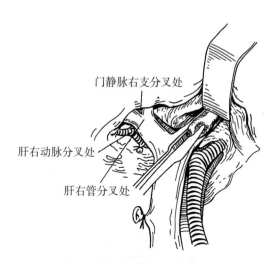

图 28-47 显露肝门部的脉管

12. 切肝 沿肝镰状韧带右侧用超声刀切肝(图 28-48)。

13. 肝实质的切除 胆囊床的肝脏向左牵开,从肝的左侧沿肝右管前面剥离切断肝脏,此时在肝右管右侧有肝右动脉及其后支、右门静脉及其后支,应予以注意(图 28-49)。应确认从胆囊床到切断面的距离。

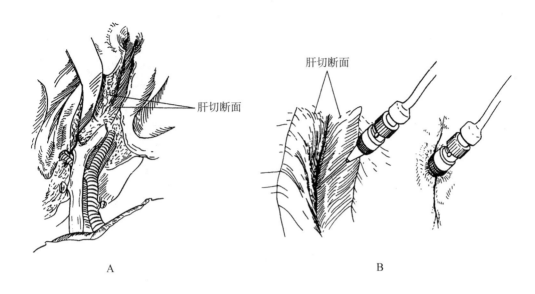

肝切断面

肝切断面

A

B

图 28-48　切断肝右前下叶和方叶

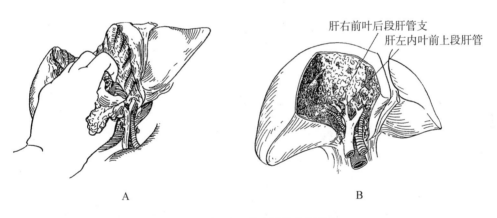

肝右前叶后段肝管支

肝左内叶前上段肝管

A

B

图 28-49　切除胆囊癌及部分肝组织

14. 下部胆管的切断　胰头淋巴结清除结束后,尽可能显露胰背面的胆总管下段。从胰腺中将其游离出来,在末端切断胆总管,十二指肠侧双重结扎(图 28-50)。

15. 肝十二指肠韧带的清扫　如同图28-42,图 28-43,继续门静脉、肝动脉周围淋巴结清扫,直至肝门部。

16. 切断肝总管　肝总管在左右肝管汇合处下 1cm 处切断(图 28-51),至此,整块切下胆囊肿瘤、肝段及肝外胆管和淋巴结、脂肪组织。

17. 胆道再建　Treitz 韧带下 20cm 处切断空肠,近端在断端下 40cm 处与远端端侧吻合。制成 ρ 形肠襻,胆管与空肠 ρ 形襻端侧吻合(图 28-52)。

18. 腹腔引流　本术式为 D_2 根治手术,广泛的淋巴结清扫,肝断面大,应充分引流(图 28-53)。

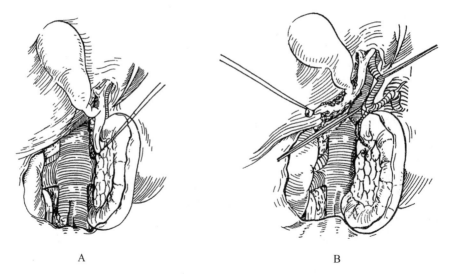

A   B

图 28-50 切断胆总管

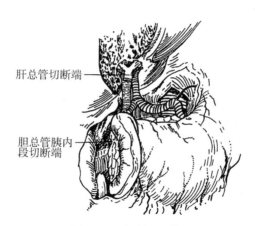

肝总管切断端

胆总管胰内
段切断端

图 28-51 切断肝总管

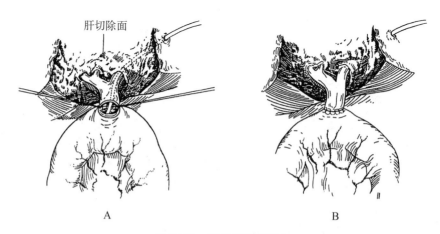

肝切除面

A   B

图 28-52 肝总管空肠吻合

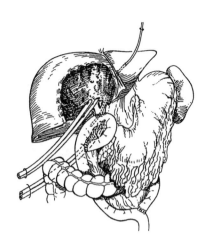

图 28-53　放置腹腔引流管

八、胆肠吻合术

(一)消化道侧吻合口成形术

胆管和空肠吻合时,空肠的切开处黏膜会外翻脱出,影响缝合的进行。在预定吻合处切开肠管的浆肌层,大小与胆管的口径相当。撑开浆肌层,显露黏膜层,挑起黏膜,环形剪开提起的黏膜,所成的黏膜切开洞口与胆管口径相同。将黏膜与先前切开的浆肌层前后左右缝合 4 针,使黏膜切开缘与浆肌层的切开缘在同一个平面上,以便于和胆管做端侧吻合(图 28-54)。

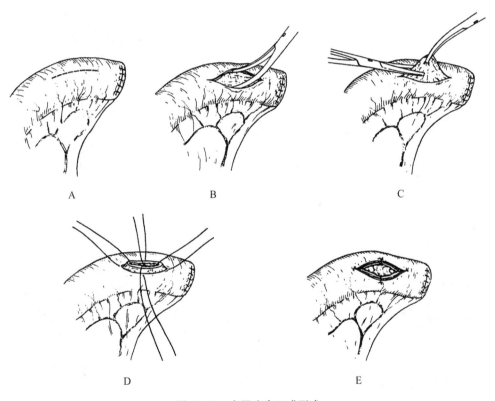

图 28-54　空肠吻合口成形术

(二)肝总管空肠吻合术

肝管空肠端侧吻合,先全层缝合后壁,再缝合前壁。之前,可在吻合口内放支架管引流(图 28-55)。

(三)其他肝外胆管消化道吻合术

1. 间置空肠肝管十二指肠吻合术(图 28-56A)。

2. 胆总管空肠侧侧吻合术(图 28-

56B)。

3. ρ 形肠襻胆管吻合术(图 28-56C)。

4. 胆管空肠 Y 形吻合术(图 28-57A)。

5. 皮下盲襻胆管空肠吻合术(图 28-57B)。

6. 胆管空肠端端吻合术(图 28-57C)。

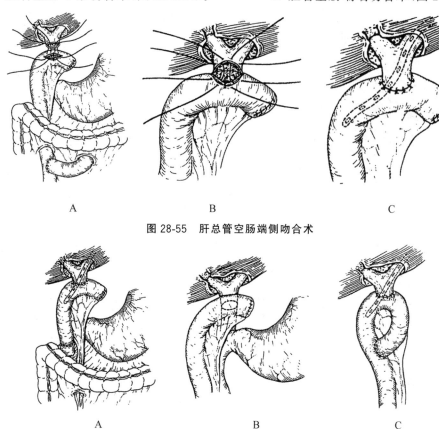

A　　　　　　　　B　　　　　　　　C

图 28-55　肝总管空肠端侧吻合术

A　　　　　　　　B　　　　　　　　C

图 28-56　肝总管空肠吻合术

A. 间置空肠肝管十二指肠吻合术;B. 胆肠侧侧吻合术;C.ρ 形空肠襻胆管端侧吻合术

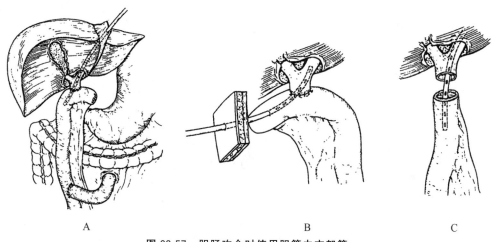

A　　　　　　　　B　　　　　　　　C

图 28-57　胆肠吻合时使用胆管内支架管

A. 胆肠 Y 形吻合术;B. 皮下盲襻胆肠吻合术;C. 胆肠端端吻合术

上述各式胆肠吻合术中,一般均在胆管内放置支架管。

(四)肝管空肠吻合术

见图 28-58。

(五)肝内胆管空肠吻合术

见图 28-59。

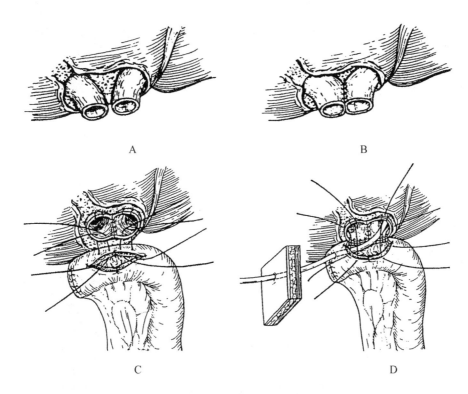

图 28-58 左右肝管空肠吻合术
A、B. 将左右肝管整形成一个大的开口;C. 胆肠后壁缝合;D. 胆肠前壁缝合

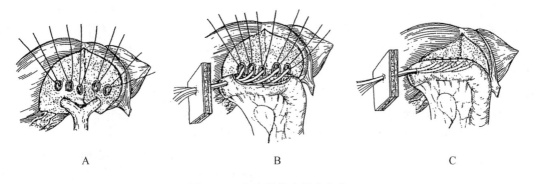

图 28-59 肝内胆管空肠吻合术

九、腹腔镜胆囊切除术

(一)单纯的腹腔镜胆囊切除术

腹腔镜胆囊切除术是腔镜外科里程碑式的手术方式。开展多年来,其并发症的发生率始终是外科医师关注的焦点,因此术中如何降低副损伤始终是手术学讨论的重点。

1. 病人仰卧,术前可插入胃管减少胃的损伤。腹壁置4处套管(图28-60),依前述建立气腹及置入套管,病人反屈式体位。

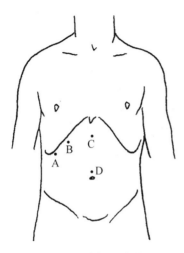

图 28-60　胆囊切除戳孔位置

2. 用无损伤抓钳分别抓住胆囊底及颈部,将 Calot 三角展开。胆囊底的抓钳上举时注意勿刺伤肝脏。然后显露肝十二指肠韧带见浅蓝色胆总管,初步明确胆总管、胆囊管与胆囊颈部的解剖关系。先分离胆囊颈部两侧浆膜使 Calot 三角增大,于颈部将疏松组织向肝十二指肠韧带方向撕剥,可见胆囊颈部突然变细,向下移行部分即胆囊管。认清此解剖标志是避免胆道损伤的关键。

3. 将胆囊管游离出能放置三个钛夹的距离即可(图28-61)。施钛夹前应检查胆囊管下段未游离部分内有无结石,如有结石必须

将其挤回胆囊后再施夹。同时应减轻胆囊拉力避免胆总管牵拉成角,再次明确胆囊管与胆总管的关系后施夹离断胆囊管(图28-62)。

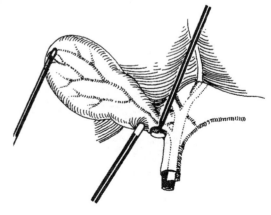

图 28-61　分离胆囊管

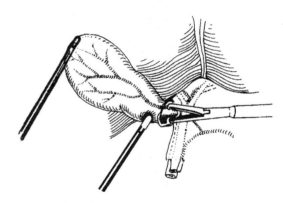

图 28-62　夹闭胆囊管

4. 紧贴胆囊继续解剖 Calot 三角,可见淋巴结与胆囊动脉毗邻,辨明胆囊动脉后即可施夹离断。不要求将胆囊动脉完全分出,因为动脉的过分游离会影响钛夹的牢固性(图28-63)。在明确胆囊管与胆囊动脉之前不主张使用电刀,以免产生胆总管热损伤。

5. 提起胆囊颈部,显露胆囊与胆囊床的界限,用电钩或电铲于两者之间的疏松间隙处剥离胆囊(图28-64)。应使胆囊剥离面的两侧在同一平面上,可避免分破胆囊。如分破胆囊,适当减压后用预置的结扎线套扎破

口(图 28-65)。如结石掉入腹腔必须立即取出,否则可能会继发腹腔脓肿。剥离过程中须注意胆囊动脉后支及迷走胆管,发现后均应钳夹处理。

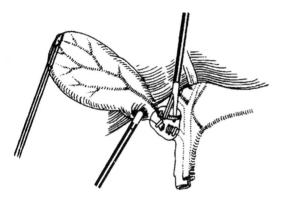

图 28-63　切断胆囊动脉

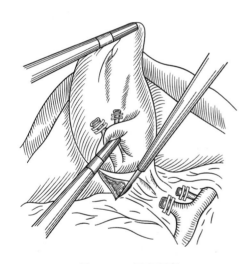

图 28-64　剥离胆囊

6. 胆囊全部游离后暂置于肝下间隙,吸除渗血并检查胆囊床及钛夹夹闭情况。检查胆囊床时将腹压减至 8mmHg 有助于发现出血。如术中胆囊破裂且有胆汁外漏,应用大量生理盐水充分冲洗肝下间隙。经脐部或剑突下戳口取出胆囊,如结石较大,可用撑开器协助或吸除胆汁掏出胆囊内结石后取出。

7. 完全排出腹内气体可减少膈肌刺激产生的肩痛。>5mm 的戳口必须缝合腹膜

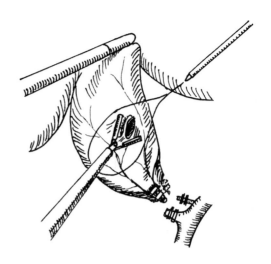

图 28-65　胆囊破口的处理

与筋膜层,以避免戳口疝的发生。

(二)腹腔镜逆行胆囊切除术

逆行胆囊切除术常可以避免腹腔镜手术中转为开腹手术。通常在进腹后腹腔镜探查时,就能够决定是常规切除胆囊还是逆行切除胆囊。此术式的手术指征是:①肝脏与前腹壁粘连,肝方叶过大,或是肝硬化;②胆囊位置异常或胆囊管异常;③肝门部解剖异常,致使胆囊三角结构不清或难以分离。常见的病症是:胆囊三角粘连紧密、胆囊巨大结石;短而粗的胆囊管;Mirrizzi 综合征和胆囊萎缩等。

手术操作如下。

(1)腹壁开孔位置同常规手术。

(2)分离胆囊底部。

(3)胆囊从肝的胆囊床上剥离至胆囊三角处。

(4)夹闭胆囊管和胆囊动脉。在胆囊三角处尽力辨认出胆总管,找出胆囊管汇入胆总管的界限。然后夹闭或套扎胆囊管并离断之。再妥善结扎切断胆囊动脉。

(三)复杂的胆囊腹腔镜手术

随着腹腔镜胆囊切除术应用越来越广,一些复杂的胆囊和胆道疾病也可以在

腹腔镜下完成。由于胆道疾病的复杂性和多变性，只掌握单纯性胆囊的切除技术已经远远不够了。手术者对手术的复杂性在有充分的认识基础上，要不断学习和掌握一定的手术操作技巧，积累手术经验教训。同时也不要一意孤行，可以适当放宽中转开腹手术的指征。

手术前对胆囊切除术的复杂性要给予充分的评估。有腹部手术史、肝硬化、胰腺炎、胆囊胆道手术史和高龄病人等，要预见到手术的困难。肝胆超声检查有以下提示者预示手术复杂性大：胆囊壁厚、萎缩、有急性胆囊炎表现、充满性结石、胆囊肿块等。

1. 手术的复杂性　在于手术野显露困难、暴露胆囊困难、胆道解剖异常所引起的手术异常出血、胆道损伤、肝脏或肝门部血管损伤等。

（1）腹腔粘连：腹部手术，特别是上腹部手术后常使腹腔留有粘连。急性胆囊炎或胆源性胰腺炎会造成局部炎性粘连。腹腔粘连会造成穿刺腹壁困难或意外损伤。选择第一个穿刺部位要谨慎。进腹后要耐心仔细地分离粘连。在无血管区操作，紧贴腹壁和肝下缘解剖和显露胆囊。

（2）肥胖：增加显露的措施和防止气腹引起的深静脉血栓形成及肺部并发症，对肥胖患者至关重要。在显露 Calot 三角区时，要牵开肝方叶，在厚的脂肪层包裹下小心分离，细心地找到和处理胆囊管和胆囊动脉。

（3）肝硬化：手术复杂性在于胆囊与门静脉高压形成的新生血管所产生的粘连；胆囊难以从肝床上分离；肝门部的复杂性超出预料。凝血障碍和手术创伤引起的出血难以止血。即使闯过了手术一关，腹水形成和肝性脑病也会成为棘手的临床问题。

（4）急性胆源性胰腺炎：由于胰腺炎性出血、肿胀引起的粘连和大量渗出，影响手术野的显露。胆囊管和胆总管的水肿使得胆囊三角解剖困难。胰腺坏死组织如何充分切除及

胰腺多部位引流，使原本切除胆囊的手术变成了胆囊和胰腺的联合手术，陡然增加了手术的难度和并发症。

2. 操作技术

（1）胆囊坏疽：常在胆囊底部发生坏疽穿孔引发胆汁性腹膜炎，或胆囊周围脓肿形成并侵犯肠管形成胆肠瘘。胆囊坏疽被视为腹腔镜手术的禁忌证。因为组织水肿、坏疽变得脆弱，组织界限不清，胆囊三角难以解剖，出血、意外副损伤在所难免。手术成功的关键在于使用不同的抓持方法来避免胆囊壁的撕裂，找到合适的组织间隙进行分离。分离要沿着胆囊壁进行，以除去坏死的胆囊壁和全部胆囊黏膜为目的，不必完全除去极易出血的胆囊壁。要彻底止血，彻底吸尽脓液，充分引流。

（2）胆囊硬化萎缩：困难在于反复炎症致使组织间隙丧失；胆囊与十二指肠粘连；充满结石的小胆囊固定不动难以抓持；胆囊三角变得狭窄不清。手术时要分开粘连，找到胆囊壁。可在胆囊与肝下缘交界处开始分离。由底部向胆囊管解剖时，注意胆总管的行径。胆囊管闭塞时即使离断也不会流出胆汁。增粗的胆囊管要套扎。

（3）胆囊癌：胆囊癌约占胆囊切除术患者的 1%，常见于胆囊大结石、老年人、Mirrizzi 综合征及慢性胆囊炎患者。术前诊断明确者不多，如能明确诊断，不适宜腹腔镜手术。术中发现胆囊剥离困难，怀疑胆囊癌时，中转开腹手术为好。此时不要弄破胆囊壁，防止癌细胞种植。如果腹腔镜手术标本检查发现胆囊癌，仍需开腹做扩大手术，切除胆囊床周围 2cm 的肝组织，清扫肝十二指肠韧带淋巴结、十二指肠后淋巴结和胰头后淋巴结。

十、腹腔镜胆总管探查术

1. 术前 B 超已明确或术中经胆囊管造

影明确的胆总管结石必须行胆总管探查取石。对于<1cm 的结石,国外多行经胆囊管胆总管探查术。在国内,胆总管切开探查是最常用的术式。

2. 术前准备、麻醉、建立气腹及置管等与腹腔镜胆囊切除术基本相同,只是在置肋缘下套管时应尽可能地靠近侧腹部,这样便于探查胆总管时牵引配合(图 28-66)。首先分离胆囊 Calot 三角,胆囊管上钛夹后暂不切断,继续分离、钳夹、离断胆囊动脉,暂不切除胆囊。这样做是为了在行胆总管探查时向上牵引胆囊可上抬肝脏利于暴露,同时可使胆总管形成张力。

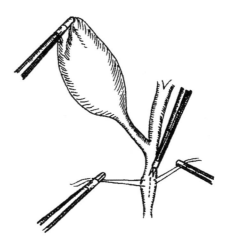

图 28-67　切开胆总管

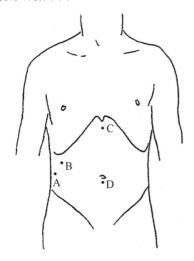

图 28-66　胆总管探查术戳孔位置

3. 切开胆总管前将病人体位改为平卧右斜 5°位,以防止胆汁流向右下腹及网膜孔。锐性剪开胆总管前壁浆膜层,勿使用电切以防热损伤。切开前先穿刺证实胆总管的经典操作仍是必要的。至于是否要在胆总管壁上缝牵引线可依术者习惯。切开部位通常取胆囊管汇合处偏下方前壁,但不紧贴十二指肠上缘。因此处血管少,暴露好,易于操作。先用细直剪刀剪开小口再用弯剪扩大(图 28-67)。切口长度 1cm 为宜,如结石较大可适当延长。经剑突下套管置入纤维胆道镜取石(图 28-68)。取石完毕后将管径合

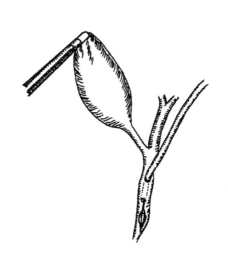

图 28-68　用胆道镜取石

适、已剪好长短臂的 T 形管全部放入腹腔,这样可减少漏气。T 形管的短臂与引流管捆绑在一起,用抓钳提起胆总管切口右壁,将 T 形管长臂先放入胆总管下端,剪去捆绑线后,用力向下使短臂滑入胆总管内。将 T 形管推向上方,然后于其下方用蘸油丝线缝合 2 针,缝合时勿使管壁过紧缺血。缝合完毕后将 T 形管尾端引出体外,注水观察管周是否漏水,并进行常规胆管造影。最后切除胆囊,文氏孔置腹腔引流管。

第29章 肝 手 术

一、肝切除术的应用解剖

(一)毗邻关系

肝位于右上腹膈下,肝的右顶部高于左顶部1.5cm。右侧与十二指肠、结肠、胃相接,左侧与胃和食管相邻,后方为腔静脉。

(二)肝的固定

有肝镰状韧带、冠状韧带、三角韧带、肝十二指肠韧带、肝胃韧带、肝结肠韧带等固定于右上腹(图29-1)。

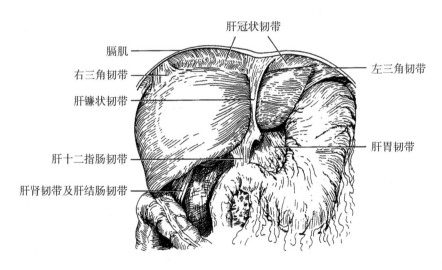

膈肌

肝冠状韧带

右三角韧带

左三角韧带

肝镰状韧带

肝十二指肠韧带

肝胃韧带

肝肾韧带及肝结肠韧带

图 29-1 肝周围韧带

(三)肝的表面标志

1. 膈面　肝膈面分为前部、后部和上部,后部没有腹膜覆盖,只有疏松结缔组织。下腔静脉在脊柱的偏右侧上行,在肝上形成腔静脉沟。肝后部有5～6支肝静脉的短支直接流入腔静脉,右叶切除时要处理这些肝静脉短支(图29-2)。

2. 脏面　有2条纵沟和1条横沟。左纵沟有肝圆韧带和肝静脉索构成,右纵沟为胆囊窝。横沟即肝门。肝门前方有肝方叶,后方有肝尾状叶。脏面有相邻器官形成的压迹,如胃压迹、肾压迹等(图29-3)。

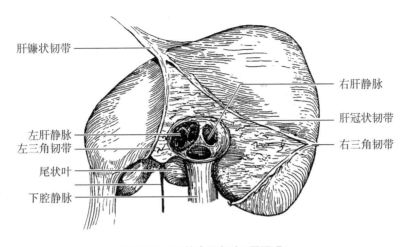

图 29-2 肝的表面标志(膈面观)

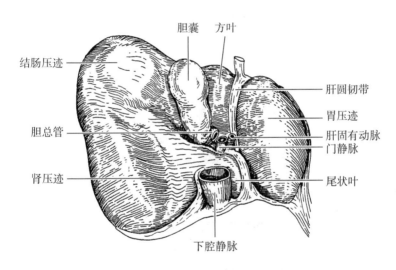

图 29-3 肝的表面标志(脏面观)

(四)脉管系

1. 动脉系 肝总动脉分出胃十二指肠动脉后即为肝固有动脉,在肝门处分为左右2支,有时有副肝动脉支。肝动脉在肝内的分布进入各肝叶和肝段,如肝右动脉分出右前叶支、右后叶支、胆囊动脉和尾状叶支等(图 29-4,图 29-5)。

2. 胆管系 左右肝胆管在肝门部合成肝总管,进入十二指肠韧带后与胆囊管汇合成胆总管,开口于十二指肠的乳头(图 29-4,

图 29-5)。

3. 肝静脉系 有肝左静脉、肝中静脉和肝右静脉 3 大支及一些分散的小肝静脉,均直接汇入下腔静脉。肝静脉的表面投影与肝的裂隙基本一致(图 29-6)。

4. 门静脉系 门静脉进入肝门后分为左干和右干。主干和左右干形成 T 形或 Y形,再分支进入各肝叶和肝段(图 29-6)。

5. 淋巴系 肝膈面浅组淋巴管分为左、右、后三组。后组淋巴管经膈肌的腔静脉裂孔进入胸腔,注入膈上淋巴结和纵隔后淋巴

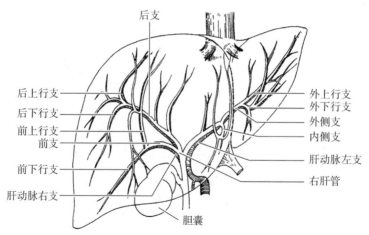

图 29-4　肝内的脉管系

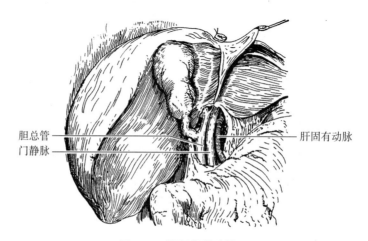

图 29-5　肝门部的脉管系

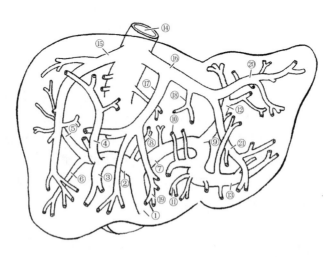

图 29-6　肝的门静脉系

①门静脉；②～⑬门静脉各分支；⑭下腔静脉；⑮～㉑肝静脉各属支

结。左组淋巴管注入胃右淋巴结。右组淋巴管注入主动脉前淋巴结。肝脏面的浅组淋巴管多走向肝门注入肝淋巴结。仅右半肝后部及尾状叶的淋巴管与下腔静脉并行，经膈肌注入纵隔后淋巴结。肝的淋巴深组注入纵隔后淋巴结和肝淋巴结。

6. 肝门　有 3 个肝门。位于横沟内的肝门又称为第 1 肝门，有肝左、肝右管，门静脉左右支和肝动脉的左右支，淋巴管和神经出入。在肝膈面腔静脉沟的上部，肝左、中、右静脉的出肝处称为第 2 肝门。第 2 肝门的肝外标志是沿镰状韧带的上后方的延长线，此线正对着肝左静脉或肝左、肝中静脉的合干进入下腔静脉处。在腔静脉沟的下部，有右半肝的脏面的副肝右静脉及尾状叶的一些小静脉出肝处，此处称为第 3 肝门（图 29-7）。

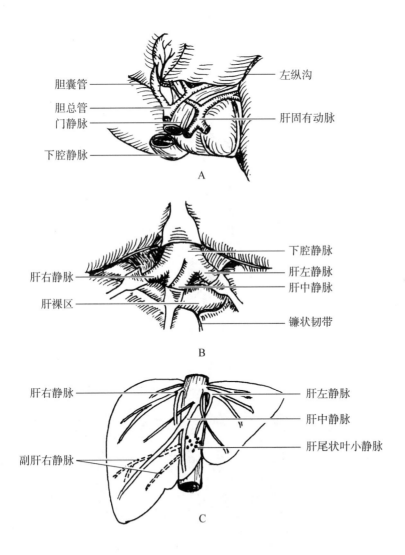

图 29-7　肝门
A. 第一肝门；第二肝门；C. 第三肝门

(五)肝的分区

肝分叶和段。叶之间有叶间裂分隔，段之间有段间裂分隔。叶间裂有肝中裂、左叶间裂和右叶间裂。段间裂有左外叶段间裂、右后叶段间裂和尾状叶段间裂。肝的叶和段的名称如图 29-8 所示。

(六)肝的周围间隙

见图 29-9。

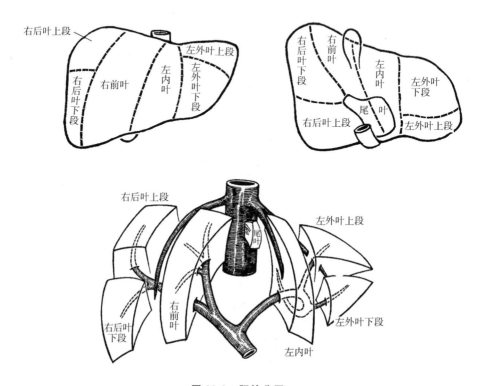

图 29-8　肝的分区

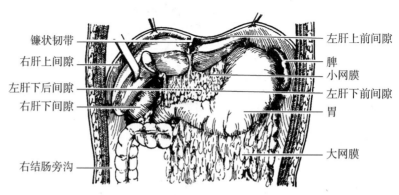

A

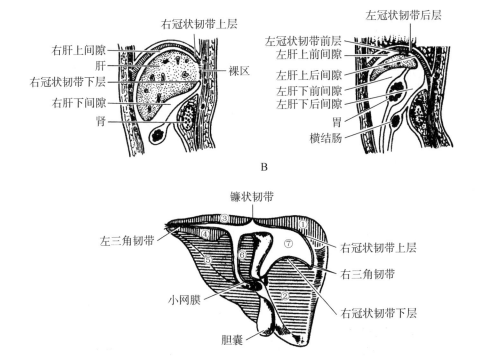

图 29-9 肝的周围间隙

A. 冠状切面;B. 矢状切面;C. 后面观

①右肝上间隙;②右肝下间隙;③左肝上前间隙;④左肝上后间隙;⑤左肝下前间隙;⑥左肝下后间隙;⑦腹膜外间隙(裸区)

二、肝左外叶切除术

1. 开腹 仰卧位,上肢外展约 90°。上腹部正中切口,或切口下缘附加横切口进腹(图 29-10)。切断肝圆韧带(图 29-11)。

2. 游离肝左叶 进腹探查后必要时做术中 B 超,明确肿瘤等病变的位置及性状,以及和肝内脉管的位置关系。牵开肝圆韧带保持肝镰状韧带处于紧张状态,切断肝镰状韧带。切开镰状韧带上方后,用组织剪刀分离疏松组织,即可见到肝左静脉汇入下腔静脉的部分。为防止损伤膈肌和胃,在肝左外叶的背面垫以纱布。切断结扎肝左三角韧带和冠状韧带。用手指在冠状韧带的背面靠膈肌部分向前方顶起,便于切断该韧带。向上翻托左外叶可见肝胃韧带附着于肝的部分,即小网膜的肝附着缘。切开其浆膜层,适当分离后可见到肝左静脉。如切开肝左静脉旁的静脉韧带,可加大肝左外叶的活动度(图 29-12)。

3. 结扎切断肝左外叶的脉管系 显露左肝的脏面,用电刀切断左内叶和左外叶之间的肝组织桥。在肝脐裂的偏左侧切开肝包膜,显露左外叶的门静脉分支,将其分别结扎切断。向深面切开肝组织时,可遇到条索状物,即 Glisson 鞘,包裹着肝动脉和胆管。用钳子适度分离后切断结扎。此后,肝缺血变色的界限显现出来,此交界线即为肝切断线。用超声吸引刀切断肝组织,遇到脉管一一切断结扎。切断肝的操作向着肝左静脉方向进行,直到该静脉的附近(图 29-13,图 29-14)。

4. 肝静脉的处理 适当游离肝静脉,其周围可残留少量肝组织,不必强求静脉完全

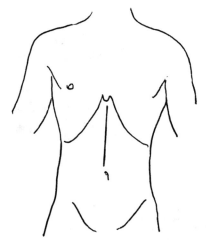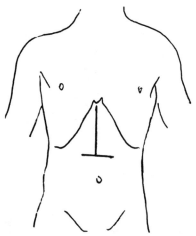

图 29-10　手术切口

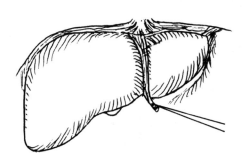

图 29-11　切断肝圆韧带

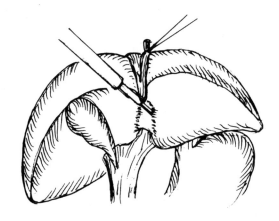

图 29-13　切断肝左内叶和左外叶间组织桥

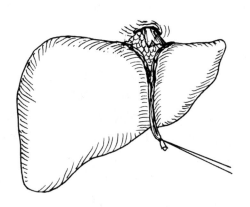

图 29-12　游离肝左叶

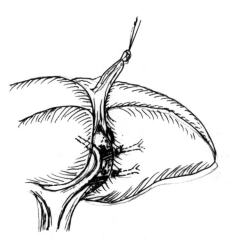

图 29-14　切断左外叶的脉管

裸露。直视下上两把血管钳,保证静脉完全被钳夹在血管钳的齿口内。在两钳之间切断静脉,取出肝标本。保留在静脉上的血管钳不得被推动,以防撕裂血管致大出血。用血管缝合线连续缝闭肝左静脉断端,通常做往返两道缝合,保证断端无渗血(图29-15)。

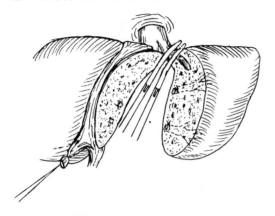

图29-15　结扎切断肝左静脉

5.肝断面止血　肝断面如有活动性出血,需要缝扎止血。是否需要用肝圆韧带覆盖肝断面视情况而定,不必强求。

三、肝右叶切除术

【适应证】

肝脏良性、恶性肿瘤,肝内胆管结石。

【手术选择】

要充分考虑肝代偿能力,确定肝切除的量。Child-Pugh C级时不行肝右叶切除。肝硬化、右叶萎缩左叶代偿性肥大时,要计算出右肝的切除量,保留肝应能维持肝功能。

【术前准备】

水肿、腹水、低蛋白血症等术前予以纠正。静脉营养。肝硬化时应用抗酸药和胃黏膜保护药。

【手术步骤】

1.体位及皮肤切开　卧位,上腹正中切口延向肋缘下,切除剑突(图29-16)。

2.术野的暴露　可在肋缘下和切口的外侧端加悬吊拉钩。深部操作时,可调节手术床来改善显露(图29-17)。

3.显露、清扫肝十二指肠韧带淋巴结

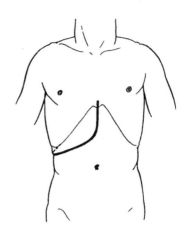

图29-16　切口位置

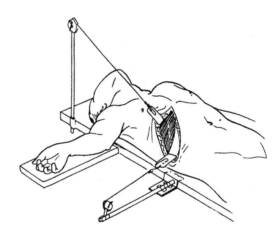

图29-17　显露手术野

从肝十二指肠韧带的右侧向肝门方向操作,可见到沿胆总管右缘分布的淋巴结,一直连向肝门部(图29-18)。

切除胆囊后,剪开肝十二指肠韧带背侧的腹膜,直达门静脉壁。切开十二指肠侧腹膜,松动十二指肠并翻向内侧,清扫No.13淋巴结。沿门静脉边缘切除浆膜,靠近肝门的浆膜断面要结扎,以防肝硬化病人发生淋巴漏。一并切除胰腺上缘与肝十二指肠韧带相连的浆膜部分(图29-19)。

4.游离门静脉右支、肝右管和肝动脉

肝右管和门静脉右支并行走向右肝。在离开

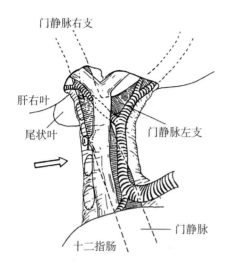

图 29-18　十二指肠韧带解剖

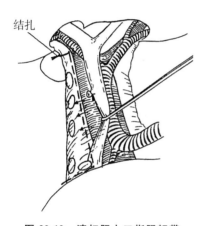

图 29-19　清扫肝十二指肠韧带

右叶 1~2cm 处游离门静脉右支。浆膜和门静脉之间、胆管壁和门静脉前壁之间有疏松的结缔组织，伸入钳子可游离脉管的全周，加带子牵开肝右管和门静脉支，并逐渐扩大游离范围（图 29-20）。

5. 确认进入肝尾状叶的门静脉右支　门静脉左右支分叉处常向尾状叶发出门静脉尾状叶右支，结扎该血管可见尾状叶变色（图 29-21）。尾状叶左区小的病人，要尽可能保留尾状叶右支的门静脉支，以免肝切除量过大。

6. 结扎、切断门静脉右支、肝右管和肝

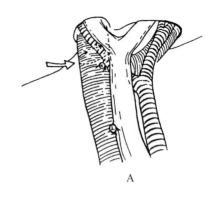

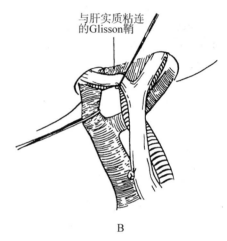

图 29-20　游离门静脉右支、肝右管

右动脉　双重结扎切断门静脉右支，一侧缝扎。分支短没有距离时，仅做结扎，可以在肝实质切除时再切断脉管。获得视野后，认定肝动脉、胆管，切断向右叶走行的胆管，注意保留走向尾状叶的右支（图 29-22）。

血流阻断后肝右叶变色缩小，可见从胆囊窝到下腔静脉的连线（Cantlie 线）两侧颜色的改变，右叶缩小。A-A′为肝切断面。在肝膈面切开时，有肝中静脉的分支，在肝脏面可见到变色的范围延至肝尾状叶（图 29-23）。

7. 肝右叶的游离与翻转　癌肿时膈下粘连，肝硬化时肝胃韧带、右三角韧带有粘连，侧支循环丰富。在肝右叶血流阻断后游离较为合适，能减少游离右叶时的出血。切开冠状韧带达下腔静脉前面。肝右后区、下极常在腹膜外，显露该部后，切断右三角韧带

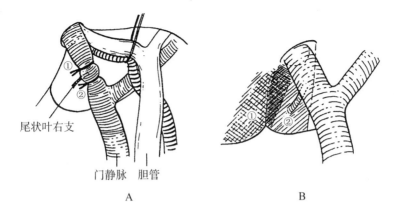

图 29-21 保留肝尾状叶门静脉右支

A. 在①处结扎,保留了尾状叶的门静脉右支;在②处结扎,也结扎了
尾状叶的门静脉右支;B. 在②处结扎,肝尾状叶会变色

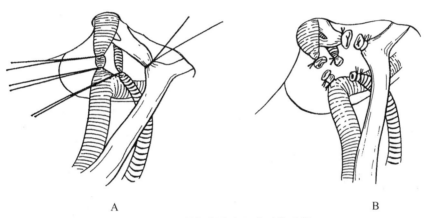

A

B

图 29-22 结扎切断走向肝右叶的脉管

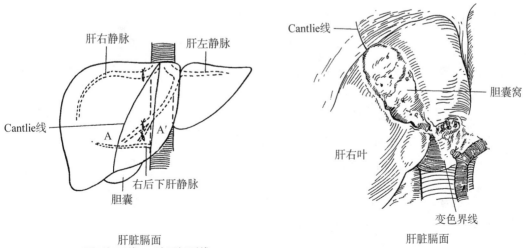

肝右静脉

肝左静脉

Cantlie线

Cantlie线

胆囊窝

肝右叶

右后下肝静脉

胆囊

变色界线

肝脏膈面
(A-膈面切开线;A′-脏面切开线)

肝脏膈面

图 29-23 确定右肝的切断面

和肝肾韧带(图 29-24)。

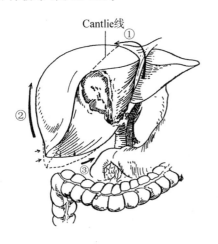

图 29-24 游离右肝

8. 翻托右叶、露出下腔静脉 向上向左一点点切断冠状韧带,有血管需结扎之。后腹膜不切开,向左方游离肝下缘时,可不伤及右肾上腺。在下腔静脉左缘附近游离时,可见肝与下腔静脉之间有短的静脉。上抬右肝,可见尾状叶的小静脉汇入下腔静脉,右后下肝段的静脉汇入下腔静脉支。顺次双重结扎这些短静脉支(图 29-25)。

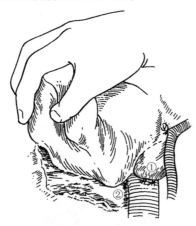

图 29-25 显露下腔静脉

9. 处理肝右静脉 把肝裸区游离至下腔静脉前面时,可见肝右静脉和肝左静脉的根部。在肝硬化时,肝脏难以翻转,静脉显露困难,则在切肝时再处理肝右静脉较为安全。

非肝硬化病人,在肝上缘确认肝右静脉的根部左缘,加以游离后,把右叶向左翻转,切断肝与下腔静脉间的结缔组织,露出下腔静脉右缘,如图 29-26 所示从①到②插入钳子,钳尖端应无抵抗,从下方穿过肝右静脉,结扎切断。

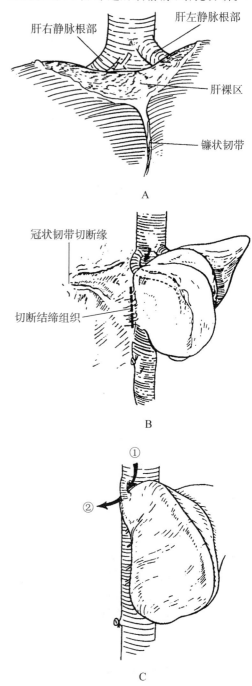

图 29-26 处理肝右静脉

10. 肝切除　从肝缘胆囊窝处开始切开肝,向下向上扩大切断面。肝硬化时,用超声波刀露出脉管后切断结扎。断面最早出现肝中静脉的分支,应结扎。可沿肝中静脉斜向下腔静脉右侧方向切肝,在尾状叶处切除变色的肝组织(图 29-27)。

11. 在肝实质内切断肝右静脉　可做 B 超确认肝右静脉的根部分支状态,在根部刚分出处,用钳子刺入肝实质,试探静脉的部位。可用手指压迫肝右静脉周围的肝实质,一点点切断肝实质,显露出肝右静脉后,分出适当距离切断。近下腔静脉侧的断端双重结扎(图 29-28)。

12. 处理肝短静脉　右肝流入下腔静脉的肝短静脉必须结扎切断。肿瘤离腔静脉有足够距离时,肝切断线可在下腔静脉的右侧(图 29-29)。

13. 引流、关腹　腋后线上放 3 根引流管,关腹(图 29-30)。

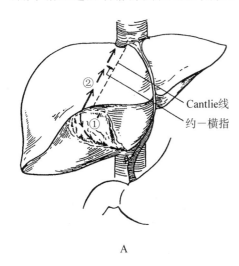
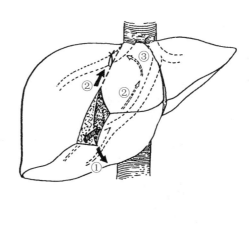

A　　　　　　　　　　　　　　　B

图 29-27　切除肝右叶

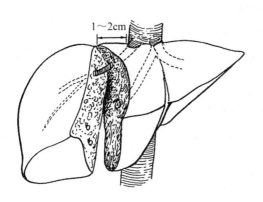

图 29-28　在肝实质内切断肝右静脉

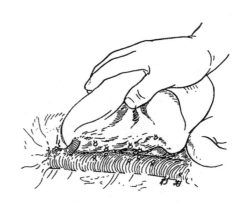

图 29-29　处理肝短静脉

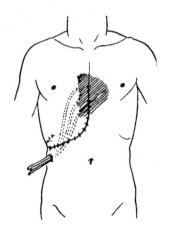

图 29-30　关腹

四、肝左叶切除术

肝左叶切除是在 Cantlie 线的左侧肝切除。Cantlie 线是下腔静脉左缘和胆囊床的连线,几乎和肝中静脉走行方向一致,应在肝中静脉的左侧切除左肝叶,即包括左外叶和左内叶的切除(图 29-31)。

【适应证】

胆囊癌、胆管癌、肝转移癌等恶性肿瘤;肝血管瘤、肝囊肿、肝内胆管结石等良性疾病。

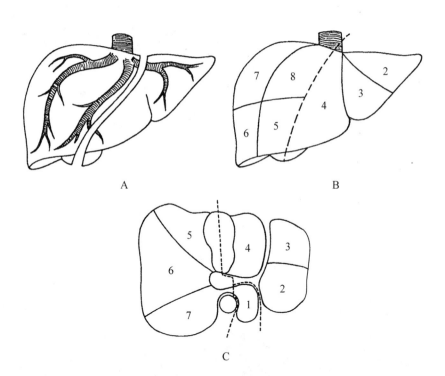

图 29-31　肝左叶切除示意
A. 肝左、右叶与肝静脉的关系;B. 肝膈面的分段;C. 肝脏面的分段

【手术步骤】

1. **皮肤切开**　有多种方法,切口如图 29-32 所示。皮肤切开后,创缘缝皮肤巾(图 29-33)。

2. **肝脏的游离**　如图 29-34 所示切断

镰状韧带、冠状韧带、左三角韧带、肝胃韧带(小网膜)。冠状韧带可切向肝右叶的部分,使左肝得以充分游离。如有条件,可行术中超声波检查,以明确肝内脉管的走行和肿瘤的部位。如有肝硬化,切断这些韧带时,应一

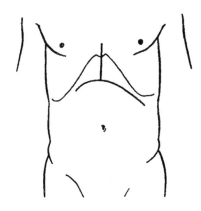

图 29-32　切口位置

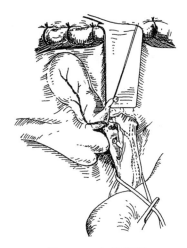

图 29-35　切除胆囊

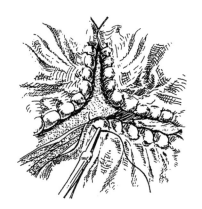

图 29-33　缝皮肤巾

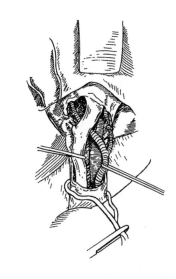

图 29-36　结扎、切断肝左动脉

上方,便于显露肝门部的左侧部分,找到门静脉左支。由于处理门静脉左支时的最大危险在于损伤尾状叶的门静脉支,故应先找到走向尾状叶的门静脉分支,结扎并切断之。结扎、切断门静脉左支后,可见肝左叶颜色发生变化,以 Cantlie 线为分界线(图 29-37)。

6. 处理胆管的尾状叶支　结扎、切断门静脉左支后,观察其深面的肝左管和尾状叶的肝管支,多从肝左管的后面分出尾状叶支,结扎并切断该胆管分支(图 29-38)。

7. 结扎、切断肝左管　从肝门部脉管的

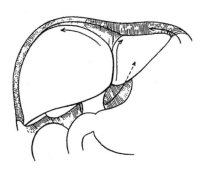

图 29-34　肝脏的游离

一结扎,以防出血。

3. 切除胆囊　见图 29-35。

4. 结扎、切断肝左动脉　见图 29-36。

5. 切断门静脉左支　将肝左叶拉向右

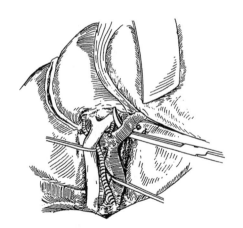

图 29-37 切断门静脉左支

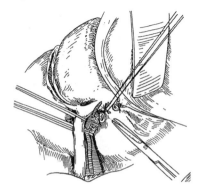

图 29-38 切断肝尾状叶的胆管

左右分支的位置来看,左、右肝管汇合成肝总管位于最深面(近肝侧),因此,最后处理肝左管是合理的。肝总管分支处的后上面有Glisson系结缔组织(肝门板)固定于肝门处,注意不要伤及深部的结缔组织。有条件时可用超声波刀来游离出肝左管(图29-39)。

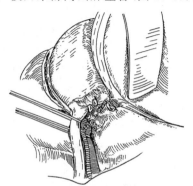

图 29-39 切断肝左管

8. 显露、切断肝左静脉 肝门部的操作完成后,转向肝上面的操作。在冠状韧带的深处剥离肝脏和横膈间的组织,应充分显露下腔静脉。在肝外显露肝左静脉是困难的,可用超声刀或血管钳破碎肝静脉表面的肝组织,完全露出肝左静脉(图29-40)。

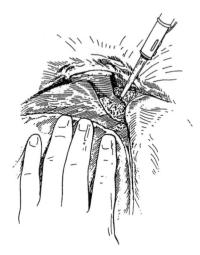

图 29-40 显露肝左静脉

肝左静脉多与肝中静脉汇合流入下腔静脉,因此尽量多地显露肝左静脉一段,以便找到与肝中静脉的汇合处,在末梢结扎、切断肝左静脉。静脉的近心端以3-0线缝合残端,并以丝线结扎(图29-41)。

9. 切断肝实质 沿肝中静脉左缘切开肝脏,遇到肝中静脉左缘的分支,一一结扎、切断。在肝后面,以下腔静脉左缘为标志切断肝脏。可以用手捏碎肝组织,遇到脉管即结扎、切断。到达肝门部的背侧,即遇到Glisson系结缔组织,予以切断、结扎。如果切除尾状叶,应切断尾状叶与下腔静脉间的小静脉(图29-42)。

10. 肝左叶断面的处理 对断面的活动性出血,应一一结扎、缝扎。必要时局部应用止血药,注意发现断面的胆汁漏出,并妥善结扎。可用网膜覆盖肝断面,放置引流后关腹(图29-43)。

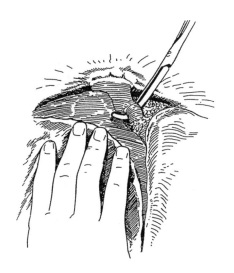

图 29-41 结扎肝左静脉

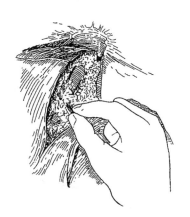

图 29-42 切断肝实质

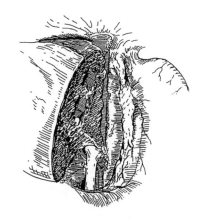

图 29-43 处理肝断面

五、肝右后叶切除术

1. 肝的右后叶和右前叶的分界不清,有人以肝右静脉为界,有人以右叶间沟为界,但以肝右静脉的主支为界的居多。有的人肝右静脉的主支较细而肝右静脉的后下支较粗,显然只能以叶间沟为界了(图 29-44)。

2. 切开切口同肝右叶切除术的切口,左右反 L 形切口或右肋缘下切口。置拉钩显露手术野(图 29-45)。

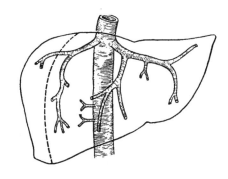

典型的肝静脉分布

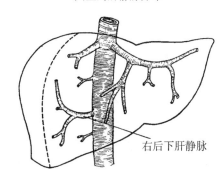

右后下肝静脉

后下肝静脉粗的病例

图 29-44 肝右后叶的界线

3. 游离右肝:双重结扎切断肝圆韧带,分别切断肝镰状韧带、左冠状韧带的右半和右冠状韧带、右三角韧带和肝肾韧带。游离肝裸区的疏松结缔组织,暴露下腔静脉肝后段的右侧缘,注意不要损伤右肾上腺静脉(图 29-46)。

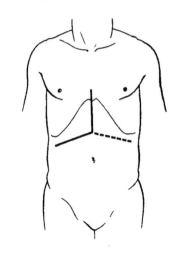

图 29-45　切口

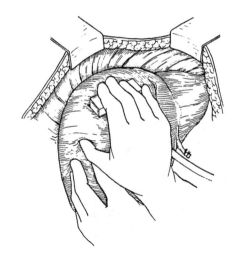

图 29-47　术中超声波检查

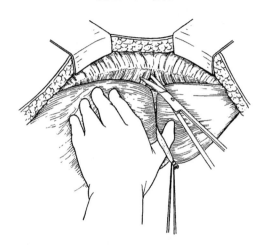

图 29-46　游离肝右叶

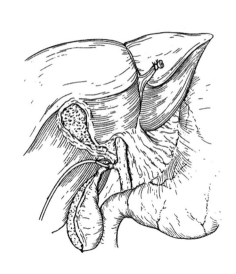

图 29-48　切除胆囊

4. 手术中超声波检查：注意探查肿块或病灶的位置、有无癌栓，注意发现肝右静脉的行径和粗细。如果肝右静脉的后下支很粗，手术中就不能以肝右静脉的主支为切除肝的界限了（图 29-47）。

5. 切除胆囊并经胆囊管的残留端向胆总管插入细的造影导管，以便肝切除后检查有无胆漏（图 29-48）。

6. 肝动脉的游离：分离肝十二指肠韧带，显露肝固有动脉，加牵引带。找到肝左右动脉的分叉处。肝右动脉多在肝总管的后方横行走向右肝。向肝内游离肝右动脉，细心

地找到走向肝右前叶的动脉分支和走向右后叶的动脉分支。在右后叶的动脉支上加牵引线。以上的操作部分在肝外进行，部分须切除少量肝组织在肝内进行（图 29-49）。

7. 门静脉的游离：将胆总管和肝动脉拉向左前方，游离门静脉的前面，再从门静脉的侧方向后面游离。可用静脉拉钩或牵引带把门静脉拉向左前方后，可见有 1 或 2 支静脉进入肝尾状叶，小心地将其切断。继续游离门静脉干至左右分支处。在门静脉的左右分

支处的周围进行游离以获得一个间隙,在门静脉右支上加牵引带。牵拉门静脉右支并进行游离直至发现门静脉右前支和右后支的分叉处。确认门静脉的右后支后加牵引线留待以后结扎该静脉支。此时需要切开肝门部的肝实质(图 29-50)。

8. 切断肝短静脉:切开肝下缘与下腔静脉间的腹膜,结扎可见的小静脉分支。再将肝右叶翻向前上方,游离切断肝后面和腔静脉间的结缔组织,可见有 3 或 4 支肝短静脉进入下腔静脉,一一结扎切断之。肝右后下静脉粗的病人,这些肝短静脉是右后叶的重要回路,需要双重结扎(图 29-51)。

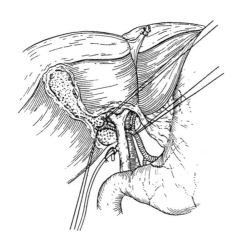

图 29-49 游离肝右动脉

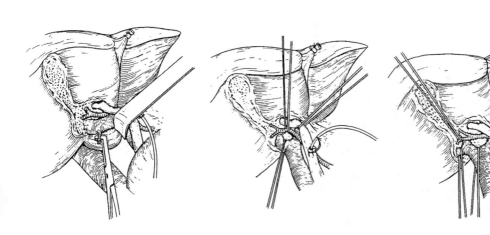

图 29-50 游离门静脉

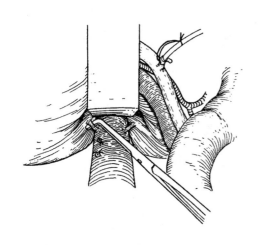

图 29-51 切断肝短静脉

9. 肝右后叶主静脉支根部的游离:把肝右叶托向左侧,自下而上处理肝短静脉直达膈面。切断从膈肌到下腔静脉的纤维索,充分游离肝右静脉主支的根部和前方(图 29-52)。

10. 阻断右肝后叶的流入血流:双重结扎并切断肝右动脉的后支,再结扎肝右后叶的门静脉支。此时肝叶开始变色,显示出切除的界线。为使界线更加明显,可向右后叶的门静脉支内注入色素。结扎切断右后叶的门静脉支,断端缝扎或缝合(图 29-53)。

11. 用电刀沿切除线切开肝包膜(图 29-54)。

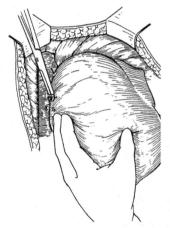

图 29-52　游离肝右静脉后支

12. 肝切除：从右肝静脉根部切开肝实

质，肝硬化病人可用超声刀切肝。切断的小脉管要一一结扎，肝切除一直向肝门方向进行下去。肝右后叶的胆管是从肝右管主支上直接分支的，切肝时不要损伤需要保留的肝组织的引流肝管。肝切除最后处理下腔静脉前面的肝组织，注意不得损伤腔静脉（图 29-55）。

13. 断面止血：结扎缝扎断面上的出血点（图 29-56）。

14. 断面胆汁漏出试验：从胆总管插管内注入 20ml 生理盐水，检查断面有无黄色胆汁流出，需要时再行缝扎。之后可用 30％泛影葡胺做胆道造影，检查胆管有无异常（图 29-57）。

15. 引流、关腹（图 29-58）。

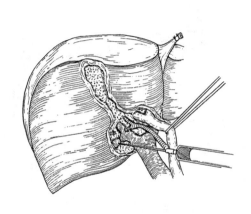
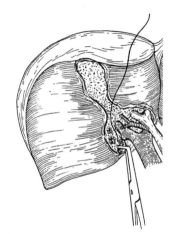

图 29-53　阻断肝右后叶的血流

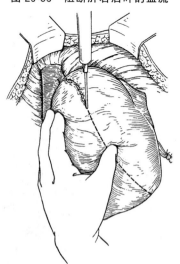

图 29-54　切开肝包膜

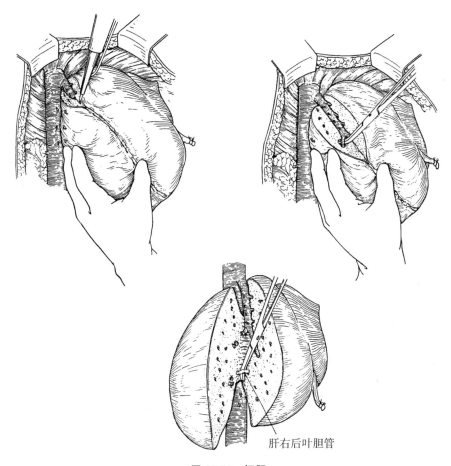

肝右后叶胆管

图 29-55　切肝

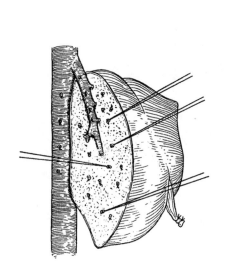

图 29-56　肝切断面止血

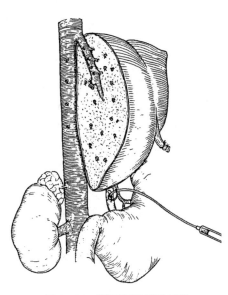

图 29-57　断面胆汁漏出试验

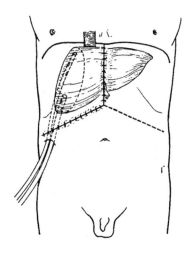

图 29-58　引流和关腹

六、腹腔镜下肝左外叶切除术

腹腔镜下肝左外叶切除技术已经成熟，但对器械有特殊要求，如超声刀、吸引装置和有 U 形钉的自动切割缝合器，以便肝断面切开和止血，稳妥处理肝左静脉。

1. 体位　仰卧位，手术台头部抬高，台面稍向右倾斜，腹壁戳孔位置见图 29-59。

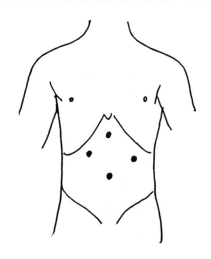

图 29-59　腹壁戳孔位置

2. 切断肝圆韧带　首先切断肝圆韧带，靠近腹壁切断肝镰状韧带。用肝圆韧带断端

的结扎线从戳孔引出体外，用做对肝的牵引。

3. 切断左冠状韧带和左三角韧带　在肝左外叶的脏面向横膈方向填塞纱布，以便显露冠状韧带和左三角韧带，避免损伤膈肌。用超声刀切断上述韧带（图 29-60）。

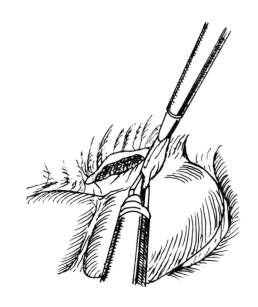

图 29-60　切断左冠状韧带和左三角韧带

4. 切断肝胃韧带　将松动的肝左外叶拨向右上方，显露并切断肝胃韧带。注意不得伤及肝左静脉。

5. 切开肝组织　将肝左外叶复位，沿着肝镰状韧带的左侧切断线，用肝切开凝固装置切开肝表层。逐步向深部切开。深度达 1cm 后会遇到肝内细小的脉管系统，注意切断之并妥善止血（图 29-61）。

6. 切断左外叶 Glisson 鞘　用自动缝合切割器切断左外叶的深层部分，包括左外叶的 Glisson 鞘。此时只有肝左静脉及其周围的少量肝组织相连（图 29-62）。

7. 切断肝左静脉　继续用自动缝合切割器切断肝左静脉及残存的肝组织（图 29-63）。

8. 断面止血　回收标本，处理断面出血及渗血，完成腹腔内的操作。

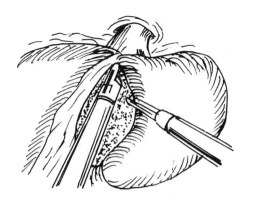

图 29-61　切断肝组织

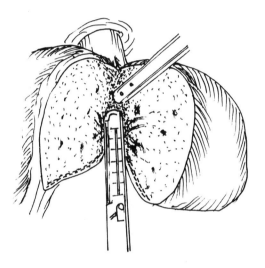

图 29-62　切断左外叶 Glisson 鞘

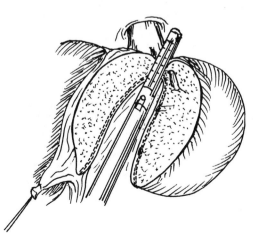

图 29-63　切断肝左静脉

七、腹腔镜下肝囊肿开窗术

【适应证】

肝囊肿迅速增大并伴有腹痛、呕吐及黄疸等症状时需要治疗，通常行囊肿开窗手术。但寄生虫性囊肿不适合开窗手术。

【手术步骤】

1. 腹壁戳孔的位置　肝镰状韧带右侧的肝囊肿，3 个戳孔在右侧肋缘下，1 个在脐孔附近；肝镰状韧带左侧的肝囊肿，有 1 个戳孔移到左侧肋缘下（图 29-64）。

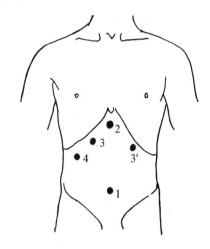

图 29-64　腹壁戳孔的位置

2. 探查与穿刺抽出囊液　探查并穿刺抽取囊液检查，可以明确囊肿的性质及其和胆道的关系。确认适合开窗手术后，抽出大部分囊液使囊壁萎瘪，便于切除部分囊壁（图 29-65）。

3. 切除部分囊肿壁　在离开肝实质 3～4cm 处切除囊肿壁，遇到脉管应夹闭之，防止出血或胆汁漏出。有足够大的开窗即可，无须切除全部囊壁（图 29-66）。

肝脏面暴露的囊肿壁开窗后，残留的囊壁分泌的囊液可流进腹腔而被吸收。膈面的囊肿或多发性囊肿，需要处理残存的囊壁。可用电刀烧灼囊壁的内层组织。要保持电刀

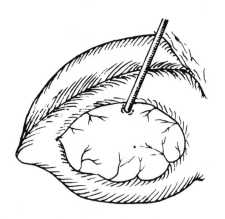

图 29-65 探查与穿刺抽出囊液

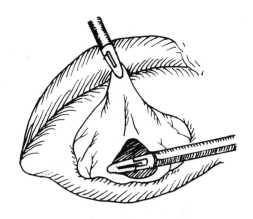

图 29-66 切除部分囊肿壁

头垂直于囊肿壁,不可盲目烧灼深层组织以防副损伤。

妥善止血后,可在囊腔内放置引流管引出体外。结束腹腔内操作。

第30章 胰 手 术

一、胰十二指肠切除术的应用解剖

(一)毗邻关系

胰位于腹膜腔之后,横卧于第1腰椎前方,其被膜是网膜囊后壁的一部分。胰头部在十二指肠框内。胆总管在胰头和十二指肠降部间下行,与胰管汇合后开口于十二指肠乳头部。胰头伸向下内方的突起部称为钩突,它与胰头间有肠系膜上动脉切迹。胰颈部位于幽门部的后方,是肠系膜上静脉前面的胰的长约2cm的细部。胰体部横过脊柱后翘向左上方,移行于胰尾部,胰尾伸向脾门。横结肠系膜附着于胰的下缘,与胰的浆膜一起构成网膜囊的后壁。胰隔着网膜囊腔与胃相邻,其后方有主动脉、腔静脉和左肾动脉走行(图30-1)。

胰手术的路径有4个,胰头手术一般采用图30-2中2的路径。

(二)脉管系

1. 动脉 胰的动脉来自胃和十二指肠动脉、肠系膜上动脉和脾动脉。胃十二指肠动脉在胰上缘分出胰十二指肠上后动脉,它环绕胰头的后方,经过胆总管的前方弧形下行,与胰十二指肠后下动脉交会。胃十二指肠动脉在幽门下方分出胃网膜右动脉之后成为胰十二指肠上前动脉,在胰头的前面弧形下行并与胰十二指肠前下动脉交会。胰十二指肠前下动脉和后下动脉均起自肠系膜上动脉,部分人会有变异。脾动脉在行经中向胰分支,其中的2支分别称为胰后动脉和胰大动脉,它们供应胰体尾部的血液(图30-3)。

2. 静脉 胰的静脉血全汇入门静脉系。胰十二指肠前上静脉与同名动脉伴行,和胃网膜右静脉汇合后在胰上缘注入门静脉,也有少数人注入中结肠静脉。胰十二指肠上后静脉在胰背面胆总管之后上行,从右侧注入门静脉。胰十二指肠下静脉与动脉伴行,在胰头部前面下行,注入肠系膜上静脉或脾静脉。

3. 神经 胰接受交感神经和副交感神经的支配(图30-4)。

4. 淋巴系 胰的淋巴系沿着胰头部的动脉襻流动,向上经胰十二指肠上淋巴结流向腹腔淋巴结,胰体尾部的淋巴沿着脾动静脉流向腹腔淋巴结,部分流入脾门淋巴结。胰的淋巴结命名和胃一致(图30-5)。

5. 胰管 主胰管起自胰尾部,沿胰的长轴走向胰头。在胰头部主胰管偏下、偏背侧,与胆总管汇合开口于十二指肠的乳头。副胰管偏在胰的浅面,在胰头部与主胰管间有交通支,开口于十二指肠小乳头。

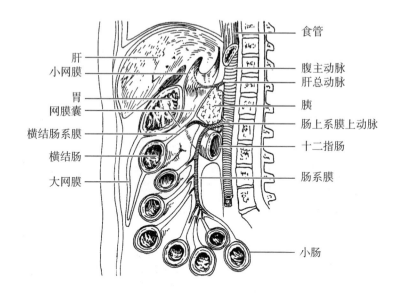

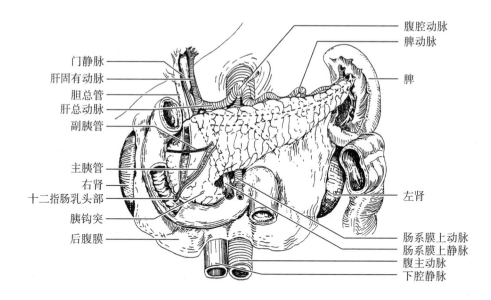

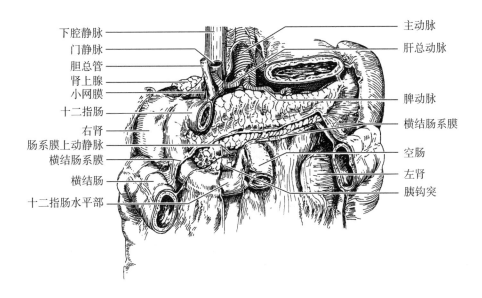

下腔静脉

门静脉

胆总管

肾上腺

小网膜

十二指肠

右肾

肠系膜上动静脉

横结肠系膜

横结肠

十二指肠水平部

主动脉

肝总动脉

脾动脉

横结肠系膜

空肠

左肾

胰钩突

图 30-1　胰的毗邻关系

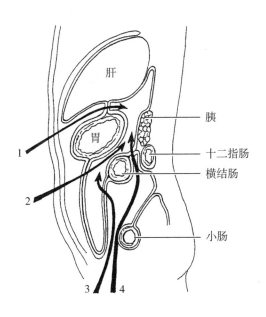

肝

胃

1

2

3　4

胰

十二指肠

横结肠

小肠

图 30-2　胰的手术路径

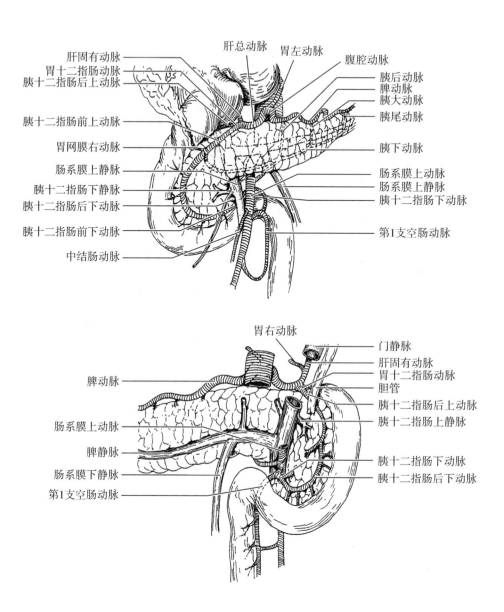

图 30-3　胰的血管系

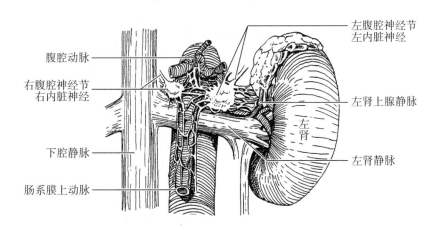

左腹腔神经节
左内脏神经

腹腔动脉

右腹腔神经节
右内脏神经

左肾上腺静脉

左肾

下腔静脉

左肾静脉

肠系膜上动脉

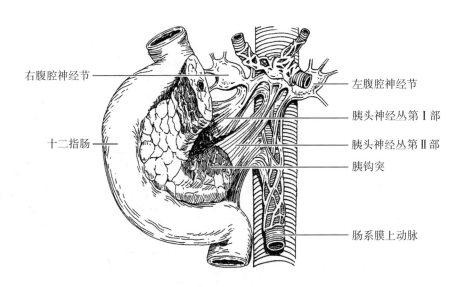

右腹腔神经节

左腹腔神经节

胰头神经丛第Ⅰ部

十二指肠

胰头神经丛第Ⅱ部

胰钩突

肠系膜上动脉

图 30-4　胰的神经系

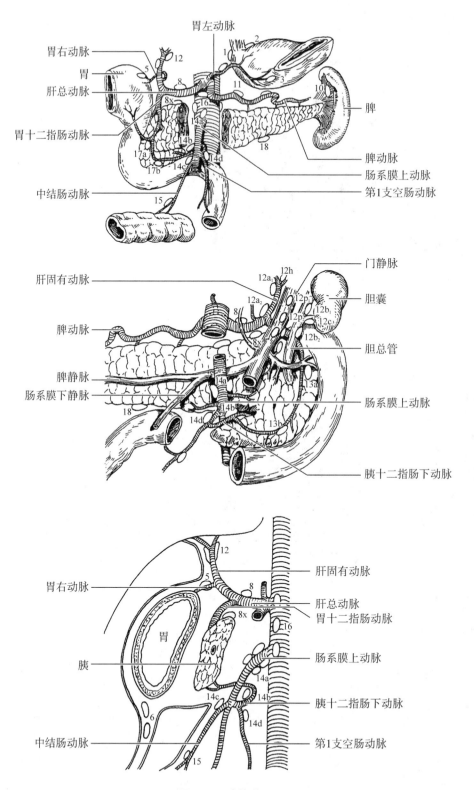

图 30-5　胰的淋巴系

(三)手术展开与局部解剖

胰头部癌的淋巴结转移大致是:肝总动脉淋巴结(No.8),肝十二指肠韧带内淋巴结(No.12),胰十二指肠前后淋巴结(No.13,No.17),肠系膜上淋巴结(No.14)。

1. 沿十二指肠外侧切开腹膜,松动胰头和十二指肠直达下腔静脉和左肾静脉。切开胃结肠韧带把胃拉向上方,把横结肠拉向下方,显露胰的前面。在胰下缘切开后腹膜,可见肠系膜上动静脉,判定胰头癌能否切除(图30-6)。

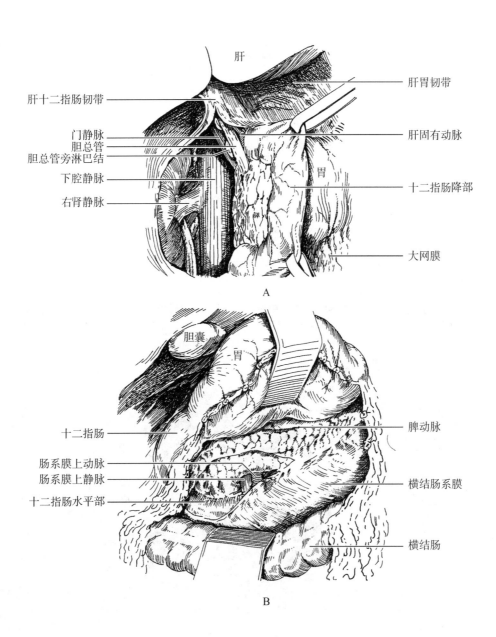

图 30-6 胰的手术探查

2. 切断胃,向两侧牵开断胃暴露胰。此时可见肝总动脉、肝固有动脉淋巴结。清除动脉前方和上方的淋巴结。切断胃右动脉,牵开肝总动脉,显露门静脉干,清扫肝总动脉前后淋巴结(No.8,No.8x)和腹腔动脉起始部淋巴结(No.9)(图30-7)。

3. 接着清扫肝十二指肠韧带内的淋巴结(No.12)。切断胆总管,牵开胆总管两端可见其后的门静脉主干。直视下清除胆总管旁淋巴结(No.12b)。牵开门静脉,清除门静脉后淋巴结(No.12p)。胰头后淋巴结(No.13)与胰头一道被切除(图30-8)。

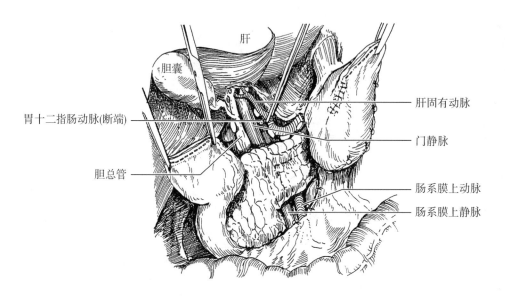

图 30-7　切断胃显露胰和肝动脉淋巴结

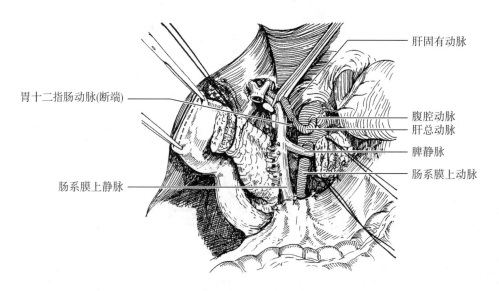

图 30-8　肝十二指肠淋巴结的廓清

4. 肠系膜上动脉淋巴结的切除从 No. 14c、No. 14d 开始。牵开横结肠显露空肠起始部,沿肠系膜上动脉走行切开后腹膜。在胰下缘可见中结肠静脉和第 1 支空肠动、静脉。清除中结肠动、静脉根部的淋巴结(No. 15),切断第 1 支空肠动脉并切除其根部的淋巴结。在空肠起始部 10cm 处切断空肠(图 30-9)。

将空肠从十二指肠下拉向左侧,游离空肠与肠系膜上静脉间的粘连。游离胰钩突与肠系膜上动脉间的粘连,清除肠系膜上动静脉根部的淋巴结(No. 14)。由于肠系膜上动脉周围有神经丛,只有切除神经丛才能清扫完全。切断来自肠系膜上动脉的胰十二指肠

下动脉,最后将胰头、十二指肠及肿瘤一并切除(图 30-10)。

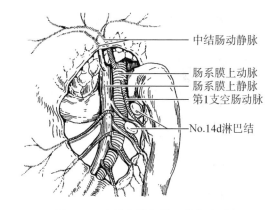

图 30-9 空肠起始部淋巴结的廓清

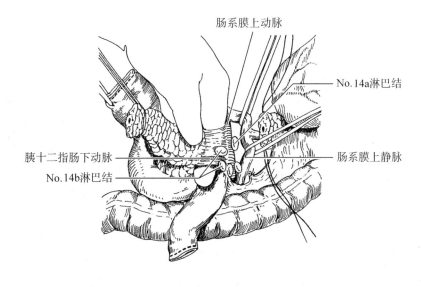

图 30-10 肠系膜上动脉根部淋巴结的廓清

胰头癌一般只清扫以上 3 个动脉区域的淋巴结。胰体尾部淋巴结有转移时,要行全胰切除,此时要清扫胰体尾部和脾淋巴结。

二、胰十二指肠切除术

【适应证】

胰头癌、十二指肠乳头部癌、胆总管下段癌为其绝对适应证。慢性胰腺炎、胰腺囊肿、胰岛细胞肿瘤和外伤性胰破裂为相对适应证。

【术式选择】

根据疾病种类和再建方法有多种术式。最近有保留幽门的胰十二指肠切除术。良性疾病、胆总管末端癌和乳头癌可做保留胃窦和幽门的术式。

【术前准备】

纠正低蛋白血症,控制糖尿病,术前减轻

黄疸的处理。检查肝、肾功能和预防感染等。

【手术步骤】

1. **切除范围** 见图 30-11。

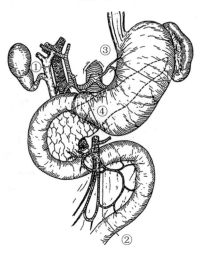

图 30-11 手术切除范围

①胆管切除线；②空肠切除线；③
胃切除线；④胰切除线

2. **肝总动脉周围淋巴结清扫** 切断胃
之后，清扫肝总动脉周围淋巴结。切断胃十
二指肠动脉后，用带子将肝总动脉牵开向上
提起，可以清扫动脉后的淋巴结（图 30-12）。

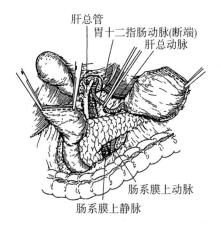

肝总管
胃十二指肠动脉(断端)
肝总动脉

肠系膜上动脉
肠系膜上静脉

图 30-12 肝总动脉周围淋巴结清扫

3. **游离胰体部** 从肠系膜上静脉开始
到脾静脉，将胰腺下缘与肠系膜上静脉游离
开来。其间有数支小静脉，予以结扎、切断

（图 30-13）。

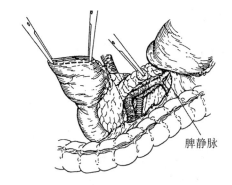

脾静脉

图 30-13 游离肠系膜上静脉

4. **切断胰** 将胰体与肠系膜上静脉间
游离出一个隧道，并穿过纱布，切断胰体部
（图 30-14）。

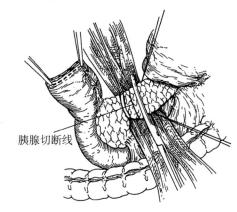

胰腺切断线

图 30-14 切断胰腺

5. **处理胰腺断端** 褥式缝合胰尾侧的
胰断端，并找出主胰管（图 30-15）。

6. **清扫肝十二指肠韧带内的淋巴结**
在肝总管水平切断胆管（图 30-16）。将门静
脉主干牵向左侧，切除淋巴结。往往有淋巴
结进入肝门部，一并切除（图 30-17）。

7. **胰头和门静脉、肠系膜上静脉游离**
将胰头牵向右方，把肠系膜上静脉拉向左侧，
切断胰头与静脉间的数支小血管。在胰钩突
的下缘处会遇到胰十二指肠下静脉，切断之
（图 30-18）。

8. **切断空肠** 清扫空肠动脉周围淋巴

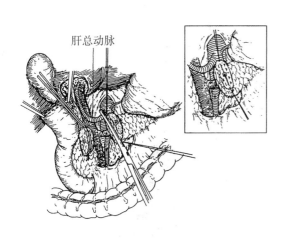

图 30-15　处理残留胰的断端

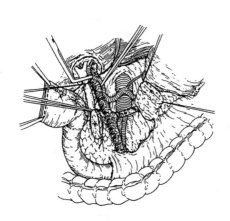

图 30-16　清扫肝十二指肠韧带

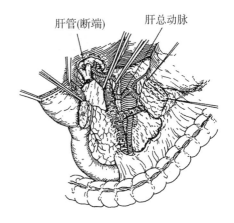

图 30-17　清扫肝门部

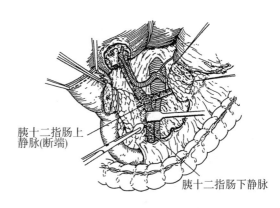

图 30-18　游离胰头后方

结后,切断空肠(图 30-19)。

9. 游离十二指肠水平部　提起空肠,游离十二指肠水平部,切断肠系膜上动、静脉走向十二指肠的分支,将空肠断端和十二指肠拉向肠系膜下血管的右侧(图 30-20)。

10. 清扫淋巴结

(1)在钩突与肠系膜上动脉间的连接处背面插入左手指,将胰头十二指肠牵向右侧,肠系膜静脉拉向左侧,切除该部的淋巴、脂肪和结缔组织(图 30-21)。

(2)胰头部切除后,将肠系膜上静脉拉向

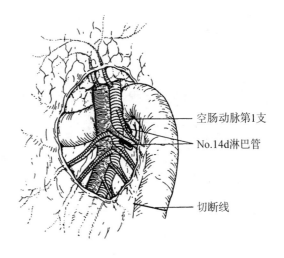

图 30-19　切断空肠

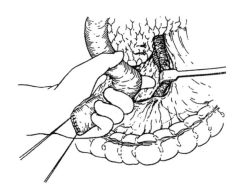

图 30-20 游离十二指肠水平部

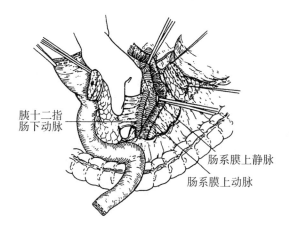

胰十二指
肠下动脉

肠系膜上静脉

肠系膜上动脉

图 30-21 清扫肠系膜上动脉周围

左侧,直视下清扫肠系膜上动脉和主动脉周围的淋巴结(图 30-22)。

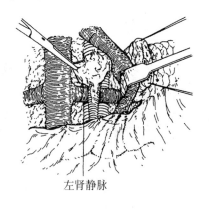

左肾静脉

图 30-22 清扫主动脉周围

(3)胰头癌的淋巴结清扫范围:肝总动脉(No.8),肝固有动脉(No.12),脾动脉根部(No.11),肠系膜上动脉(No.14)及主动脉前面(No.16)淋巴结。如脾动脉干和胰尾下部有淋巴结转移,应做全胰切除术(图 30-23)。

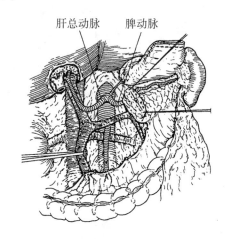

肝总动脉 脾动脉

图 30-23 清扫结束后的血管状态

11. 合并肠系膜上静脉切除 肠系膜上静脉有癌浸润时,先将钩突从肠系膜上动脉间上游离开,再切除肠系膜上静脉受浸润的一段并做静脉吻合(图 30-24)。

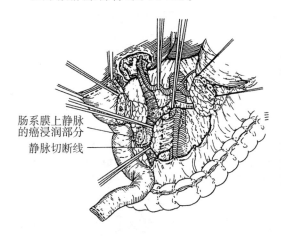

肠系膜上静脉
的癌浸润部分

静脉切断线

图 30-24 切除受浸润的肠系膜上静脉段

12. 胰空肠端端吻合
(1)空肠浆膜和胰断端的后面结节缝合

（图 30-25A）。

（2）空肠全层和胰断端后缘结节缝合（图 30-25B）。

（3）将胰断端埋入空肠腔内，缝合前壁（图 30-25C）。

13. 胰管空肠端侧吻合

（1）切开空肠浆肌层后，缝合胰断端后缘和空肠浆肌层的后侧（图 30-26A）。

（2）将胰管穿过空肠黏膜的开孔插入空肠腔内，胰管和空肠黏膜缝合数针，然后缝合胰断端前缘和空肠浆肌层前壁（图 30-26B）。

14. 胆管空肠吻合　见图 30-27。

15. 胰十二指肠切除后的消化道再建术式

（1）Child 法（图 30-28A）。

（2）今永法（图 30-28B）。

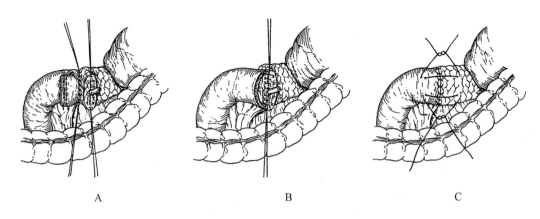

A　　　　　　　B　　　　　　　C

图 30-25　胰空肠端端吻合

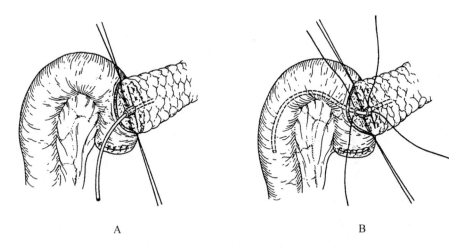

A　　　　　　　B

图 30-26　胰管空肠端侧吻合

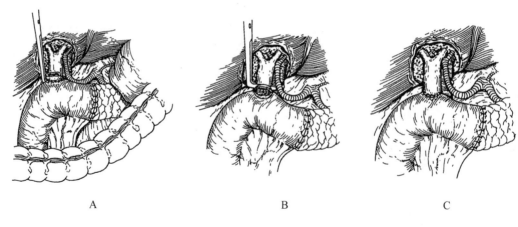

A　　　　　　　B　　　　　　　C

图 30-27　胆管空肠端侧吻合

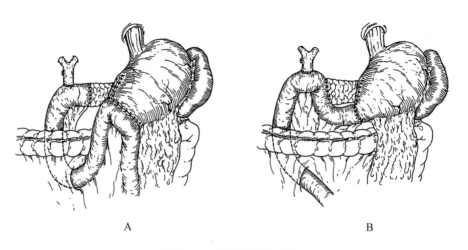

A　　　　　　　　　　　B

图 30-28　消化道再建术式
A. Child 法；B. 今永法

三、胰体尾切除术

【适应证】

主要是治疗胰体尾部癌。该部的肿瘤不易早期发现，发现时多有周围组织的浸润，需要做范围更大的手术。体尾部断裂型损伤难以修复者可行此手术。

【手术步骤】

1. 体位和切口：仰卧位背部垫高。上腹部正中切口向下绕脐，或是上腹部人字切口进腹。安放拉钩显露手术野。脾外侧用纱布垫托起（图 30-29）。

进腹后的手术操作步骤见图 30-30。

2. 切开大网膜：在结肠中动脉以左切开大网膜，打开网膜囊。切开结肠系膜的前叶。大网膜的切开范围向左至脾下极，向右至门静脉的右侧。切断胃网膜左动静脉。

3. 切断胃脾韧带：结扎切断胃脾韧带及其内的胃短血管。此时显露胰尾和脾门。

4. 游离胰体尾部的下缘，切断脾结肠韧带：切开胰腺下缘的腹膜向胰腺尾部进展，进而切断脾结肠韧带。

5. 淋巴结清扫：清扫肠系膜上动脉周围

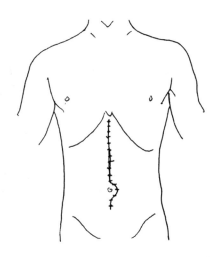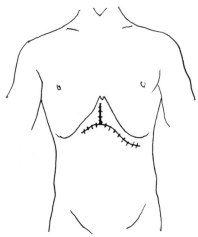

图 30-29 手术切口

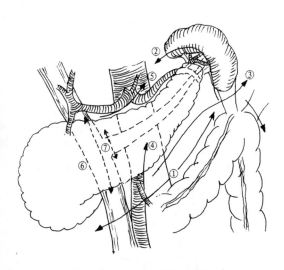

图 30-30 手术操作步骤

①切开大网膜；②切断胃脾韧带；③游离胰下缘；④清扫肠系膜上血管周围淋巴结；⑤清扫腹腔动脉及其分支周围淋巴结；⑥、⑦切断脾静脉和胰腺

淋巴结。清扫肝总动脉、胃左动脉、腹腔动脉干和脾动脉周围淋巴结。

6. 翻转脾和胰体尾部：切开脾上缘的后腹膜和脾下缘的后腹膜。左手伸进胰体尾的背面游离胰腺体尾部和脾脏，逐渐将其托起。游离到脾背面后，切开脾的外侧后腹膜。至此，脾和胰体尾部充分从后腹壁上游离开来。

将其翻向右上方，即可见到脾静脉在胰体尾的背面汇入门静脉。

7. 切断脾静脉，横断胰腺处理胰断端：用自动切割缝合器将脾静脉和胰腺一并切断。如果单独切断脾静脉，不宜离汇入肠系膜下静脉处过近，断端要连续缝合。用肠钳切断胰腺时，要单独结扎主胰管，断端结节缝合封闭。

8. 腹腔引流和关腹。

四、腹腔镜胰腺手术

胰腺的腹腔镜手术由于技术难度大，手术效果无明显优于开腹手术之处，因此一直未得到推广。近年腹腔镜胰体尾切除和急性坏死性胰腺炎坏死组织清除术是开展较多、技术较成熟、效果肯定的术式。

（一）急性坏死性胰腺炎坏死组织清除术

如同开腹手术一样，急性坏死性胰腺炎伴感染时采取手术治疗已成共识，但对无菌性坏死组织是否行腹腔镜清除仍存有争议。腹腔镜坏死胰腺组织清除术有经腹途径、后腹膜途径和经胃途径。选择何种途径取决于坏死组织的部位。

1. 经腹途径　适合于病程早期伴感染性腹水或严重的无菌性胰腺坏死。第1个套管位于脐部,再于坏死组织的相近位置放置2个以上套管。根据坏死组织的部位,可分别用超声刀打开胃结肠韧带、肝胃韧带及侧腹膜,进入腹膜后间隙。分离过程注意勿损伤结肠中动脉、胃左动脉及输尿管。用勺形抓钳清除坏死组织,放置于标本袋内。切忌用暴力撕拽胰腺组织,以防出血。也可采用吸引器刮吸。坏死组织及腹腔渗液清理完毕后,于胰体尾部放置粗引流管。

2. 腹膜后途径　适用于早期局限于胰周的坏死或感染。因为早期炎性渗出使腹膜后间隙较易分离。病人取侧卧位,从哪侧进入腹膜后,取决于坏死组织所在的主要部位。在髂嵴和第12肋之间做小切口,用手指钝性分离腹外斜肌、腹内斜肌及腹横肌至腹膜后间隙,置入 Hasson 套管后用镜头逐步分离建立气腔,并置入操作用套管。清除坏死组织的方法同经腹途径。

3. 经胃途径　主要应用于病程后期胰腺坏死组织感染、胰腺脓肿或假性囊肿的病人。先建立气腹,然后在胃镜引导下用带气囊的套管针经皮穿刺至胃腔,气囊用于固定胃前壁。在胃镜下见隆起的胃后壁处即为胰腺病变所在位置。于此处用超声刀将胃后壁切开一小口,再用钉合切割器扩大切口,经此切口清除坏死胰腺组织。坏死组织留于胃腔内即可。清除完毕后缝合胃前壁。此法的优点是在需要再次清理时可用胃镜经胃-囊肿吻合口进行反复清除。

(二)腹腔镜胰体尾切除术

主要适应证是胰腺良性肿瘤、胰岛细胞瘤、慢性胰腺炎及其他肿瘤。由于慢性胰腺炎的粘连或肿瘤的浸润,可能须同时行脾切除术。

病人侧卧位,左侧抬高,腹部置4个套管。用超声刀打开胃结肠韧带以暴露胰腺前方。为充分暴露胰尾,应游离结肠脾曲。用超声刀先游离胰腺下缘,此处脾血管分支较多,注意勿损伤脾血管。将脾血管与胰腺完全分离后,于病灶的右缘自下而上分离胰腺后壁,打开一通道至胰腺上缘。将钉合切割器置入通道内切断胰腺(图30-31)。如残端出血可用"U"形缝合止血。然后提起断端,继续向胰尾方向分离直至将胰尾完全切除,标本取出后于胰床置引流管。

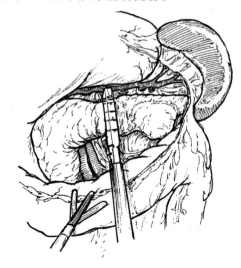

图30-31　切断胰体尾部

第 31 章 脾 手 术

一、脾手术与局部解剖

（一）脾大小形态和位置

脾形似咖啡豆，呈蓝灰色或红紫色。成人脾重 100～200g，长 12cm，宽 6～7cm，厚 3～4cm。男女脾大小略有差异。脾深居于左上腹，腋中线第 9～11 肋间，位于膈肌、胃底、结肠脾曲和左肾之间，其前、侧、后方均有肋骨保护（图 31-1）。正常大小的脾在肋缘下不能触及。脾略呈凹凸两面，背外侧凸面为膈面，紧贴肋骨和侧腹壁；内凹面为脏面，中央为脾门，是脾血管和神经进出脾脏并构成脾蒂的所在。脾前缘有切迹，数目不定，一般有 1～3 个，脾切迹是脾所特有的重要标志。

（二）脾周围韧带

脾除脾门区及接近胰尾的部分外，几乎全为腹膜所覆盖，形成 3 个腹膜反折，参与构成小网膜囊。腹膜反折又称韧带，其中脾膈韧带位于脾的左侧和小网膜囊后壁的外侧部分，脾膈韧带自膈肌下面延伸至脾门并包绕胰尾，包含着所有脾血管和胃网膜左动脉的起始部，最后向下与脾结肠韧带连接，这部分包括有脾大血管和胰尾的脾胰韧带。在胃大弯和脾门之间由一薄层浆膜连接，称脾胃韧带，构成小网膜囊的腹侧面，其近侧部分有胃短动、静脉，远侧有胃网膜左动脉通过。此韧带短而宽，使脾与胃大弯很接近，在切断时甚至不能放置下 2 把血管钳，故在手术操作时须细致，稍不注意便可损伤胃壁或导致出血。第三个韧带是连接结肠脾曲与脾下极的脾结肠韧带。其上方与左肾前后腹膜相连接处有脾肾韧带。脾的位置不仅由上述韧带固定，而且还受到邻近脏器及膈结肠韧带的支撑，后者连接着膈肌与结肠脾曲，像一个吊床承托着脾下极（图 31-2）。

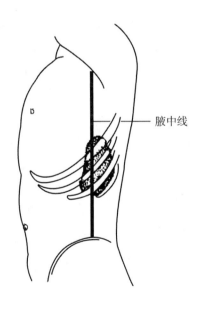

腋中线

图 31-1 脾的位置

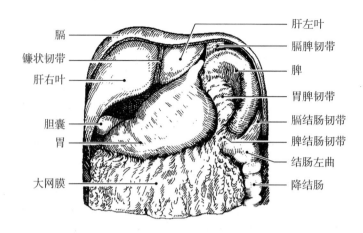

图 31-2 脾的韧带

肝左叶
膈脾韧带
脾
胃脾韧带
膈结肠韧带
脾结肠韧带
结肠左曲
降结肠

膈
镰状韧带
肝右叶
胆囊
胃
大网膜

(三)脾的血供、淋巴和神经支配

1. 动脉 脾动脉是腹腔动脉最大的分支,一般向左呈弓形走向,偶见呈螺旋形走行于胰腺的上缘。脾动脉沿途发出较大、较多的分支至胰体和胰尾,称为胰大动脉和胰尾动脉。脾动脉在距脾门 2～6cm 处分出胃网膜左动脉后,即分为两大支供血给脾的上下两半部分,此两大支又各自分为 2～3 支至脾的上、下极。上极的终末支又有数目不定的分布到胃的胃短动脉分支,最远有分布到大网膜的小分支。

以前认为终末血管在脾内罕有吻合支,即在脾内形成了 2 个、4 个甚或是 7 个独立的供血区段,自脾门处与脾长轴通过无血管区将脾几乎完全分离为脾段(图 31-3)。Dtxon 按照血管的粗细将脾划分为 3 个区带,当脾损伤时可采用不同的止血技术。外周区仅有小动脉和血窦,浅表的脾损伤用局部止血方法即能控制出血。中间区较深在的损伤需采用结扎、缝合加红外线或激光凝血技术。而影响到脾门区的撕裂伤或切割伤,因涉及较大的血管,则必须予以缝合结扎,仅用局部止血药物、黏合药等止血技术是无效的。

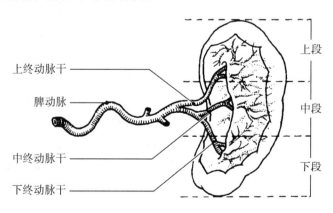

上终动脉干
脾动脉
中终动脉干
下终动脉干

上段
中段
下段

图 31-3 脾段

2. 静脉 脾静脉血由各脾段的静脉直接在脾门的后方汇合形成的脾静脉回流,大的静脉在脾动脉的远端和胰腺的背侧走行,收集胃短静脉、胃网膜左静脉及胰腺和十二指肠静脉的回血。当脾静脉加入肠系膜下静脉后,再与肠系膜上静脉汇合形成门静脉的主干(图 31-4)。在门静脉高压时,脾静脉扩张变得菲薄,有时直径可以达到 1.5cm 左右。在术中分离结扎时很容易破裂出血,因此要仔细操作。

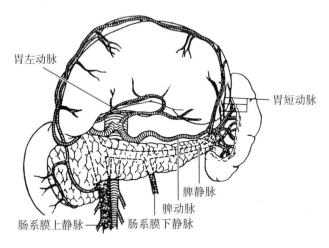

图 31-4 脾血管

3. 淋巴结 脾门存在有区域淋巴结,其淋巴管与位于胰腺上缘的淋巴管共同走行,约在第 1 腰椎水平汇入邻近主动脉右侧的乳糜池。

4. 神经 脾的神经来自腹腔神经丛的交感神经,是伴随着脾动脉分布到该器官的,虽然在某些动物中已确认脾含有副交感神经,但在人类中尚未得到证实。

(四)副脾

正常人群中 10%～15% 有副脾,它的色泽、硬度与脾一致,但大小不同。副脾常位于脾胃韧带、胃结肠韧带和脾肾韧带中,但也可以在腹膜、肠系膜、大网膜及盆腔见到(图 31-5)。它通常没有临床表现,但在某些已行过脾切除术的溶血性疾病的复发中起重要作用,切除这些病人的副脾可以使疾病缓解。对于最初的脾切除术治疗失败的病人应行[99m]Tc 标记的热变性红细胞或[111]In 标记的血小板扫描以确定遗漏的副脾位置。

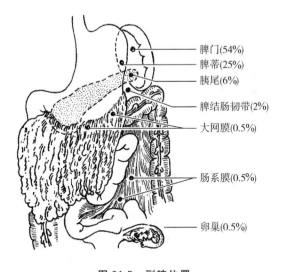

图 31-5 副脾位置

(五)异位脾

异位脾(游走脾)是一种少见的情况,较长的脾蒂使其可以在腹腔内游走。它通常存在于下腹腔或盆腔。所以即使正常大小的脾也可以被误认为是肿块。女性发病率是男性的 13 倍。通过放射性核素扫描可以证实肿块为脾。偶尔会发生急性的蒂扭转,需要急诊行脾切除术。盆腔脾应择期切除。

二、脾 切 除 术

全脾切除术,常简称为脾切除术,是治疗脾疾病经常采用的手术方式,特别是严重的脾损伤、巨脾和各种慢性疾病。急诊情况下的脾切除和择期情况下的(巨)脾切除是有差别的。只有了解和掌握两者的共同点和不同点,才能将手术的风险降到最小。故本节将分别介绍急诊脾切除术和择期巨脾切除术。

(一)急诊脾切除术

现代交通日益发达,建筑及工业等事业蒸蒸日上,脾外伤的病人也较常见。如果脾的损伤较小较浅,可考虑通过脾部分切除术或脾修补术来保留脾。但是脾的损伤较严重者,仍需要切除脾。

【适应证】

严重外伤性脾破裂、自发性脾破裂、游走脾蒂扭转等。

【术前准备】

外伤性脾破裂,往往伴有大量腹腔内出血、出血性休克等,故应在积极输血、抗休克和纠酸的同时,进行紧急手术。如果内出血很严重经积极输血抗休克等治疗后血压仍不上升,应当机立断,行开腹手术止血。术前必须建立有效的静脉通路和备血。

包括脾在内的复合性损伤,对疑有胃肠道破裂者,给予抗生素预防和控制感染。置胃肠减压,防止胃膨胀影响手术中的探查和操作。保留导尿,可以通过尿量来判断休克的病情。对考虑出血量较大者,做好术中回收脾血的准备,行自体血回输。休克病人给予氧气吸入。

【麻醉与体位】

一般行全身麻醉。对于血压平稳、估计出血量较小者,可行硬膜外麻醉。硬膜外麻醉因为其扩张血管,可能导致血压进一步下降,应该慎用,另外它也不便于术中临时扩大手术切口。如果情况特别紧急,可以选用局部麻醉加肋间神经阻滞的方法,但是麻醉效果较差。一般常取平卧位,左腰背部可用软枕垫高,利于术中暴露。必要时术中可将床左侧抬高。

【手术操作要点】

1. 切口的选择 切口的选择以损伤小、捷径、进腹容易、能充分显露脾和利于操作为原则。通常取腹部正中切口或左上腹经腹直肌切口,此两种切口也便于同时探查腹腔其他脏器,按照脾脏的长轴确定切口的大小,根据情况酌加横切口使切口呈"卜"形或"L"形。也可做左上腹部肋缘下斜切口,它对脾脏的暴露非常好,但是不便于术中扩大手术范围和解决下腹腔的病变,最好不用(图 31-6)。

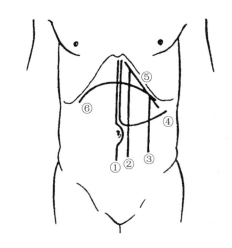

图 31-6 切口的位置

2. 控制出血 进入腹腔后,首先迅速吸出积血。如非开放性损伤,也不合并空腔脏器破裂及肝、胰破裂出血,可用 7~8 层无菌干纱布过滤,收集腹腔内的出血,装入含有保养液的无菌瓶中,以备血源不足时自体血回输用。清除积血和较大的血凝块后,探查脾,若发现脾窝处有较陈旧的血块或难以清除的血块,脾蒂处仍继续大量出血或脾脏有裂口,则预示有脾或脾蒂血管的损伤。术者可迅速伸入左手以示指和拇指捏住脾蒂控制出血。经过术者的直接触摸可大致判断脾损伤的严重程度,并判断是否保留脾。

3. 游离脾 大的出血被控制后,术者右手伸入腹腔,分离脾的背面和膈下的粘连,增加脾的活动度。再以右手握住脾上极,将脾向内下、再向前托出切口外,并立即用温盐水纱布垫填充于膈下脾窝,一方面能压迫止血,另一方面也可阻止托出的脾再向脾窝回移(图31-7)。如脾为脾肾韧带所固定,不能被游离托出时,可用手指分离或用长弯剪剪断脾肾韧带,再将脾脏托出。然后再分离结扎切断脾结肠韧带和脾胃韧带。

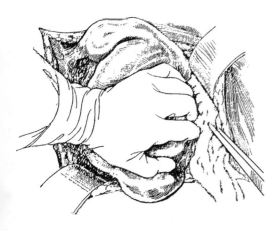

图 31-7 脾窝垫入纱布垫

4. 切除脾 脾的韧带已被游离,脾被托出于腹腔外,处理脾蒂相对方便。为了安全起见,结扎脾蒂应采用"三钳法",用3把血管钳钳夹脾蒂(图31-8),在近脾门处的2把血管钳之间切断脾蒂,除去脾。脾蒂血管用7号丝线结扎后,再做贯穿缝合结扎。

5. 探查与冲洗 取出膈下的纱布垫,将胃拉向右上,大小肠牵向下方,充分暴露脾窝,冲洗,吸尽积血、积液,检查脾蒂残端、膈

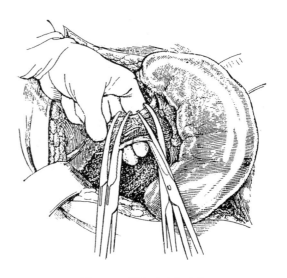

图 31-8 钳(3把)夹脾蒂

面、腹后壁、胃底、胰尾等处有无出血。发现出血,可用长持针器和4号丝线缝合结扎。再彻底清除腹腔积液,探查其他脏器有无损伤,以免遗漏。最后再用温生理盐水冲洗腹腔。注意脾窝、盆腔等处有无血块残留。如果手术剥离面较大或腹腔已被污染,可于脾窝留置乳胶引流管(图31-9),另做小切口引出、固定。关腹前必须仔细清点纱布。

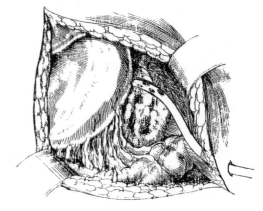

图 31-9 脾窝放置引流管

【术中注意事项】

切口选择后,尽量快速进腹,缩短脾损伤出血的时间。进腹后初步判定有无其他脏器的损伤,根据情况收集腹腔的积血。不可单

纯为了收集积血,而致原损伤处继续长时间出血,得不偿失。对于收集的血液,须经术中彻底探查后,才能决定是否用于回输。术野显露要清楚,切记不要在血泊中盲目钳夹,以免造成更多的损伤。可用吸引器吸除出血点周围的积血后,再准确钳夹以止血,或用纱布按压出血面,再逐步暴露,逐一止血。分离脾的韧带切忌动作粗暴,以免损伤周围脏器。对于脾蒂的处理,钳夹时要小心,不要误伤胰尾,否则可能引起术后再出血、胰漏、切口愈合不良和发热等。

【术后处理】

术后仍需要严密观察血压和脉搏的变化,对于血容量未补足的病人,应继续补液或输血治疗。对于术前已发生休克者,应注意心、脑、肺、肾等脏器的情况,防治并发症。给予抗生素,预防或控制感染。乳胶引流管可于术后 48~72h 后拔除。

(二)择期脾切除术

【适应证】

1. 脾功能亢进性疾病　是最常见的适应证。

2. 血液造血系统疾病　包括:①特发性血小板减少性紫癜,适于年轻病人,首次发作,经药物治疗半年不愈;慢性反复发作者;急性型,药物治疗后不能控制出血(儿童宜在 1~2 周内手术)和早期妊娠的病人(4~5 个月内手术)。②先天性溶血性贫血,适于药物(激素)治疗后 1 个月内不见效者;长期用药发生严重不良反应,无法继续用药者。术前应行放射 ^{51}Cr 肝脾区测定,表明脾为红细胞主要破坏场所者则手术;如肝为红细胞主要破坏场所时,则不宜手术。③原发性脾性中性白细胞减少症。④原发性全血细胞减少症。⑤再生障碍性贫血,适于药物治疗无效,骨髓检查存在代偿性增生者(周围血内网织红细胞检查多次为零者不宜手术)。⑥后天性溶血性贫血(选择性病例)。⑦其他:

如慢性粒细胞白血病、霍奇金(Hodgkin)病等。

3. 游走脾(异位脾)　由于脾蒂过长,脾可过度活动而成游走脾,甚至出现脾蒂扭转,造成脾坏死。无论脾蒂扭转与否,均应行脾切除术。

4. 脾局部感染　脾脓肿常发生在脓毒血症后,如脓肿局限在脾内,可行脾切除术,如脓肿周围炎症已波及脾脏四周,则仅能做引流术。局限性脾结核,也可行脾切除术。

5. 肿瘤　原发性脾脏肿瘤比较少见,但不论良性的(如血管瘤)或恶性的(如淋巴肉瘤)均应行脾切除术。脾转移性肿瘤大多数已有广泛转移,不适宜手术。

6. 囊肿　上皮性、内皮性和真性囊肿,非寄生虫性假性囊肿,寄生虫性囊肿(如脾包虫病),均易继发感染、出血、破裂,应予切除。

7. 胃胰等肿瘤　胃体部癌、胃底贲门癌、胰体尾部癌、结肠脾曲部癌行根治切除术时,无论有无脾的转移,为清除脾动脉周围或脾门部淋巴结,均可行脾切除术。特别是肿瘤与脾有粘连时,更应一并切除脾。

8. 其他　肝内型门静脉高压症合并脾功能亢进者,肝外型门静脉高压症,如脾动脉瘤、脾动静脉瘘及脾静脉血栓等引起充血性脾大者,均应行脾切除术。

【术前准备】

有肝功能不全者,应做护肝治疗。有贫血、凝血功能障碍或出血倾向者,术前予以纠正或准备术中纠正物。备血 500~1000ml 全血。手术当日晨,放置胃肠减压管,避免胃肠膨胀影响手术操作。对于食管静脉曲张的病人,应选择软质胃管,置管前口服少许液状石蜡,插管动作要轻柔,以防大出血。

【麻醉和体位】

一般选用全身麻醉或连续硬膜外麻醉。取平卧位,左侧可稍抬高。

【手术操作要点】

1. 切口的选择 切口的选择原则:巨脾切除的切口很多,选择应以损伤小、捷径、进腹容易、能充分显露脾和利于操作为原则。根据脾的大小、脾上极的高度、周围粘连的情况和病人的体形进行选择,以达到手术良好的暴露。常用的有左上腹旁正中切口、经腹直肌切口或经腹直肌 L 形切口。估计脾周粘连较多者可采用左侧经腹直肌切口加辅助横切口(卜形切口),估计经腹手术较困难者亦可选用胸腹联合切口。

2. 进腹 与急诊的脾切除不同,此手术进腹不要追求迅速,要仔细止血。一方面因为此类病人多存在凝血功能不全或合并贫血,另一方面可因腹壁切口出血,影响进腹后术野的暴露和手术操作。术中可用电刀切开腹壁各层,准确电凝止血。切开腹壁过程中止血要彻底,对渗血较多者,可用温盐水纱布压迫止血。

3. 探查 进入腹腔后,需重点检查的项目有:①肝,如肝已萎缩,属晚期病变,亦尽量减少手术操作,减轻病人负担。必要时切取部分肝组织,做病理切片检查。②脾探查时将切口左侧腹壁拉开,术者用右手轻轻地沿着脾凸面伸入脾后方及脾上、下极,以了解脾的大小与术前估计的大小是否相符,质地、活动度,以及和周围(尤其是与膈肌)粘连的情况,这有助于防止分离粘连时出血。此外还需了解副脾的位置和数目,以备将其一并切除。③腹部其他情况,如腹水的多少、胆道及胰腺有无病变等。④如果是门静脉高压病人,须测定门静脉压力。

4. 结扎脾动脉 在决定行脾切除术后,先分离结扎脾动脉,这样可减轻脾充血,使脾缩小便于手术操作,也可减少因为脾切除造成的失血量。将胃向右牵开,向左轻轻拉开脾,显露脾胃韧带,在此韧带的无血管区戳孔,仔细分离、切断、结扎之(图 31-10)。术者用手指在胰腺上缘处可触及脾动脉的搏动,剪开其表面被膜,然后用直角钳小心地分离脾动脉(图 31-11)约 1.5cm。分离时,要注意尽量避免损伤其下方平行的脾静脉。动脉分离后绕以粗丝线相距 0.5cm 左右结扎两道(图 31-12)。结扎不要过紧,以能闭合管腔为度,以免撕裂动脉壁,但也不能太松。脾胃韧带的上部,位置较高且深,不易被暴露,可暂时不处理。在脾动脉血流阻断后,脾颜色逐渐变深,体积缩小,质地变软,若将脾脏稍加按压即可使其迅速缩小 50% 以上。一般不必再注射肾上腺素等药物。

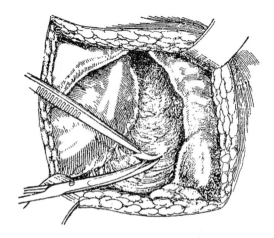

图 31-10 剪开脾胃韧带

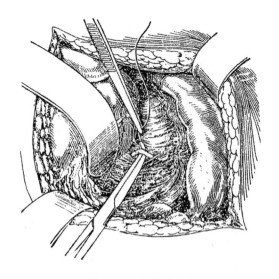

图 31-11 显露脾动脉

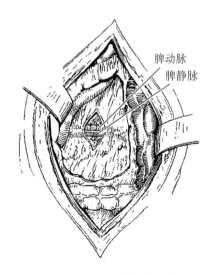

图 31-12 双重结扎脾动脉

术中不必拘泥于首先结扎脾动脉这一常规程序。因为巨脾病人往往因炎症粘连严重、脾巨大、脾门血管暴露困难等，先结扎脾动脉反而容易损伤脾蒂血管，引起不易处理的出血。因此，除非脾动脉容易暴露可先行脾动脉结扎外，不要因此操作费时过多。

5. 游离脾

（1）脾周粘连的分离：巨脾病人病程多较长，常与周围有粘连。可以说，正确处理脾周围粘连，充分游离脾，是顺利施行脾切除的关键。分离脾周粘连的原则是"先易后难，由浅入深"。对不含血管的纤维性粘连（呈膜状或束状、较松散、多不含血管），可用手或止血钳行钝性分离，或用薄剪刀行锐性分离，注意不要粗暴分离和牵拉以防损伤与出血。对含血管的血管性粘连（多呈坚韧而密集的网织状、含有丰富的侧支血管），分离时易出血，应尽量在直视下上止血钳，剪断并妥善结扎止血。在分离脾肠侧粘连时应尽可能靠近脾以避免损伤肠管。切不可抱有侥幸心理，养成盲目分离待出血后再结扎的不良习惯。更要避免贪求速度行大片分离留待最后一并处理的做法。

（2）脾周韧带的分离：由于巨脾的压迫，脾周局部解剖结构发生改变，韧带分界不清或发生挛缩，手术中容易误伤胃、结肠等脏器，故操作中尽量靠近脾脏，反复对比，多角度辨认。

（3）脾胃韧带的分离：在脾周部分粘连被分离后，自脾胃韧带的下部沿胃大弯左侧向胃底分离至脾胃韧带最高处。在该韧带内有胃短血管，门静脉高压症巨脾病人可明显增粗。处理时要用血管钳逐步分离钳夹，每次钳夹组织不要太多，切断后两端组织要行缝扎或双重结扎。不要多钳切断、集中结扎，因为门静脉高压症等原发病常导致组织水肿脆弱。术野过多的器械可能撕破韧带或戳破脾脏。因术后胃易膨胀可使胃壁结扎线脱落，所以胃侧脾胃韧带应小束结扎或缝扎。巨脾病人常有脾胃韧带缩短，在处理胃短血管时很容易将胃底大弯侧胃壁钳夹在内，引起胃浆膜撕裂甚至胃漏。如出现上述情况不便钳夹，可靠近胃壁将脾胃两侧韧带分别缝扎后剪断，或在分离完其他韧带托出脾下极后再行处理。如术中不慎撕裂胃浆膜甚或全层，应及时进行修补（图 31-13）。

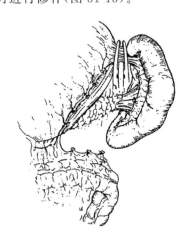

图 31-13 处理脾胃韧带

（4）脾结肠韧带的分离：巨脾病人脾结肠韧带常缩短变厚，外观与结肠系膜相似，要特别注意按层分离。先分离前层再分离后层，逐一用血管钳钳夹切断后再用丝线双重结扎。在分离该韧带时要注意每次钳夹组织不要太多，以免因误夹肠壁而引起术后肠坏死穿孔(图31-14)。

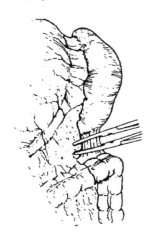

图31-14 处理脾结肠韧带

(5)脾肾韧带和脾膈韧带的分离:有人将脾肾韧带称为"脾锁"，它将脾紧密地固定于腹后壁。如不游离脾肾韧带而急于强行搬脾，可引起损伤和出血，术中须重视这些韧带的分离。在分离完脾周粘连及脾结肠韧带后，术者用左手将脾向内牵拉，即可显示脾肾和脾膈韧带。一般情况下，这些韧带常无血管，可用手指行钝性分离、剪刀锐性分离或用电刀分离。然而在门静脉高压症病人可有较多血管，应用血管钳逐一分离结扎(图31-15,图31-16)。脾膈韧带的分离应在显露手术野的同时，尽可能采取钳夹、剪断、结扎，如分离困难可行包膜下脾剥离。

应该指出，由于巨大脾周围病理性改变非常复杂，手术中不必拘泥于上述韧带处理顺序，要结合粘连和侧支血管的情况综合考虑，灵活掌握。但是，巨脾游离的总原则不能改变。

6.搬脾 处理完脾周韧带后即可将脾搬出切口外。在搬脾前应准备好大量热盐水垫以填塞脾窝。巨脾病人脾长轴往往大于切口不易托出，术者与助手要注意配合。首先将脾下极托出切口，术者再以右手伸入脾外

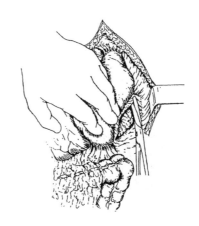

图31-15 切开脾肾韧带

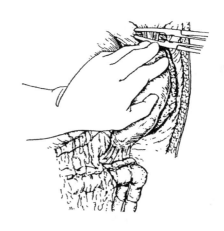

图31-16 切开脾膈韧带

侧搬脾。搬脾时注意以脊柱为中心向前、向内旋转，切忌向外向下以免撕裂脾蒂(图31-17)。助手帮助术者向脾窝内填入数块热盐水垫，一方面可防止脾回落，另一方面可以压迫分离创面止血。助手还可以将切口皮肤往下压以利于脾搬出。搬出脾后再处理脾蒂血管。处理脾蒂时最容易损伤胰尾而致术后胰漏。巨脾病人因其体积明显增大而使脾蒂缩短，与胰尾的关系更加密切。因此在托出脾后，助手将脾向右翻转以显露脾门后缘，术者用左手控制脾蒂，右手仔细推开胰尾，将其从脾蒂周围组织中游离出来。操作时注意不要过度牵拉脾蒂以免撕裂其内血管引起大出血。

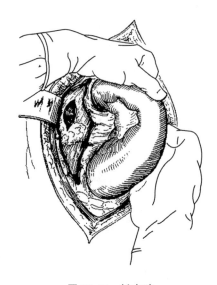

图 31-17　托出脾

7. 处理脾蒂,摘除脾　巨脾病人脾动、静脉常明显增粗、纡曲,在处理脾蒂血管时应争取分别结扎脾动、静脉以便血管结扎可靠。在脾门处分别游离出一段脾动脉和脾静脉,各放置 2 把血管钳,再切断血管。然后移出脾。此方法优点是结扎确切、可靠,术后组织坏死感染机会少,减少了胰漏及术后脾热的发生,适用于脾蒂血管分支清晰、显露良好者。但若动、静脉粘连紧密分离较为困难或有不易控制的术中大出血、脾门显露不清者,则不必强调硬性分离,可将脾动、静脉一起处理。操作时助手托住脾,术者用左手示、中指从脾蒂后侧绕过钩住脾蒂,右手用 3 把脾蒂钳或大弯血管钳夹住脾蒂,在近脾侧两钳之间剪断脾蒂,将脾移去。脾蒂残端先分别用 10 或 7 号丝线于余下两钳内侧行双重结扎,结扎线距血管断端至少 0.5cm,再用 7 号丝线贯穿缝扎,然后再用 4 号丝线分别结扎脾动、静脉两次。

8. 脾床创面的处理　巨脾切除术后要仔细检查脾床创面,并彻底止血。脾切除后逐一取出塞入脾窝内的盐水垫,全面检查各创面。容易出血的部位有胃底部的胃短血管、脾膈韧带的膈肌创面、胰腺尾部及脾外侧后腹膜。对上述部位的活动性出血宜用小圆针细丝线缝扎止血,对其他部位的渗血可用电凝止血或用热盐水垫压迫止血。对后腹膜的出血可选用大圆针、细丝线缝合。如遇门静脉高压症病人,缝合后腹膜时进针切勿过深,以免造成已形成侧支的 Retzius 静脉丛出血。在创面止血时,亦可将大网膜缝在脾蒂的裸面。止血完毕后用盐水冲洗术野,然后再次检查创面,如仍有渗血可用明胶海绵、止血纱布压迫,或用大网膜填塞,较大的出血仍需缝扎。对少量渗血可用热盐水干纱布压迫 5～10min,继之应用氩气刀并喷以生物蛋白胶。胰尾的剥离面应予缝合,以防术后发生胰漏。缝合腹后壁剥离粘连的粗糙面。

9. 放置引流管　一般常规在脾窝放置双套管负压引流。因为巨脾切除术后存留的创面较大,无论术者操作有多细致,均难免有术后创面渗血。如果脾周粘连较多或为门静脉高压症巨脾、凝血功能较差者则创面渗血更多。因此必须放置引流,把腹腔内创面渗血及时而彻底地引流出来,避免腹水、继发感染形成膈下脓肿。术后须注意引流物的性状及量,保持引流管通畅,必要时进行冲洗。通常在术后 1～2d 拔除内芯改成普通引流,术后 3～5d,经 B 超证实腹腔内无局部积液后可拔除引流管。

10. 特殊情况的处理　当巨脾与膈肌有广泛而致密的血管性粘连或已钙化而使脾膈间隙完全封闭无法分离时,可先分离脾胃、脾结肠韧带和脾肾韧带。游离脾蒂,分离脾动静脉并分别结扎,切断、结扎脾蒂。如脾蒂处理困难亦可采用气囊压迫阻断脾动脉血流,分离脾肾韧带及脾周粘连至最高点,然后沿着所分离的最高点的边缘切开脾被膜全长,用手指剥离脾被膜将整个脾脏剥出,吸净积血并迅速用热盐水垫压迫创面,缝扎创面出血点。这种方法又称为包膜下脾切除术。

【术中注意事项】

1. 择期脾切除时一般应先结扎脾动脉

不要过于靠近脾门结扎,以免伤及脾静脉;也不要太靠近腹腔动脉分支处,因为此处脾动脉往往深埋于胰腺内,不易分离,且易损伤胰腺。结扎过程中若损伤脾动脉,可用无损伤血管钳钳夹后再缝合止血。在脾动脉结扎后,手术操作过程中,仍有出血的危险,仍需提高警惕。

2. 小心操作 在游离脾的过程中,分离应"由浅入深、先易后难、步步为营",切忌造成广泛多处出血后再来处理出血点。

3. 出血的处理 术中脾的被膜撕裂导致出血,可用生理盐水纱布压迫,常能止血。搬脾过程中,不要牵拉脾蒂过紧,以免撕破脾蒂血管发生大出血。如果发生,则应迅速用左手示指和拇指捏住脾蒂压迫出血处,再用2把大血管钳横夹脾蒂,迅速切脾,再进一步止血。切忌盲目钳夹止血,这样很容易造成更多的损伤和出血。

4. 避免副损伤 注意术中不得损伤胃、结肠和胰腺。

5. 副脾的处理 副脾多在脾门、脾胃韧带、大网膜、肠系膜等处,数目可能不止1个。如术中发现,应全部切除,以防术后脾亢的继续存在。

【术后处理】

严密观察生命体征的变化,并及时处理。如果是肝硬化病人,更要注意其肝功能情况,预防肝性脑病的发生。注意观察引流的性状和量,保持引流管通畅。应用抗生素,防治感染。

三、部分脾切除术

随着对脾功能的研究不断深入,目前人们已认识到脾的免疫、内分泌、滤血和毁血等重要功能,并发现了促吞噬肽(tuftsin)、备解素、调理素和补体等因子在脾脏发挥功能时的作用等。因此,目前强调因脾破裂行脾手术时,要尽可能保留脾或部分脾。对于脾损伤严重不能保留者,可在脾切除后,行大网膜内的脾块移植,以保留脾的功能。一般对脾损伤病人进行脾保留性手术应遵循的原则为:①"保命第一,保脾第二"是基本原则;②年龄越小越优先选择脾保留手术;③根据脾损伤程度和类型选择最佳术式;④必要时联合应用几种术式更为安全实际。

无论是外伤性脾破裂切除手术或病理性脾切除手术,切除失去活力部分的脾组织或病变部分的脾组织,统称为部分脾切除术。部分脾切除术包括规则性部分脾切除术和非规则性部分脾切除术两种。前者是依照脾内血管分布规律所施行的脾段切除、脾叶切除和半脾切除术。但是,由于过分强调脾保留手术的应用解剖,以及临床中相当部分脾破裂病人的损伤范围或病理脾范围已超过了理论上的解剖界线,会在一定程度上限制规则性部分脾切除术的临床应用和推广,更何况在手术过程中,将脾门血管分布规律搞清楚,然后以之判断无血管平面所在位置,有时也是不现实和不必要的。故根据脾损伤或病理脾的实际情况进行选择(实际多是非规则性部分脾切除术)更为适宜,也便于掌握和应用。

【适应证】

1. 脾上部或下部深而大的裂口,星形损伤或碎裂无法缝合修补保留者,切除损伤部分,行保留性脾部分切除术。

2. 脾上或下部同时重度损伤难以修补缝合者,应行切除损伤部分,保留脾中部的脾部分切除术。

3. 脾门处的某一叶、段血管损伤无法修补,脾已出现界线明显的部分脾供血障碍,要切除这部分脾。

4. 脾实质深而大的裂伤,经缝合后止血不可靠或反而出血尤甚,或缝合后部分脾出现血液循环障碍,可切除该部分脾。

5. 脾部分重度破裂,但无危及生命的多脏器损伤,无严重的胸腹联合伤和脑外伤者。

6. 部分脾损伤,年龄在 60 岁以下而且重要生命器官功能基本完好,允许保留性脾手术顺利进行者。

7. 局限性脾内血肿。

8. 局限在脾某一部分的良性肿瘤或囊肿。

【术前准备】

根据病人的情况酌情按照急诊或择期脾切除术做术前准备和处理。部分脾切除术的需血量可能要多于脾切除的需血量。

【麻醉和体位】

同全脾切除术。

【手术操作要点】

1. 切口 常选择左侧探查性切口(左旁正中切口或经腹直肌切口),探查后根据情况确定行部分脾切除时,附加一短横行切口,使得切口成"L"形或"卜"形。强调要有良好的暴露。

2. 充分显露脾,控制出血 入腹后迅速吸尽积血,显露脾,寻找出血部位,暂以纱布填压以控制出血。术者用右手伸入脾外侧腹膜反折处,剥离开脾膈韧带、脾肾韧带与脾后面之间的疏松组织,切忌用手指盲目地过分游离脾,以免导致脾新的裂口。对于部分脾切除术,既要很好地游离脾,又要确保拟留部分脾安全无误。脾适当游离后,便可将脾向前、向右、向下轻柔地搬起,同时适当松解脾周韧带。将脾托到腹部切口处,脾窝用温热纱布填塞止血并可防止脾滑回至脾窝。

3. 判定脾伤情,确定术式 托出脾后,仔细查看清楚受伤的部位、范围和深度,以及出血血管的来源。如具备部分脾切除的手术适应证,可根据情况行小部分脾切除术(脾上极切除术、脾下极切除术)、半脾切除术、大部分脾切除术。确定拟切除线,以便下一步进行相应的血管处理。如拟行保留脾上极的部分脾切除术,则不要切断脾胃韧带上部,以便保留胃短血管和脾上极血供(图 31-18)。如拟行保留脾下极的部分脾切除术,则应保留

脾胃韧带下段,以便保留胃网膜左血管和脾下极血管。一般认为,正常大小的脾,被保留部分不宜少于原脾 1/3,因为保留太少难以维持脾的功能。

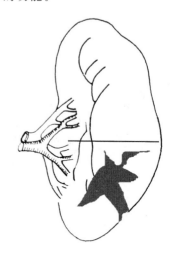

图 31-18 拟定切断线

4. 处理相应的脾血管 即以拟切除线为界,结扎和切断准备切除的部分脾的血管和韧带。切开脾胃韧带后,如脾蒂脂肪组织不多,能辨清血管走向及分布范围,可循此处理相应血管。有的病人脂肪组织较多,血管辨认困难,操作须细致,可用精细的直角钳或蚊式钳在紧靠近脾门处逐步结扎脾门区的脾叶、段血管。随着这些血管被结扎,相应的脾组织表面即表现出缺血改变,此区域内的损伤裂口出血减少,与正常的脾组织有一明显的界线。继续处理血管,使这一界线接近原来拟定的切除线。此界线处即是脾的相对无血管平面。

5. 离断脾 脾的实际切除线应自相对的无血管平面向血供良好的健侧退缩约 0.5cm。先切开脾被膜,术者以左手拇指和示指握持、固定脾,边切割边压迫脾切缘。可用超声刀切除,也可用传统的方法,即以刀柄离段脾实质,所遇血管,一一钳夹后切断(图 31-19),再用细丝线靠近健侧结扎,直至切除部分脾(图 31-20)。切下来的部分脾放入

4℃肝素盐水中,以备剥下其被膜用于包裹残脾的切断面。

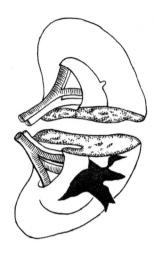

图 31-19　结扎脾断面血管

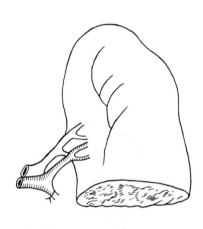

图 31-20　离断脾

6. 处理残脾切断面　脾断面可有少许渗血,以热盐水纱布加压覆盖断面几分钟,或以氩气刀,或以细丝线 8 字缝扎均可达到止血效果。再以肝针交锁 U 形缝合方法处理断面(图 31-21)。注意打结用力要适度,用力过小无法达到止血的作用,用力过大易导致切割脾组织加重出血。若担心脾组织被缝线切割,可以先在缝针处加垫明胶海绵或可吸收的止血纱布等再在其上打结。残脾的切断面可以用大网膜包裹,也可以剥下被切除

的脾的被膜来包裹(图 31-22)。包裹后,在周边用圆针细线固定数针。

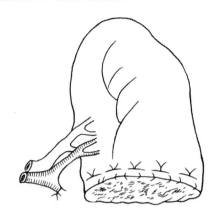

图 31-21　缝合脾断面

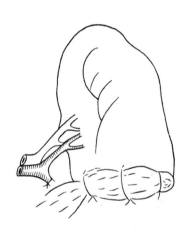

图 31-22　覆盖脾断面

7. 引流　检查手术区域有无活动性出血,冲洗腹腔后,在脾周围放置 1~2 根乳胶引流管,另戳孔引出固定。注意引流管一端不要抵住残脾的切断面,以防止术后的出血和引流效果不佳。引流管不能太细太软。

【术中注意事项】

最好采用自动拉钩,以避免人工拉钩的人力疲劳及误动而造成的损伤与出血。如发现有空腔脏器损伤或多脏器损伤,要放弃部分脾切除术,改为全脾切除术。部分脾切除术中,如发现残留脾脏有不太大的裂口,可同时行缝合修补术或多种保脾手术联合

运用。要坚持的原则是："抢救生命是第一位,保脾是第二位"。如果术中病人一般状况不佳,血压较低,此刻要迅速切除脾脏,尽快结束手术。

保留的脾如已切断脾周韧带而只剩下脾蒂相连时,为防止术后脾扭转的发生,需要将残脾与原脾周韧带固定。处理和切除近脾门处脾组织时,要特别小心,应稍远离拟保留的血管分支,以防损伤而影响血供。对保留脾块活力如有怀疑,可在术中经墨菲管滴注 0.5～1.0mg 稀释的肾上腺素溶液,几分钟后,如见脾块收缩,表面呈现皱褶,说明血供充分。但此法可能引起一过性心率增加,使血压上升,因此,心血管状况不稳定病人不可使用。

【术后处理】

术后 48h 内应严密观察腹腔引流管是否通畅、引流液的性状及量。适当使用抗生素预防感染。术后 3h 内应绝对卧床休息。术后 3～6 个月用 ^{99m}Tc 扫描和 B 超监测保留脾的存活情况,定期行血液学检查及免疫学功能测定。

四、腹腔镜脾切除术

腹腔镜脾切除术已成为治疗特发性血小板减少性紫癜的常用手术,但对门静脉高压症是否可行仍存在争议。腹腔镜下脾切除有侧腹和前腹两种入路,因左侧腹入路较为方便而常被采用。

病人右侧卧位,先在左腋中线肋缘下做1cm 切口,用 Hasson 技术建立气腹,然后插入腹腔镜直视下置入另 3 根套管。主刀和助手立于病人的右侧(图 31-23)。

将脾拨向内侧,展开脾的下外侧间隙,切断脾结肠韧带。此处固定了脾的下极部分的后外侧,间隙狭窄,容易出血。从张力最大处开始切断,并向上切开脾肾韧带,即脾外侧的腹膜。此处有丰富的侧支循环,应分次切断

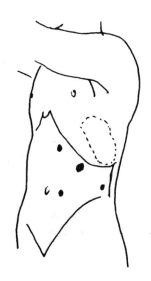

图 31-23 戳孔的位置

并妥为止血(图 31-24)。

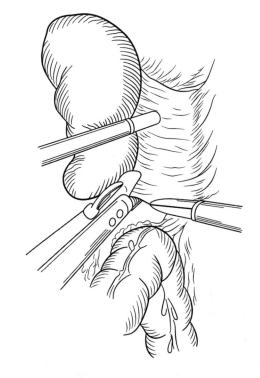

图 31-24 切断脾肾韧带

将脾推回原位,显露脾内侧的脾胃韧带。在胃结肠韧带的左上方开孔打开小网膜,由此向脾上极分次离断脾胃韧带。此韧带内有

数支胃短动脉,不要太靠近胃的一侧切断韧带以防出血。脾上极还有脾膈韧带,应一并切断之。注意此处容易撕破脾上极包膜发生出血(图 31-25,图 31-26)。

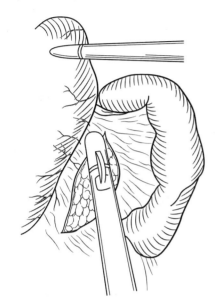

图 31-25　切断脾胃韧带

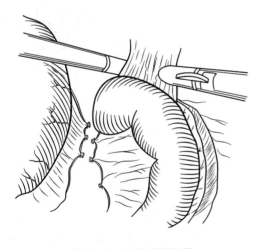

图 31-26　切断脾膈韧带

上述脾的周围固定结构处理完毕之后,仅有脾蒂和脾相连。用自动缝合切割器集束切断脾蒂。脾门内的脾动脉、脾静脉及神经和淋巴组织同时被钉合起来(图 31-27)。

如果开腹手术,可用手助腹腔镜切除脾。

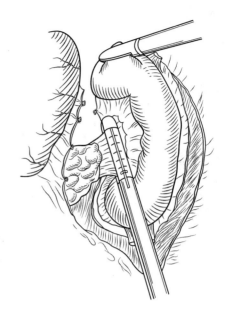

图 31-27　切断脾蒂

腹腔镜手术中转开腹手术的指征为:①游离脾上极困难,脾胃韧带和脾膈韧带过短;②脾蒂粗厚难以钉合;③脾周围严重粘连或有丰富的侧支循环存在,出血风险极大。

由于脾光滑质脆,如何牵拉脾以形成张力是本手术的关键和难点。有两种方法:一是用拨棒将脾抬起以显露脾蒂,一是先分离结肠脾曲和脾肾韧带,然后用纱布捆扎脾以做牵引。分离脾肾韧带时保留少许附着在脾的韧带利于牵拉。用无损伤抓钳向相反方向牵引脾结肠韧带,在脾下极先切断脾结肠韧带,用超声刀妥善处理脾下极血管。分离时紧贴脾包膜以免损伤胰尾。继续解剖脾蒂,游离出脾动脉和脾静脉后,用血管钉合切割器紧靠脾切断脾蒂。然后用超声刀继续离断胃短血管后完成脾切除。也可以先离断胃短血管后再处理脾动静脉。

将一塑料袋置于腹内回收脾标本,将脾切碎利于从小切口取出体外。

也可以在离断了脾动静脉之后,切断脾周围的韧带,再切除脾。手术步骤如下。

(1)小网膜囊显露:向上牵开胃,显露和

拉近胃脾韧带。在胃脾之间，用钛夹、电凝器或超声刀分离胃结肠韧带（图31-28）。

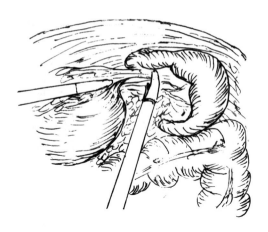

图 31-28　切断脾胃韧带

（2）处理脾动脉：向后下方牵开胰腺体尾部，提起脾门部腹膜逐步解剖出一段脾动脉主干。穿过2根套线，可靠结扎脾动脉，在两根套线之间切断该动脉。如果发现脾动脉有多支入脾，需要一一结扎切断（图 31-29）。一般不用钛夹夹闭血管以防滑脱出血。也可用血管闭合器处理脾动脉。

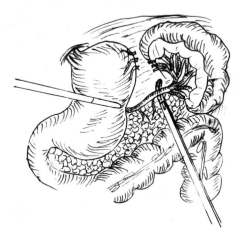

图 31-29　结扎脾动脉

（3）游离结肠脾曲，切断脾结肠韧带：结肠脾曲与脾下极之间间隙小，还有后方的胰尾，位置相对固定，切断脾结肠韧带时应小心撕裂脾下极包膜或结肠。

（4）分离脾膈韧带：经过以上处理后，脾的前方和下方韧带已经切断。将活动度变大的脾牵向右下方，显露膈下间隙，切断脾膈韧带。显露脾背面的脾肾韧带和脾后韧带，分别离断之。此时脾仅靠脾上极和脾门连接于腹后壁。

（5）游离脾门：离断脾上极的组织，使脾的游离度增大。一旦发现出血，只要阻滞脾门就能控制和处理出血。寻找脾静脉主干，套线结扎后离断之。上下极脾静脉的分支也需要一一结扎离断。因为显露膈下间隙不易，操作空间狭小，不便使用血管闭合器，所以用丝线套扎后离断血管操作较为从容、方便和可靠（图 31-30）。

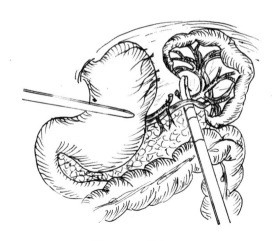

图 31-30　游离脾门

（6）切除脾：处理脾和胰尾间的组织，遇到进入脾内的血管可再次用超声刀离断。脾上极附着组织离断后，脾即可切下装入回收袋中。在腹腔内将回收袋内的脾切碎成小块，从左锁骨中线上的穿刺孔分次取尽脾块。

第 32 章　腹部器官肿瘤的缩小手术

1894 年，Halsted 等成功施行了乳癌切除术，此后他所创立的手术成了乳癌的标准的根治手术而沿用至今。后来，人们试图提高手术的疗效，追求手术切除的彻底性，不断扩大手术切除的范围，各种扩大乳癌根治术或称为超根治术盛行。大家在对比手术切除范围扩大前后的效果时，发现扩大的手术切除并未提高疗效，手术并发症和手术死亡率反而有所增加。1960 年以后，人们开始探索用较小的手术损伤来换取和标准手术相同的疗效，于是各种乳癌改良根治术、简化根治术流行起来。为了满足病人对手术后生活质量要求的提高，保乳手术也应运而生。诊断技术的进步使早期肿瘤病人的比率增加，对早期肿瘤病人选择做各种缩小手术的比例也逐渐上升。

腹部外科的各种肿瘤切除手术，大抵也经历如同乳癌手术范围大小的变化，即标准→扩大倾向→回归标准→缩小倾向→个体化选择的过程。如胃癌，经回顾性对比分析显示，扩大手术只适用于某些特定病例，并未提高胃癌的手术疗效。标准胃癌根治术的外科地位并未动摇。随着人们对肿瘤认识的进步和临床上肿瘤早期病例的增多，胃癌的各种缩小的根治性切除手术多了起来。肿瘤的治疗由此进入了合理的轨道，那就是根据病人的个体差异和肿瘤性质和分期的差别，在兼顾手术切除率和手术后生存质量的前提下，实行个体化治疗。临床上不再以一种标准的手术方式治疗某一肿瘤，而是为每个治疗对象制订个体化的综合治疗方案。这样，缩小手术也列进了手术方案选择之中，使手术的根治性和器官功能的维护有机统一起来。此类缩小手术也逐渐被病人所接受，他们就是最终的受益者。

我国对手术范围大小的讨论似乎没有国外深入，好像投入的注意力不足，这是有其原因的。我国幅员辽阔，区域差异较大，医院水平相差悬殊，医生个人理念和习惯各不相同，因此很难有一个治疗规范来约束大家的治疗行为，也没有一个统一的标准来统计治疗效果，大范围的长期随访也难以实现，而且循证医学的实现需假以时日。相信国家卫生部分期发布的疾病治疗路径，也会促进肿瘤临床研究的步伐。

一、关于缩小手术的理念

这里我们首先讨论缩小手术理念的相关问题，目的在于向习惯于标准手术或扩大手术的医生们介绍一些肿瘤治疗的新理念，扩展制订手术方案时的思路。延长病人生存期和提高生存质量的一致性，要求我们树立以根治为目的，最大限度保护器官功能为目标，以个体化治疗为手段的以病人为本的综合治疗理念。本章也介绍了临床常用的一些肿瘤缩小手术的适应证和手术操作方法，希望在选择手术方案时，也把此类缩小手术放在可选择范围之内。

1. 缩小手术是相对标准手术而言的
没有标准根治手术，就无所谓扩大根治手术

和缩小根治手术。标准手术是有其适应证的,在大致相同的适应证前提下,手术切除和淋巴结清扫范围较标准手术为小的手术术式,就是该手术适应证的缩小手术。而上述所谓的缩小手术,对于另外的手术适应证来说,可能未必就是缩小手术。如贲门胃底部癌行贲门侧胃切除,对于全胃切除术来说是手术的缩小,但对于胃上部黏膜癌来说就不是缩小手术了,符合适应证的胃局部切除术可能才是缩小手术。

2. 缩小手术的多元性　狭义的缩小手术,是指对标准根治手术的切除范围和淋巴结清扫程度的缩小。其实,手术切口的缩小如小切口手术和微创手术也是缩小手术。对没有转移的微小癌行局部切除、对黏膜原位癌行黏膜切除等,是针对早期癌的新的手术治疗方法,也应归类于缩小手术的范畴。利用腹腔镜、内镜和介入放射学等技术实现肿瘤手术治疗,更是较传统开腹手术的缩小或简化。所以说,缩小手术具有多元性。提出肿瘤缩小手术的实际意义,不仅让病人受益,也在于手术医生的治疗理念的树立,是拓展治疗思维的体现。现在,还没有一种手术术式能够解决某个器官恶性肿瘤的根治问题,这是因为肿瘤的分期、类型、分化程度、转移途径和范围等各不相同,需要视机体的全身状态和肿瘤的部位、性质、生物学行为等采取范围不同的切除手术,更需要根据病情采用综合治疗手段来保证疗效。缩小手术是适应肿瘤早期手术而采用的术式,也是在保证疗效的前提下避免过度手术的重要措施。因此,在制订个体化肿瘤治疗方案时,对符合缩小手术适应证的病人,缩小手术是肿瘤手术治疗的需要,也是肿瘤外科的新进步。

3. 缩小手术的理论基础　首先是基于对肿瘤认识的深化。手术是治疗肿瘤的重要手段,但不是唯一手段。实践证明,手术切除范围的无限扩大并不能提高肿瘤病人的生存率,反而会增加手术并发症和手术死亡率。在经历了扩大手术的经验和教训之后,缩小手术才引起人们的重视。其次,肿瘤治疗方法的多样化即综合治疗的观念得到认同,其他的方法可以弥补单纯手术切除的不足。第三,新技术和新材料的出现和应用,使缩小手术更容易实现。第四,是损伤控制理论在肿瘤外科治疗的体现。对严重创伤的手术救治时,竭力避免手术的再次打击,以防出现致死性三联征(低体温、凝血障碍和酸中毒),实行损伤控制性手术在一定程度上能够提高救治成功率和减低致残率。同样,大范围复杂手术也是一种创伤,控制这种医源性损伤的程度也属必要。若适当的手术范围达到一定的治疗效果,其手术风险和并发症会相应减小。第五,缩小手术是满足早期肿瘤手术的需求而设计的新手术方法,即是肿瘤个体化治疗观念指导下医疗实践的必然。

4. 缩小手术的决策与实现　如同手术切除范围不是越大越好一样,手术也不是越小越好,而是适当的切除范围才好。不同的手术范围都有其相应的手术适应证,缩小手术也必须符合适应证才能达到预期的效果,因此掌握其适应证就更显重要了。正确的手术前评估,才能确认其符合某种缩小手术的适应证。这样,术前就能把手术范围、手术方法、采用的手术技术和需要的手术器械和材料确定下来,再根据手术中的发现对手术设计方案做适当的修正。可选择的外科技术有多种,如开腹手术、腹腔镜手术、内镜下手术、介入放射学技术、超声引导下介入技术等,或者2种以上手术技术的配合应用等。为了实现手术缩小和提高手术切除率,手术前放射治疗和内科药物治疗也是必要的。要根据医院的现有条件来实现拟定的缩小手术。手术前的讨论,除了外科医生之外,最好有多学科的专业医生一同参与,经过讨论后拟定治疗方案,可以避免手术的盲目性及片面性。手术的麻醉选择及围术期处理,需要麻醉医生和护理人员的共同参与。手术后的检讨和评价应作为常规。选择缩小手术的病人随访更为重要,既是对病人负责,也为临床研究积累资料。

5. 肿瘤分期为缩小手术提供可操作性　以胃癌手术为例,具体如下。

(1)病人状况的评估:手术前要对病人的全身状况和对手术的耐受性做出评估。年龄、体重、既往病史和重要器官的功能,都对手术耐受性有影响。为了正确选择治疗方法和手术式式,必须对胃癌病人在手术前做出分期的判定。外科医生要熟悉胃癌的临床分期标准,在手术前要为确立分期收集相关的临床和影像资料。后者包括 X 线、内镜、色素内镜、超声、超声内镜、CT 等,并结合病理检查确定综合分期。

(2)根据临床分期选择治疗方法(表 32-1)。

表 32-1　根据临床分期选择治疗方法

		N_0	N_1	N_2	N_3
T_1(M)	分期	ⅠA	ⅠB	Ⅱ	Ⅳ
	手术	EMR(一次切除):分化型,2cm 以下;凹陷型无溃疡瘢痕 缩小手术 A:上述以外	缩小手术 B:2cm 以下 标准根治手术:2cm 以上	标准根治手术	扩大根治手术 姑息手术 化学疗法 放射治疗 其他治疗
T_1(SM)	分期	ⅠA			上述治疗方法也适用于:胃癌的肝转移(H_1)、腹膜转移(P_1)、远位转移(M_1);腹水癌细胞阳性(CY_1)和手术后再发的病例
	手术	缩小手术 A:分化型,1.5cm 以下 缩小手术 B:上述以外			
T_2	分期	ⅠB	Ⅱ	ⅢA	
	手术	标准根治手术	标准根治手术	标准根治手术	
T_3	分期	Ⅱ	ⅢA	ⅢB	
	手术	标准根治手术	标准根治手术	标准根治手术	
T_4	分期	ⅢA	ⅢB		
	手术	扩大根治手术	扩大根治手术		

说明:此表内容根据日本胃癌治疗规范设计,仅供参考

◆ ⅠA 期(T_1N_0),即所谓早期胃癌,淋巴结极少转移,只要局部切除即可治愈。应该选择的疗法是:内镜下黏膜切除(EMR)、缩小手术 A 或缩小手术 B。

EMR:适应证是没有淋巴结转移,其条件是肿块大小在 2cm 以下的分化癌,平坦或凹陷性癌必须无溃疡形成。可能有淋巴结转移和不适合 EMR 的黏膜癌、黏膜下癌,可选择缩小手术 A 或 B、保留功能的手术有迷走神经保留术、幽门保留术、腹腔镜手术。早期胃癌手术后没有化疗的必要。

缩小手术 A:胃切除不足 2/3＋清除第 1 站淋巴结＋No. 7(胃下部癌追加 No. 8a)。缩小手术 A 适应证为:①不适宜做 EMR 手术的肉眼的 M 癌(cM,sM),手术中判断 N_0 者;②分化型、1.5cm 的 SM 癌(cSM,sSM),

手术中判断 N_0 者。

缩小手术 B：胃切除不足 2/3＋清除第 1 站淋巴结＋No. 7、No. 8a、No. 9。缩小手术 B 适应证为：①肉眼的 SM 癌（cSM，sSM）手术中判断 N_0 者；②或肿瘤直径 2.0cm 以下手术中判断 N_1 者,有望治愈的 sT_1 者。

◆ ⅠB 期（T_1N_1，T_2N_0），根据肿瘤的大小选择缩小手术 B 或标准根治术。即 T_1N_1、肿块 2cm 以下行缩小手术 B；T_2N_0 无论肿块大小均选根治手术。

◆ Ⅱ 期（T_1N_2，T_2N_1，T_3N_0），全部选择标准的根治手术。所谓标准根治术,是指 2/3 以上的胃切除和 D_2 的淋巴结清扫。除 T_1N_2 以外的 Ⅱ 期病人,均应进行化疗。

◆ ⅢA 期（T_2N_2，T_3N_1，T_4N_0），根据浸润的深度、范围和淋巴结转移决定行标准的根治手术或扩大根治术。扩大根治术的概念是标准的根治手术加其他器官合并切除,或加 D_3 淋巴结切除。扩大根治术的疗效尚未被广泛认同,是否加手术前化疗等也在研究之中。

◆ ⅢB 期（T_3N_2，T_4N_1），行标准或扩大根治术。除 T_4 外ⅢB 期病例的手术疗效尚未肯定,仍在临床研究中。应当进行化疗。

◆ Ⅳ 期（N_3，H_1，P_1，CY_1，M_1），Ⅳ 期是不可能根治的,N_3 做 D_3 手术有可能达到根治 B 的疗效。Ⅳ 期其首先考虑化疗。

为出血、穿孔和梗阻而行的手术、热疗、放疗、免疫治疗等的疗效有待于总结。不应对晚期病人施行不必要的治疗或乱行治疗,任何治疗应以延长寿命和改善生活质量为目的。

应该根据病期合理制订治疗方案,还应充分考虑到本科的医疗水平和设备,能否实施这种合理的治疗方案。否则应将病人介绍到相应的医院去治疗。

6. 缩小手术的条件与风险控制　选择缩小手术并不意味着手术变简单了,医生轻松了,事实上医生所花费的心血,比起先前的所谓的"一切了之"更多,对医生和医疗条件的要求更高。正确的术前评估需要收集详尽的临床资料,组织会诊,协调科室间的合作,与病人的沟通等都要耗费医生的精力。除了开腹手术之外,其他的缩小手术技术都需要硬件的支持,医院能否提供？缩小手术对手术医生技术的要求不是降低了,而是提高了,医生是否有能力完成？医生的知识更新和对肿瘤的认识是否达到实现缩小手术的水平？对缩小手术的风险控制都做了哪些准备？等等。上述的各项硬件和软件的要求,就是开展缩小手术所要求的条件。

至于风险控制,重点在于与病人和家属的沟通,也在于科室意见的统一和共识。如果国内有了肿瘤手术的治疗路径和规范,个人承担的风险可能会相应减小。

二、胃癌缩小手术举例

（一）早期胃癌根治性黏膜切除术

内镜下黏膜切除术（endoscopic mucosal resection，EMR）治疗方法是在黏膜下注入生理盐水将肿瘤浮起,用钢丝圈套住肿瘤,再用高频电刀整块或分次切除之。

【适应证】

根据术前诊断判定为没有淋巴结转移的黏膜癌,高分化型隆起型病灶大小为 2cm 以内,或 1cm 以内没有溃疡的凹陷型病灶,即一次能做整块切除者是为适应证。分块切除后拼接起来做病理学检查也是允许的。黏膜下层有无浸润是关键。事实上有 1/3 的黏膜下层中度以上浸润性癌,在手术前被误诊为黏膜癌而行 EMR,因此决定 EMR 应特别慎重。

【术前处理】

禁食、术前用药、静脉通道、器官功能的监测等。

【手术操作】

手术方法有：Strip biopsy 法（图 32-1）、ED-SP 法（图 32-2）、EMRC 法（图 32-3）、ERHSE 法（图 32-4）、IT 刀法（ERHSE 的改良法）等。

【术后管理】

术后注意出血、穿孔等并发症的防治。术后第 2 天开始进食，抗溃疡和黏膜保护药服用 1 个月。3～6 个月复查胃镜。

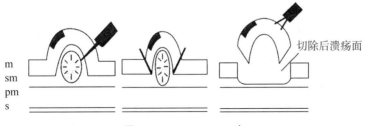

图 32-1　Strip biopsy 法

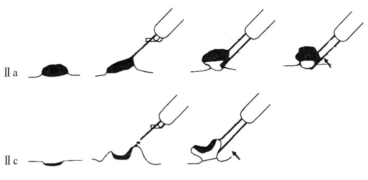

图 32-2　EDSP 法

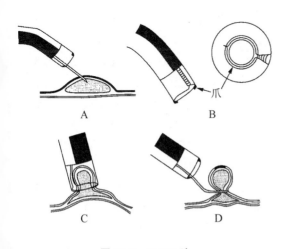

图 32-3　EMRC 法

切下的标本行病理检查。如果发现标本的水平断端（＋），如属 M 癌，应再次行 EMR，或内镜下行激光治疗。如果标本的垂直方向（＋），属于 SM_1 癌（向黏膜下层的浸润＜500μm）可按照 M 癌进行临床观察；如属于 M_2 癌（向黏膜下的浸润＞500μm），应追加胃切除和淋巴结清扫。内镜下分次切除的标本，要拼接起来进行病理检查，要更严格地按照上述原则进行后续治疗。

（二）早期胃癌开腹黏膜下层切除术

【适应证】

适用于直径 2cm 内的黏膜内癌的开腹手术适应证同于 EMR。

【手术方法】

上腹部正中切口进腹后，切开胃。在病

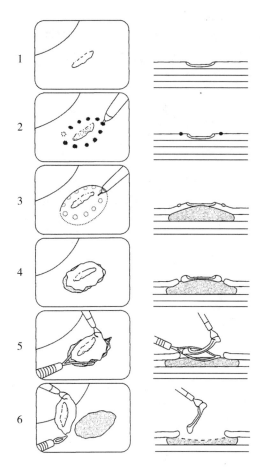

图 32-4　ERHSE 的改良法

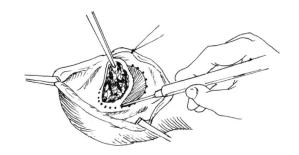

图 32-5　沿着肿瘤边缘切开线切除肿瘤

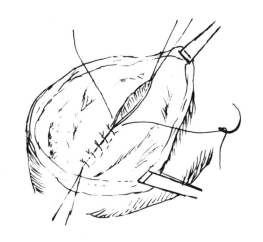

图 32-6　缝合切除后的缺损

灶部位喷洒亚甲蓝可以明确判定病变的范围。距离肿瘤边缘 1～1.5cm 用电刀点灼标志线一圈(图 32-5)。在此范围内注射加有肾上腺素的生理盐水,使病灶隆起。用电刀按照标志线切除病灶,应在筋膜层下剥离黏膜下层,整块切除病灶及其周边的黏膜。用可吸收缝线缝合黏膜的缺损(图 32-6)。查无出血后缝合胃的切口,关腹。

(三)胃癌的缩小手术

所谓缩小手术,即胃切除不足 2/3,或同时施行保留大网膜、迷走神经、幽门等手术。分为保存功能的手术、缩小淋巴结清除范围和缩小胃的切除范围的手术三种。缩小手术因淋巴结清除范围不同分为缩小手术 A 和缩小手术 B。

缩小手术 A,要清除第 1 站淋巴结＋No.7 淋巴结切除(胃下部癌追加 No.8a 淋巴结切除)。缩小手术 A 适应证为:不适宜做 EMR 手术的肉眼的 M 癌(cM,sM),手术中判断 N_0 者;分化型、1.5cm 的 SM 癌(cSM,sSM),手术中判断 N_0 者。

缩小手术 B,要清除第 1 站淋巴结＋No.7、No.8a,No.9 淋巴结切除。缩小手术 B 适应证为:肉眼的 SM 癌(cSM,sSM)手术中判断 N_0 者;或肿瘤直径 2.0cm 以下手术中判断 N_1 者,有望治愈的 sT_1 者。

根据缩小手术的基本要求,临床上设计了很多手术方法,有些方法也可以同时应用,以下介绍缩小手术的几种式式。

1. 保留大网膜　保留大网膜可防止或

减少肠管与腹壁间的粘连。要保留大网膜必须保留大网膜的血供。有幽门下淋巴结（No.6）转移者要断然切除大网膜。

2. 保留网膜囊的胃癌切除术　并未见到切除胰腺包膜和横结肠系膜前叶能提高胃癌治疗效果的可信报道，因此有人认为常规行网膜囊切除是不必要的，至少胃前壁的癌可以不必切除网膜囊。

3. 保留幽门的胃癌切除术（PPG）　保留幽门的胃癌切除手术，能预防胃大部切除手术后的倾倒综合征，防止十二指肠液向胃的反流，也保留了十二指肠降部、胆囊、十二指肠乳头括约肌和胰腺的相关功能。因此有选择地保留胃癌病人的幽门部，也成了外科医师的愿望。

（1）手术注意事项：为了保证此手术的疗效，一般只对胃中部以上的早期黏膜癌施行此手术。该手术不能彻底清除幽门上、下淋巴结，所以不适用于黏膜下癌。因为幽门的存在，手术后食物会在残胃内滞留，也不适于高龄病人和要求手术后早期恢复工作的病人。保留幽门的范围短于1.5cm 会使吻合操作困难；长于 3.5cm 会减少手术适应病例。为保证幽门的血供，保留胃十二指肠动脉的幽门支较为安全。即使如此，也难以避免损伤支配幽门的神经，因此需要行 D₂ 手术的病例可不强求保留幽门（图 32-7）。

（2）手术要点：胃右动脉在根部切断，胃十二指肠动脉结扎时要注意保留由此动脉分出的幽门支。

保留幽门窦部 1.5～3.0cm，与残胃端端吻合。

姜军设计的改良手术要求，保留幽门窦的迷走神经，像溃疡旷置术那样多切去一部分胃窦部黏膜，残胃和胃窦部黏膜端端吻合，再用胃窦部的浆肌层，套缝在残胃的外面。此法的适应证是胃的良性病变，胃癌手术时较难达到此手术要求。

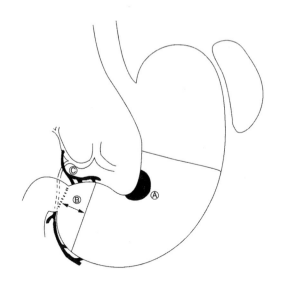

图 32-7　保留幽门的胃癌切除术
Ⓐ. 癌肿；Ⓑ. 保留的胃窦部分；Ⓒ. 保留区的血供

4. 保留迷走神经的胃癌切除术　胃癌手术保留迷走神经肝支在技术上容易实现，对手术的根治性影响不大，临床上应用较多。但保留腹腔支则较少应用，是因为腹腔支在行经中缠绕胃左动脉，保留该支会影响胃左动脉自根部切断，致使根治不彻底。因为保留迷走神经的确能改善病人的生活质量，对医师和病人都具有吸引力。但是，本手术是以细致的操作和对迷走神经解剖熟悉为基础的。

（1）保留肝支的手术要点：迷走神经肝支在腹部食管水平从迷走神经前干分出，在小网膜上部向右走行，沿途发出 2～3 条分支，再向肝、胆囊、十二指肠和幽门发出分支。幽门支走行于肝十二指肠韧带内。将胃下拉在幽门支的左侧，肝支的下方切开小网膜直至贲门部，不会切断肝支。切断迷走神经前干向胃发出的胃支，即可将小网膜前叶切开。然后再按常规游离胃的小弯侧。

（2）保留腹腔支的手术要点：迷走神经后

干发出腹腔支和后胃支,腹腔支较粗,向下行走,进入腹腔神经节之前与胃左动脉相缠绕。从根部切断胃左动脉一定会损伤腹腔支。要保留该支,须向左向下牵开胃,在食管的右侧切开腹膜,在食管的后方摸到迷走神经的后干,用牵引带拉开后干,由此来分辨腹腔支的行径。分离胃胰皱襞的右侧,在该疏松组织中游离腹腔支直达末梢。在切断胃左动脉时,应在腹腔支的浅面。

5. 胃局部切除术　通常认为胃切除范围越小手术后生活质量越高,但有时即使是极小块的胃切除也会发生胃的潴留,这可能与胃壁局部的特殊功能或迷走神经功能有关。

不适合 EMR 切除的胃中部黏膜癌且无溃疡形成、肿瘤 <4cm 者,可行胃局部切除。胃的切除范围应距肿瘤边缘 1cm以上。手术时要对附近的淋巴结做冷冻切片,证实无区域淋巴结转移才可施行本手术。胃上部癌和胃底部癌不适合局部切除,应行近端胃切除术。

前哨淋巴结被外科临床重视之后,也引入胃癌的治疗中。术中经内镜在肿块的周围4 点注射蓝色素,手术中被染蓝的淋巴结中就有前哨淋巴结。术中切下的染色淋巴结的病理检查结果指导手术术式的选择,是局部切除或是行 D$_2$ 根治术。胃癌部位和前哨淋巴结的关系,以及胃局部切除的范围见图32-8。

6. 胃节段切除术　即横断胃的胃部分切除。靠近幽门的节段切除,类似于保留幽门的胃癌切除术。因此本术式只适用于胃中部以上的胃癌病例。不同部位的胃节段切除术,或许就是保留幽门功能的手术或是保留贲门功能的手术。胃的切除范围有所缩小,但同样可以清扫一定范围内的胃淋巴结。既然不属于需要行根治手术的胃癌,常常是胃局部切除的适应证,而不需要切除一截胃(图 32-9)。

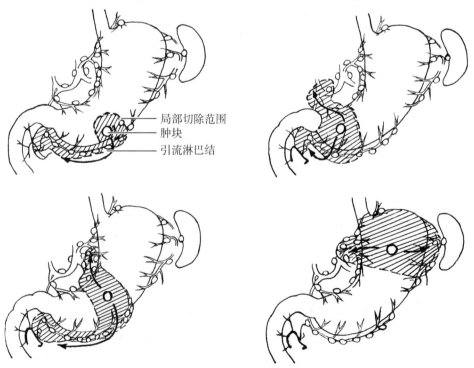

局部切除范围
肿块
引流淋巴结

图 32-8　胃癌的局部切除术

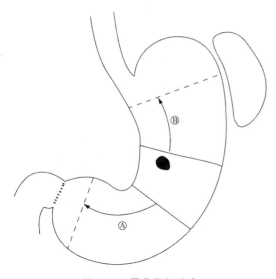

图 32-9　胃节段切除术

Ⓐ. 胃节段切除的下界；Ⓑ. 胃节段切除的上界

三、结肠癌缩小手术举例

(一)内镜下结肠癌切除术

1. 内镜下黏膜切除术　借助内镜在病变部位注入生理盐水使黏膜膨隆,并于膨隆基底部放置套圈,采用高频电流切除,主要适用于肿瘤直径 1.5cm 以下,癌细胞浸润不超过 SM1 浅层病例。

2. 经肛内镜显微手术　适用于从齿状线到低位乙状结肠之间长约 20cm 肠腔内的病灶切除。需要特制密封可持续充入二氧化碳气体的肠镜,配有吸引器、带针头高频电刀、剪刀、持针钳等。可用于黏膜下肿瘤切除或肿块及部分肠壁切除。注意避免行全层切除导致肠穿孔。

(二)腹腔镜辅助下结肠癌切除术

腹腔镜治疗结、直肠癌具有创伤小、出血少、肠功能恢复早、住院时间短和术后疼痛轻等优点,虽然有穿孔、出血、吻合口瘘、损伤输尿管等并发症,总的并发症发生率和传统结、直肠癌手术相差不大,已成为较成熟的结肠癌根治手术方法。

在 1.07~1.60kPa 的中压气腹下经腹腔镜结扎肿瘤上下方肠管,结扎肠腔内注射含 500mg 氟尿嘧啶生理盐水 100ml。游离预切肠段。清扫淋巴结至系膜根部,结扎系膜血管并离断。左半结肠选择左下腹"麦氏切口",右半结肠切除者选择脐上经腹白线切口。切开腹壁 3~5cm 作为辅助切口,双层塑料保护后取出标本。可在体外以传统手术方法切断、吻合肠管,然后将肠管送进腹腔内(图 32-10,图 32-11)。

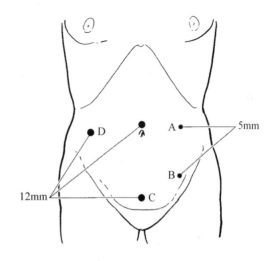

图 32-10　戳孔的位置

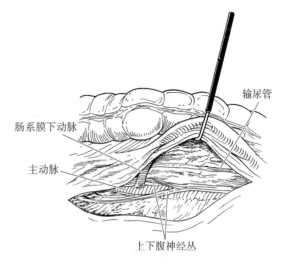

图 32-11　游离结肠

四、直肠癌缩小手术举例

(一)直肠肿瘤局部切除术

【适应证】

1. 主要适用于直肠的良性病变(如大的无蒂型直肠息肉,尤其是绒毛状息肉、直肠溃疡、直肠良性狭窄等)。

2. 未侵犯固有层的早期直肠癌,肿瘤直径小于 3cm,距肛缘小于 8cm,黏膜下可以推动,经活检证实组织分化程度好,恶性度低,术前经 CT、MRI 和(或)直肠腔内超声诊断无淋巴转移者。

3. 较小的进展期直肠癌,病人全身情况很差,有重要脏器功能障碍,不能耐受大手术打击,作为姑息性切除。

【常用术式】

可以归结为经肛门切除术、经骶部切除术、经肛门内括约肌切除术及肛门内镜微创切除术等。

【手术方式及步骤】

1. 经肛门切除术 当直肠黏膜病变距肛管上缘 3cm 以下,肿瘤直径小于 3cm 时可经肛门局部切除。

(1)术前导尿、进行肠道准备,在连续硬膜外麻下,取截石位或俯卧折刀位。前壁肿瘤多选择俯卧折刀位(图 32-12),后壁肿瘤多选择截石位。

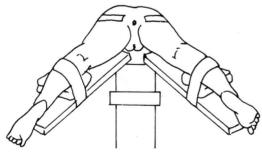

图 32-12 俯卧折刀位

(2)用肛门扩张拉钩获得良好手术视野,用电刀于距肿瘤 1cm 处环形标记切除线,全层切除含肿瘤的肠壁,注意勿伤及前列腺或阴道,以可吸收线横向缝合创面(图 32-13 至图 32-15)。术后对肿瘤病理学检查。

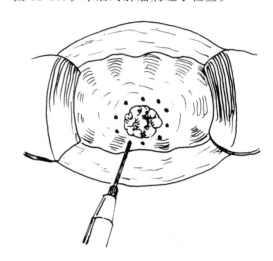

图 32-13 充分拉开肛门显露肿物

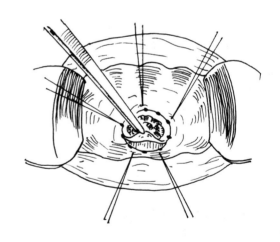

图 32-14 缝两针牵引线,切除肿物

2. 经骶部切除术 当直肠病变距肛管 3cm 以上和腹膜反折平面以下时,采用经骶部局部切除术。

(1)术前常规肠道准备,连续硬膜外或全麻,病人取 45°侧俯卧位或者俯卧折刀位。

(2)经骶尾关节上方 3～4cm 沿骶尾骨外侧至肛门上外侧 2cm 做旁正中弧形切口,

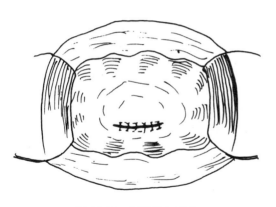

图 32-15　间断缝合切口

长 8～10cm。分离皮下组织,切断部分臀大肌暴露尾骨,在尾骨尖下方切断肛尾韧带,将尾骨与切口同侧的一边游离,离断骶尾关节后将尾骨翻向对侧,在正中线位置纵行切开肛提肌和盆底筋膜(图 32-16),注意避免切开外括约肌,显露直肠固有筋膜,手指经肛门确定肿瘤位置后(图 32-17),切开直肠后壁,在直视下距离肿瘤病灶边缘 1～1.5cm 处行部分直肠全层(黏膜层至直肠固有筋膜)切除(图 32-18),以 3-0 可吸收缝线全层间断横向缝合直肠切口。逐层关闭手术切口,复位尾骨后缝线固定于骶骨。

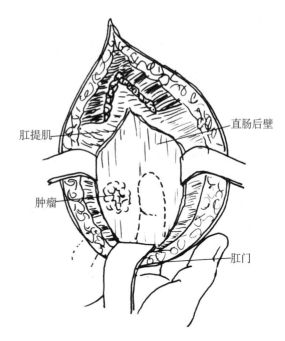

图 32-17　手指经肛门确定肿物位置

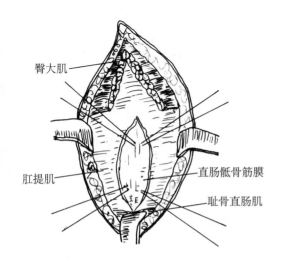

图 32-16　切开肛提肌

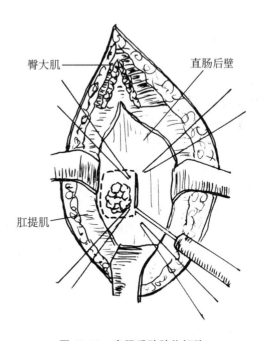

图 32-18　直肠后壁肿物切除

3. 经肛门内括约肌切除术　当直肠病变位于肛管上部,病灶范围较大,且经肛门直肠切除有一定困难时,可采用经肛门括约肌局部切除术。该手术需切断肛门括约肌,有伤口感染、肛裂、肛门失禁的危险。病人取折刀位或俯卧位,切口同经骶骨直肠切除术,但向下一直切到肛门后缘,同样方法切开皮肤、皮下、臀大肌等。纵行切开肛提肌和直肠骶骨筋膜,达直肠后隙,向下继续切开耻骨直肠肌和肛门外括约肌,应将耻骨直肠肌和肛门外括约肌各部的断端分别缝线标记,以利于修复时准确对合。若肿物位于直肠后壁,距肿物 1cm 以上行全层楔形切除,若位于前壁则纵行切开直肠后壁,向下并切开肛门内括约肌和肛管黏膜,使直肠和肛管的后壁完全开放,直视下找到肿块并楔形切除。两层缝合关闭直肠前壁肿物切除后的缺损,再两层缝合关闭直肠后壁和肛管后壁的切口,仔细缝合肛门外括约肌各部和耻骨直肠肌的断端;骶前间隙置管引流,缝合肛提肌和臀大肌断端关闭切口。

4. 经肛门内镜微创切除术　该术式适用于距肛缘 4cm 以上及腹膜反折以下的肿瘤。全麻后根据肿瘤位置确定病人体位,麻醉后插入直肠镜在光源的配合下找到肿瘤并将直肠镜调节至适当的位置后将其固定。盖上直肠镜的后面板,插入双目立体视镜,接上图像监视器和各种管线,并开始向肠腔内注入 CO_2,气压维持在 $12 \sim 15mmHg$。病灶定位后,可用电刀点灼出拟切除边界线,切缘应在距肿瘤 1cm 以外,良性肿瘤采用黏膜下切除即可,恶性肿瘤应行肠壁的全层切除。肿瘤切除后横向缝合肠壁。

(二)直肠癌的内镜下切除术

近年来,随着内镜技术的普及,内镜对直肠癌的诊断及治疗显得尤为重要,尤其对早期直肠癌的诊断及治疗意义更大。内镜检查不但可以直视下了解病灶的形态、大小、位置,还可活检或肿瘤切除,与其他检查方法比较既准确、直观,又敏感。通过对早期直肠癌尤其是黏膜层的直肠癌内镜切除,不但创伤小、简便、安全,而且可以达到与外科手术切除同样的效果。因此,内镜对直肠癌的诊断与治疗有着重要的临床价值。

【适应证】

目前,对于局限于黏膜层的早期直肠癌的内镜下治疗意见比较一致,内镜下利用高频电刀行完全切除术可达到根治目的,无须再行癌根治术。因为黏膜层癌很少导致局部淋巴结转移。对黏膜下层早期直肠癌内镜治疗尚存较多争议,因为黏膜下层有丰富的血管和淋巴结。有研究显示,即使切缘无累及,仍有 $10\% \sim 29\%$ 的黏膜下层早期大肠癌发生淋巴结转移。所以对黏膜下早期直肠癌要严格选择适应证。

1. 肿块下缘距离肛门 $6 \sim 15cm$ 的早期直肠癌、类癌。

2. 年龄较大,有手术禁忌证,黏膜下早期直肠癌。

3. 癌组织分化程度较高,有蒂息肉型属完全切除者可不追加外科手术,但需严密随访观察。

4. T_2 期肿瘤,术前已行放射性内照射(总剂量 $4500 \sim 5000Gy$)或其他辅助手法。

5. 晚期直肠癌有远处转移,直肠局部肿块小,仅行姑息性切除。

对早期直肠癌倾向于先进行内镜下治疗,但病理证实下列之一者必须行外科癌根治术:切缘有癌组织;癌组织浸润黏膜下层深层;癌组织分化程度差;淋巴结或静脉内有癌栓。

【治疗早期直肠癌的标准】

切除标本每 2 毫米间隔进行连续切片,并行组织学检查,以癌灶边缘距切缘 ≥2mm 定义为完全切除,而 ≤2mm 为不完全切除,当断端仍有癌细胞残留时,则为残留切除。

【术前准备】

术前 3 天开始进食流质饮食,口服肠道

抗生素、缓泻药,术前 1 天禁食,术前晚清洗灌肠 1 次。

【麻醉与体位】

采用全麻气管插管或连续硬膜外麻醉、腰麻,手术采用高截石位。

【手术步骤】

待麻醉成功后,首先用络合碘溶液清洗直肠 1 次,扩肛。置入长 12cm、直径为 4cm 内镜,将斜面对肿块,在未充气前首先通过立体观察镜看清病灶的范围,并在其黏膜下注入 1:50 000 肾上腺素液以防出血。充气将肠腔扩张,分别从器械置入孔中置入抽吸管、钳子、电凝钩,离肿块基底 1cm 处的周围组织电凝 1 周做标记,先自肿瘤下方开始将癌旁健康黏膜用钳提起,用电灼器自黏膜下固有肌层上开始,边切边止血,尽量保证将肿块完整切除。对肿块侵犯全层者应切除肿块包括肠壁全层,直至肠腔外组织。冲洗。用 3-0 可吸收肠线连续横行缝合肠壁切口。

术后第 1 天禁食,补液,第 2 天改流质饮食,连续 3d 口服抗生素、液状石蜡,扩肛。病人第 3 天排大便。术后 2 周直肠镜检查伤口愈合情况。

(三)腹腔镜辅助下直肠癌切除术

自 1987 年 Mouret 成功完成了世界上第 1 例腹腔镜胆囊切除术以来,腹腔镜外科技术凭着微创、美容的优势在外科领域中广泛应用。1991 年,Jakobs 第一次报道了腹腔镜结直肠切除术,为腹腔镜结直肠手术的发展开辟了道路。目前,腹腔镜手术已广泛应用于治疗各种结直肠疾病,包括恶性肿瘤。许多临床研究表明,腹腔镜结直肠手术能获得与开腹手术相同的疗效,而且具有手术创伤小、术后恢复快、住院时间短、美容效果好等优点。

由于切除的直肠肿瘤标本往往较大,腹腔镜手术时常需在腹部做一 3～5cm 长的切口取出标本,因此多数医师在切断肠管远端后,把预切肠段经此切口拖出在体外切断肠管近端,并缝合包埋圆形吻合器的抵针座后再放回腹腔完成肠管吻合(如直肠前切除),或直接在体外进行肠管两断端手工或吻合器吻合,此种手术方式称为腹腔镜辅助的直肠切除术。

【适应证】

腹腔镜直肠癌手术适应证与开腹手术大致相同,原则上腹腔镜直肠癌手术适用于各期直肠癌的择期手术。一般来说,腹腔镜 TME 术更适合于 Dukes A 期或 Dukes B 期、直径小于 3cm 的无梗阻、无穿孔、无严重周围脏器浸润的早、中期低位直肠癌病人。腹腔镜结直肠癌切除术是早、中期的结直肠癌理想的手术方式。姑息性手术适用于伴有梗阻或已有远处转移、肿瘤固定无法切除等情况,进行腹腔镜近端造口或姑息性切除可促进术后早期恢复,提高生活质量。由于腹腔镜手术具有微创特性,可减少手术应激反应和术后疼痛,那些有充血性心力衰竭、心肌梗死或慢性肺病病史,但经治疗病情已控制稳定的病人可能从中获益。

在开展腹腔镜结直肠癌手术的初期,宜选择病灶较小、未穿透浆膜层的病人。遇肥胖、肿瘤体积较大和盆腔狭小等情况应综合分析,以取得最佳的根治效果、避免术中并发症和减少手术创伤等为原则。

【禁忌证】

1. 不能耐受长时间气腹的疾病,如心肺功能差和严重感染等。

2. 可能导致难以控制的出血,如凝血功能障碍和门静脉高压症等。

3. 腹腔镜技术受限的情况,如病理性肥胖(体重指数>30)、腹腔内广泛粘连或合并妊娠等。

4. 直肠癌伴梗阻或肿瘤侵及邻近组织和器官,如输尿管、膀胱、小肠、十二指肠或子宫等,或瘤体直径 6cm 以上,或肿瘤导致穿孔引起腹膜炎等。

【麻醉与体位】

气管内插管、静脉全身麻醉,置病人于臀高头低膀胱截石位。

【手术步骤】

1. 建立 CO_2 气腹及操作孔　穿刺孔的位置在脐环下缘切开皮肤,上提腹壁锥鞘戳孔,建立气腹(12～15mmHg),插入腹腔镜。常规探查腹腔内脏器官,确定肿瘤位置及转移情况,病变肠管表面涂医用癌表面封闭胶(FTH),防止肿瘤细胞脱落。腔镜监视下两侧腹戳操作孔插入操作器械,操作孔一般为3～4 个,主操作孔位于右髂前上棘与锁骨中线交点附近相当于麦氏点的位置。手术者辅助操作孔在主操作孔上方约平脐位置上,助手的辅助操作孔在左下腹相当于"兰氏点"的位置上。

2. 腹腔探查　置 0°镜或 30°镜探查肝表面、全结肠、腹膜、肠系膜下动脉根部、引流区或淋巴结,最后观察乙状结肠及盆腔脏器情况。一旦决定施行腹腔镜手术,女性病人需要先用缝合方法将子宫悬吊在前腹壁,显露出盆腔结构。距肿瘤 10cm 的近端肠管用粗线结扎。

3. 肠系膜血管处理　首先游离切断肠系膜下血管。早期切断结扎这些血管,可减少盆内分离时的出血。此外,切断这些血管,也容易提起乙状结肠和游离直肠。切断方法早期用线型切割吻合器于血管根部直接切断,现多将肠系膜动静脉分离出来,用可吸收夹或钛夹夹闭后切断,还可以用丝线结扎血管后用超声刀切断(图32-19)。

4. 直肠系膜及直肠前后分离　用电剪边凝边剪开两侧系膜及相应盆底腹膜,会合于直肠与膀胱(子宫)的腹膜反折处。电剪继续向下锐性分离骶前及直肠周围疏松组织,清除淋巴结。切断两侧直肠韧带,如出血可用电凝止血或钛夹止血。多数直肠后分离

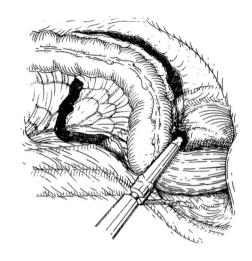

图 32-19　肠系膜血管及侧腹膜处理

在右边进行,因此必须始终注意保护右侧输尿管。最后,沿乙状结肠外侧腹膜反折处切开,向下继续分离,从右边到左边,完成直肠后分离。一般盆腔内深部的操作,腹腔镜比开腹手术视野更开阔,便于直肠系膜及周围组织的分离。如应用超声刀则可明显地减少出血。

5. 肠管切除及吻合　随后在左下腹做长 4～6cm 的纵形切口,在肿瘤下缘 2.5cm处用切割缝合器切断肠管。将病变肠管拖出体外,将距肿瘤 10～15cm 近端肠管切除。近端吻合口置入吻合器抵针座,荷包缝合后放回腹腔。重建气腹,扩肛后将圆形吻合器涂液状石蜡后从肛门直肠伸至直肠闭合端,向直肠闭合端中心偏背侧顶起戳出钻钉。抵针座与钻钉对接后,击发吻合器,完成吻合,并检查两端肠管切割圈完整。关闭腹壁,手术完毕。

如为低位直肠癌,须行腹会阴联合直肠癌根治术,则须完全离断直肠侧韧带并沿盆筋膜的脏、壁两层间的疏松组织锐性分离直肠系膜,然后沿骶前间隙分离并超过尾骨尖行全直肠系膜切除。用切割吻合器离断直肠,扩大左下腹的辅助操作孔,取出近段结肠

并行人工肛造口。另一手术组按传统手术方法切除肛门,连同肿瘤及直肠下段一并取出,放置引流管并封闭切口。

(四)手术前放化疗问题

目前直肠癌的治疗,仍以手术治疗为主,单纯手术的 5 年生存率约为 60% 以下。外科手术的目的是切除原发病灶及转移灶,延长病人生命,提高生活质量。国内外专家在病理变化、转移方式、手术方法、切除范围、淋巴结转移规律及清扫方式、肛门重建、手术时机、功能保护等方面做了大量的工作。并对手术前后的辅助化疗、放疗效果做了广泛研究,致使目前直肠癌治愈率较前有明显提高。通过大量临床实践发现单一的手术治疗难以提高 5 年生存率,必须在手术彻底切除的基础上综合其他疗法,才能取得良好的效果。

近年来随着高能射线治疗机的临床应用,以及人们也认识到手术的局限性,因而辅助放疗目前为临床工作者选用的综合治疗方法之一。术前放疗倾向于采用术前高剂量放疗,足够剂量的放疗(>40Gy)能杀灭原发病灶周围的癌细胞,对外科切除肿瘤在技术上有困难或肿瘤体积较大,估计难以完全切除者,通过高剂量术前放疗,可缩小肿瘤体积,使之利于切除,并降低肿瘤的病理分期。同时术前放疗除可使肿瘤细胞活性降低,尚能减少术中局部及盆腔种植,并对远侧段直肠癌有可能完全地进行括约肌保留术。尽管多数研究已肯定了术前高剂量放疗在直肠癌治疗中的作用,但仍未被广泛应用。能否将术前放化疗和手术成功地结合,关键在于病例的选择。根据病灶侵犯的程度、范围,相应地改变放疗剂量和技术,从而达到降低局部复发,改善生存的目的,通过增加括约肌保留术的机会,提高生活质量。

(五)内括约肌切除保肛治疗低位直肠癌

【适应证】

1. 内括约肌切除术主要适用于肛门外括约肌未受侵犯的低位直肠病变。

(1)直肠恶性病变:癌下缘距齿状线 2cm 或距肛缘 4cm 以内的直肠癌,分化良好、病变较早(T_1 或 T_2)及部分 T_3 病例。

(2)低度恶性病变:直肠间质瘤或腺瘤恶变者。

(3)良性病变:直肠腺瘤较大、基底宽或密集成簇及炎性假瘤。

(4)癌灶距肛门虽有一定距离,但因盆腔极度狭窄无法行盆腔吻合者。

(5)T_4 病例侵及阴道后壁但能完整切除无癌残留及远处已有转移的姑息治疗。

2. 肛门括约肌功能正常。

【禁忌证】

1. 肛门外括约肌已被肿瘤侵犯(除部分阴道壁浸润者之外)伴有大便失禁超过 6 个月者。

2. 肿瘤有远处转移,或肿瘤固定,已浸润盆底肛提肌。

3. 术前病理检查证实肿瘤为低分化或黏液腺癌。

【手术方法及步骤】

1. 腹部操作　腹部操作与常规的结肠、直肠游离方式相同并遵循 TME 原则,均于肠系膜下动脉根部切断血管并清扫其根部淋巴结。

(1)病人取截石位,下腹部正中切口绕脐左向上,下达耻骨联合。

(2)常规游离乙状结肠系膜左右两叶,与十二指肠水平部及腹主动脉前方切开后腹膜,暴露肠系膜下动脉后,于根部结扎并清除周围脂肪淋巴组织,充分游离乙状结肠以保证能无张力与肛管进行吻合,必要时可游离部分及全部左半结肠(图 32-20)。

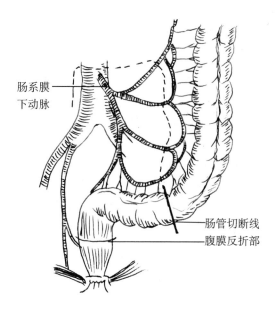

肠系膜下动脉

肠管切断线
腹膜反折部

图 32-20　结直肠游离范围至肛提肌平面

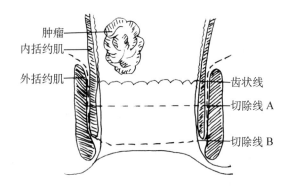

肿瘤
内括约肌
外括约肌

齿状线
切除线 A
切除线 B

图 32-21　肛管切口位置
A. 内括约肌部分切除；B. 内括约肌全部切除

（3）腹部手术组继续向下分离骶前间隙切断骶骨直肠韧带和部分肛提肌，达到肛门外括约肌环上缘，相当于齿状线（直肠肛管交界处）水平。部分病人可以经肛门外括约肌环和肠管壁（内括约肌）间继续向下游离 1～2cm。

2. 肛门部操作　在腹腔组医生操作的同时，会阴组医生同时进行。

（1）首先用碘伏冲洗直肠肛管，扩肛至 4 指。将圆形扩肛器置入肛门，获得良好显露后，暴露肛管，将干棉球塞入肛管至切口线上方。

（2）肛管切口位置根据肿瘤位置而定（图 32-21）。在肛管切口线下注射含肾上腺素生理盐水（1：100 000）后环形切开肛管黏膜至内外括约肌间隙。

（3）直视下沿内外括约肌间隙向盆腔方向分离，将肛管口侧切缘连续锁边缝合封闭直肠出口，与腹部操作会合后将肿瘤所在的远侧结直肠拉至肛门外，切除肿瘤上缘肠管 8～10 cm，标本远切缘送术中冰冻切片。

（4）环状切除残端结肠黏膜 2cm，并将去黏膜的浆肌层向近端外翻成套叠状。将此结肠肌袖与外括约肌缝合固定 4 针，再用 3-0 可吸收线将结肠与肛管间断缝合一周，完成经肛的手工结肠肛管吻合。

（5）冲洗腹腔并于骶前间隙置两根引流管自左下腹打孔引出。若对吻合的可靠性有怀疑，可行预防性肠造口，可于右上腹横结肠双腔造口或者右下腹末端回肠双腔造口。逐层缝合腹壁切口，手术完毕。

五、胰腺肿瘤缩小手术举例

（一）保留十二指肠的胰头切除术——Beger 手术

【适应证】

1. 慢性胰腺炎所致的反复腹痛并且内科治疗无效，或慢性胰腺炎合并胰管结石、梗阻，或者慢性胰腺炎伴胰头部肿块。

2. 胰头部良性肿瘤：如神经内分泌瘤、真性及假性囊肿、浆液性囊腺瘤等。

3. 胰岛细胞瘤靠近胰管无法局部切除者。

4. 胰头部交界性或低度恶性肿瘤：如实性假乳头状瘤、黏液性腺瘤及导管内乳头状黏液瘤、黏液性囊腺癌等。

【禁忌证】

1. 胰头部病变合并有胆总管下端梗阻或合并十二指肠梗阻。

2. 胰腺广泛病变已失去分泌功能。

3. 胰头部高度恶性肿瘤并且有局部侵犯。

【手术步骤】

1. 通常选用双侧肋缘下斜切口或者右侧经腹直肌切口,逐层进腹探查腹腔,必要时向左侧延长切口。腹腔内探查时必须注意胰腺病变范围及周围脏器是否累及。最后评估胰头部局限性肿块切除的可能性。

2. 首先从横结肠上缘分离大网膜,游离横结肠肝曲的粘连,显露十二指肠降部、水平部及胰腺组织。方法同经典式胰十二指肠切除术。

3. 做 Kocher 切口,向前游离十二指肠、胰头及胆总管。然后用左手 4 指深入胰头后方进一步探查,并作为在切除胰头部肿块时指导切除的深度和保护后腹膜组织免受损伤。

4. 分离肠系膜上静脉、门静脉与胰腺后方之间的疏松结缔组织,根据需要可引入一根阻断带。沿胰腺上缘游离肝总动脉,用阻断带牵引。一般可以在肠系膜上静脉-门静脉的前方切断胰腺颈部(图 32-22),并且在胰腺上下缘各缝一丝线结扎止血并牵引。胰腺断面用电凝或者缝扎止血。将胰管解剖出约 0.5cm,插入 8F 导尿管,试测胰腺体尾部胰管有无狭窄或梗阻,然后将导尿管暂时留置于胰管内作为胰-肠吻合后的支架管。

5. 在距十二指肠内侧缘 0.5～1.0cm 的胰头部,以丝线缝合一排缝合结扎并止血,注意保护胰十二指肠前动脉免受损伤,在缝线内侧切开胰腺组织,边切除边缝合止血,将胰腺段胆总管从胰头部解剖出来,逐步切除胰头及钩突部。注意在切除胰腺钩突时,应注意保护胰腺系膜和十二指肠系膜,避免损伤而影响十二指肠血供或发生十二指肠穿孔。

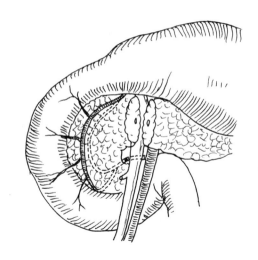

图 32-22　肠系膜上静脉-门静脉前方切断胰腺颈部

6. 移去胰头后,十二指肠内侧缘仅保留一层 0.5～1.0cm 厚的半月状胰腺组织(图 32-23),十二指肠内侧缘的前后血管弓及胰后筋膜均保留完整。

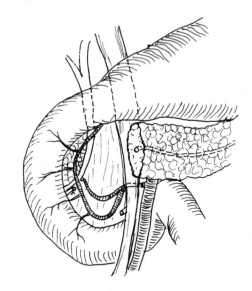

图 32-23　十二指肠弯内侧残留胰腺组织

7. 胰头部留下一空缺区,可游离一段 Roux-en-Y 形空肠襻与胰腺断端行套入式吻合。首先胰腺后壁全层与空肠后壁距断端边缘 2～3cm 处做一间断缝合。其次以丝线行空肠后壁全层与胰腺断端后缘间的间断缝合。继续空肠前壁与胰腺断端前缘间的间断缝合,将胰腺残端套入空肠内,再行前壁浆肌层间断缝合(图 32-24)。如果胆总管下端有狭窄及梗阻,可将胆总管胰腺段切开并与空肠襻吻合。另外,注意胆总管下端切开吻合时,宜在十二指肠上方的胆总管放置 T 形管引流,以防止术后早期胆汁瘘。

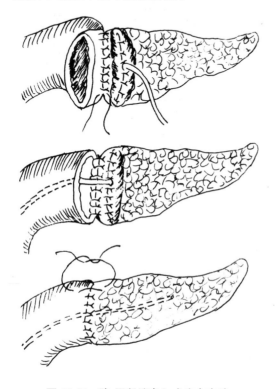

图 32-24 胰-肠断端套入式吻合方法

(二)胰头部分切除、胰管空肠侧侧吻合术——Frey 手术

1. 基本步骤同 Berger 法。

2. 做 Kocher 切口,游离十二指肠和胰头,检查胰头的厚度及有无肿块。当胰头厚度 > 3 ~ 4cm 时则很难通过单纯胰管纵行切开达到充分减压和彻底清除结石的目的。然后继续分离胰腺上方的门静脉和下方的肠系膜上静脉。

3. 术者左手托于胰头后方,距十二指肠

内缘和肠系膜上静脉右缘各 5mm,逐步向深层切开胰腺,但不切穿靠背侧的胰腺,背侧保留 3 ~ 5mm 厚的一层完整胰腺组织,切除胰头大部分。

4. 将胰体尾扩张的胰管横向切开,创面彻底止血。最后把一段 Roux-en-Y 形空肠襻提至胰腺前侧与切开的胰管吻合。

(三)保留幽门的胰十二指肠切除术(PPPD)

【适应证】

1. 胰头部的良性病变(如局限在胰头部的囊肿、慢性胰腺炎、胰腺结石病)需行胰十二指肠切除者。

2. 早期壶腹周围癌,如胆管下段癌、十二指肠癌、壶腹癌。

3. 早期胰头癌,尚未侵犯幽门及十二指肠,第 5、6 组淋巴结阴性。

4. 胰头癌的姑息性减瘤术。

【禁忌证】

1. 晚期胰腺癌及壶腹周围癌,若保留胃幽门及十二指肠球部将影响手术的彻底性。

2. 十二指肠癌。

3. 慢性胰腺炎合并十二指肠溃疡。

【手术步骤】

1. 手术探查步骤同典型的胰十二指肠切除术。

2. 保留幽门的胰十二指肠切除术关键步骤要保留幽门和幽门括约肌的神经支配,还要保留十二指肠第一段血供。一般保留胃右动脉以保证十二指肠有充分的血供,同时保存 Latarjet 神经向幽门部的分支以减轻手术后胃潴留。

3. 切断胃结肠韧带,如属恶性病变时,需切除幽门下淋巴结,直至十二指肠旁。近肝动脉处切断结扎胃十二指肠动脉,胃网膜右动脉在幽门下切断结扎,并保留向胃的分支和大网膜的血管弓(图 32-25)。

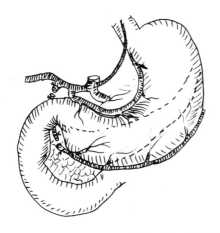

图 32-25　切除胃十二指肠动脉及胃网膜右动脉

意避免缝合幽门环肌,防止术后影响胃排空,消化道重建也可以按照胃、胰、胆的顺序或者行消化道 Roux-en-Y 重建。胰空肠吻合及胆管空肠吻合同典型的胰十二指肠切除术吻合,注意十二指肠空肠吻合口一般距离胆肠吻合口约 40cm。另外一般须放置胰管支撑管、胆管置 T 形管、胃造口管。由于保留幽门的胰十二指肠切除术后早期病人常有胃潴留,需要长时间留置胃管,经常达 2 周,病人难以接受,手术中放置胃造口管,早期可以胃肠减压,避免胃潴留发生,后期可调节胃内压力。

4. 在距幽门环约 2cm 处钳夹离断十二指肠,近端十二指肠和胃用盐水纱布包好,翻向左侧留待处理,胰腺的切除的其他步骤同典型的胰十二指肠切除术。如果是良性病变,不必顾忌清除局部及区域淋巴结问题;但是对于恶性肿瘤,则除了胃小弯和幽门上的淋巴结外,其他要求与典型胰十二指肠切除术相同,切除范围包括十二指肠起始端的远端、十二指肠后三段、约 10cm 的近端空肠,还包括胰头、胰颈、钩突的全部及胆囊和胆管远端 (图 32-26)。不过当胃小弯淋巴结有转移时,则已经属晚期,不宜采用此手术。

5. 消化道重建的顺序(图 32-27)一般是胰→胆→十二指肠空肠吻合,空肠襻可在结肠前或者结肠后,十二指肠与空肠吻合时注

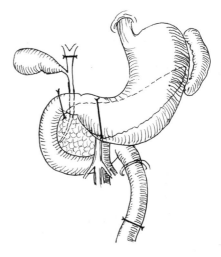

图 32-26　保留幽门的胰十二指肠切除术手术范围

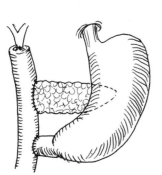
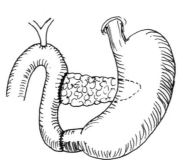
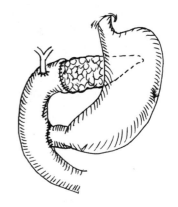

图 32-27　消化道重建的顺序

6. 其他手术处理同典型胰十二指肠切除术。

(四)保留脾的胰体尾切除术

【适应证】

1. 主要适用于需手术治疗的胰体尾部良性肿瘤(如胰腺囊腺瘤、实性假乳头状瘤等)。

2. 体尾部假性囊肿、主胰管狭窄、合并狭窄部以远胰腺体尾部囊肿。

3. 疼痛剧烈的胰体尾部慢性胰腺炎和复发性急性胰腺炎。

4. 新生儿胰岛细胞增殖症。

5. 胰体尾部外伤无法保全者。

6. 胰瘘。

7. 胰腺体尾部假性动脉瘤。

8. 局限于胰体尾的早期癌。

【禁忌证】

1. 高度恶性的胰体尾癌。

2. 胰体尾癌已有脾门淋巴结转移。

3. 胰体尾癌已有脾脏及脾血管受侵。

【手术步骤】

1. 切口:采用上腹部正中切口或 L 形切口进腹,为了充分暴露,切口上端可绕过剑突,下端可绕过脐。

2. 胰腺的显露:有 3 种途径可以显露胰腺。第 1 种对体型瘦的病人,因腹腔脂肪较少,可首先分开肝胃韧带,然后将胃向下牵引,此法的优势在于可以充分显露脾动静脉和胰体尾部上面。第 2 种途径切开胃结肠韧带,打开小网膜囊,可显示整个胰腺表面,这种途径显示胰腺最为方便。第 3 种切开横结肠系膜,将大网膜和横结肠向上翻起。这一途径显示胰腺下缘及周围淋巴结最为方便。

3. 切开胃结肠韧带显露法:于胃网膜血管弓外切开胃结肠韧带,进入网膜囊,将胃向上牵拉,充分暴露胰腺体尾部,探查病灶范围及其与胰腺和周围脏器的关系。常规行术中

冰冻切片检查以明确病变性质,术中注意保护胃网膜右动、静脉和胃网膜左动、静脉主干及其吻合支。

4. 分离胰体上、下缘的后腹膜,翻起胰腺体尾部的下缘,沿脾静脉方向打开 Toldt 融合筋膜,显露脾静脉,逐一结扎离断脾静脉和胰腺的穿支,向左逐渐分离直达脾门。然后在胰腺上缘分离出脾动脉,也从右向左逐一结扎离断其与胰腺的细小分支(图 32-28)。

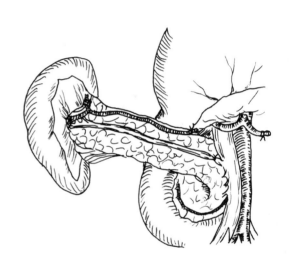

图 32-28　离断脾动静脉

5. 待胰体尾与脾血管游离后,在病灶右侧 2cm 左右处断胰,将胰腺体尾部连同病灶一并完整切除,并使胰腺断面呈鱼口状,结扎主胰管后胰腺断面行褥式缝合(图 32-29)。于胰腺残端处放置引流管。

6. 对于术中发现肿块与脾血管粘连紧密难以游离的病人,则在脾动脉发出胃后动脉、胃网膜左动脉及胃短动脉前将其结扎切断,将离断的血管连同胰体尾整块切除。密切观察脾色泽、触摸上述动脉搏动,确认无明显脾梗死后,在脾窝、膈下放置引流管,关腹结束手术。

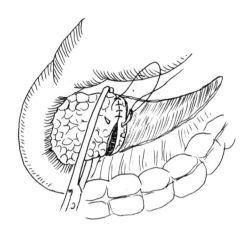

图 32-29　丝线褥式缝合胰腺断面

六、壶腹周围肿瘤局部切除术

【适应证】

1. 十二指肠壶腹周围绒毛状腺瘤。

2. 十二指肠壶腹部位家族性息肉病。

3. 十二指肠壶腹周围范围较局限的恶性肿瘤,包括壶腹癌、胆管下端癌、胰管开口附近的胰腺癌、十二指肠腺癌等。

4. 高龄病人,一般情况差,有严重并发症等高危因素,而无法进行胰十二指肠切除术。

5. 部分 Vater 乳头炎症瘢痕狭窄致梗阻性黄疸。

【禁忌证】

1. 分化程度低或未分化癌,已有区域淋巴结转移。

2. 十二指肠乳头部癌已较晚期,侵及十二指肠壁或者胰头组织。

3. 胰头癌及高位胆总管癌。

【麻醉与体位】

气管插管全麻或连续硬膜外麻醉。病人取仰卧位。

【手术步骤】

1. 开腹后腹腔脏器的探查需按常规进行,仔细探查肝、胆管、胰腺及腹腔淋巴结,

Kocher 切口打开十二指肠降部外侧腹膜,从后面游离十二指肠降部和胰腺头部,并切开胃结肠韧带将十二指肠降部和胰腺头部置于拇指及四指之间仔细扪摸。如肿瘤范围超过壶腹部或腹腔淋巴结转移的证据,估计壶腹切除术无法完整切除肿瘤者则不宜贸然施行。若经探查发现原发肿瘤局限在壶腹部,但胰腺后或肝十二指肠韧带内有孤立转移淋巴结,可剔除干净者,在慎重考虑后仍可施行壶腹部局部肿瘤切除术。

2. 纵行切开十二指肠降部前壁,长度4～5cm,其中点相当于十二指肠乳头水平,此时可将十二指肠切口两侧牵开仔细审视乳头部位病变。若经初步探查发现病变局限于乳头则用一手 4 指伸到十二指肠胰头后将该部向切口外方向托起用另一手仔细扪摸肿物,估计肿物大小、范围,向胆总管、胰管、胰腺方向侵犯的程度,确认肿瘤可以经乳头切除术切除干净。

3. 解剖游离胆总管,在胆总管前壁缝两针牵引线,其间切开胆总管,用探子向下探到十二指肠乳头开口处。

4. 在肿瘤上缘约 2cm 的十二指肠后壁切开十二指肠及胆总管下端前壁(图 32-30),此时可见金属探子。然后将切开的十二指肠后壁近端缘与切开的胆总管前壁近侧缘用 3-0 可吸收线间断缝合。此时可以将十二指肠远侧缘及胆总管远侧缘做间断缝合两针作牵引肿瘤用。环绕肿瘤基底部约 2cm 逐步切开,边切开,边做间断缝合,直至将肿瘤全部切除。此过程中可见切断的胰管末端,再将胰管与十二指肠壁做数针间断缝合,将胰管与胆总管壁间相邻处亦可做数针间断缝合(图 32-31)。

5. 距 T 形管长臂末端上约 6cm 处戳孔置入一直径 2mm 的硅胶管,然后通过 T 形管一短臂引出约 7cm 长(图 32-32)。在原胆总管切口处置入设计的 T 形管并向下放到超过十二指肠与胆总管吻合口,将硅胶管插

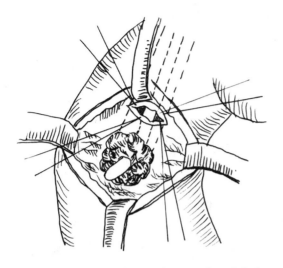

图 32-30　切开十二指肠后壁及胆总管下端前壁

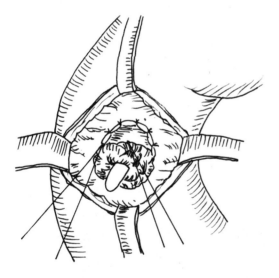

图 32-31　环绕肿瘤基底部切除肿瘤及间断缝合

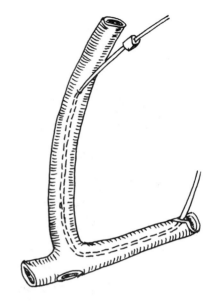

图 32-32　双腔引流管制作模型

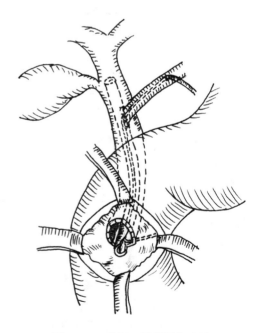

图 32-33　特制 T 形管置入方法

入胰管内,另一短臂剪断后向上置放胆总管内(图 32-33)。

　　6. 用丝线间断缝合胆总管之切口。吻合前,应将十二指肠降部充分游离,以降低吻合部的张力。用丝线间断两层缝合切开的十二指肠前壁。

　　7. 将 T 管连同硅胶管腹壁戳孔引出并妥善固定,冲洗腹腔后,在十二指肠外侧及肝下放置乳胶引流管各 1 根,逐层关腹。

第 33 章　常见急腹症手术技巧

一、急腹症手术的特点

腹部内脏最多,是各种疾病多发的部位。急腹症也是腹部器官所特有的疾病类型,腹部是创伤多发部位,创伤和急腹症构成了腹部急诊的主要内容。腹部肿瘤也会引发急症,这些急诊和急症往往都需要急诊手术处理。可以说,腹部外科离开了急诊手术,也就失去其外科治疗的特色和优势。

急诊手术的特点,集中表现在一个"急"字上。

1. 诊断急　要在最短的时限内,以最快的速度力争做出相对准确的诊断。即使一时诊断不明确,也要沿着一条清晰的诊断路线走下去,进行有时效的有明确目的的辅助性检查。急诊的诊断,不允许慢腾腾的速度,不要似是而非的"怀疑",至少首先必须明确当前有没有危及病人生命的窒息、大出血、休克或重度损伤的存在。如一例外伤病人入院时神志清楚,但面色苍白,家属强烈要求做头颅 CT 和摄 X 线片,此时已有休克存在。待检查完毕,病人呼吸心跳停止,死亡原因是骨盆骨折腹膜后血肿致失血性休克。如果以创伤性休克为第一诊断进行抗休克处理,可能会抢救成功。

2. 术前准备急　需要急诊手术时,病人常因原发疾病或并发症过于危重,甚至存在窒息、大出血、休克、多发性创伤,有的甚至是心肺复苏后的病人,他们也有不利于手术治疗的反指征,这对矛盾的解决,依赖于快速积极的手术前准备。输血、液体复苏、重要器官功能支持等措施应多管齐下,阻断病程的进展并获得短期的相对"稳定期",以便找到手术时机。如失血性休克的液体复苏可适当应用高渗盐水,其扩容升血压的时间仅 1~2h。这种积极术前准备措施获得的"短暂的血压回升"效果也不易再次获得,此时进行手术应是最佳时机。

3. 手术急　要积极主动地抓住手术的黄金时间段,毫不犹豫地用手术来处理原发疾病。有时候并没有好的手术条件,如低血压、出血,用尽非手术方法也难以纠正,必须用紧急手术来挽回生命。如急性重症胆管炎感染性休克难以纠正时,必须一面抗休克,一面手术做胆道减压引流脓性胆汁,才有可能使危重的病情逆转。有的手术不得不在急诊室内开展,或病人一入院就进手术室边抢救边手术。如一例女出租车司机被刀刺伤左胸部后被送入抢救室,当时血压为 0。胸腔引流管的出血速度大于三条静脉通路的输血速度,被迫在急诊手术室内开胸,发现肺破裂、膈肌破裂、肝破裂。正是这次"冒险的"紧急手术挽救了一个年轻的生命。急诊手术,就要以急诊医学的思维方法和手段来处理这类特殊的急诊病人。

4. 手术要细　急诊手术开始后,要格外镇静,不可慌乱,更不能因为手术"急"就粗枝大叶、马虎了事,要严格按照手术原则精心操作。"细心"不光体现在精细的操作上,更要顾及病人的全身状态和各器官的功能,在保全病人生命的前提下,以合理的术式解决疾病的主要矛盾。有时要在快捷简便的一期手术后,择期再次手术。对腹腔的探查要全面而有重点,尽量减少手术失误。如一例直肠癌盆腔转移伴感染的肠梗阻病人,急诊乙状结肠造口后梗阻仍然存在,因为直肠癌块堵塞并不是肠梗阻的原因,而真正的梗阻部位不在直肠却在末段回肠,它粘连于盆腔脓肿的壁上。如能细心探查,当可免于再次手术。

　　术者的经验影响着急诊手术效果。正因为术前准备时间短,有时甚至要抢手术时间,难以做详细的术前讨论。有时可商量的医师为数不多,这样,术者的经验就显得更加重要。术者要在急诊科受过特殊训练,能细心揣摩急诊手术的特点,较全面地掌握急诊抢救的一般技术,如开放气道、静脉通道、心电监护、呼吸支持、血流动力学监测等,要跟随有经验的急诊外科医师参加临床实践和急诊手术,逐渐掌握急诊手术的各项技术,包括现场心肺脑复苏的各项技能。

二、急诊手术的组织与管理

　　一般县镇医院和乡中心卫生院的急诊手术都是由外科或普通外科开展的。一些中等以上医院已建立急诊外科并逐渐开展急诊手术。一些大城市也在急救中心建立起创伤急救中心,腹部创伤的急诊手术水平和抢救成功率明显提高。有条件的医院,在急诊部内建立急诊外科,不仅是急诊医学水平的提高,也为腹部急诊手术的开展提供了有力的硬件保证。笔者所在的蚌埠医学院附属医院,成立急诊外科并开展手术已近 30 年,积累了较丰富的急诊手术经验。该科 50 张病床,每年手术量 800 余台,其中腹部急诊手术约占 2/3,直接进急诊室抢救严重创伤和急腹症的治疗水平居国内前列。

　　急诊手术既是日常外科手术的一部分,又有其突发性,甚至会有成批伤员需要急诊

处理。医院和外科都必须有充分的人力、物力和设备,来应对急诊和急救手术。要实行三级医师负责制,对不同程度的手术分级管理、分级实施。要实行首诊负责制,不失时机地以危重病人为中心开展各项医疗活动。要有严格的医疗事故防范预案,确保将医疗风险降至最小,避免引发各种医疗纠纷。手术医师要加强医德修养、端正医风、提高综合素质,不断提高急诊手术质量。

　　由于急诊手术成功的不确定因素很多,有条件的医院应该成立急诊医学专科,固定急诊外科专业人才,使他们以急诊外科为专业方向,把提高急诊手术的水平作为自己的主要专业目标。对从事高风险专业的医师,医院要在业务培训、物质待遇和风险分担上给予优惠政策,使医院的急诊手术水平得到不断提高。

三、常见急腹症的急诊手术技巧

(一)急性腹膜炎

　　急性弥漫性腹膜炎的治疗原则是"清除病灶,减轻腹腔感染,治疗残余感染和预防感染复发"。具体措施为消除引起腹膜炎之病因,彻底清洗吸尽腹腔内脓液和渗出液,促使渗出液尽快吸收、局限,或通过引流而排出体外。手术治疗的目的是处理病灶,减少或清除腹腔内细菌污染和预防感染复发。应选择在全身情况明显恶化前急诊手术。

　　【适应证】

　　1. 腹腔内原发病变严重,如腹内脏器损伤破裂、绞窄性肠梗阻、腹膜炎较重而无局限趋势或原因不明者。

　　2. 一般情况差,腹水多,肠麻痹重或中毒症状明显,尤其伴休克者。

　　3. 经非手术疗法(一般不超过 12h)腹膜炎症状与体征不见缓解或反而加重。

　　4. 感染性休克病人,经积极准备后,不

一定要求情况完全平稳,即应急诊手术。

【手术技术】

1. 腹腔探查　开腹后首先可见到腹腔内液体,应明确其性状、色泽、有无臭味、黏稠度,并留置标本实验室检查包括细菌培养。根据液体性状判断其原发病灶,如为脓性,则首先探查阑尾;如为胆汁,应考虑为胆囊穿孔或胆囊炎症;如为胆汁并混有食物残渣时,则应考虑胃及十二指肠有无急性穿孔;若带有粪便臭味应考虑为下段小肠或结肠病变;如仍不能找到原发病灶,应视腹腔内炎症情况加以辨别。凡炎症严重的区域,发现大网膜伸向或包裹的区域,发现有脓性液体及纤维蛋白渗出物大量积聚,局部淋巴结炎性增大,均提示为病灶所在处。如仍不能发现病变,应系统探查腹腔内各脏器。若还未发现明显病灶,则应考虑为原发性腹膜炎,行涂片检查,仅行腹腔引流术。术中探查应轻柔仔细,原则上尽量不要破坏那些纤维素性粘连,以防感染扩散。

2. 病灶处理　消除腹膜炎的病因是手术治疗的主要目的,感染源消除得越早则预后越好。坏疽性阑尾和胆囊应予切除。若局部炎症严重,解剖层次不清或病情危重而不能耐受较大手术时可简化操作,只做病灶周围引流或造口术,待全身情况好转、炎症消退后3～6个月再择期行胆囊切除或阑尾切除术。对于坏死的肠段必须切除,如病人的条件实在不允许时可做坏死肠段外置术,或一面抗休克一面尽快切除坏死肠段以挽救病人生命。对于胃十二指肠溃疡穿孔,根据手术指征考虑行胃大部分切除术或胃穿孔修补术。

3. 清理腹腔　在处理原发病灶后,如果是局限性腹膜炎应尽可能吸尽腹腔内脓液,清除腹腔内的食物和残渣、粪便、异物、脓苔等。清除积液最好的办法是负压吸引,必要时可辅以湿纱布蘸吸,不宜冲洗。如果是弥漫性腹膜炎,可用大量等渗盐水冲洗。

4. 引流　弥漫性腹膜炎手术后,只要清洗干净,一般不须引流,但在下列情况下必须放置腹腔引流。

(1)坏疽病灶未能切除,或有大量坏死组织未能清除时。

(2)坏疽病灶虽已切除,但因缝合处组织水肿影响愈合有漏的可能。

(3)腹腔内继续有较多渗出液或渗血时。

(4)局限性脓肿。

(5)胆瘘、肠瘘、胰瘘及脾外伤等。

原发性腹膜炎是指病原菌通过血供、淋巴液回流、透过肠壁或女性生殖系等途径而感染腹腔所引起的腹膜炎,腹腔内无原发灶或感染病灶存在。多数病人为全身情况较差者,女童及成人慢性肾炎或肝硬化合并腹水的病人。诊断本病的关键是排除继发性腹膜炎。手术目的在于清洗和引流腹腔,剖腹探查以进一步明确诊断。手术切口一般选择右侧经腹直肌切口,若腹腔脓液多、腹膜及浆膜充血、水肿严重,用生理盐水进行腹腔多次冲洗,直至吸出冲洗液呈"清水"状为止。放置引流管。如未找到原发病灶,而脏腹膜和壁腹膜有广泛的炎症,则仅做腹腔引流,在双侧下腹部放入双套管引流效果较好。术后半卧位,以利于引流。术中应取渗出液做细菌培养和药敏试验,以便选用有效抗生素。术后仍可持续行腹腔灌洗,同时应重视全身支持治疗,合理使用抗生素,以提高治愈率。

(二)急性阑尾炎

1. 阑尾切除术

(1)术式选择:阑尾切除的方法有顺行切除、逆行切除和阑尾黏膜剥除术等多种,根据病情、病期和解剖变异等进行选择。

(2)手术步骤

①阑尾的解剖:阑尾的根部位于盲肠部3个结肠带的交汇处,即盲肠的下内方。阑尾系膜在末段回肠的后方伸向阑尾,发自回结肠动脉的阑尾动脉走行其间。阑尾的尖端可指向多方,加之阑尾的扭曲,使阑尾的位置变化多端,但其根部位置是相对固定的(图33-1)。

②切口:有多种切口选择,常用阑尾切口、腹直肌旁切口和腹直肌外缘切口等(图33-2至图33-5)。

③寻找阑尾:开腹后视察腹腔,通过辨认结肠带找到结肠、盲肠,再找阑尾根部。如果找不到阑尾,须将手指插进腹内,沿盲肠探索阑尾,用阑尾钳提出阑尾,或用手指夹出阑尾。如难以找到,须用拉钩排开肠管,直视下寻找阑尾,此时要想到阑尾的多种位置变化情况,在盲肠的周围和后方探查。有时需要切开后腹膜游离结肠,以扩大寻找范围(图33-6)。

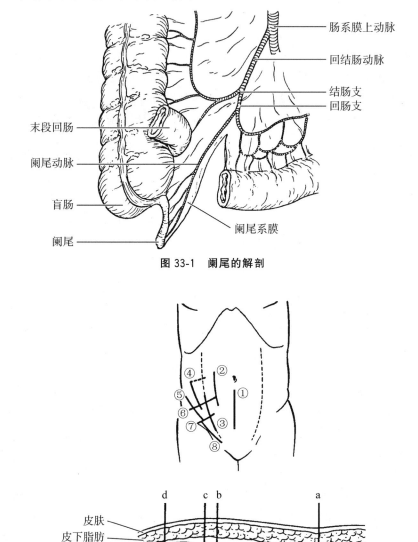

图 33-1 阑尾的解剖

图 33-2 阑尾手术切口

a. 正中切开;b. Lennader 法;c. Langenbeck 法;d. McBurney 法、Sprengel 法

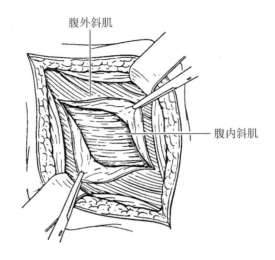

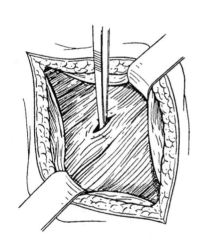

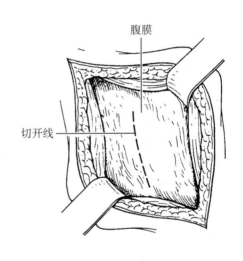

图 33-3　McBurney 切开法

④结扎阑尾系膜:尽量把阑尾提至切口外来处理。阑尾与炎性大网膜有粘连时要钝性分开。摊开阑尾系膜,缝扎阑尾动脉,钳夹切断阑尾系膜,结扎断端。因炎症扭曲的系膜可分段结扎切断之(图 33-7)。

⑤切除阑尾:在阑尾根部钳夹压挫阑尾并结扎之,离开压挫处 0.5cm 切断阑尾。断端苯酚乙醇消毒(图 33-8)。

⑥包埋阑尾断端:在阑尾根部周围 0.5cm 处的盲肠壁浆肌层上做荷包缝线,把阑尾根部包埋进去。也可做 8 字缝合包埋阑尾残端。结扎线可将阑尾系膜残端固定在盲肠壁上(图 33-9)。

⑦逆行切除:双重结扎切断阑尾根部,处理阑尾残端。从根部或阑尾尖端分次结扎切断阑尾系膜。遇到盲肠后位阑尾,要切开后

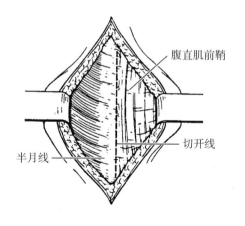

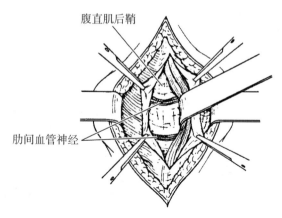

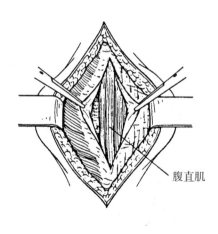

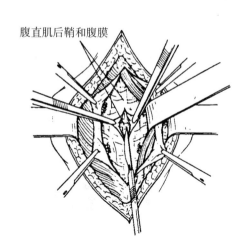

图 33-4　腹直肌旁切开法

腹膜松动盲肠后再处理阑尾(图 33-10)。

⑧阑尾黏膜剥脱术:切除阑尾困难时,先切断阑尾根部,显露阑尾壁。纵行切开阑尾壁,自黏膜下层剥离并除去阑尾黏膜。如黏膜剥离困难,可全长切开阑尾,剥离或刮除黏膜及腔内容物,消毒创面,止血(图 33-11)。

(3)除单纯性阑尾炎炎症较轻,病人不同意手术,阑尾周围炎性包块已局限和病人因全身性疾病不能耐受手术者,急性阑尾炎均需手术。其中特殊类型的急性阑尾炎的处理较为复杂。

①小儿急性阑尾炎:其特点是周身中毒症状重而局部症状不典型;压痛广泛而腹肌紧张不明显;小儿阑尾壁薄弱,容易发生穿孔且容易发生弥漫性腹膜炎。应积极早期手术治疗。

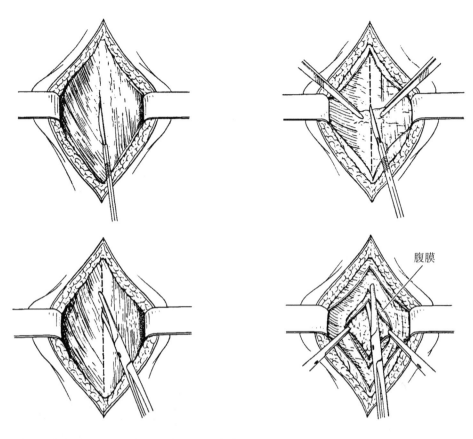

图 33-5　腹直肌外缘切开法

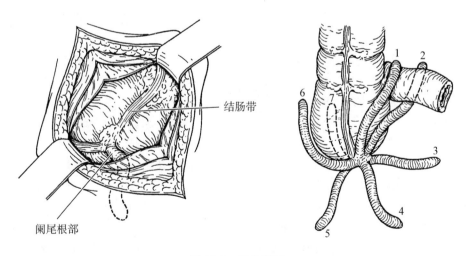

图 33-6　寻找阑尾

1. 回肠前位；2. 回肠后位；3. 骶骨岬位；4. 骨盆位；5. 盲肠下位；6. 结肠外侧位；7. 盲肠后位

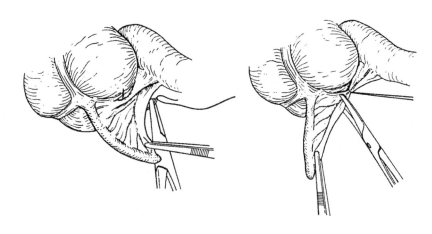

图 33-7　结扎阑尾系膜

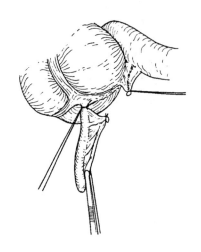

图 33-8　切除阑尾

②老年人急性阑尾炎:其特点是症状和体征表现虽轻,并不能反映局部炎症的轻重,容易漏诊。手术时要探查回盲部,以防遗漏肿瘤病变。

③妊娠期阑尾炎:随子宫的增大,阑尾炎压痛点不断抬高,腹肌紧张也不明显,阑尾极易穿孔,炎症难以局限。严重感染可致流产。笔者经治一例妊娠 24 周伴发化脓性阑尾炎,阑尾切除后未放引流。因阑尾残株炎形成阑尾脓肿再次行脓肿引流,后并发肠梗阻发生早产。术后留下腹壁盲肠瘘。造影发现该瘘与盲肠、输卵管相通。术后 4 个月行瘘管切除、输卵管成形术后痊愈出院。这种复杂的临床经过是出乎预料的。因此,任何年资的医师都不应小视妊娠阑尾炎的手术治疗。

2. 腹腔镜阑尾切除术　没有穿孔或阑尾脓肿的急性阑尾炎病例可以选择腹腔镜手术。因为穿孔或阑尾脓肿形成的患者腹腔镜手术的中转开腹手术率较高,一般不选择腔镜手术。

全麻下取仰卧头低足高位,摇高手术床右侧,便于阑尾的显露(图 33-12)。

穿刺部位:在脐下方置 12mm 穿刺器用于插入腹腔镜,耻骨上置 5mm 穿刺器,脐耻之间腹直肌外缘置 5mm 穿刺器(图 33-13)。

手术步骤如下。

(1)使用超声刀处理阑尾系膜时,先显露阑尾根部及阑尾系膜。提起阑尾系膜确认系膜离断线(图 33-14)。该线应是阑尾根部到系膜边缘的最短距离。

(2)以超声刀按照拟定的切断线离断系膜。为避免系膜血管出血,不要太靠近阑尾的根部离断,使阑尾根部仍留有少量的系膜组织,一旦发生出血,仍可以钳夹出血系膜止血(图 33-15,图 33-16)。

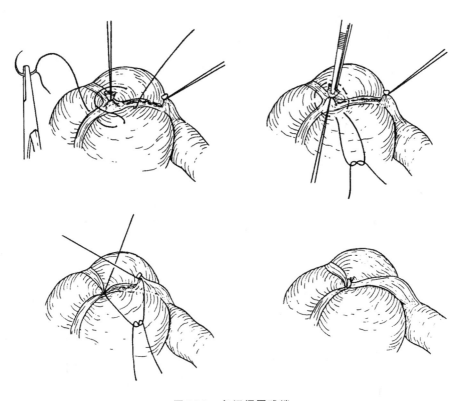

图 33-9 包埋阑尾残端

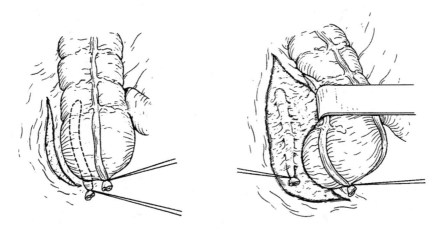

图 33-10 逆行切除阑尾

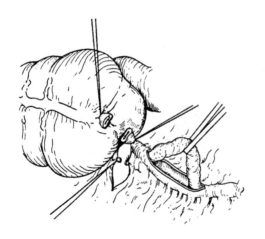

图 33-11　阑尾黏膜剥脱术

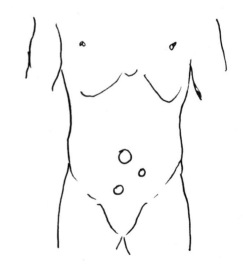

图 33-13　穿刺孔位置

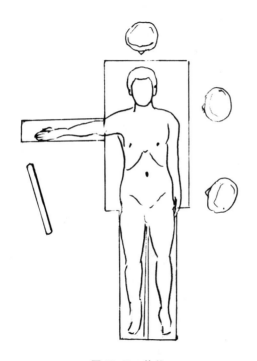

图 33-12　体位

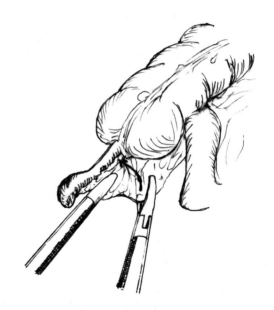

图 33-14　阑尾系膜的离断线

（3）阑尾游离后，用直线闭合器在根部闭合切断阑尾（图 33-17）。去除标本，清理腹腔，结束手术。

（4）如遇到阑尾与周围粘连游离阑尾系膜有困难时，可以按照逆行切除阑尾的方法，先离断阑尾根部，再离断阑尾系膜及其与周围的粘连。

（5）如果阑尾根部因炎症组织脆弱难以从根部闭合时，可用长的直线闭合器连同部分盲肠一起闭合切除（图 33-18）。

（三）急性胆囊炎

手术治疗急性胆囊炎有两种观点。一是主张早期手术。在经过纠正水盐及酸碱平衡紊乱，抗生素应用后即可手术。另一观点认

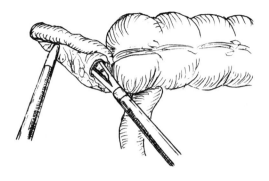

图 33-15　在阑尾根部开始离断阑尾系膜

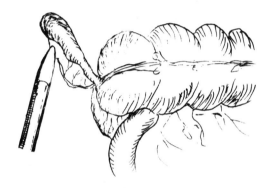

图 33-16　离断阑尾系膜

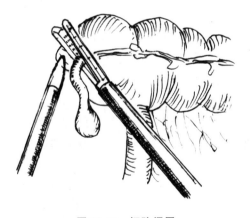

图 33-17　切除阑尾

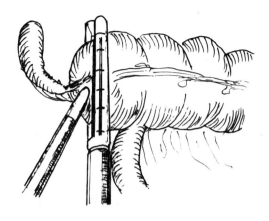

图 33-18　阑尾连同部分盲肠一并切除

治疗,如症状不缓解或反而加重,则行急诊手术治疗。

【手术指征】

1. 临床症状重,经禁食、抗炎及补液等治疗后症状无缓解。

2. 胆囊肿大且张力高,触痛明显。

3. 全身中毒感染症状显著,有精神淡漠或烦躁、寒战高热及血白细胞明显升高。

4. 老年病人诊断明确,症状加重迅速。除非已发生胆囊穿孔,应尽量采用非手术治疗控制休克,纠正水盐及酸碱平衡紊乱后手术。如已发生胆囊穿孔、全腹膜炎、败血症时,及时手术,手术方式应以简单安全为主,条件许可时行胆囊切除术。

【术中处理】

急性胆囊炎手术处理时应根据病人病情、能耐受手术的程度及术者经验、手术条件等综合判断术式。

1. 胆囊切除术　因急性胆囊炎时胆囊充血、水肿,解剖关系不清,组织脆弱易为缝线切割,所以手术时出血比择期手术多,易致肝外胆管损伤,结扎胆囊管残端处易因割裂而发生胆漏。在手术中应做到良好的暴露,不要过分追求小切口,应以逆行胆囊切除为主。在完全看清 Calot 三角关系后方可处理胆囊管。因水肿的胆囊管炎症消退后有一定程度回缩,切断时较正常解剖时多留一点胆

为急性胆囊炎发作时手术危险性大于择期手术,死亡率也高于择期手术,老年人的急诊手术死亡率尤高。应姑息治疗一段时间后再手术。笔者的观点是:在急性胆囊炎发作 24～72h 内可积极急诊手术,超过 72h 尽量姑息

囊管或做间断缝闭胆囊管残端。

2. 胆囊部分切除或大部切除术　对胆囊管汇入肝总管处水肿粘连重,解剖不清,不易分离出胆囊管,或在手术过程中病情突然变化,为尽快结束手术而采用此法。因胆囊壁坏死无法切除,胆囊过深,大部位于肝内,周围粘连重,此时若按常法将胆囊自肝床剥下,将花费很多时间,出血很多,应灵活选用胆囊部分切除或大部切除术。手术应做到,胆囊管予以妥善结扎,如分离胆囊管困难,宜从剪开的胆囊内将胆囊管口缝扎。切除大部分胆囊壁,残留的胆囊黏膜必须清除干净,可用5％碘酒或双极电凝刮除黏膜,否则残留胆囊黏膜分泌黏液,将形成小囊肿,一旦感染则发生小脓肿。术后必须放置引流管,1～2周后拔管。

3. 胆囊造口术　病程长、炎症重、病人情况危重、伴有心血管系统严重并发症不能耐受胆囊切除术者,可行胆囊造口术。造口后2周行胆囊造口管造影,一般在3个月后再手术切除胆囊。

(四)重症急性胆管炎

重症急性胆管炎(ACST)是指临床征候较重的急性化脓性胆管炎,一般又称为急性梗阻性化脓性胆管炎(AOSC)。它是由胆管梗阻、管内高压和急性化脓性感染协同所致,以肝胆系统病损为主,进一步可造成多器官功能和器质性损害的全身严重感染性疾病。重症急性胆管炎是我国和亚洲地区的多发病,在广大基层医院十分常见。重症急性胆管炎是胆道系统疾病发生死亡的主要原因,病死率一直居高不下。

急性化脓性胆管炎治疗的原则是完全控制感染过程和去除发病原因。对严重急性胆管炎和所有急性中毒性胆管炎病人,都应联合使用有效的抗菌药物。造成本病一系列损害致病情恶化的基本病变是胆管内高压下的严重化脓性感染,只有及时行胆管减压和引流脓性胆汁,才能有效制止炎症发展和蔓延。实践证明,外科手术是最迅速而确切的胆管减压手段。急诊胆管减压手术作为主要治疗方法后,本病死亡率已明显下降。

【手术时机】

对于肝内胆管结石引发本病且发病间短者,应争取在非手术治疗下度过急性期,待全面检查、了解清楚肝内病变后,选择合适的手术方式加以处理。对于由肝外梗阻因素造成的急性梗阻性化脓性胆管炎,应进行短时间积极的术前准备后迅速有效地解除胆道梗阻并减压引流。对于经短时间药物治疗后血压仍不稳定者,应及时中转手术,切不可消极等待,错过手术时机。

【手术术式】

胆总管切开减压、解除梗阻及 T 形管引流是最直接而有效的术式。但必须探查肝内胆管有无梗阻,尽力去除肝胆管主干即 1～2级分支内的阻塞因素,以达到真正有效减压的目的。胆管狭窄所致梗阻常不允许在急诊手术中解除或附加更复杂的术式,但引流管必须置于狭窄以上的胆管内才能有效。一般不应以胆囊造口代替胆管引流,在肝内胆管梗阻更属禁忌。属肝外胆管梗阻者,若寻找胆管非常艰难,病情又不允许手术延续下去,亦可切开胀大的胆囊,证实其与胆管相通后行胆囊造口术。

胆管减压引流后可否顺便切除胆囊,需慎重考虑。对一般继发性急性胆囊炎,当胆管问题解决后,胆囊的形态及正常功能常可恢复,故不应随意切除。严重急性胆囊炎症,如坏疽、穿孔,或合并明显慢性病变具有切除指征者,则要根据当时病情选择胆囊切除或胆囊造口术。全身感染征象严重、休克或生命体征虽有好转但尚不稳定者,选择胆囊造口更恰当。

附加胆肠内引流术尤须慎重,我国肝内胆管结石、狭窄多见,在不了解肝内病变情况下,即使术中病情许可,加做胆肠内引流术带有相当盲目性,可因肝内梗阻存在而发生术后反复发作的反流性化脓性胆管炎,给病人带来更多痛苦及危险。

(五)急性胰腺炎

一般行非手术治疗,治疗重点是加强监护治疗,纠正血流动力学异常,营养支持,防治休克、肺水肿、ARDS、急性肾功能障碍及脑病等严重并发症。关于手术治疗,目前倾向于尽可能完善液体治疗与器官支持治疗,待发病 2 周后再酌情手术治疗,即延期手术原则。但在急性胰腺炎的 3 个病期中都有手术治疗的可能和必要,延期手术的原则需要根据病期变化灵活掌握。

1. 急性反应期手术干预

(1)暴发性胰腺炎:对暴发性胰腺炎而言,及时的手术干预在目前或许是唯一有效的措施。手术力求简单,以单纯腹腔冲洗、引流为主,同时行空肠造口。暴发性胰腺炎的早期诊断并不容易,如有条件进行良好的器官支持治疗,或经过积极液体扩容治疗病期趋于稳定时,应努力避免早期手术。但如果经积极的器官支持治疗,仍无法稳定器官功能或无良好器官支持治疗条件,同时肺、肾等重要脏器功能趋于恶化时,不必等待至发病 72h 后手术,及时的手术引流可能挽救部分暴发性胰腺炎病人的生命。

(2)腹腔室隔综合征(ACS):急性胰腺炎存在严重的毛细血管渗漏和后腹膜的炎症,极易引起腹腔压力急剧升高而发生腹腔室隔综合征。在充分积极非手术措施的干预下,腹腔高压仍不能缓解,则考虑手术减压。非手术治疗包括如下几方面,疏通肠道、负水平衡、血液滤过、单腔穿刺置管引流等。经过上述治疗多数病人的腹腔高压会得到缓解。开腹手术指征包括12~24h 内不能经由非手术措施有效降低腹压在 $30cmH_2O$ 以下、非手术降低腹压过程中出现进行性尿量减少等。尽管有针对腹腔高压的非手术措施,但腹压升高梯度仍超过 $2mmHg/h$,应考虑手术减压。若腹腔压力持续超过 $35mmHg$ 则不必经过非手术阶段直接急诊开腹手术。

(3)胆源性胰腺炎:国内有学者将胆源性胰腺炎分为完全梗阻型、不全梗阻型和非梗阻型。完全梗阻型伴有进行性黄疸、肝功能损害及明确的影像学证据,应早期手术。通常认为手术应在发病 72h 内进行。手术方式以 ERCP 联合 Oddi 括约肌切开或经鼻胆管引流为首选。对可疑的胆源性胰腺炎,在非手术治疗效果不明显情况下,多数学者仍主张早期行 ERCP 检查以明确诊断。无法施行 Oddi 括约肌切开取石和鼻胆管引流者积极地行开腹胆囊切除、胆总管切开取石、T 形管引流,同时清洗引流腹腔和胰周。非梗阻型胆源性胰腺炎病情常较轻,一般认为应当在病情平稳后于同次住院期内行胆囊切除术,手术方式以腹腔镜胆囊切除最佳,同时需考虑胰胆管合流处异常等因素。

2. 感染期的手术处理　感染期通常指发病 2 周至 2 个月。可能需要外科处理的感染灶,通常包括炎症反应期的腹腔内液体积聚继发感染和胰腺及胰周坏死灶继发感染。大多数急性胰腺炎病人在炎症反应期都伴有胰周渗出。通常在早期无须针对这样的液体积聚进行外科干预,一部分病人可随着病情好转而逐渐吸收,另一部分病人在后期可形成胰腺假性囊肿或脓肿。胰周脓肿是手术的绝对指征,多发生于发病 1 个月以后。临床表现为严重的感染征象,增强 CT 可见强化增厚的脓肿壁,与周围组织界限清楚。脓肿还可发生于结肠旁沟、腹膜后甚至突出于腹股沟等处。选择合适的路径直达脓腔并置三腔管持续冲洗引流即可。

目前认为感染期的手术处理时机最好推迟至发病 3~4 周或以后。此时坏死组织与正常组织界限相对清楚,利于清创,可最大限度保留正常胰腺组织,减少手术对胰腺内、外分泌功能的影响。在对已发生感染的病人进行非手术治疗时,需严密观察病人的生命体征并进行动态评分。非手术治疗 24～48h 无明显改善者应早期手术。难以控制的感染常常是胰腺新生脓肿所致,应及时行 CT 复查,此时需多次做小切口剖腹行脓肿引流。

通常认为无菌性坏死灶可暂不手术,病灶随着病人全身症状的好转有逐渐吸收、机化的可能。从病程进展来看,主动清除可能继发感染的坏死灶要比待其感染后再手术的效果好,并可缩短病程。

胰腺坏死伴感染灶的手术处理原则:以对坏死组织的清除及局部的引流、灌洗为主。手术入路及引流管的放置方式多种多样。胰腺坏死伴感染病灶中含较多固态的坏死组织,且这些坏死组织随着病情的发展仍在不断的形成中,因此术后引流管的管理相当重要。除了应用粗大引流管持续滴水冲洗以外,待引流管窦道形成后,还需将管道拔出体外清理以保证引流通畅,最大限度清除坏死组织。主张有限地清除胰腺与胰周坏死灶,不要广泛"松动"胰腺,重视两侧结肠旁沟后腹膜腔的灌洗引流,盆腔则无须常规放置引流。要同时行空肠营养性造口。

3. 残余感染期的手术处理　此期常指发病 4～6 周后,手术治疗的目的系对残余感染病灶进一步清除引流及对并发的各种消化道瘘、胰腺假性囊肿等进行处理,手术时机相对宽松。由于此时病人全身情况好转,而针对残余的腹腔脓肿多可先试行超声引导穿刺治疗,特殊部位可行小切口开腹引流。对胰腺假性囊肿的手术指征和手术方式少有争议。

总之,重症胰腺炎的急诊手术指征在不同时期各异,只要出现危及生命而需要外科处理的问题都应急诊手术,以防延误时机。

(六)胃和十二指肠溃疡急性穿孔

对胃、十二指肠溃疡急性穿孔的治疗原则首先是中止胃肠内容物流入腹腔,使急性腹膜炎好转以挽救病人生命。在此基础上当病情需要而又有条件时,可以进一步考虑溃疡病的根治问题。

【手术指征】

1. 出现急性弥漫性腹膜炎,全身感染症状明显。

2. 出现休克。

3. 明确伴有幽门梗阻存在。

4. 合并有溃疡出血。

5. 明确为胃溃疡穿孔。

6. 非手术治疗中病情恶化。

【手术方法】

1. 单纯穿孔缝合术　适用于穿孔时间较长(超过 8h),腹腔内感染较重,有较多的渗出;既往未经过内科治疗,未发生过严重的溃疡并发症,特别是十二指肠溃疡;病人一般情况差,有其他脏器疾病不能耐受彻底的溃疡手术;不具备行彻底的溃疡手术技术及条件。开腹后查清穿孔部位和腹腔污染情况,决定行修补术式后,吸尽漏出液,在离开穿孔边缘的正常胃肠组织上间断缝合数针。为避免缝线切割撕脱较脆的组织,可预置缝线后一阵打结。较大的穿孔难以直接缝闭,也可将大网膜填塞封堵穿孔后缝合(图 33-19)。

单纯溃疡缝合术后有 1/3 病人溃疡得以愈合,仍有 2/3 病人溃疡再发或需要再手术治疗。如有指征可行以下手术。

2. 胃大部切除术　适用于一般情况较好,穿孔时间短(不超过 8h),腹腔污染不重;长期溃疡病史,反复发作,症状较重;之前有过溃疡的严重并发症;较大的胃溃疡怀疑恶变者。

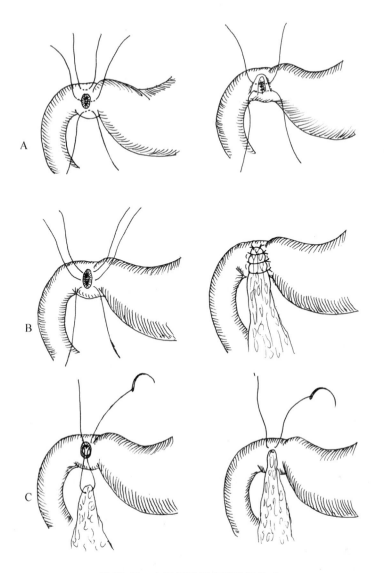

图 33-19 十二指肠溃疡穿孔修补术
A. 单纯修补术；B. 修补加网膜覆盖；C. 网膜填塞术

(七)胃癌穿孔

胃癌急性穿孔一般较大，不宜用非手术治疗，更不会自行愈合，若不及时急诊手术，会迅速发展为弥漫性腹膜炎合并中毒性休克，严重危及生命。急诊手术需根据病人的不同体质，迅速选择最佳手术方式。胃癌穿孔较大有弥漫性腹膜炎，中毒症状严重且发生休克时，应紧急抗休克，补充水和电解质，纠正酸碱平衡失调及抗感染等治疗，尽快急诊手术治疗。

应根据病人的全身状态、对手术的耐受能力、穿孔时间、腹腔污染程度及肿块的局部情况，选择合适的术式。

1. 单纯修补术 适用年龄大，一般情况差，穿孔时间过长（>24h）、腹腔严重感染、中毒症状明显，或高龄、全身状况较差，或伴有心、肺、肝、肾等脏器严重疾病,组织水肿严重不能耐受一期胃切除的,或肿瘤已广泛转移的。

2. 胃空肠造口术　适用于肿瘤已广泛转移,穿孔灶又难以修补或估计修补后有梗阻、出血、破裂可能的。

3. 姑息性胃大部切除术　对癌症晚期有广泛癌转移者,穿孔时间短,组织水肿较轻,一般情况尚可,但全身情况尚不允许做根治性手术时,可选用此类手术。

4. 胃癌根治术　适用于全身情况尚好、穿孔时间短、腹腔污染轻、肿块局限无转移或局部转移,组织水肿轻,能耐受根治术,本法应是首选的方法。也可根据病人情况在穿孔修补术后3～4周内行二期根治手术。胃癌根治术在胃癌穿孔的治疗中有着很重要的意义,做了根治性手术的胃癌穿孔病人术后生存期明显长于姑息性手术及仅行修补术的胃癌穿孔病人。

笔者认为,对胃癌穿孔的治疗应采取积极的态度,争取一期手术切除或先行穿孔修补术,术后3～4周再次手术切除肿瘤,以减少手术死亡率,提高治疗效果。对确实不能切除的肿瘤,亦应认真行修补穿孔加引流术,以减少术后漏的发生,延长病人的生存期。

(八)结肠穿孔

【术前准备】

结肠穿孔后腹腔严重感染,病情危重,如治疗不及时,常因中毒性休克而死亡。绝大部分病人须采用手术方法治疗。术前应积极有效地抗休克,应用强有力的抗生素,迅速改善全身情况,尽快完成术前准备。

【手术治疗】

对于外伤性结肠穿孔,若污染轻或污染虽较重但冲洗彻底的12h内的结肠穿孔,主张尽力行一期缝合修补手术或肠切除吻合术,手术中应彻底用生理盐水冲洗腹腔及必要的腹腔引流。对于多脏器损伤、休克恢复

不稳、全身情况不允许或局部污染严重又超过12h的病人,可行双端造口。也可行局部肠修补或切除吻合,近端造口,远端封闭,待3个月后关瘘。对非外伤性结肠穿孔和结肠癌穿孔,若肿瘤位于右半结肠和横结肠,可行一期切除吻合,腹腔引流,必要时附加回肠造口术。若为左半结肠,则宜行穿孔肠段外置,二期手术再切除左半结肠,或肿瘤肠段切除加横结肠造口,二期手术吻合。克罗恩病结肠穿孔,原则上行一期病变肠道切除,切除病变范围至少在正常肠管3cm以上。穿孔后并发腹腔脓肿,则先行脓肿引流,二期再手术切除病变肠段。溃疡性结肠炎并发穿孔,原则上行穿孔修补术,附加近端结肠造口。

(九)小肠梗阻

肠梗阻的治疗方法要根据肠梗阻的类型、部位程度和病人的全身情况而定。手术治疗主要适用于各种类型的绞窄性肠梗阻、肿瘤及先天性肠道畸形引起的肠梗阻,以及非手术治疗无效的病人。手术的原则和目的是在最短手术时间内,以最简单的方法解除梗阻或恢复肠腔的通畅。手术方法多种多样,其选择主要取决于两个因素,即梗阻的时间是早期还是晚期、梗阻的性质是单纯性还是绞窄性。在任何情况下以保证病人的生命安全为主,其次为处理梗阻原因。手术方法大体可归纳为以下四种。

1. 解决引起梗阻的原因　如粘连松解术、肠切开取除异物、肠套叠或肠扭转复位术等。

2. 肠切除肠吻合术　如肠管因肿瘤、炎症性狭窄等,或局部肠襻已经失活坏死,则应行肠切除肠吻合术。正确判断肠管的生机十分重要。如在解除梗阻原因后有下列表现,则说明肠管已无生机:①肠壁已呈黑色并塌陷;②肠壁已失去张力和蠕动能力,肠管呈麻痹、扩张、对刺激无收缩反应;③相应的肠系

膜终末小动脉无搏动。如有可疑,可用等渗盐水纱布热敷,或用 1% 普鲁卡因溶液做肠系膜根部封闭等。倘若观察 10～30min 仍无好转,说明肠已坏死,应行肠切除术。较长一段肠管生机不易判断时,可做肠外置,或暂时先关腹,24h 后再次剖腹观察。

3. **短路手术**　当引起梗阻的原因既不能简单解除,又不能切除时,如晚期肿瘤已浸润固定,或肠粘连成团与周围组织融合,则可做梗阻近端与远端肠襻的短路吻合术。这种短路手术可以作为治疗肠梗阻的一种永久性手术,也可以视为第二期病灶切除前的准备手术。短路吻合有两种形式:一种是侧侧式的,即在梗阻部位的近远端肠襻间做侧侧吻合;另一种是端侧式,即先将梗阻近端胀大的肠襻切除,近端切断与梗阻部位以下的萎陷肠襻做端侧吻合。吻合方式的选择须根据病变的具体情况而定。如病人情况较差,手术单以解除梗阻为目的,而对病变本身不拟再做进一步的处理者,侧式短路吻合较为简便而安全有效(图 33-20)。

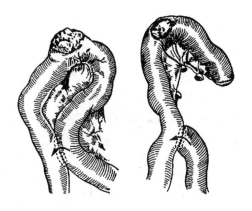

图 33-20　肠梗阻的短路手术

4. **肠造口或肠外置术**　主要适用于低位肠梗阻如急性结肠梗阻。如已有肠坏死,则宜切除坏死肠段并将两断端外置行造口术,待以后二期手术再处理结肠病变。低位小肠梗阻行插管造口,方法宜选用 F16、F18 肠造口管,注意行隧道式包埋技术,以防水肿膨胀肠管愈合不良而发生肠瘘(图 33-21)。

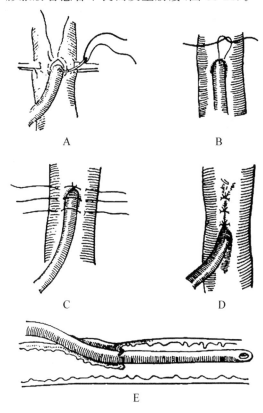

图 33-21　小肠插管造口术

关于肠扭转的急诊手术:肠扭转很容易演变为绞窄性肠梗阻,应立即进行紧急的手术治疗,稍有迟疑即可发生不可挽回的肠坏死。切开腹膜以后,可见血供障碍的肠管高度膨胀而呈紫色,正常的肠管萎陷,或几乎全为病变的肠襻。为防止副损伤,应将扭转的肠襻完全提出腹腔外,用温盐水纱布垫小心包好,然后仔细检查其肠系膜。将胀大的肠襻托出腹壁外时不要过度牵拉肠系膜,以防撕断系膜血管。要查明其扭转方向、大约扭转的角度和受累肠襻的部位和长度,随即进行复位手术。系膜根部或肠壁上有束带状的粘连时,应将粘连切断。同时行肠系膜根部神经封闭以减少休克。腹腔内积液积血应予吸净。然后将外置的肠襻逐段检查后顺序放回腹腔。如肠壁的生机丧失,应将坏死的肠襻切除,并做端端吻合。老年或幼儿的一期肠切除吻合的死亡率甚高,病程越久者预后越差。对肠扭转而且肠襻已经绞窄坏死者,原则上虽应行坏死肠襻的广泛切除后一期吻合,但对大范围广可疑坏死肠襻的处理要谨慎。小肠扭转是在肠系膜根部,累及全部小肠,此时在扭转复位后,应做较长时间的观察以确定肠曲是否必须切除,避免过多切除小肠造成术后短肠综合征。

晚期小肠坏死的病例在扭转回复后会突然出现血压下降,休克加重,甚至出现呼吸心搏骤停。其原因多是大量的毒性物质经再通的血管进入血液循环,引起主要器官的急性功能障碍。因此对已经失活的肠管及其肠系膜不能突然复位,应阻断肠系膜血管后再行复位和肠切除。

(十)腹壁疝嵌顿

1. **腹股沟斜疝嵌顿**　疝嵌顿后应在诊断确定后尽快施行手术。切开疝囊,探查疝内容物判定肠管的生机。切断疝囊口的狭窄环,以解除肠系膜血管绞窄和肠襻的嵌顿或梗阻。如为腹股沟斜疝,发生嵌顿的部位多在内环,解除嵌顿需做内环切开,切开的位置一般应在内环口前方,以防伤及其内侧的腹壁下动脉。过紧的嵌顿环在剪开时要避免损伤肠管。将疝内容物回纳入腹腔后,高位结扎疝囊。如病人情况稳定,局部组织并无感染,可进行疝修补。病人不耐受手术、局部污染较重或已有感染,可缝合伤口,择期再行修补术。

绞窄性疝应立即进行手术治疗。切开疝囊时如有血性渗液者,说明已有肠绞窄。手术时必须尽快切开疝囊口的狭窄环以解除绞窄,然后再详细检查受累的组织是否已经坏死。在切开疝囊口后应防止脱出的肠曲突然回缩入腹腔。在检查肠曲的时,不能只检查疝囊内的肠管,应扩大探查肠管的范围,以防有坏死的肠段遗漏在腹内。绞窄解除后,肠曲淤血立即减轻,颜色由青紫色恢复至正常,

肠曲的表面具有光泽,轻夹肠壁后能有蠕动出现,肠壁仍具有一定的张力,肠襻的系膜血管仍可见有搏动,均为肠管有活力的征象,可以将它回纳入腹腔。反之,若肠壁颜色并无改观,青紫甚或发黑,表面无光泽,对器械之钳夹无反应,肠壁软而弛缓无弹性,肠系膜血管也无搏动者,则为肠坏死的征兆,应将该肠段切除,然后再行肠吻合术。疝的处理原则同上,病人情况良好、局部又无显著水肿或感染者,可以进行疝囊的高位结扎和疝修补术。病人情况不稳定,局部无严重感染者,可以先做疝囊口结扎,缝合创口,暂不进行疝修补术。如病人不耐受手术而腹腔又有感染者,疝囊也可不结扎,可通过囊口放置引流管加以引流。病情极其严重不允许做肠切除、吻合术者,可单纯做疝囊切开,将肠管固定在囊颈部防止它回缩,然后在腹股沟区做肠造口,以解除梗阻,待全身情况好转后再做进一步处理。

2. **股疝嵌顿**　股疝由于其解剖的特点嵌顿率高,一经诊断,应立即安排手术。手术切口多以肿块为中心或行腹股沟斜切口。低位股部切口能直接显露疝囊,创伤小,手术时间短,但不易做到高位结扎,尤其是肠坏死时不便处理。经腹股沟手术可高位结扎疝囊,便于处理肠坏死,修补股环可靠,应优先考虑选择。传统的张力修补法主要是 McVay 法和腹股沟韧带、陷窝韧带与耻骨肌筋膜修补法,开放性无张力修补主要采用填充法,目前临床多用网塞填充法。

(十一)结肠、直肠癌梗阻

结肠癌并肠梗阻的手术原则是:"解除梗阻,切除肿瘤,提高生存率"。对术前未明确诊断而行手术探查者,宜采用正中绕脐切口,左右兼顾上下可随需要延伸,避免术中再附加切口。手术方式及其选择如下。

1. **一期手术**　施行一期吻合应当符合下列条件:①全身情况良好,无低蛋白血症和中毒表现;②梗阻时间不长,肠道

污染轻；③梗阻近端肠管血供良好、肠腔扩张及水肿不严重；④术中经结肠减压或灌洗后，近端结肠内容物已基本排空；⑤吻合口符合"上空、口松、下通"的要求。但对于不符合条件者则应分期手术。一期手术的优点是手术切除率高、提高远期生存率、住院时间短及避免多次手术痛苦和危险。目前，多数学者认为右半结肠癌致急性梗阻者可争取行一期右半结肠切除，回肠横结肠吻合术，并放置引流。而对左半结肠癌是否行一期手术尚存在分歧。

2. 二期手术（Hartmann 术）　先造口解除梗阻，二期切除吻合。施行二期吻合手术的适应证：①全身情况差，合并严重的脏器功能不全；②感染中毒严重，肠壁血供较差、水肿明显，肠道清洁不满意，吻合条件不理想；③贫血、水电解质及酸碱平衡紊乱纠正不理想；④一期切除有困难及危险。缺点是病人要承受再次手术的痛苦，住院时间长，造口给生活带来不便。由于左半结肠肠壁薄，血供较差，愈合能力差，加之左半结肠内粪便稠厚、肠内细菌数量与毒素比其他肠段多，故该术式更适合于左半结肠癌或直肠上段癌致急性梗阻者。但随着外科技术的发展，术中肠道处理和术后营养支持方法的改进，现在梗阻性左半结肠癌的处理已出现偏向一期切除吻合的趋势。文献显示一期手术并发症和病死率与分期手术相近。为避免延误肿瘤的治愈性切除，应争取一期切除肿瘤、结肠双腔造口或 Hartmann 手术（肿瘤切除、近端结肠外置造口，远端封闭固定于盆腔侧壁）。对伴严重休克者，可行结肠造口，梗阻解除后 2 周内，在肠道充分准备下行二期手术切除肿瘤，关闭造口。

3. 姑息性手术　对病变已侵犯重要脏器或有远处转移不能行根治性切除的病人，为解除肠道梗阻，可行局部肠段切除。如病变不能局部切除，可行梗阻近远端肠管捷径吻合或近端肠造口术以缓解梗阻。

（十二）胃和十二指肠溃疡出血

对溃疡病大出血的处理方法决定于病情的评估。判断出血的原因、部位、出血量、出血速度，了解病人对失血的耐受和代偿能力，预测是否在继续出血，确定适当的治疗方法。对于失血性休克病人，在尽快明确出血原因的同时积极抗休克治疗。大多数溃疡出血病人经过非手术治疗出血停止，病情稳定，但约有 10% 病人出血得不到控制，需要及时手术治疗。通常，出血量大、出血速度快、休克表现明显和不耐受失血的中老年体弱病人，并发穿孔、幽门梗阻或溃疡的病人，出血停止又再次出血的病人，要及时果断手术治疗。

【手术指征】

1. 急性大出血，短期内出血量大，病人很快陷入休克者。

2. 6～8h 内输血 600～1000ml 后血压仍然不稳定，或病情暂时好转又加重者。

3. 近期有过大出血病史经内科治疗好转后再次出血者。

4. 溃疡病正规内科治疗期间发生大出血者。

5. 已证实为胃小弯或十二指肠后壁溃疡的病人发生大出血者。

6. 年龄较大有动脉硬化可能，估计对大出血代偿能力差者。

7. 同时有穿孔、幽门梗阻等并发症者。

正确选择手术时机在临床上往往非常困难，大出血期间的急诊手术风险很大，常常希望内科治疗获得成功。一旦内科治疗效果不佳，病人状态恶化再被迫手术，手术死亡率增高。关键在于对出血量的估计和对能否止血的判断，对不能停止出血者在出现危急情况之前施行手术是最佳手术时机。

【手术方法】

1. 出血点结扎术　适合于对手术耐

受差的病人和溃疡对周围侵蚀严重行胃大部切除困难者。切开溃疡附近的胃或十二指肠前壁，显露溃疡面，找到出血点或出血的血管缝扎止血。对溃疡周围的血管也应一并结扎处理。本术式虽能止血，但有再出血和发生穿孔等并发症的可能。也有找不到出血的异常情况存在，此时可以经过切开的通道对全胃和十二指肠进行探查，尽可能明确出血原因并做出对策（图33-22）。前壁的溃疡出血也可做出血的溃疡病灶局部切除，止血效果较单纯出血点结扎更可靠（图33-23）。

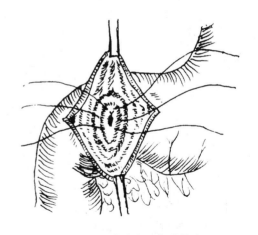

图 33-22　溃疡出血点结扎术

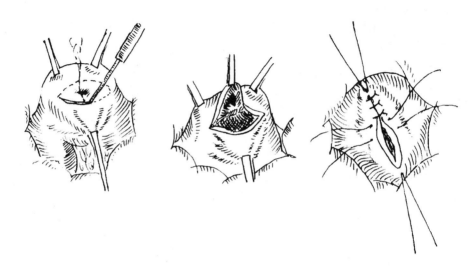

图 33-23　出血溃疡局部切除术

2. 胃大部切除术　治疗溃疡出血的胃大部切除术，要求一定要满足止血的要求，即切除溃疡在内的胃或十二指肠球部。切除困难的球部溃疡要可靠结扎出血点或血管，再做溃疡旷置术。高位胃溃疡出血也要做病灶切除，胃大部切除不能包括高位的溃疡时，也要做溃疡的局部切除，以防再出血。

(十三)胃癌急性出血

【手术指征】

1. 心、肺、肝、肾等重要脏器无严重功能不全。

2. 呕血、黑粪同时存在，一次出血量＞1000ml。

3. 24h 以内大量输血血红蛋白持续下降。

4. 经非手术治疗血压、脉搏指标仍未见好转。

【术式选择】

要根据病人全身情况、肿瘤的进展程度及手术当中的具体情况而定，可选用以下 4 种方法。

1. 胃癌根治术　胃癌病人多数伴有轻

重不等的贫血、营养不良,加之急性大出血,体质较差,凡急诊手术应以止血为主要目的,手术范围不宜过大,在病人全身和局部允许情况下方可考虑做根治性手术。术中探查原发癌肿能整块切除的,则应尽可能广泛切除原发癌肿,同时彻底清除区域淋巴结。在决定做根治术时应注意,不可因癌肿巨大而轻易放弃根治术,也不能因癌肿块小、症状不典型而轻易诊为溃疡病,失去根治机会。

2. 姑息性胃大部切除术　胃癌并发出血多数病人为进展期,有不少为晚期。对于全身情况不允许做根治手术者尽可能做姑息性切除。如果探查时发现癌肿大而且固定,有的远处已转移,不能行根治术。或有的病人年龄大,心、肺功能不全,不宜行根治手术的则行姑息性胃大部切除术。

3. 胃空肠吻合术　对胃窦部癌肿形成幽门梗阻或快要形成幽门梗阻,伴有出血又不能行姑息切除的,行胃空肠吻合术,将肿瘤旷置以减少出血,并可解决病人进食及梗阻问题,改善全身营养情况。

4. 胃血管缝扎术　对由于癌组织缺血性坏死,表面发生糜烂或溃疡,侵蚀血管而致大出血的病人,肿瘤不能切除,病情又不允许做其他手术,可按胃的血液供应,确定出血来源,分别缝扎胃周的血管进行止血。或切开胃腔探查,对于活动出血的动脉可缝合止血。对于大面积渗血可用电灼、激光、氩气止血,但效果不佳,有可能再出血。

(十四)胆道出血

胆道出血的治疗应依据出血的性质、出血的部位、出血量的大小、病人肝功能和周身状态及当时的医疗条件,进行综合分析,采取不同的治疗方法。

【适应证】

1. 出血量大或多次反复出血,伴有病情恶化或出现休克者。

2. 有严重胆道感染临床表现,经非手术疗法不见好转者。

3. 经肝动脉造影出血灶不明确或肝动脉栓塞后仍有出血而又不适于其他非手术疗法者。

【手术方法】

1. 胆道探查、引流术　适用于肝外胆道出血,尤其是出血量较小的感染性胆道出血。出血量大的胆道出血,单靠此种手术处置,往往难以达到止血目的,还应附加肝动脉结扎手术以控制出血。

2. 缝合结扎止血　主要适用于术中能发现小的出血病灶或出血血管。较小的胆管血管瘘、胆管黏膜溃疡或炎性糜烂的局限性出血灶,以及肝切除断面或胆肠吻合口处活动性出血的小血管等,有时还要附加肝动脉结扎术。

3. 肝动脉结扎术　肝动脉结扎术的适应证:①术中阻断肝固有动脉或其一侧分支,出血立即停止或肝动脉震颤消失者;②术中肝动脉造影判定为肝动脉出血者;③介入法肝动脉栓塞不成功,经观察继续出血者;④术中出血来自肝脏的哪一侧判断不清,或两侧同时出血者;⑤肝癌、胆管癌引起的出血而病灶难以切除或病人不能耐受切除手术者。

4. 肝切除术　肝切除术治疗胆道出血,其止血率国内报道为 89%。肝切除术用于肝内大出血的适应证包括:①肝癌所致的胆道出血,病变限于肝内一侧,无腹水、无肝内转移,肝功能好,病人能耐受手术者;②肝内海绵状血管瘤,病变范围及病人情况允许手术切除者;③局限性慢性感染(包括肝内小胆管扩张症、多发性肝脓肿等);④已肯定出血来自肝内的一侧,但未能明确出血病灶的性质者。肝切除术既能止血又能清除病灶,治疗成功的关键在于明确手术适应证及病人的承受能力。

(十五)肝癌破裂出血

对破裂口大、出血多、发病急、来势凶险者,应立即进行抢救。静脉快速输血补液抗休克,若病情不见好转或病情稍稳定后又恶化者,应急诊手术治疗。

1. 剖腹探查 取右腹直肌切口进腹。先清除腹内积血和血凝块,一般血凝块最多处多为肝癌结节破裂处,迅速找到肝癌破裂口,暂时用纱布压迫止血。如病变位于膈顶或右后下方显露困难时,可酌情经第 7、8 肋间开胸或切断右肋弓以扩大切口。

2. 出血癌灶的处理

(1)肝切除术:破裂前,病人一般情况较好,入院后休克很快控制,术中所见肝硬化较轻或不明显,病变主要局限于肝的一叶,尤其局限在左半肝内,未发现转移病灶行肝切除无困难,经抗休克治疗后血流动力学稳定者,可行肝段、肝叶或半肝切除术。

对全身情况差、肝功能损害明显,尤其是大出血低血压休克后,肝功能损害进一步加重,此时行肝切除尤其是半肝以上的肝切除术应当慎重。否则术后有导致肝衰竭的危险,处理非常困难。

(2)可吸收材料及大网膜填塞止血:肝癌组织脆弱,无法缝合止血者,将破裂口内活动出血点缝扎后,创面用明胶海绵或各种可吸收止血纱布填塞,覆盖大网膜,再将大网膜缝合固定数针多能达到止血目的。

(3)纱布填塞止血:对病灶无法切除且无法缝合的破裂出血,纱布填塞是暂时避免死亡的姑息止血方法。可采用长纱布条进行局部填塞压迫止血。但应在裂口内先填塞明胶海绵或可吸收止血纱布。在此基础上,外面再用纱布进行局部填塞压迫。注意勿使纱布直接接触创面,以防日后取出纱布时引起继发性出血。纱布条尾端由切口引出腹外,术后 1 周左右开始逐日将纱布条外抽,3～4d 内全部取出,取出过程中应注意有大出血的可能。纱布填塞压迫止血简单有效,但有发生感染的可能。

(4)肝动脉结扎止血:如肝癌裂口大,肿瘤大或身体条件不允许行肿瘤切除时,可考虑行肝动脉结扎术,但要严格掌握适应证。肝动脉结扎可使正常肝组织血流减少 35%,而使肿瘤的血流减少 90%～95%,可起到一定的止血效果。其治疗效果与结扎动脉部位有关,结扎肝固有动脉的止血效果比结扎肝总动脉好,但尽量结扎相应的肝左动脉或肝右动脉,止血困难时可考虑结扎肝固有动脉。有严重肝硬化、肝癌晚期、肝功能不全及肾功能不全者,不宜做肝动脉结扎术,结扎肝动脉将导致肝性脑病等严重后果。中度肝硬化、肝功能明显损害、门静脉阻塞且门静脉压升高及休克状态等情况,应视为肝动脉结扎的禁忌证。

总之,肝癌自发性破裂出血病情发展快,处理较为困难,应根据病人的具体情况及时处理。处理原则是保肝与止血双管齐下,不可偏废。能手术切除出血肿瘤病灶效果最好。

第 34 章　常见腹部器官损伤的手术技巧

一、腹腔内出血的止血

发现腹内积血或有活动性出血,要找到出血部位。脾破裂的活动性出血,应用手指捏住脾蒂(图 34-1)。肝破裂出血严重时要阻断肝十二指肠韧带(图 34-2)。肠系膜破裂出血要在血肿或肠系膜裂口的近肠系膜根部压迫止血(图 34-3,图 34-4)。肾破裂出血须阻断肾蒂(图 34-5)。腹膜后血管破裂出血要清除血肿显露出血部位,视伤情用纱布压迫止血,大血管的破口要用心耳钳钳夹止血后缝合破口(图 34-6)。如系胰腺损伤,要切开胃结肠韧带敞开网膜囊显露胰腺(图 34-7)。控制出血是手术成功的关键步骤,在慌乱中漫无目标地止血只会适得其反。

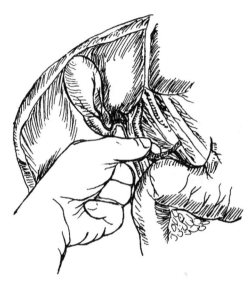

图 34-2　阻断肝十二指肠韧带

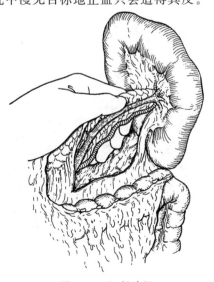

图 34-1　阻断脾门

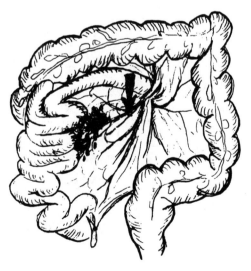

图 34-3　压迫肠系膜根部阻断肠系膜出血

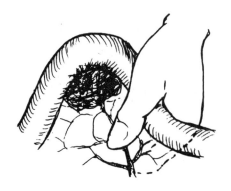

图 34-4　压迫肠系膜血管控制肠系膜出血

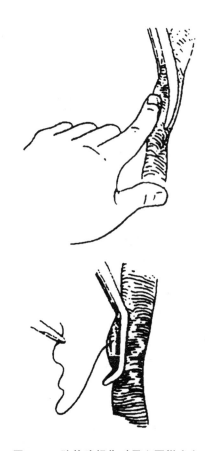

图 34-6　腔静脉损伤时用心耳钳止血

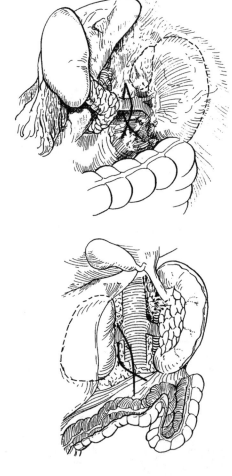

图 34-5　肾破裂出血须阻断肾蒂

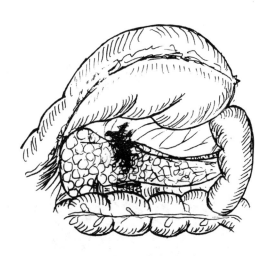

图 34-7　敞开网膜囊探查胰腺

二、胃损伤

受伤后一经确诊胃破裂或穿孔,需急诊手术治疗。手术前需快速准备,应争取在 1h 内完成胃肠减压、导尿、备皮和开放静脉通道,及时实施液体复苏和抗生素注射等。

【手术方法】

手术探查可取上腹部正中切口,首先探查腹腔。进腹后重点在于找到裂伤部位,止血和封闭胃裂口,中止胃内容物漏出。胃体前壁和大弯部的裂口易于发现和处理,胃后壁、胃底贲门部和小弯侧的裂口较隐蔽,要全面探查到位,必要时切开小网膜和胃结肠韧带敞开网膜囊探视,或切断肝左叶三角韧带和冠状韧带显露胃食管连接部。不满足于一处伤情的发现,特别是开放性损伤往往有多个破口,不得遗漏。病程稍长的破口会有漏出物积聚,脓苔或血肿形成而遮蔽破口。无法寻及裂口时,可经胃管注入亚甲蓝溶液,直视下循蓝染的部位找到破口。胃大小弯部位的血肿应切开其包膜,清除积血和血块,检查有无胃壁的损伤。并非腹膜炎都能找到原发病灶,在反复多次探查仍然找不出病灶时,在清理腹腔完成后,必须妥善放置引流物,作为引流渗液和观察腹腔状况的通道。

【术式选择】

1. 胃修补术　胃壁挫伤和胃壁血肿可切开浆膜层探查无肌层或黏膜伤,然后修补浆肌层。血肿下胃壁挫伤严重时,要剪除出血坏死的胃壁组织,形成新鲜的创口然后 2 层缝合创口。无黏膜伤的浆肌层破裂行浆肌层缝合修补。相对整齐的不大的胃裂口,清创修剪裂口边缘的失活组织,然后对合全层缝合,外加浆肌层缝合包埋。胃体部小的不规则裂口清创时,应稍作整形成长形以便缝合修补。胃底部高位的破口要有良好的显露,直视下修补(图 34-8)。贲门部、胃窦部的裂口,清创修补时要考虑到术后通过障碍

的问题。与胃长轴垂直线上的缝合较少引起梗阻(图 34-9)。胃幽门部损伤可做幽门成形术,一并解决破口修复和防止幽门狭窄问题。胃前壁破裂要想到后壁有穿孔破裂的可能。切开胃结肠韧带,敞开网膜囊,直视下探查胃后壁及胰腺有无损伤(图 34-10)。为了减少胃裂口缝合后的张力,可在修复胃之前切开十二指肠侧腹膜,松动十二指肠和胰头部(图 34-11)。

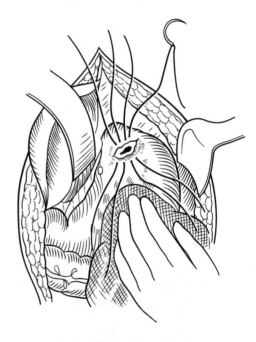

图 34-8　间断缝合胃的裂口

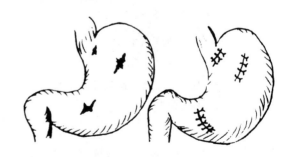

图 34-9　胃体部裂伤纵行缝合,下部胃裂伤横行缝合

2. 胃部分切除术　适于胃断裂、大的破裂伤和胃壁的不规则大块毁损等严重胃损

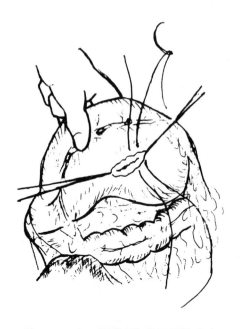

图 34-10　切开胃结肠韧带显露胃后壁

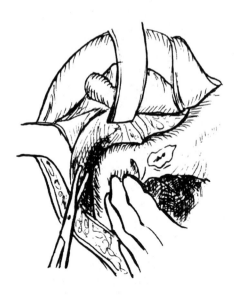

图 34-11　切开十二指肠侧腹膜减少胃缝合的张力

伤。急诊手术的胃切除范围视病情而定,近端胃切除、胃中部节段切除、楔形切除或远端胃切除等术式的选择,因损伤的位置和范围而定。胃部分切除后一般都能进行胃的端端吻合或胃十二指肠吻合,而很少需要做胃空

肠吻合。

3. 腹腔冲洗和腹腔引流　对胃损伤部位的确定性处理后,要充分反复进行腹腔冲洗以减少腹腔污染,在上腹部和盆腔要放置引流管。

【手术后处理和并发症】

手术后胃肠减压保持胃内无张力有利于缝合处的愈合,胃引流液的观察可以发现有无术后胃出血。合理使用抗生素,加强全身支持治疗等。腹腔感染和脓肿形成是主要的术后并发症。

三、十二指肠损伤

十二指肠损伤虽不多见但处理复杂。早期非手术治疗和手术前准备常常合并进行,除非证实肠壁内的小血肿可以做非手术治疗并严密观察之外,一般都应该手术探查。

手术治疗开始于开腹探查。上腹部切口开腹以后检查有无常见的空腔和实质器官的损伤,然后重点检查十二指肠。发现腹膜后隆起、水肿、血肿、蜂窝织炎或脓肿形成;胆汁性组织染色;腹膜后气肿;前壁已经发现一个裂口等,都要切开十二指肠外侧方腹膜,钝性游离胰头和十二指肠,检查有无前壁和后壁的损伤。十二指肠水平部的下方是横结肠系膜的附着处,切断后可达十二指肠的第 3、4段,全程探查十二指肠腹腔内部分和腹膜外部分。直视下查看前后壁无明显裂伤时,可经十二指肠内的置管注入亚甲蓝溶液,查看有无蓝色液体漏出,以便发现小的穿孔。发现有损伤后,对不同类型的十二指肠损伤采取不同的手术处理方法,即采取个体化手术方案治疗。

1. 十二指肠前壁血肿切开探查术肠壁血肿的存在容易发生血供障碍,掩盖血肿下的伤情,应切开血肿外膜探查肠壁。挫伤严重或有肠壁破裂的,清除血肿后做肠壁修补。

2. 十二指肠修补术　适于前壁破口整齐局部肠壁毁损不严重者。适当修剪破口边缘,去除坏死肠壁或黏膜,对合间断缝合。一层缝合满意时不应再用浆肌层包埋,以防肠腔变形狭窄,可改用周围网膜组织覆盖破口修复处为好,也可以将近端空肠襻上拉至伤口修复处覆盖固定之。为防止肠腔狭窄,应将创口适当整形后进行横行缝合或斜行缝合,一般在探查时已经切开外侧腹膜(Kocher 切开),这样可以减少肠壁的张力,促进已修复的破口愈合(图 34-12,图 34-13)。为了保证修复部的愈合,最好行胃造口术,插入胃的导管一直引入十二指肠修复部的远侧 10cm 以上,术后保持通畅的胃肠减压。如有必要,做空肠营养造口管行肠内营养支持(图 34-14)。

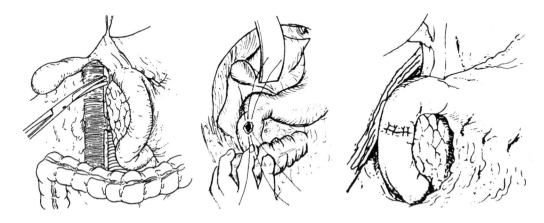

图 34-12　切开侧腹膜缝合降部裂口

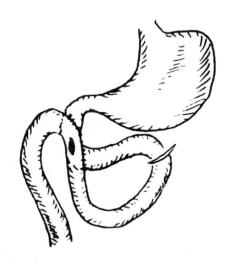

图 34-13　小肠浆膜覆盖修复的十二指肠裂口

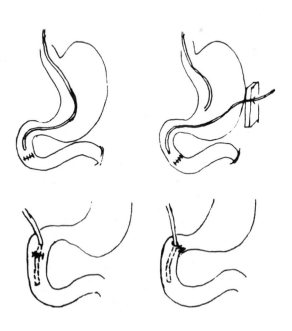

图 34-14　十二指肠造口

小的后壁的破裂也可修补,因此处缺少浆膜层要细心缝合,尽量利用周围组织覆盖并保证缝合处无明显的张力存在。修补完毕后要敞开腹膜后间隙,并做十二指肠内引流和腹膜后引流(图34-15)。

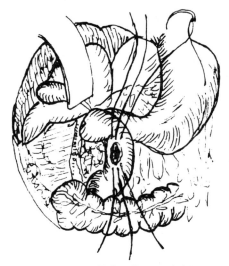

图34-15　显露十二指肠后壁破损

与小肠损伤不同,十二指肠大的裂伤不可做单纯修补,横断伤也难以直接吻合断端,因为十二指肠较为固定,胰头和胆总管壶腹部的存在限制了肠管的活动度,肠内容物对组织的腐蚀性强,后壁没有浆膜层,致使单纯缝合修补容易失败。严重的损伤可以采用以下手术方法。

3. 经破口十二指肠造口术　十二指肠球部或前壁小的破口,腹腔污染严重时,经破口插入十二指肠造口管,缝合破口,充分引流腹腔,2～3周后拔除造口管让瘘管自行闭合。球部、降部的损伤已失去一期修补时机时,可适当清创清除失活的组织,缝合缩小创口,经伤口置管做充分的十二指肠引流,期待局部延期愈合和外瘘形成,待二期手术再做处理。这样的处理适用于不能耐受较复杂手术的重危伤员。

4. 带蒂的小肠壁贴补手术　大的裂口清创整形后全层缝合,无法缝闭时可缝合裂口的两端部分,中间张力较大处留有的缺损,用贴片来贴补封闭。截取一小段小肠备用,长度大于裂口长度,带有供血的肠系膜。端端吻合恢复小肠通道。截取的小肠段在对系膜缘处纵行剖开,剥除肠黏膜,制成有血供的浆肌片。将此贴片拉至十二指肠损伤处,贴补覆盖在修补后的伤口周围,边缘做浆肌层间断缝合固定。此手术修复可靠但操作费时,可选择性应用(图34-16)。

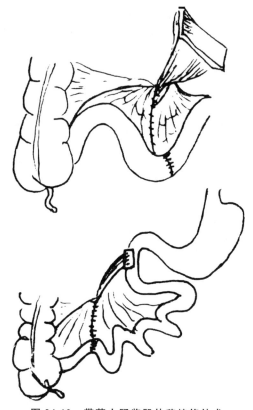

图34-16　带蒂小肠浆肌片移植修补术

5. 用空肠襻贴补　裂口清创修补后仍留有部分缺损,可将一段空肠襻上拉,平行于十二指肠长轴,将裂口边缘的浆肌层和空肠壁的浆肌层间断缝合一周,再将缝合缘的上下端各缝合数针以减少局部张力。用空肠壁填补缺损并覆盖创伤端十二指肠,要缝合得当,修补可靠(图34-17)。这种用空肠壁来修补缺损的十二指肠的方法并不能实现理想的组织愈合,浆肌层不像黏膜那样耐受十二指肠的内的环境。如果黏膜再生覆盖缺损处则愈合可靠。

6. 十二指肠缺损处与空肠吻合　十二指肠乳头下方横断伤,或大于2/3周径的破

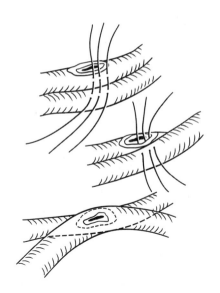

图 34-17　用空肠襻修补十二指肠裂口

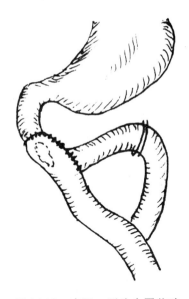

图 34-18　空肠 Y 形吻合覆盖破
损的十二指肠修复处

裂,直接缝合较为困难,也易出现肠瘘和狭窄等并发症。此时可缝闭远侧十二指肠断端,将空肠襻经横结肠系膜的切开处上拉至十二指肠裂口处,用十二指肠的近侧断端与近端空肠做端侧吻合以重建消化道。此吻合口距离空肠起始段近为好(图 34-18)。

十二指肠内侧壁包括乳头部较完整的十二指肠前外侧壁大的缺损,可用空肠襻 Y 形吻合来修复。如果缺损小于空肠的直径,可行空肠断端与十二指肠缺损处的端侧 Y 形吻合。手术方法是在距空肠起始部 30cm 左右处切断空肠,将该段空肠拉至十二指肠缺损处,与裂口做端侧吻合(第 1 层全层间断缝合,外加浆肌层缝合包埋)。再将空肠近端,在上述吻合口下方 25cm 处行空肠-空肠端侧吻合,以重建肠道。如果缺损大于空肠的直径,可行空肠与十二指肠缺损处的侧侧 Y 形吻合。手术方法是缝合空肠的远侧断端,切开空肠的对系膜缘,长度相当于十二指肠的缺损大小,行侧侧吻合。再将空肠近端,在上述吻合口下方 25cm 处行空肠-空肠端侧吻合,以重建肠道(图 34-19)。

7. 十二指肠憩室化手术　修补十二指

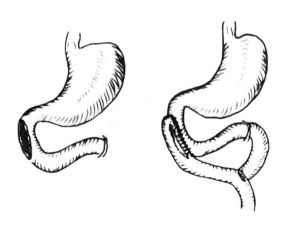

图 34-19　十二指肠缺损处与空肠端侧 Y 形吻合术

肠裂口,或经裂口处放置十二指肠引流管。切除胃窦部,缝闭十二指肠残端,行 Billroth Ⅱ式胃肠再建,即胃空肠吻合。也可在胆总管放置 T 形管引流胆汁。此手术大大减少了十二指肠的消化液流量,旷置的十二指肠有利于创口愈合(图 34-20,图 34-21)。

8. 胰十二指肠切除术　急诊胰十二指肠切除死亡率可高达 30%～60%,并发症多,只适用于严重的胰头十二指肠合并损伤,

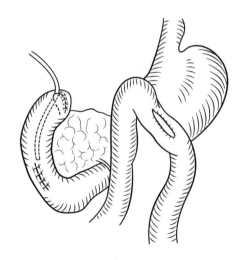

图 34-20 十二指肠憩室化手术

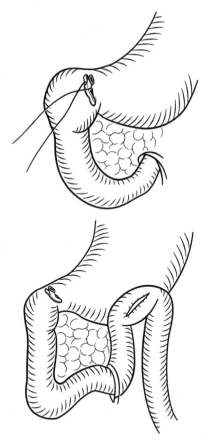

图 34-21 改良十二指肠憩室化手术

如乳头部、胆总管下部严重损伤和胰头部的广泛毁损伤。

四、小肠损伤

【手术探查】

小肠损伤的诊断成立后,应及早手术探查。手术探查的要求是自 Treitz 韧带开始逐段向下探查全部小肠,或自回盲部开始向上探查至空肠起始部。要求看到小肠的全周,即面对术者的肠壁和面对助手的一侧肠壁都要看清。特别注意肠管的系膜缘有无血肿、穿孔或脓苔。全程探查中同时检查该肠段的系膜,一边将探查过的肠管放回腹腔,每次拖出 30cm 左右逐段进行。肠管积气积液过度膨胀时,可经穿孔部位插入吸引器头,分段多次吸出肠内容物做肠减压。探查中不满足于一处伤的发现,不要一发现病变后就终止小肠全程的探查。小的穿孔可在发现后及时修补处理,也可用肠钳钳夹控制肠内容物流出,再继续往下探查,以便将几处伤口探明后,选择最终处理方案。小肠探查完毕后要对全腹腔器官做一次探查,根据发现的伤情决定最终的手术术式。总之,探查的要求是全程、全周、全腹、有序,统筹考虑手术方案(图 34-22,图 34-23)。

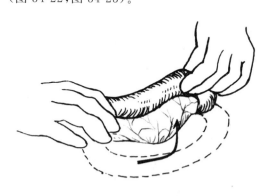

图 34-22 小肠损伤的全面探查

【手术处理】

1. 肠壁挫伤的处理 处理方法因损伤的范围和深度而异。挫伤的肠壁有缺血坏死的可能,必要时需做浆肌层缝合。范围较大

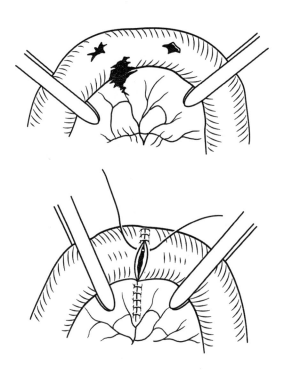

图 34-23　一并处理相近的肠损伤

的肠壁严重挫伤,行肠切除术更为安全。

2. **肠壁血肿的处理**　肠壁和肠系膜血肿原则上应切开探查,妥善止血,缝合浆肌层和肠系膜裂口。大的血肿会阻碍肠壁的血供,手术中不能判定肠壁是否发生血供障碍,以做血肿段的肠切除较为安全。

3. **肠壁的不完全裂伤的处理**　不完全肠壁裂伤分为浆膜下裂开和浆肌层裂开肠黏膜膨出两种类型。浆膜下肠壁破裂并未见肠穿孔或裂开,往往表现为浆膜下大的血肿,只是在切开血肿的浆膜后才发现肠壁肌层和黏膜的断裂。此时清除血肿后视伤情做肠壁修补或肠段切除。浆肌层破裂而黏膜完整,因肠内的压力致肠黏膜膨出。小的肠壁损伤肠黏膜层膨出时,仔细缝合修补浆肌层即可。长的浆肌层破裂,不规则形或斜行的浆肌层破裂伴肠黏膜膨出,单纯缝合浆肌层有可能发生肠狭窄。此时可不必缝合浆肌层,而将破损处小肠附近的肠系膜提起,覆盖在浆膜

撕裂处,边缘缝合固定肠系膜。严重的浆肌层裂伤修复后有肠狭窄可能时,不如行损伤肠段切除后肠端端吻合术较为安全(图 34-24)。

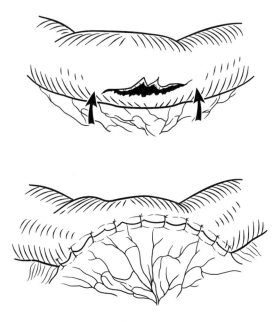

图 34-24　用肠系膜覆盖浆膜层裂开

4. **肠破裂的处理**　视破裂的大小、裂口的形状做荷包缝合,修补(直接修补、整形后修补)和肠切除。破口大小不超过肠管直径 1/2 者,做清创后缝合,为防止术后肠管狭窄,应横行缝合。不足肠周径 1/2 的裂口可做肠壁的楔形切除吻合术,这样可以不切除肠系膜(图 34-25)。大的小肠破口或纵行的较长破口,可做整形缝合。将受损肠段清创后从中点处折叠分别缝合 U 形创口的内缘和外侧缘,以形成一个较大的吻合口(图 34-26)。

5. **小肠断裂的处理**　小肠断裂不能直接在断端上做肠吻合,应查清断端的血供情况、肠系膜的损伤情况后清创,切除挫伤严重的肠壁或肠系膜有损伤的肠段,确认断端肠缘血供正常,在正常的肠壁上做肠吻合。

6. **小肠系膜伤的处理**　系膜伤分为挫

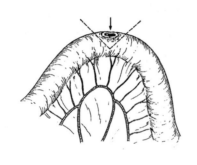
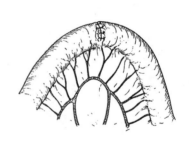

图 34-25 小肠壁的楔形切除吻合术

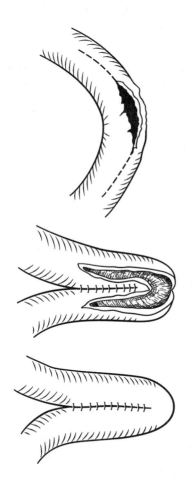

图 34-26 肠破裂整形缝合术(U 形)

伤、挫裂伤、小血肿、大血肿、系膜血管断裂和系膜缺损、缺损或裂开等。经切开系膜探查后无活动性出血的轻度损伤,清除血肿,修补缝合系膜以恢复其完整性。影响肠管血供、边缘缝合困难、离断大于 3cm 的系膜伤和严重肠管损伤合并肠系膜伤者,适于做肠切除并妥善缝合系膜的缺损。

7. 小肠外置造口术 小肠破损严重而伤者全身情况极差,不能耐受较复杂的小肠切除术时,可将损伤小肠段经切口或腹壁的适宜部位切开处拖出,经破裂处向近端肠腔内插入较粗的引流管以便引流出肠内容物。拖出肠段的浆肌层于腹壁切口的腹膜层缝合固定。此处切口适当缝合关闭腹腔结束手术。为防止肠段缩回腹腔内,可在拖出肠段的系膜上戳孔,穿过硬质的环形导管固定之(图 34-27)。

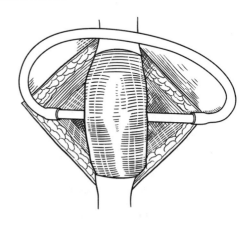

图 34-27 小肠外置造口术

8. 小肠切除术 见第 25 章。

五、结肠损伤

结肠损伤的探查：一旦怀疑有结肠损伤，就要及时手术探查。腹腔内粪便或积液积聚、血肿、血块或脓苔附着处、炎性大网膜覆盖处、有脓肿形成处，常为结肠破口的所在。与小肠不同，即使腹腔污染不重，也不能否定损伤的存在。有时干结的粪便恰巧堵塞破口，粪便不再漏进腹腔，但粪块的堵塞影响了破口的愈合，延长了病期。腹膜后水肿、出血、蜂窝织炎或出现腹膜后气肿等，均应切开后腹膜认真探查，防止结肠后壁、结肠肝曲、脾曲等隐蔽部位的损伤被遗漏。升结肠和降结肠前壁有穿透性破口，后壁往往也会损伤，要游离结肠检查后壁以防止遗漏破口。

结肠损伤的处理：不仅取决于损伤的分级和类型，也取决于腹腔污染的程度。探查时要对腹腔的污染程度做出判断。较为可行的评估方法是以腹中线和经脐的水平线将腹腔划分为4个区，按照污染或感染的范围大小分为3级：污染仅在穿孔的周围不超过1个区者为轻度，污染在2个区以内为中度，3个区以上为重度。污染轻的损伤可行一期修补或切除吻合术，污染重且生命体征不稳定者行肠外置或肠造口术，此时禁忌行一期结肠切除术。

结肠损伤的手术术式：①一期修补术；②一期结肠切除吻合术；③结肠修补加肠外置或结肠修补加近端结肠造口术。结肠外置和结肠造口的病人尚需行二期手术。一期结肠修补术和一期结肠切除吻合术应是结肠损伤的主要治疗方法。施行结肠一期手术的条件是伤后6～8h，休克时间短于2h，腹腔污染轻，一处结肠伤，裂口小于1cm，清创后小于2cm，无结肠系膜伤，合并其他器官损伤者不超过2个器官。为了保证修补的创口愈合或肠切除的吻合口不发生肠漏，在近端结肠合适处行结肠造口是必要的。

1. 破口修补术　小的穿孔或破口，发生在有腹膜覆盖的肠壁上，可做单纯修补术。小穿孔可荷包缝合，稍大的穿孔可适当清创后缝合破口，外加浆肌层间断缝合覆盖。可利用附近的肠脂垂或大网膜覆盖缝合处。然后清洁腹腔，视腹腔污染情况附加腹腔引流术。不能排除结肠后壁损伤者，要切开侧腹膜探查结肠后壁。

2. 结肠修补或结肠切除加结肠造口术　大的破口，超过结肠周径2/3的裂伤，或伴有肠系膜损伤者，腹腔污染不重，只要病人情况允许可做肠段切除端端吻合。为了获得良好的愈合条件，可以经肠管的两端口向结肠腔插管，用生理盐水灌洗肠腔，减少肠内粪便，排出积气，以减少污染和肠胀气，促进吻合口愈合。

手术中去污染术包括两个方面，一是腹腔内的污染，即手术中腹腔冲洗，以减轻和防止腹腔感染和全身性感染。腹腔内去污染方法包括腹腔冲洗、切口的保护和腹腔引流术。另一是肠腔内去污染，即手术中结肠灌洗，去除粪便、积液和积血，为损伤部位的良好愈合创造条件。肠道内去污染主要依靠手术中结肠灌洗术，方法是将较粗的肛管经肠破口插进肠腔内，吸尽近段和远段的粪汁，离破口较远的肠内粪汁，经肠壁外挤压至破口附近以便吸除。也可经导管向肠腔内注入生理盐水灌洗，清洁肠腔。至于切除阑尾，经阑尾断端插管注水灌洗肠腔，费时费力，术中难以实施。肠内灌洗的危险性在于灌洗液的漏出污染腹腔，须细心实施。

腹腔污染重、合并伤多、就诊迟、全身状况不良时，只能将毁损的肠段拖出腹壁外行双腔造口术（图34-28）。虽然已经缝闭破口或切除损伤严重的肠段，由于腹腔已经被大肠内的粪便污染，一期结肠切除吻合手术的风险较大。为了使修复缝合或吻合口获得一期修复，防止肠吻合的吻合口瘘，应在修复处的近端结肠上造口于前腹壁。根据损伤部位

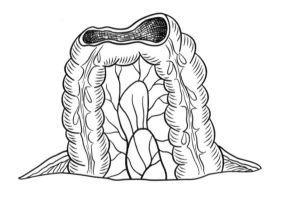

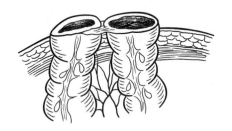

图 34-28 结肠双腔造口

选择横结肠造口、盲肠造口或末段回肠造口。常选用双口造口,其操作较为简便,关瘘手术相对方便,但需游离较长的肠段。选择单口造口时,缝闭的远端断端要固定在腹壁的合适部位,以便关瘘时容易寻找(图 34-29)。

3. 肠外置术 损伤广泛、不能术中及时判断肠管血供有无障碍、修补困难的复杂破口、损伤在活动度大的结肠部位,不能耐受复杂手术的重危病人,可选择肠外置术。只要病情允许且肠管的游离度合适,在修补破口或做肠切除肠吻合后,将该段结肠经腹壁切口拉向腹壁外,部分缝合腹壁切口后,盐水纱布覆盖外置肠段,以便直视下观察与评价肠管的血供和修复处的愈合情况。术后观察2~3d,肠管和吻合口血供良好时再将外置肠段送回腹腔,缝合切口(图 34-30)。

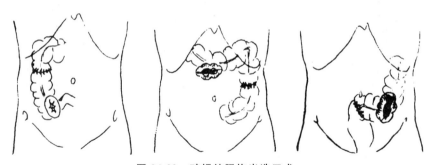

图 34-29 破损结肠拖出造口术

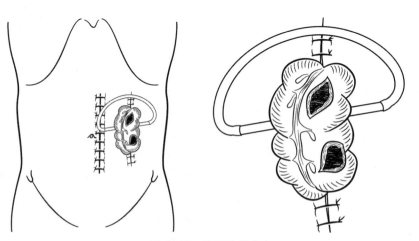

图 34-30 结肠外置术

结肠损伤手术的死亡率统计为 3%～12%,肠瘘和腹腔感染是常见并发症。手术后腹腔和切口的感染率高达 25%～35%。

六、直肠肛管损伤

消化道损伤中,直肠损伤的处理最为复杂。原因是直肠深在盆腔,位置固定游离性差,手术显露和操作较为困难。直肠肛管损伤常伴有骨盆骨折、膀胱、尿道、子宫附件或阴道的损伤,盆腔内大血管损伤会引起出血性休克。粪便的污染,无论出现腹腔内感染还是直肠周围间隙感染都是严重的外科感染。由于直肠和肛管、肛门的解剖特点,手术路径常需经腹和经会阴,手术创伤大,并发症多。

【治疗原则】

除非有明确的适应证,一般不做单纯直肠裂伤修补术,而应在直肠裂伤修补术后加结肠造口术以策安全。低位直肠伤应充分引流直肠周围间隙。大部分病人需要手术治疗,有的要多次手术治疗。病人全身状态稳定没有需要紧急处理的危重症,可行损伤直肠的合理手术治疗。

【手术方式】

根据损伤部位、损伤程度和病人全身情况来选择。

1. 经腹直肠修补术　新鲜的单纯的腹膜反折以上的 2cm 以下的直肠破裂,可直接缝合修补。裂口边缘适当清创,造成一个血供丰富的创缘,然后缝合。清洗腹腔后放置引流管。满足这种单纯修补术条件的很少,及时发现的内镜检查失误导致直肠穿孔,或手术中不慎损伤直肠时可行之。

2. 经腹直肠损伤修补加乙状结肠造瘘术　较大的直肠破口、直肠腹膜后部分损伤、合并有盆腔器官损伤,清创缝合修补直肠破口后,应行乙状结肠或横结肠造口术(图34-31)。粪便不再经过直肠有利于直肠创口的愈合。

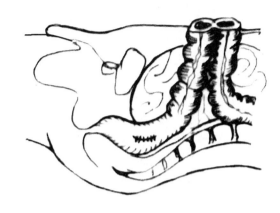

图 34-31　腹内直肠损伤缝合造口术

3. 乙状结肠造口加会阴部切口直肠周围间隙引流术　腹膜反折以下的直肠损伤,经腹部的切口难以缝合下段直肠的破口,此时经腹做好乙状结肠造口后关腹,转为会阴部手术。在尾骨前做纵形切口,必要时切除尾骨以增加显露。沿骶前间隙游离直肠后壁,探查直肠破口,清除血肿、止血并取出异物等,进行清创处理后,在直肠后间隙放置引流管结束手术。试图经肛门或骶前切开处修补直肠腹膜外的损伤破口,多难以成功。会阴部切开后,也可沿肛提肌直达直肠旁间隙,清创直肠腹膜外部分的侧壁损伤,充分引流直肠旁间隙。上述路径切开直肠周围间隙,找到直肠破口后,可进行直肠冲洗。经肛门插入肛管灌入生理盐水反复冲洗直肠,排出粪便、血液、血块、黏液或脓液,可减少直肠周围间隙感染和脓肿的发生率。

4. 经腹会阴直肠修补乙状结肠造口直肠周围间隙引流术　伴有会阴部撕裂伤的直肠肛管损伤、直肠周围间隙感染、腹腔或盆腔器官损伤者,需开腹探查,修补直肠破口。腹膜内的直肠伤口修补容易实现,严重的毁损可切除肠段后行肠吻合。下列情况应尽力修补伤口:①损伤处容易显露;②有盆腔内器官同时损伤时,应防止直肠膀胱瘘或直肠阴道瘘等严重并发症的发生;③经过手术前肠道准备的盆腔、会阴手术中发生了直肠肛管的副损伤。即使自认为腹会阴直肠修补很满意,也要做乙状结肠造口以保证满足直肠伤口的良好愈合条件。腹膜外的伤口难以显露,位置较深张力较大,充分游离直肠反会增加感染机会,故难以直接修补。

5. 经腹直肠切除远端直肠缝闭近端结肠造口术　适用于直肠毁损严重无法修补者。需要二期手术恢复直肠功能。

6. 经腹会阴直肠切除乙状结肠造口术　适用于直肠下段毁损严重无法修补者,需要结肠永久性腹壁造口。

7. 肛管损伤的手术　小而浅的伤口清创后一期缝合。大而深的损伤,伤及肛门括约肌和直肠者,修复括约肌和直肠,保护肛门括约肌的功能,同时需要开腹做乙状结肠造口。严重的肛管和直肠下段毁损,常需行腹会阴直肠切除,乙状结肠永久性造口。

8. 直肠肛管损伤的二期手术　去功能的结肠造口通常于手术后 3～6 个月关瘘,恢复结肠功能。伤后 2～3 周早期关瘘只适用于创口愈合良好、腹腔和腹壁无感染、全身情况恢复良好者。

七、肝 损 伤

【手术适应证】

1. 输血 800～1000ml 血压仍不稳定。

2. 合并其他器官损伤。

3. 有腹膜炎。

4. 影像学检查提示血肿的出血量大于 250ml。

5. 血肿进行性增大。

6. 非手术治疗中发生大出血。

7. 血肿继发感染等。美国外科损伤学会(AAST)分级 Ⅲ、Ⅳ、Ⅴ 级的肝损伤适于手术治疗。Ⅵ级肝损伤少见,也难以手术抢救成功。

【手术原则】

彻底清创、妥善止血、充分引流。清创是

指严重肝裂伤、星状肝破裂伤、肝严重破碎或毁损时,要清除失活的肝组织或破碎脱落的肝碎块,以防留下感染源,造成修复失败。妥善止血即针对损伤的类型采取相应的可靠止血措施。通常大出血时要阻断肝门,明确出血部位,行出血的血管支结扎或缝合修补大血管(图 34-32)。由于细小的肝管一般未做修复,少量胆汁渗漏在所难免,肝断面的出血也在所难免,只有充分引流才能保证局部愈合,避免和减轻感染。

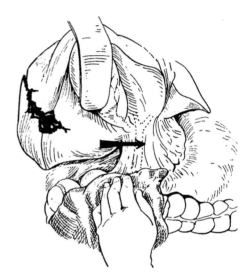

图 34-32　徒手压迫肝门控制出血

【手术探查】

开放性肝损伤和非手术治疗中转手术的腹部闭合性肝损伤,需要在积极的手术前准备下及时开腹手术。右上腹直肌旁切口或正中切口,适于肝左叶和右前叶下段的损伤,或怀疑有脾损伤可能者。肋缘下切口和上腹部弧形切口适于肝右叶或严重的肝损伤。进腹后首先探查损伤的部位、程度,有无活动性出血,有无大血管和胆管破裂或断裂。破裂肝出血严重时,先用纱布垫填塞压迫止血,更凶猛的出血只能阻断肝十二指肠韧带以阻断第一肝门的血流。左手指捏住肝十二指肠韧带,或用橡皮管绕住肝十二指肠韧带,收紧后钳夹橡皮管等方法都是简便易行的肝门阻断方法(图 34-33)。记录肝门阻断时间,每次应在 20min 以内。初步止血后就开始清创,取出血块、破碎脱落的肝组织和异物。清创后的创面出血点、断裂的血管和胆管一一结扎、缝扎或修补,然后根据伤情或创伤分级选择以下术式。

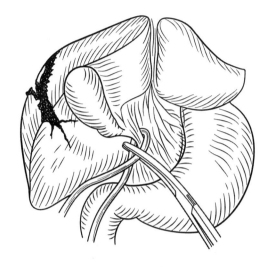

图 34-33　束带阻断肝门控制出血

1. 肝破裂缝合修补术　适用于肝裂伤。浅而整齐的裂伤可以直接对合缝合。较深的裂伤,为了止血确实,先在裂口边缘做平行褥式缝合止血,再在裂口两侧对合间断结节缝合。缝线应深达创口的底部,不应留下腔隙以防继续出血。出血严重的深大伤口最好在清创后直视下查明出血部位,可靠止血,必要时显露裂伤部的脉管,处理血管和胆管。部分病人的腹腔出血量不少,但进腹后裂口并不大且出血已经停止,只有在清除凝血块后才有新鲜的渗血。这样的裂口,只要没有活动性出血、裂口不大不深,可以不加缝合,用明胶海绵或网膜组织贴附多能愈合(图 34-34)。

肝裂伤的缝合方法有以下几种。

(1)结节缝合法:较浅而不长的裂伤,可用大圆针直接对合缝合打结,缝线距创缘 1.0～1.5cm,缝线间距 1.5cm 左右。打结有张力时,可将数针缝线预置,然后一起收紧逐一打结。

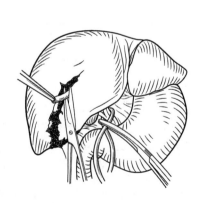

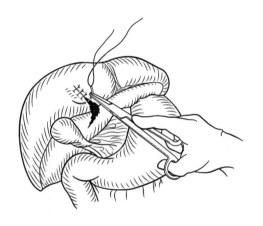

图 34-34　肝破裂清创缝合法

(2)8 字缝合法:用于创面的活动性出血处的缝合止血。用 8 字缝合裂口,因不能收紧缝线或撕裂肝脏常常失败。

(3)加垫褥式缝合法:正常肝脆弱不耐缝合和结扎,可用明胶海绵、大网膜或利用肝的韧带,垫在结扎线与肝面之间打结(图 34-35)。

(4)U 字缝合法:此法用于较深较长的裂伤或膈面和脏面同时裂开的肝损伤。用细长大圆针或直针穿 7 号线或 10 号线,自裂口的顶端开始缝合。离开裂口边缘 1.5～2cm 处平行于裂口的长轴做 U 字缝合,即膈面进

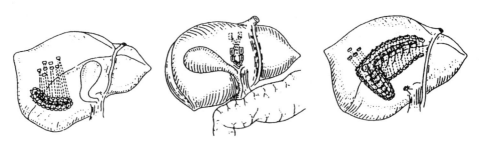

图 34-35　肝裂伤加垫褥式缝合法

针脏面出针,在裂口的同侧距离出针孔1.5～2cm处脏面进针膈面出针,缓慢收紧缝线打结。第2针仍自膈面进针,进针在第1针结扎的范围内,与第1针结扎线有部分重叠,脏面出针,离开1.5～2cm脏面进针,膈面出针,收紧后打结。如此沿裂口的长轴交锁U字缝合裂口的一侧,再缝合裂口的另一侧。为防止结扎过松或过紧,打结至适当张力时用血管钳固定第1线结后再打第2、3个结。创口无活动性出血或胆汁流出即告修补成功。两侧缝合后如有较大间隙,可加间断对合缝合裂口的两侧以消灭无效腔。对于脏面为主的裂伤可先从脏面进针开始缝合,方法同上(图34-36)。

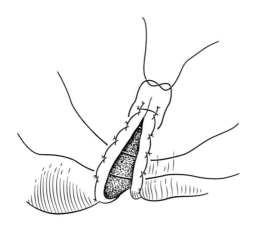

图 34-36　创缘抗张力缝合消灭创面

2.缝合加大网膜裂口处填塞止血　肝膈面裂伤和深大有缺损的裂伤,修补时难以对合缝合消灭创面,强行对合会增加肝撕裂,

此时可用带蒂的大网膜填塞创口,既可增加止血的可靠性又能消灭创面。填塞缝合前,应保证创面处没有活动性出血作为基本条件(图34-37,图34-38)。

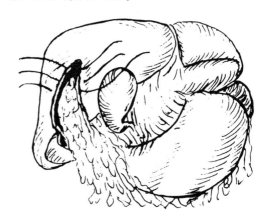

图 34-37　大网膜填塞止血

裂口较深、毁损的肝组织较多而止血不满意,因病人条件或医疗条件而无法完成更大的手术如肝切除时,可用以下方法填塞压迫止血措施:用明胶海绵、止血纤维布、止血胶或大网膜填塞在创面上,再把2～3卷宽消毒医用绷带的头端打结连在一起,集束连续顺序填进肝的缺损处,绷带的尾端捆扎在一起从切口或另戳口引出体外(图34-39)。用腹带适当加压包扎腹部。手术后第5天起每天向外抽出一段纱布卷,观察有无出血和感染征象。最后部分的抽出应进手术室内在麻醉师的监护下进行,以便突然再次大出血时的救治。纱布卷填塞压迫止血法风险大而并

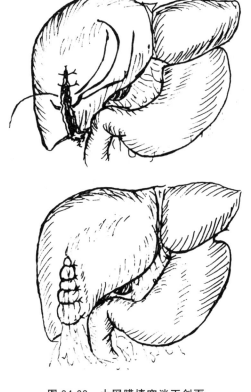

图 34-38　大网膜填塞消灭创面

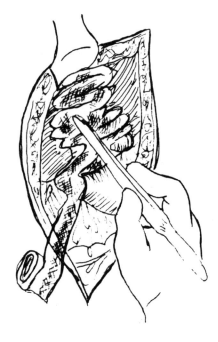

图 34-39　纱布填塞止血

发症多,是不得已的应急止血措施。下列情况可考虑应用:①肝右后叶膈顶部的破裂,出血难以控制;②左右叶广泛的裂伤出血难以控制;③广泛包膜下血肿或肝包膜撕脱;④疑有大静脉损伤不具备血管手术条件者;⑤出血不能控制需转院者;⑥因凝血机制障碍、病人不能耐受复杂手术者。

3. 肝动脉结扎术　肝左动脉或肝右动脉结扎可以减少损伤创面的出血,通常没有必要结扎肝固有动脉,依据肝损伤裂口的位置决定结扎哪支肝动脉。动脉结扎的前提是门静脉的血供无障碍。阻断入肝的动脉血,明显减少创面的出血量,来自门静脉和肝静脉分支的出血多不汹涌,做缝扎止血多能成功。严重肝损伤需要切除肝叶的,也需要结扎该侧的肝动脉。胆囊动脉通常发自肝右动脉,一旦结扎肝右动脉就要切除胆囊。

肝动脉结扎术适用于复杂的肝外伤引起难以控制的肝创面致命性大出血。肝贯通伤、不规则的肝实质破裂或用填塞止血、缝合止血无效,而病人又不能耐受较复杂的肝手术时,可采用肝动脉结扎术。进腹后左手示、中指伸进网膜孔内,拇指在肝十二指肠韧带表面触摸肝固有动脉搏动,然后捏住该动脉阻断血流,观察肝创面出血是否减少或停止。确认止血有效后,切开韧带的浅层显露肝固有动脉。剪开动脉鞘向肝门方向游离出肝右动脉和肝左动脉。根据出血部位决定结扎肝固有动脉、肝右动脉或是肝左动脉(图 34-40)。肝动脉结扎后相应的供血区域肝颜色变暗,出血停止。

4. 肝切除术　对相对集中在肝叶或肝段的严重破裂或碎裂,可做不规则肝叶或肝段切除(图 34-41)。根据伤情做个体化毁损肝的切除,可不拘泥于肝叶的规则性切除,尽可能保存正常的肝组织,减少新的创伤和失血,维护肝功能。规则性的肝叶和肝段切除

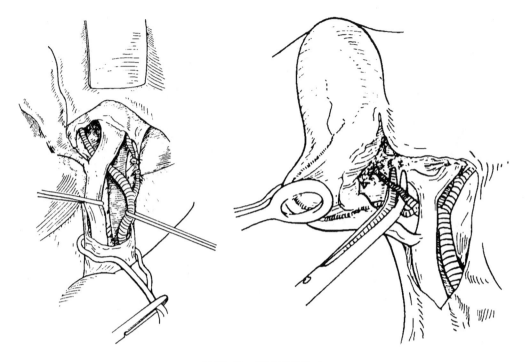

图 34-40　肝动脉结扎术

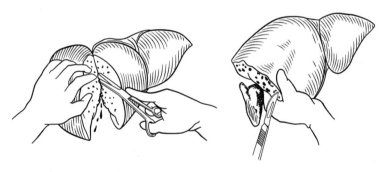

图 34-41　肝部分切除术

治疗肝损伤少被应用。

5. 筛网肝包裹术　像治疗肾破裂一样，用可吸收人工合成材料制成的网套包裹破裂的肝，能起到压迫止血的作用，也能使破口缩小，促进愈合过程。肝分左右两叶，因其形状和韧带的分割，不能像肾一样被完全妥善包裹起来，可利用肝镰状韧带作支点，用网套包裹损伤严重的肝左叶或肝右叶，治疗肝损伤。

6. 全肝血流阻断肝破裂大血管修补术　用于Ⅴ、Ⅵ级肝损伤即肝大血管损伤。手术方法是解剖出一段肝后的下腔静脉和肝下的下腔静脉，放置腔静脉血流阻断带。近肝门部肝游离肝十二指肠韧带，放置橡皮管止血带。先收紧肝门部血流阻断带，阻断肝动脉和门静脉的血流，再收紧肝下下腔静脉的阻断带，最后阻断肝后下腔静脉的血流，这样，全肝血流被阻断。然后显露肝后下腔静脉或肝静脉破损处，以血管缝合线行血管缝合修补，并妥善处理损伤的肝(图 34-42)。

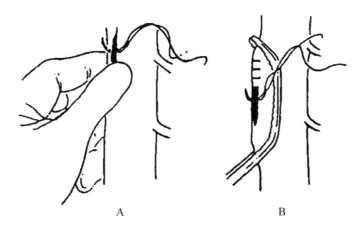

图 34-42 肝后下腔静脉裂伤缝合

八、脾 损 伤

手术处理见第 31 章。

九、胰 腺 损 伤

手术是处理胰腺损伤的主要治疗方法，病情较重的腹部损伤而又怀疑胰腺损伤者应积极准备后急诊手术，以便及时处理胰腺损伤，减少并发症。

【手术探查】

显露胰腺有多个途径(图 34-43)。上腹部切口进腹后探查肝、脾和胃肠等有无损伤并适当处理后，切开胃结肠韧带敞开网膜囊，从前面探查胰腺的表面有无血肿、活动性出血，有无积液，有无胰组织破裂、碎裂、坏死和胰管断裂胰液漏出。胰头下缘的血肿要探查十二指肠水平部，检查胰体尾部有无损伤征象(图 34-44)。然后切开十二指肠外侧腹膜，游离胰头至中线左侧，反转胰头检查胰腺右方有无损伤。探查中要确认有无主胰管损伤，发现胰腺横断、大于直径 1/2 的断裂、穿透胰腺中下部的贯通伤、严重的胰腺碎裂毁损等，极有可能主胰管已经断裂。经胰体尾部正常胰腺内注入亚甲蓝(亚甲蓝 1ml 加盐

水 4ml)，断裂的胰管可有亚甲蓝液体漏出。

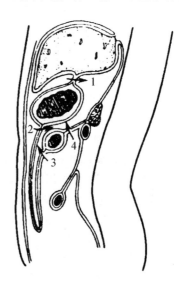

图 34-43 显露胰腺的路径

【处理原则】

严密止血、清除失活的胰腺组织、胰腺周围充分引流、正确处理合并伤。胆道的引流有利于严重胰腺损伤的愈合。

【术式选择】

依据：①有无胰管损伤；②胰腺损伤的部位是头部、体部或尾部；③有无十二指肠损伤；④全身状况和对手术的耐受性。

1. 无胰管破裂的胰腺挫伤或撕裂伤的

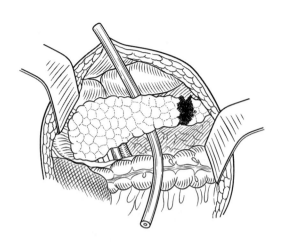

图 34-44　胰腺体部左侧裂伤的探查与止血

治疗　轻度胰腺损伤出现包膜下血肿或仅为浅裂伤,表现为胰腺实质出血和创面的少量胰液漏出,可做血肿的包膜切开,查无活动性出血后,在胰床周围放置引流管引向腹壁外。胰腺实质的浅裂伤一般缝扎止血即可,胰腺包膜不予缝合。在胰床周围放置引流管,外加负压吸引引流(图 34-45)。与肠管的修补不同,一般敞开损伤处的胰腺被膜,以利渗出液和漏出胰液的引流。局部积液是加重胰腺炎症导致胰腺修复失败和引发感染的主因。医用生物胶局部黏合可以止血和减少渗液,局部去除坏死组织和血肿探查后涂布生物胶即可。

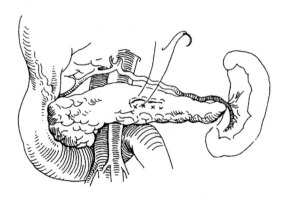

图 34-45　胰腺裂伤缝合术

2. 胰腺远段横断或实质损伤伴有胰管断裂　远端胰腺切除适于肠系膜下血管左侧的胰腺体尾部断裂。切线一般在正常的胰体部,找到主胰管后有条件应做胰管造影,防止胰腺保留部分损伤的遗漏。结扎主胰管,切除胰腺体尾部分,褥式缝合胰腺断端,胰腺断面可加大网膜覆盖(图 34-46)。

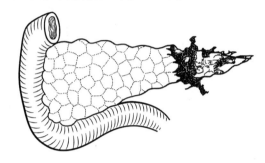

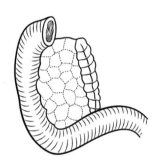

图 34-46　胰腺体尾部切除断端间断褥式缝合

3. 胰腺近段横断或胰腺实质损伤可能伴有胰管损伤　没有胰管断裂的胰头部损伤,彻底止血,断面缝合加胰腺周围外引流即可。有胰管断裂,如保留近十二指肠的胰头部分尚能维持内分泌功能,胰头部分的断端主胰管结扎缝合,断面缝合。将胰腺体尾部分的主胰管游离出来,行胰肠吻合(图 34-47,图 34-48)。

4. 胰腺十二指肠合并损伤　要明确十二指肠乳头的功能是否正常,通过胆囊穿刺胆总管造影、十二指肠切开乳头探查来确认胆汁和胰液的出路是否受到破坏。如属正常,可分别处理十二指肠和胰腺的损伤。胰腺的处理方法同上。十二指肠损伤的处理,

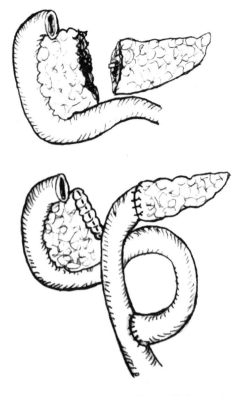

图 34-47　胰腺头部断裂,缝合胰管空肠吻合术

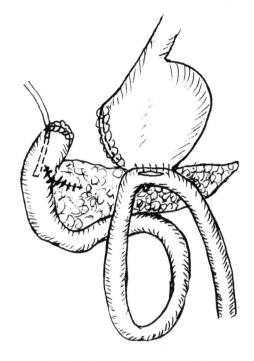

图 34-49　十二指肠憩室化手术

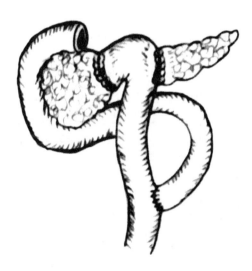

图 34-48　胰肠吻合

可行破裂处缝合、破口空肠吻合、十二指肠憩室化等手术处理(图 34-49)。至于胰十二指肠切除术,是处理此类损伤的最后选择。

【术后处理】

手术后要特别重视重要器官的功能支持,维持血压稳定,改善心功能、给氧和维护肾功能,以防严重损伤后的多器官功能障碍。重视营养支持保证能量供给,胰腺的严重毁损可致内分泌和代谢的障碍应予以纠正。应激时期的胰岛素抵抗和内源性胰岛素分泌不足是高血糖的主要原因,即时血糖、尿糖的监测并用胰岛素调节血糖浓度十分必要。为了减少胰液的分泌促进创面的愈合和防止并发症,早期应用奥曲肽、奥美拉唑等药物。

十、腹膜后血肿及腹部大血管损伤

(一)腹膜后血肿的处理

腹膜后血肿的治疗要明确的问题是:要不要手术探查和何时手术探查? 如何处理损伤器官或血管? 无法找到出血部位怎么办?

抗休克治疗和止血处理是严重出血性休

克的两大处理重点。有效的液体复苏包括输血在内和适当应用升压药物为手术和麻醉创造条件。上肢输液通道可以保证输血输液流进心脏，避免下肢输液在中途丢失。高渗氯化钠溶液(7.5%)可以获得短暂的血压上升，血源不足时可以应用。严重活动性出血需要在抗休克治疗的同时手术探查止血，抓紧伤后约 1h 的黄金抢救时机紧急手术止血。

非手术治疗限于脊柱骨折、骨盆骨折而无大血管和器官损伤、血流动力学指标稳定者。输液、止血和抗感染和对症处理，密切观察血液、脉搏和呼吸，实时进行伤情再评估。非手术治疗观察中血压不稳定，出现腹膜炎体征可转为手术探查。

手术中发现血肿要正确评估。查清血肿范围、出血的来源、有无活动性出血和后腹膜的完整性等，再决定处理血肿的方法。一般不切开后腹膜去清除血块，那样做有时会加重出血。切开后腹膜探查的指征：①血肿进行性增大；②搏动性血肿；③腹膜裂口有活动性出血；④闭合伤出现下肢动脉搏动减弱；⑤火器穿透伤；⑥腹中部血肿考虑有大血管损伤；⑦肾区血肿，十二指肠和结肠旁沟及胰腺周围血肿。腹膜后血肿范围不大，观察中没有扩展迹象，血流动力学稳定，病人一般情况良好时，不必切开后腹膜清除血肿。因为不一定找到出血灶，后腹膜完整性的破坏失去限制血肿扩展的作用，反而不利于止血。

(二)腹膜后大血管损伤

大血管损伤来不及做手术前准备，而要在手术室边抗休克治疗边手术探查。建立多处静脉输液通道，一定要有上肢的输液通道，最好有上腔静脉置管。有效的液体复苏包括输血之前的高渗(7.5%)氯化钠溶液输入。要有充足的血源。

紧急开腹探查控制出血是第一要务，腹部中线切口能快速进腹，尽快吸出积血，找到损伤血管。汹涌的搏动性出血怀疑腹主动脉

或其分支出血的，可在膈下压迫阻断主动脉以减少出血量。下腔静脉损伤可直接压迫出血处暂时止血。门静脉损伤可阻断肝十二指肠韧带控制出血。肾、脾和肝等有蒂的器官出血要阻断蒂部止血。其他中小血管出血可对有活动性出血处压迫止血。能控制出血或减少出血量就能争取到抢救的主动权。

出血血管的处理，应视查明的血管损伤类型和程度选择合理的手术。手术者除了要有良好的心理素质之外，也要有血管手术的操作经验。要熟悉血管的解剖，了解其生理重要性，能够完成血管修复和吻合，注意到伤者的全身情况选择手术术式。

腹部血管损伤的处理，参见第 19 章。

十一、肾　损　伤

肾损伤中，约 5% 为严重肾损伤，临床表现为失血性休克或同时伴有其他部位的器官损伤，此类病人如不及时抢救，会因休克或多器官功能衰竭而死亡。抢救的主要目标是抗休克和对受损器官的功能支持，主要治疗措施是输血、输液，实施液体复苏以尽快维持血容量。维持血压的相对稳定，同时兼顾心、肺、肾和脑功能的维护和支持。

轻型闭合性肾损伤，一般没有严重的出血，没有尿外渗，大多行非手术治疗。入院后血液循环稳定，有条件行影像学检查(CT、B超)后，可以确定损伤的部位和性质。也为手术治疗提供了依据。在非手术治疗期间，严密的监测十分重要，如对排尿的观察，血压、脉搏等生命体征的监测，病人腹痛、腹胀的变化等。如出现异常，可再次行 CT、B 超的检查，以确定新的治疗方案。

【手术指征】

1. 开放性肾损伤，需及早手术探查。

2. 伴有休克的肾损伤，经积极的输血扩容治疗血压仍不稳定者。

3. 严重肾碎裂伤或肾盂破裂引起大量

尿外渗。

4. 腹内器官多发性损伤其中有肾损伤者，需急诊手术并治疗多器官伤。

【手术方法】

肾损伤的紧急手术时往往是经腹探查切口，可获得良好显露并可节约手术时间。可用腹正中的纵切口，进腹后首先明确腹内有无出血，吸除积血后察看腹内器官有无合并损伤及损伤的性质和程度。如腹内器官无活动性出血，应检查腹膜后有无血肿，触摸肾的形态以确定损伤的部位和程度。严重的肾碎裂和肾蒂血管损伤，在切开后腹膜和肾 Gerota 筋膜时，因压力的突然解除，会导致出血加重而难以控制。因此在切开 Gerota 筋膜前，要阻断肾蒂，特别是阻断肾动脉尤为必要。后腹膜的切开部位在肠系膜下静脉的一侧，平行于血管切开，沿下腔静脉找到左肾静脉，将肾静脉向上牵开即可显露左右肾动脉在腹主动脉的起始部位。可用血管夹夹闭肾动脉以控制出血，然后切开结肠旁沟的后腹膜，游离肾并切开 Gerota 筋膜。清除肾周围血块、积血和破碎的肾组织，保留仍有存活可能的肾组织，清创后决定肾破裂的修复方法。

肾破裂的修复要点：清除血肿和失活的肾组织，适当进行清创和整形，先修复肾集合系统，严密缝合肾盂，结扎活动性出血和小血管，最后缝合肾组织。在肾周围间隙放置引流管，引流外渗的尿液。

【术式选择】

1. 肾修补术　肾裂伤的范围较局限，肾血循环无明显障碍者，如创缘整齐可直接对合缝合。创缘血供不良者清创后缝合，尽量保留有生命力的组织。出血点可用细线缝合止血，用细肾线严密缝合肾盂或肾盏裂口，再缝合肾实质及肾包膜。肾包膜对肾脏修复有重要意义，修复后可防止出血，促进愈合。

2. 肾部分切除　适用于肾的一极严重挫伤、一极肾组织已游离且无血供，无保留价值，而其余组织无创伤或有裂伤但可以修补者。肾部分切除后的断面应以肾包膜或游离腹膜覆盖，以促进其愈合及预防切面继发性出血。

3. 肾网套包裹术　网套包裹材料可用铬制线、羊膜、自体大网膜或医用高分子材料制成。对肾严重碎裂或有多处裂伤，直接缝合修复困难，或双侧严重肾创伤，或孤立肾严重创伤必须保留肾者，可以采用网套包裹损伤的肾，围绕肾门收紧固定或缝合，达到止血目的。

4. 自体肾移植术　对于在原位修复困难的肾，尤其是孤立肾或一侧肾创伤严重，对侧肾情况不明者，可将破裂肾切除，在体外应用显微外科技术，修整缝合后，将肾再植于髂窝内。

5. 肾血管修补术或肾血管重建术　肾蒂伤势凶险，术中根据伤情，争取吻合或修补断裂或破裂的血管重建以恢复血供。必要时行人造血管修复或行自体肾移植术。此类手术应争取在伤后 12h 内完成。

6. 肾切除术　肾损伤行肾切除术的指征：①肾脏严重碎裂伤，大量出血无法控制者；②肾蒂伤或肾血管破裂无法修补或重建者；③肾内血管已有广泛血栓形成者；④肾创伤后感染、坏死。肾切除前，必须明确对侧肾的情况，在确定对侧肾功能正常后方可行伤肾切除。

肾损伤手术后均应留置肾周或肾窝引流管，以引流外渗尿液及残存积血。

十二、膀 胱 损 伤

视膀胱损伤的类型决定是否手术治疗。

1. 非破裂性膀胱损伤　膀胱壁挫伤、壁内血肿、黏膜或肌层的部分破裂等，均无膀胱壁的全层裂开，不会发生尿外渗，只要充分引流，防止血肿扩大，保持膀胱空虚，适当应用止血药和抗生素预防感染即可。必须及时插入导尿管并留置持续引流,观察血尿程度和临床症状有无改善。非破裂伤者多能在 1～2 周内症状消失,血肿逐渐被吸收,炎症消退而逐渐自行愈合。

2. **腹膜内破裂** 由于膀胱顶部的破裂使漏出的尿液直接流出腹腔,血和尿的漏出不久会发生感染出现尿性腹膜炎。尿的持续外渗,使破裂处的组织无法自行修复,炎症浸润发生蜂窝织炎加重,出现膀胱壁坏死,无法自行修复。此型损伤需及时手术治疗。

在良好的麻醉下,下腹部正中切口进腹探查,吸除积液后显露膀胱找到破口,根据裂口的形状和裂口处组织的活力进行扩创,清除积血、血块和失去生机的膀胱肌肉组织,形成一个较规则的新鲜创口,然后缝合裂口。用可吸收缝线间断缝合肌层和黏膜层,再用浆肌层缝合包埋内层的缝合。要求对合良好,修复平整,没有渗血或漏尿。腹腔和耻骨后间隙可放置引流。留置尿管 1 周后可拔除。

3. **腹膜外膀胱破裂** 此型损伤多有盆腔壁的血肿,出血来自骨盆骨折和破裂的膀胱壁。因盆筋膜在一定程度上限制了出血和尿外渗,出血量和尿外渗量多不大。治疗要点是插入导尿管充分引流膀胱以减少尿外渗,膀胱空虚利于伤处的止血。同时做全身止血、抗炎和支持治疗。约 85% 病人的膀胱破口多在 10d 内逐渐闭合,3 周后完全愈合。腹膜外膀胱破裂病人多行非手术治疗,关键在于通畅的膀胱引流,防止因血块堵塞导尿管或排尿不畅致膀胱充盈而不利愈合。

伴有腹部其他损伤需开腹手术时,可对腹膜外膀胱的裂口一并进行修复。术前确认有腹膜外膀胱破裂后,可切开膀胱,经膀胱腔内找到裂口,在膀胱内缝合破口,用 3-0 可吸收缝线间断缝合裂口。一般不经过腹腔进入耻骨后间隙进行破口的修复,因为局部手术野狭窄显露困难,血肿和损伤致手术野解剖不清,难以进行可靠的缝合。手术后应在耻骨后放置引流,并留置尿管通畅引流膀胱。

手术修复的效果和裂口愈合情况,可在术后行膀胱造影来确认。在拔除尿管前需行膀胱造影。

偶见的膀胱颈损伤、膀胱三角区损伤和伴有前列腺精囊损伤者,手术较复杂。应充分考虑术后膀胱功能和防止输尿管开口受阻。此类损伤应经膀胱镜直视下插入输尿管导管以防误扎输尿管开口,应由专科医师处理。

十三、含腹部损伤在内的多发伤

多发伤是指同一致伤因素造成的两个或两个以上解剖部位或脏器的损伤,其中至少有一处是危及生命的。多发伤不是各部位损伤的简单相加,而是一种对全身影响较大,病理生理变化较严重的损伤,故有人将多发伤称为外伤症候群。多发伤的临床特点有:① 伤情变化快,死亡率高;② 休克发生率高;③ 早期低氧血症发生率高;④ 容易漏诊和误诊;⑤ 容易发生多脏器功能衰竭。

根据创伤对组织损伤的程度,将损伤分为三度。① 轻度创伤:致伤因素强度小,组织损伤程度轻,引起的组织反应轻微而短暂,一般不需特殊治疗,可以自行修复;② 中度创伤:致伤因素的强度较大,机体对创伤的反应较重,需经及时正确的治疗组织器官功能才能恢复;③ 重度创伤:致伤因素强度大,组织损伤程度严重,常合并有多种并发症,必须经积极而正确的处理,才能挽救伤员的生命,恢复组织器官的功能。有时虽然保障了病人的生命,而组织器官的功能却难以恢复。

【急救处理】

多发伤早期正确处理是为了防止伤情恶化,保证病人生命,减少致残率。因此,要安排好各个损伤部位的处理顺序,使急需优先处理的创伤能得到及时处理。

1. **现场处理**

(1)保持呼吸道通畅:当发现口腔和咽喉

部有血凝块、黏液、呕吐物和泥土等异物时，要迅速用手指予以清除。当病人处于昏迷状态时，要使头偏向一侧或取半俯卧位，以解除呼吸道阻塞并防止误吸。

(2)止血：及时止血可防止休克加重。凡有明显的外出血，均可用消毒敷料覆盖，加压包扎。四肢的大血管破裂出血可用止血带止血，但要记录放止血带的时间，1h 放松一次，每次 3min，以免止血带长时间压迫使远端肢体缺血坏死。

(3)固定骨折：有骨折的伤员，要对骨折处做超关节固定，以防在搬运时骨折断端刺伤周围的血管和神经。有脊柱损伤者要用木板搬运以免引起脊髓损伤。严重的骨盆骨折伴盆腔大出血者最好用抗休克裤，它既能止血，又能固定骨折。

2. 急诊抢救室处理

(1)供氧：伤员到达抢救室后要首先开放呼吸道，保证呼吸道通畅，再酌情供氧。有自主呼吸，且呼吸道通畅者，可用鼻导管供氧。昏迷病人放置口咽通气导管或行气管插管，再从导管内供氧。胸部创伤导致通气障碍者，要立即行气管切开或气管插管，接呼吸机做辅助呼吸。因积液、气胸而影响肺扩张者要及时做胸腔闭式引流。

(2)输液、输血：严重多发伤伤员处于明显休克状态，收缩压低于 12kPa(90mmHg)时，估计失血量＞1000ml。在排除心源性休克的情况下，应快速从外周静脉补液。一般在上肢或颈部建立 2～3 条静脉输液通道，在第一个半小时内输入平衡液 1500ml 及中分子右旋糖酐 500ml。如血压仍不回升，在十分紧急时，可输血 300～600ml。对严重休克的伤员，应适量输入碳酸氢钠，以纠正酸中毒。有人提出高渗盐水可迅速改善休克，总量可按 4ml/kg 输入，流率为 30～40ml/min，浓度为 7.5％氯化钠或 7.5％氯化钠与中分子右旋糖酐混合液。但对有活动性出血者慎用高渗盐水复苏，因为它在升高血压的

同时也会加速出血，加重休克。要把积极的手术止血看成是抗休克治疗的重要内容。

(3)控制出血：在多发伤抢救过程中，对有明显外出血者要在伤口处覆盖敷料，加压包扎。对疑有胸、腹腔内大出血者，可做胸、腹腔穿刺来证实。一旦明确诊断，应立即手术。

(4)监测：监护心脏功能，防止心源性休克。特别是伴有胸部外伤的多发伤，可因心肌挫伤、心脏压塞、心肌梗死等导致心力衰竭。有时低血容量性休克与心源性休克同时存在，更应注意及时发现。这时除心电监护外还要测中心静脉压(CVP)和平均动脉压(MAP)。当伤员有休克表现，同时有颈静脉怒张、CVP 升高和 MAP 下降者，可认为有心源性休克，要针对原因给予处理。有心脏压塞者做紧急心包穿刺和心脏止血手术。

【手术处理】

1. 手术处理顺序　1 名多发伤伤员可能有两个以上部位需要手术，这里就有一个手术顺序的问题。凡影响循环和呼吸的创伤必须优先给予处理。如两处伤均危及生命，应争分夺秒同时进行手术。

(1)严重颅脑伤伴其他脏器损伤：严重颅脑伤多为广泛的脑挫伤或颅内血肿，颅内压增高，常危及生命。这时要先行颅脑手术，待脑受压解除后再行其他伤的处理。如严重颅脑伤伴胸腹腔内大出血，在积极抗休克的同时应分组行颅脑手术和胸腹部手术。

(2)严重胸部伤伴其他脏器损伤：严重的胸部外伤往往有张力性气胸、开放性气胸、心脏压塞和胸内大血管损伤，这些损伤常危及生命，必须优先手术。其他部位的损伤可待胸部伤处理后再手术。如其他部位的损伤也危及生命，可同时安排另一组医生进行手术。

(3)严重腹部伤伴其他脏器损伤：严重的肝脾破裂大出血，则需优先安排手术，空腔脏器破裂可待危及生命的损伤处理后再行处理。

2. 急诊科紧急手术 对严重多发伤的抢救,往往是分秒必争,有条件的医院在急诊科开展急诊手术,可以提高抢救成功率,减少死亡率。一般认为有下列情况者可在急诊手术室就地手术。颅脑外伤出现一侧或双侧瞳孔散大;胸、腹腔内脏器损伤大出血,经抢救后血压不升或升后又下降者;心脏损伤、心脏压塞;粉碎性骨盆骨折,伴有其他部位损伤、重度休克、需紧急手术止血者;严重多发伤在抢救中突然心搏骤停,胸外按压无效,需开胸挤压者。

在急诊手术室就地紧急手术的原则是迅速果断,应用损伤控制外科技术,以简单的手术方式完成手术,以保全生命,降低手术风险,减少并发症。

十四、损伤控制外科理论的临床应用

海上战争中双方的舰只都会有损伤,那些受到重创但未被击沉的战舰,如果不撤离战场回到军港得到及时修复的话,很可能因为新的损伤而沉没。这些伤舰如果利用自身的快速修复系统进行自救,并顺利返港得到修理,就可以再上战场拼杀。这样不但自身没有灭亡,反而有取胜的机会。这就是军事上的损伤控制理论。同样,为了提高严重创伤病人的抢救成功率,有人提出了损伤控制外科(damage control surgery,DCS)理论,并逐步建立了 DCS 三阶段原则:①初始施行简化手术,控制伤情发展;②转入 ICU 病房进行复苏治疗;③病情稳定后再进行确定性手术。实践已证明损伤控制外科的合理应用已经使严重创伤病人的病死率有了明显降低。因此,DCS 理论已经被普遍承认,并有所发展,由腹部创伤外科发展至整个外科系统的各科,从而使许多重伤员获得了新生。

1. 损伤控制外科的病理生理学基础 严重多发伤并发休克后常会发生严重的生理功能紊乱和代谢功能失调,病人容易出现低体温、酸中毒和凝血功能障碍三联征,使机体处于生理极限状态。这些是分子学、细胞学和血流动力学平衡失调的相对晚期表现。一旦出现上述情况,病人面临着死亡或出现严重并发症的危险。因此,在低体温、酸中毒和凝血障碍三者恶性循环下,病人不能耐受长时间的确定性手术,只有使用 DCS 技术方能挽救病人的生命。

2. 损伤控制外科的适应证 大多数创伤病人可按常规手术方法处理,不需要采用 DCS 技术。只有在下列情况下,病人的生理功能临近或已达极限,就必须采取 DCS 技术处理。

(1)严重的腹部伤:腹部损伤后出现低血压、心动过速或过缓,同时伴有 35℃ 以下的低体温和凝血功能障碍。

(2)腹部伤合并有其他部位的严重损伤:胸腹腔内脏伤合并有重要的大血管损伤,多灶或多腔隙出血合并有内脏损伤,需要优先处理的多区域损伤等。

(3)其他重要因素:有严重的代谢性酸中毒,$pH \leqslant 7.25$,$T \leqslant 35℃$,复苏或手术时间 $> 90min$,输入红细胞悬液 $\geqslant 4000ml$,或输入全血 $\geqslant 5000ml$,或输液总量 $\geqslant 12\,000ml$。休克时间 $> 70min$,$PT \geqslant 19s$,$PTT \geqslant 60s$。

(4)在基层医院,因设备或技术条件所限,不能完成复杂的手术,而且又必须立即进行就地抢救者。

3. 腹部严重伤的损伤控制技术

(1)止血:腹腔填塞法可用于所有腹腔内的各种出血,包括动脉性出血、静脉性出血和广泛渗血。填塞材料分为可吸收和不可吸收两类。可吸收材料有敷料、粉剂和海绵;不可吸收材料有纱布、绷带和棉垫;自体材料是大网膜。可吸收材料和自体材料多用于实质性脏器内部填塞,无须再次手术取出。不可吸收的填塞材料,最好在 72h 内取出,否则会增加腹腔内感染的机会。

介入治疗在暂时性止血中常能起到重要作用,特别是填塞法不能止血时,要积极用介入法对相关动脉做栓塞止血,可参见第 33 章。

(2)控制污染:空腔脏器破损后会有消化液和肠内容物流入腹腔,造成腹腔的严重污染,如不及时控制污染则会引起腹腔及全身感染,甚至会引发 MODS。在病情危急时,十二指肠、胆道和胰腺的损伤可置管外引流,结肠破损可做腹壁外造口。另外,整个腹腔内要放置多根引流管做持续引流。

(3)暂时关闭腹腔:暂时关腹可防止体液和体内热量丢失,对抗休克治疗有利。关腹的方法有单纯皮肤缝合法和修复材料缝合法两种。前者简单、快捷,但必须是腹腔内没有张力时方能施行。后者主要用于腹腔内有张力的暂时关腹,常用真空袋(3L 袋)作为关腹材料,其优点是能防止术后腹内高压症。

严重损伤暂时控制以后,要把病人转入 ICU 病房做进一步复苏治疗。目的是纠正致死性三联征,内容包括纠正血流动力学紊乱,使血压和脉搏稳定在正常范围内;通过呼吸机辅助呼吸或吸氧,纠正病人的低氧血症,使氧分压和二氧化碳分压稳定在正常范围以内;纠正其低体温状态,使体温稳定在 37℃ 左右。另外,还要通过用药和监测,逐步纠正伤员的酸中毒和凝血功能障碍,使病人的生理学状态逐渐恢复正常,以便能够耐受住下一步较长时间的确定性手术。所以,在 ICU 病房的复苏治疗有承上启下作用,是损伤控制外科理论的一部分。

施行确定性再手术,恢复各脏器功能,是治疗严重创伤的最终目的。一般认为在第一次手术后 24～48h 进行确定性再手术效果最好。虽然此时伤员的病情未达到最理想状态,而且脏器的水肿很严重,但是此时全身炎症反应综合征尚轻。如需施行血管吻合或人造血管植入,术后发生血管栓塞的可能性较小。一旦凝血障碍完全纠正,反而容易发生术后血管栓塞。另外,为了止血所填塞的不可吸收性材料也应在此时取出,如果超过 72h 仍不取出,则会增加感染的机会。如果在第一次手术时已将消化液妥善引流,又没有填塞不可吸收的止血材料,再次手术的目的是重建消化道的连续性,也可适当推迟再手术时间。

第35章　腹股沟疝手术

虽然将腹股沟疝分成直疝、斜疝、股疝，但根据疝环缺损大小、疝环周围组织完整性、腹股沟管后壁坚实程度，将腹股沟疝分成Ⅰ～Ⅳ型的分型方法对疝手术也具有实用价值。

Ⅰ型疝：疝环缺损最大直径不超过2.5cm，疝环周围组织完整性好，腹股沟管后壁坚实。

Ⅱ型疝：疝环缺损最大直径超过2.5cm，疝环周围组织完整性尚好，腹股沟管后壁较坚实。

Ⅲ型疝：疝环缺损最大直径超过2.5cm，疝环周围组织不完整，腹股沟管后壁缺损。

Ⅳ型疝：即复发疝、滑疝。

《疝个体化手术方案》建议：

Ⅰ型疝：疝囊高位结扎和内环修补手术，也可用平片无张力疝修补手术（Lichtenstein手术）。

Ⅱ型疝：疝环充填式无张力疝修补手术，平片无张力疝修补手术，如果缺乏人工修补材料时也可用Bassini，McVay，Halsted和Shouldice手术，尽可能加用组织减张步骤。

Ⅲ型疝：疝环充填式无张力疝修补手术，平片无张力疝修补手术，巨大补片加强内脏囊手术（Stoppa手术），无人工修补材料时可考虑使用自身材料并注意减张。

Ⅳ型疝：疝环充填式无张力疝修补手术，巨大补片加强内脏囊手术。

与传统的疝手术概念相比，现代疝手术的主要进步在于，一是强调了腹股沟管后壁的修复，二是利用人工材料施行无张力疝修复。无论如何，疝囊高位结扎是各种疝手术不可缺少的手术步骤。

一、腹股沟斜疝手术

（一）疝囊高位结扎术

1. 体位、切口　仰卧位。自腹股沟韧带中点上方2cm处至耻骨结节，做与腹股沟韧带平行的斜切口，长约6cm（图35-1）。在肥胖的病人，过高或过低的切口都会给手术带来困难。

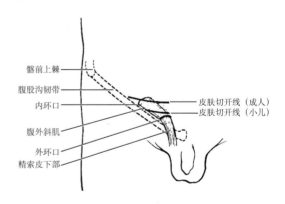

图35-1　切口位置

2. 显露疝囊　切开皮肤后可见两条腹壁浅部动脉（切口外段的腹壁浅动脉和切口内段的阴部外浅动脉），应一一结扎、切断。再顺切口方向切开浅筋膜深层。

分离浅筋膜深层下面的结缔组织,显露腹外斜肌腱膜。在腹外斜肌腱膜上切一小口,用剪刀挑起腱膜,顺纤维方向上、下剪开(图 35-2)。注意不要损伤紧贴在腱膜下的髂腹下神经和髂腹股沟神经。

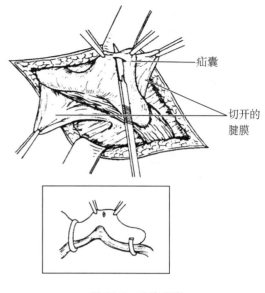

图 35-3　寻找疝囊

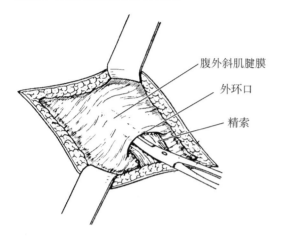

图 35-2　切开腹外斜肌腱膜

提起腹外斜肌腱膜的两缘,用缠以纱布的示指在腱膜切缘深面向两侧分离。下外侧缘需分离到腹股沟韧带,上内侧需分离出腹内斜肌、腹横肌游离缘和联合肌腱。注意不应损伤腹外斜肌腱膜深面的髂腹下神经和髂腹股沟神经。显露精索和其上的提睾肌。在前方切开提睾肌。

3. 寻找疝囊　仔细分离精索,在精索的内上方寻找疝囊(图 35-3)。有困难时,可嘱病人用力咳嗽或收缩腹肌,使疝囊外突。辨清疝囊后,提起、切开(图 35-4)。

4. 游离疝囊　将疝囊向上分离至内环处。用止血钳提起疝囊切开缘,并用左手示指伸入疝囊作为支持,再用右手示指缠以纱布仔细钝性分离,逐渐将疝囊与精索等组织分开(图 35-5)。如粘连较重,也可使用锐性分离。

5. 切除部分疝囊　向上分离疝囊见到腹膜外脂肪时,即已分至疝囊颈以上。在内环处应辨清附近的组织结构。在疝囊内侧,常可见弧形的腹横筋膜缺损缘。将手指经疝

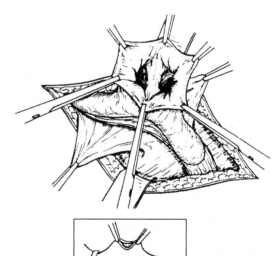

图 35-4　切开疝囊

囊颈伸入腹腔内,可触及腹壁下动脉在内环的内下方搏动。精索在疝囊的外下方,其中的输精管常紧贴疝囊,分离时应避免损伤。将疝内容物推入腹腔内。如果疝囊较小,可在颈部缝扎、切断。如疝囊较大,可不分离疝囊下半段,只在其中部切断后分离上半段,保留下半段任其留在精索上,以减少组织损伤

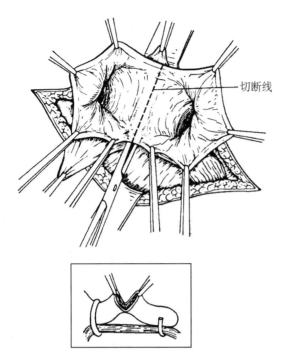

图 35-5　游离疝囊

和出血。将疝囊的近端部分从精索上游离下来直达内环处的疝囊颈(图 35-6)。

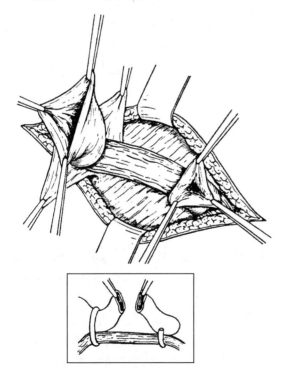

图 35-6　部分切除疝囊

6.高位结扎疝囊　将疝囊游离缘提起,并将疝囊颈尽量拉出。在颈部高位用 4 号丝线做荷包缝合。扎紧荷包缝线后,再行缝扎加固。缝合时注意不得损伤精索和腹壁下血管,应避免扎住腹腔内脏器。在缝线远端1cm 处切除多余疝囊。最后将疝囊残端推回腹膜外间隙(图 35-7)。

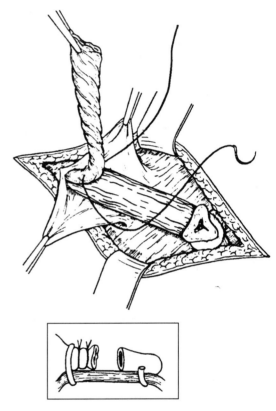

图 35-7　高位结扎疝囊

7.滑疝的处理　如遇到滑动性疝,用疝囊成形的方法使疝内容物为腹膜所覆盖,然后纳入腹腔(图 35-8),接着修补腹股沟管。

(二)修补腹股沟管

1.精索原位腹股沟斜疝修复术(Ferguson 法)

(1)修补内环:将精索上部向外下方拉开,在内环口处用 4 号丝线间断缝合腹横筋膜的弧形缺损,一般需 3～5 针。缝合后的内

环应使精索不受压迫。缝合时注意避免损伤
内侧的腹壁下动脉、精索外血管和耻骨血管
(图 35-9)。内环口在 1.5cm 以下,后壁缺损

不严重者,也可不修补内环口。小儿疝一般
不修补内环口。

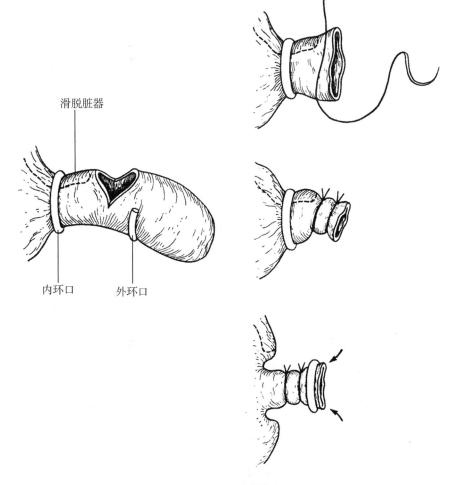

图 35-8　滑疝的处理

　　(2)将提睾肌切开缘做间断缝合后,用 4
号或 7 号丝线从上方开始将联合肌腱间断缝
于腹股沟韧带上,针距 1cm 左右。腹股沟韧
带上的针孔要浅而宽,以防损伤股动、静脉。
几个针孔不要缝在同一纤维束上,以防拉紧
后撕裂,影响修复后强度。缝合时避免张力
过大。待全部缝好后,自上向下依次打结(图
35-10)。然后,将两层腹外斜肌腱膜重叠,用
4 号丝线间断缝合。缝至外环时,需注意保
留能容纳一小指尖的间隙,以免新形成的外

环太小,影响精索内血液反流,发生术后阴囊
水肿,甚至造成睾丸萎缩。勿将髂腹下、髂腹
股沟神经和膀胱缝住。最后缝合浅筋膜深层
和皮肤。
　　2. 精索移位修复术　最常用有 Bassini,
McVay,Halsted 和 Shouldice 四种手术方法。
　　(1)精索腱膜下移位腹股沟斜疝修复术
(Bassini 法):修复腹壁时将精索移至腹内斜
肌和腹外斜肌腱膜之间,将联合肌腱缝至腹
股沟韧带上,以加强腹股沟管后壁。

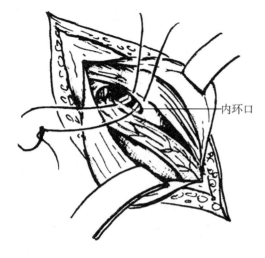

图 35-9 修补内环

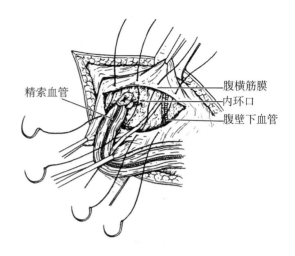

图 35-11 Bassini 法疝修补(修补腹横筋膜)

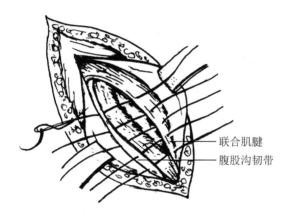

图 35-10 Ferguson 法疝修补

先用橡胶皮带牵开精索,间断缝合腹横筋膜上的缺损。然后用 4 或 7 号丝线间断缝合联合肌腱和腹股沟韧带,自上向下缝 4～5 针。先不结扎,待全部缝好后再自上而下依次扎牢(图 35-11)。

将精索放在腹内斜肌外面,间断缝合提睾肌,再重叠缝合腹外斜肌腱膜,外环处需能容纳一小指尖(图 35-12)。最后缝合皮下组织和皮肤。

(2)改良精索腱膜下移位腹股沟斜疝修复术——耻骨韧带修复术(McVay 法):McVay 根据尸体解剖证明,联合肌腱和腹横筋膜的止点在耻骨韧带上,故修复时宜将联

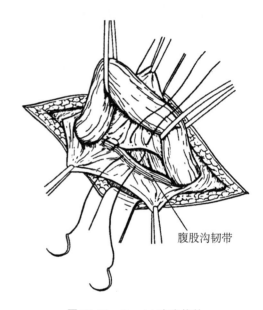

图 35-12 Bassini 法疝修补

合肌腱和耻骨韧带缝合,修复后发生股疝的机会较少,但操作较为困难。

在修复时,先拉开精索,将内环处的腹横筋膜缺损间断缝合。可在腹直肌前鞘纵行切开减少张力。

用左手示指触及股静脉并加以保护,再用 4 号或 7 号丝线间断缝合联合肌腱和耻骨韧带 3～4 针(图 35-13)。

将精索置于腹内斜肌外面,重叠缝合腹

外斜肌腱膜后,依次缝合皮下组织和皮肤。

（3）精索皮下移位腹股沟斜疝修复术（Halsted 法）:此法的特点是将精索移至皮

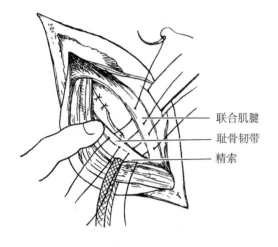

联合肌腱
耻骨韧带
精索

图 35-13　McVay 法疝修补

下,可利用腹部的各层肌肉加强腹股沟管的后壁,减少疝的复发。适用于年龄大、疝囊大、腹壁薄弱的病人。

修复时,拉开精索,用细丝线间断缝合内环处腹横筋膜的缺损后,再用 4 或 7 号丝线将联合肌腱缝在腹股沟韧带上。注意最上一针不能缝得太紧,以免压迫精索。

将精索置于腹外斜肌腱膜外面,再将腹外斜肌腱膜重叠缝合。最后将精索置于皮下层,间断缝合皮下组织和皮肤。

（4）腹横筋膜修复术（Shouldice 法）:一般认为,同类组织的重叠缝合易于愈合,抗张力性也较强。腹股沟疝病人的腹股沟管的后壁都较薄弱,加强后壁抗张性的最好组织是腹横肌和腹横筋膜。该部的局部解剖见图 35-14A,B。

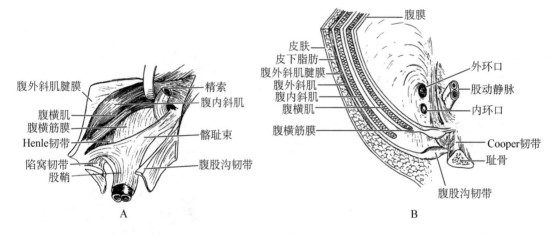

腹外斜肌腱膜
腹横肌
腹横筋膜
Henle韧带
陷窝韧带
股鞘
精索
腹内斜肌
髂耻束
腹股沟韧带
A

腹膜
皮肤
皮下脂肪
腹外斜肌腱膜
腹外斜肌
腹内斜肌
腹横肌
腹横筋膜
外环口
股动静脉
内环口
Cooper韧带
耻骨
腹股沟韧带
B

图 35-14　腹股沟后部的局部解剖
A. 冠状面观;B. 矢状面观

此手术的实质是修补内环口及腹股沟管底部的腹横筋膜。自内环口至耻骨结节全程切开腹横筋膜,再将其上下两片折叠缝合能较好地修补薄弱的后壁。此法主要适用于巨大的斜疝、直疝和直、斜疝并存的"马裤疝"。

手术方法:疝囊切除前的步骤同前。分离囊颈时必须达到内环口处,将内环口周缘的腹横筋膜边缘分离出来,在颈部行荷包缝合或贯穿结扎,切除疝囊远端,任疝囊残端退

缩回内环口内腹膜外间隙。

提起内环口内侧缘的腹横筋膜,看到并向后推开腹壁下动脉及其他腹膜外脂肪组织,向耻骨结节方向剪开腹股沟管后壁的腹横筋膜（图 35-15）。提起腹横筋膜上侧瓣,分离其下的腹膜外脂肪层。继而提起下侧瓣,注意来自腹壁下动脉的分支即精索外动脉的走行,在分支基部予以切断、结扎。下缘筋膜瓣必须分离到其融合至腹股沟韧带深部

处,即髂耻束处。充分止血后,进行腹横筋膜修补和内环重建。

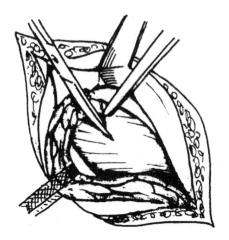

图 35-15　切开腹横筋膜

采用双对抗缝合技术缝合腹横筋膜。用 4 号或 7 号丝线从下端开始向上递行交叉连续缝合(图 35-16)。下外侧筋膜瓣重叠缝到上内侧瓣的深面,一直缝达内环外侧缘,留下精索出口。上内侧筋膜瓣的游离缘盖在外侧瓣上面,再把上瓣游离缘与下瓣同腹股沟韧带深面融合处连续自上向下缝到耻骨结节附近。缝合针距 2～4mm,以不同深度,缝成不平的锯齿状,以增加强度(图 35-17)。完成腹股沟管后壁修复和内环口重建。

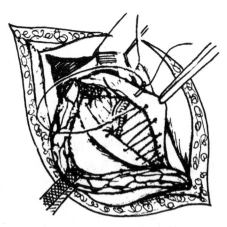

图 35-16　递行交叉连续缝合腹横筋膜

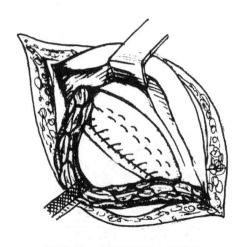

图 35-17　腹横筋膜缝合后状态

最后,把联合肌腱和腹横肌腱膜(弓),缝合到腹股沟韧带上,以增强腹股沟管后壁。精索置于腹外斜肌腱膜下,缝合该腱膜(图 35-18)。

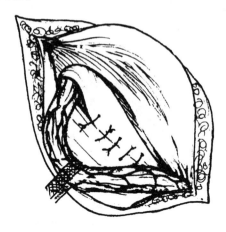

图 35-18　加用 Bassini 法疝修补

(三)无张力疝修补方法

1. 平片无张力疝修补手术(Lichtenstein 手术)　使用一相当大小的补片材料置于腹股沟管后壁(图 35-19)。

(1)斜疝的疝囊从精索向下游离直到近疝囊颈处。然后将疝囊返纳回腹部。完全性阴囊疝应在中部横断后,完全缝合近端疝囊颈并返纳回腹部。远端疝囊开放,以防手术后积液。

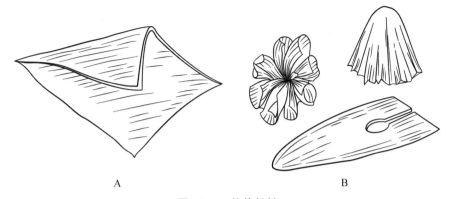

图 35-19　补片材料

A. Lichtenstein 式补片；B. 疝环充填式无张力修补片

（2）将腹外斜肌腱膜从其下方的腹内斜肌浅面予以游离，其宽度要能容下 6～8cm 宽的补片，这补片能覆盖腹内斜肌，并能超过 Hesselbach 三角上缘 2～3cm。补片的内侧端应是圆形，这与腹股沟管内侧角的形状一致。

（3）补片的固定：以不可吸收的单丝缝线做连续缝合，将补片的圆角固定在距耻骨缘 1.5～2.0cm 的耻骨面的腱膜组织上，但不要缝合在骨膜上。补片的下缘就以此线与腹股沟韧带的光面做连续缝合，到内环的侧方。补片的另一端剪开，其剪开线与上下缘平行，但上侧为 2/3 的宽度，下侧为 1/3 的宽度。

用止血钳夹住上侧叶，精索由其下方通过，使精索位于剪开的上下叶补片之间。把腹外斜肌腱膜上叶往上牵开后，补片的上侧叶缘与其下的腹内斜肌或腹内斜肌腱膜用可吸收线做间断缝合，要注意勿损伤髂腹下神经。

（4）用可吸收线在精索浅面缝合腹外斜肌腱膜。

2. 疝环充填式无张力疝修补术　使用一个锥形网塞置入已返纳疝囊的疝环中并给予固定，再用一成型补片置于精索后以加强腹股沟后壁，以预防在原发疝区域下的腹股沟底部再形成疝（图 35-20）。

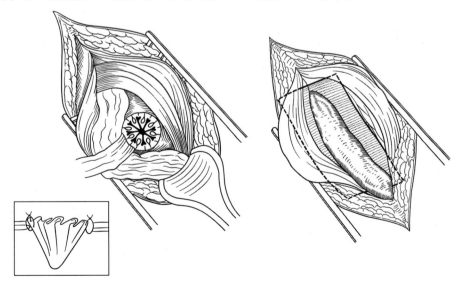

图 35-20　无张力疝修补手术（补片修补）

（1）切口约 6cm，切开腹外斜肌腱膜，游离精索找到疝囊。在腹横筋膜下把疝囊游离到高位（见到腹膜前脂肪），无须行高位结扎。回纳疝囊，检查疝环大小，确认腹横筋膜紧张度（即估计腹横筋膜承受网塞的张力程度）和疝环周围的解剖结构：腹内斜肌、腹横肌腱弓，凹陷韧带，反转韧带，腹直肌缘，髂耻束或腹股沟韧带。

（2）选用合适的网塞，将网塞全部塞入至疝环内，使网塞的外展部与疝环平齐。

（3）视疝的分型确定网塞和周围组织的固定方法和固定针数。Ⅰ型疝，若使用网塞的方法，则可以把网塞间断缝合固定 4～6 针，Ⅱ型疝的间断缝合固定针数更多或用连续缝合固定。Ⅲ型疝应用连续缝合固定。如估计腹横筋膜无法承受网塞的缝线张力时，应固定于周围坚韧的组织上，如腹内斜肌、腹横肌腱弓、凹陷韧带、反转韧带、腹直肌缘、髂

耻束或腹股沟韧带。

（4）成型补片应置于精索后部并予固定。对Ⅱ、Ⅲ、Ⅳ型疝应采用 Lichtenstein 补片固定法，尤其是老年病人。

建议用单丝可吸收合成线固定补片。嵌顿疝行急症手术时不提倡使用人工补片。在腹膜沟管未发育完全的儿童也不提倡使用人工补片。

二、股 疝 手 术

股疝占腹外疝的 5%，好发于中年以上的女性。由于嵌顿的机会多，宜及早手术修复。

（一）经腹股沟股疝修复术

1. **切口**　与腹股沟斜疝修复术的切口相同（图 35-21）。

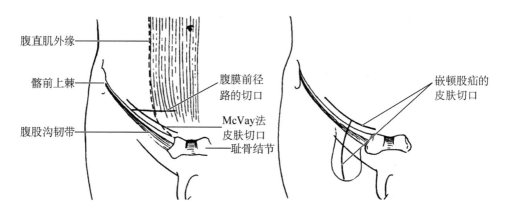

图 35-21　股疝手术切口位置

2. **切开腹股沟管后壁**　先在腹股沟管上段将腹外斜肌腱膜近端切一小口，再向下剪开，至子宫圆韧带（或精索）导出外环处时，用镊子保护后剪断外环，注意勿损伤髂腹股沟神经，再向深部分离出子宫圆韧带，用纱布条套过并将它拉向外下方，即可显露并切开腹横筋膜（图 35-22）。

3. **显露和游离疝囊颈**　分开腹膜外脂

肪，在股管处可见到股疝的腹膜外突部分（疝囊）。游离疝囊颈部，穿入牵引带便于游离疝囊，防止血管损伤（图 35-23）。

4. **切开疝囊**　用两把小弯止血钳夹起疝囊底后将其切开，从腹膜切口将疝内容物轻轻拉回腹腔并检查（图 35-24）。

如疝内容物被嵌顿不易拉出时，必须切开陷窝韧带以扩大股环。切开时，先将钳夹

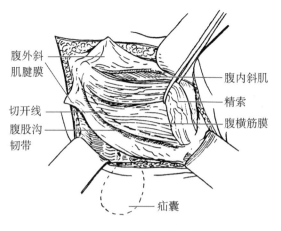

图 35-22　切开腹股沟管后壁

腹外斜肌腱膜
腹内斜肌
切开线
精索
腹股沟韧带
腹横筋膜
疝囊

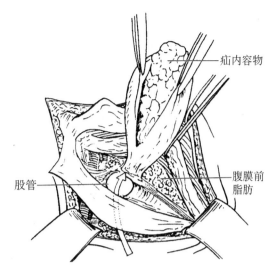

疝内容物
腹膜前脂肪
股管

图 35-24　切开疝囊

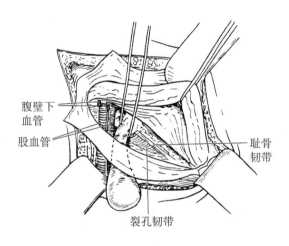

图 35-23　显露和游离疝囊颈

腹壁下血管
股血管
耻骨韧带
裂孔韧带

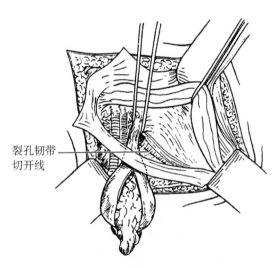

裂孔韧带切开线

图 35-25　嵌顿性股疝疝囊的处理(1)

腹膜的止血钳拉向外侧,用左手示指插在股疝疝囊颈部的腹膜和陷窝韧带之间。如有异常起源的闭孔动脉应先结扎,再切开陷窝韧带。经此处理,拉出肠管仍有困难时,应部分切开或 Z 形切开股环前壁的腹股沟韧带,进一步松解股环。检查肠管,如未坏死,即可将其放回腹腔,处理疝囊;如肠管已坏死,则应自腹股沟韧带上方提出坏死肠襻,施行肠切除吻合术(图 35-25,图 35-26)。操作时要仔细,避免术野污染。

　5. 高位切除疝囊　从腹股沟韧带浅面经皮下潜行分离疝囊后,将腹膜切口张开,用

大止血钳向下探入股疝疝囊,找出疝囊下端。在囊外分开疝囊周围粘连,用左手示指将疝囊下端上推。再用止血钳夹住疝囊底部,边拉出边分离,将整个疝囊自腹膜切口提出,使疝囊向外翻转。沿疝囊颈最高处切除疝囊,用 4 号丝线间断褥式缝合疝囊颈部的腹膜,在高位切除疝囊的操作中,要注意避免损伤术野外侧的髂外血管。

　6. 修复腹股沟管后壁　自髂外静脉内

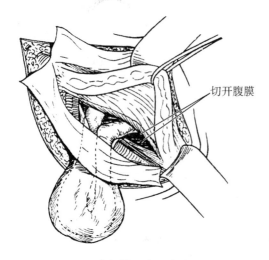

图 35-26　嵌顿性股疝疝囊的处理(2)

侧 0.5cm 至耻骨嵴处,将耻骨韧带和腹股沟韧带用 4 号丝线间断缝合,最内侧一针可将陷窝韧带缝上。缝合时需用左手示指保护髂外静脉,以免损伤。第一针缝线不要太靠近静脉,以免引起大隐静脉和股静脉回流障碍。然后,缝合切开的腹横筋膜(图 35-27)。

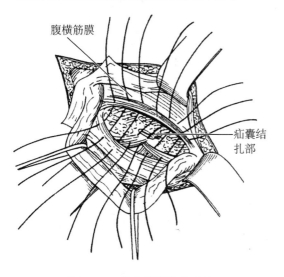

图 35-27　修复腹股沟管后壁

7. 缝合　仔细止血后,将子宫圆韧带(或精索)放回原处,逐层缝合腹外斜肌腱膜、皮下组织和皮肤。

(二)经股部股疝修复术

1. 切口　在腹股沟韧带下方 2～3cm 处,以股管位置为中点,做与韧带平行的斜切口,长约 6cm。如属嵌顿性疝,宜在股管部位做纵行切口,并根据术中情况向上延长,扩大显露范围(图 35-28)。

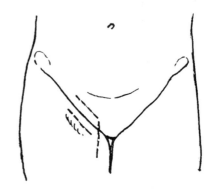

图 35-28　经股部股疝修复术切口

2. 显露疝囊　切开皮肤和皮下组织后,在腹股沟韧带下方的卵圆窝处分开覆于疝囊表面的脂肪结缔组织(包括筛筋膜、股中隔和腹膜外脂肪组织等),显露疝囊。用两把小弯止血钳夹起疝囊后将囊壁切开。用止血钳夹住疝囊壁的切缘,将囊壁切口张开、提起,即可见疝囊内的腹内脏器(小肠或大网膜等)。在疝囊颈外下方可见大隐静脉,应注意避免损伤(图 35-29)。

3. 高位结扎疝囊　将疝内容物送回腹腔,用 4 号丝线高位缝扎疝囊颈,然后剪去多余的疝囊。

4. 修复股管　修复股管的方法有两种:一是将腹股沟韧带缝于耻骨肌筋膜上,一是将腹股沟韧带缝于耻骨韧带上。用 4 号丝线间断缝合 3～4 针,等全部缝好后,再一一结扎。缝合时要避开大隐静脉和股静脉,以免损伤。同时,注意缝线不要缝得太靠近血管,以免压迫大隐静脉进入股静脉处(图 35-30)。

术中注意事项如下。

3. 股疝疝囊内缘常与膀胱靠近,特别是术前未排空膀胱者,分离疝囊时应避免损伤膀胱。

4. 股疝疝囊附近还有髂外与股动、静脉、腹壁下动脉、大隐静脉等,应注意避免损伤。

5. 股疝修复是否成功,很大程度上取决于疝囊颈是否得到高位结扎。用经股部途径修复时,必须特别仔细将疝囊分离到颈部以上结扎、切断。遇有大的复发性股疝,最好采用经腹股沟途径修复,或采用经腹股沟与股部联合纵行切口的途径修复,较为方便可靠。

(三)无张力疝修补手术

宜采用疝环充填式无张力疝修补手术,在疝囊回纳后用网塞置于股环处,在固定网塞时勿损伤内侧的股静脉,不再使用成型补片置于网塞的浅面。

三、复发疝的再手术

腹股沟疝修补术后发生的疝称复发疝,有真性复发疝、遗留疝和新发疝三种情况。

1. **真性复发疝**　由于技术上的问题或病人本身的原因,在疝手术的部位再次发生疝。再发生的疝在解剖部位及疝类型上,与初次手术的疝相同。

2. **遗留疝**　初次疝手术时,除了手术处理的疝外,还有另外的疝,也称伴发疝,如右侧腹股沟斜疝伴发右侧腹股沟直疝等。由于伴发疝较小,临床上未发现,术中又未进行彻底的探查,成为遗留的疝。

3. **新发疝**　初次疝手术时,经彻底探查并排除了伴发疝,疝修补手术也是成功的。手术若干时间后再发生疝,疝的类型与初次手术的疝相同或不相同,但解剖部位不同,为新发疝。

后两种情况,又称假性复发疝。从解剖学、病因及发病时间等方面来看,上述三种情

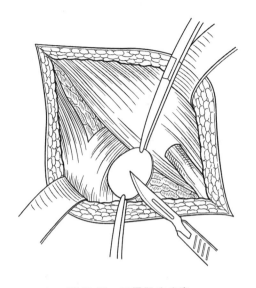

图 35-29　显露股疝疝囊

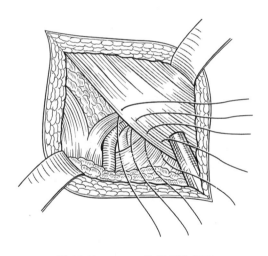

图 35-30　McVay 法疝修补股疝

1. 由于股疝自腹腔外突时压迫筛筋膜,使疝囊外各层组织发生变异,当手术显露疝囊(特别是经股部途径)时,易将疝囊内肠襻壁误认为疝囊壁而切开,所以,术中辨认疝囊遇到困难时,可改用经腹股沟手术途径,先切开腹腔,再辨认疝囊壁。

2. 闭孔动脉的起源常有异常变化,当手术需要切开陷窝韧带以松解股环时,应另做腹股沟部斜切口显露陷窝韧带。异常血管应先行结扎后再切开陷窝韧带。

况并不完全相同,分析处理也应有所区别。但在临床实际工作中,再次手术前有时很难确定复发疝的类型,再次手术中要区分复发疝的类型也不容易。

疝再次修补手术的基本要求是:①由具有丰富经验的、能够做不同类型疝手术的医师施行;②所采用的手术步骤及修补方式只能根据每个病例术中所见来决定,而辨别其复发类型在手术治疗上并非必要;③尽量采用无张力疝修补方法。

第36章 痔 手 术

痔分为内痔、外痔及混合痔3种。内痔位于齿状线以上，表面由黏膜覆盖。外痔位于齿状线以下，表面由皮肤覆盖。内痔是肛垫（肛管血管垫）的支持结构、血管丛及动静脉吻合发生的病理改变和移位而形成的。内痔的主要临床表现是出血和脱出，可伴发排便困难以及血栓嵌顿和绞窄。内痔分为4度。

Ⅰ度：便时带血、滴血或喷射状出血，便后出血可自行停止，无痔脱出。

Ⅱ度：常有便血，排便时有痔脱出，便后可自行还纳。

Ⅲ度：偶有便血，排便或久站及咳嗽、劳累或负重时有痔脱出，需用手还纳。

Ⅳ度：偶有便血，痔脱出不能还纳。

混合痔具有内痔和外痔的两种特征，在齿状线附近，为皮肤黏膜交界组织覆盖。一般认为Ⅱ度以上内痔多为混合痔，严重时表现为环状痔脱出（图36-1）。

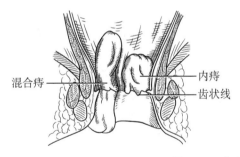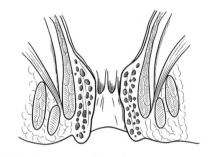

图36-1 内痔和混合痔

一、痔核切除术

痔切除术目的是切除感染肛窦、直肠下部多余的黏膜、多余的肛门皮肤、肛管内外全部痔组织，截断痔动脉，同时切除并发的外痔、肛裂、肛瘘和肥大乳头，最后做成平滑、功能良好的肛管和肛门。手术时要看清内外括约肌的部位，避免损伤。由括约肌分离痔组织时应尽量避免损伤括约肌纤维，减少手术后疼痛。切口和钳夹痔蒂的方向应与肛管直肠纵轴平行，

两个切口之间需保留一部分黏膜和皮肤。结扎的两个痔蒂之间应有一定距离，以免术后发生狭窄。也不可保留过多黏膜和皮肤，防止手术后肛门周围水肿，生成结缔组织外痔。应尽量将痔组织完全摘除，以免复发。应在齿状线附近切断黏膜，避免黏膜外翻。

（一）单纯内痔切除缝合术

适用于小的孤立和有蒂的脱出内痔，手术较简单，出血较少。

1. 牵起痔块，沿肛门缘切开皮肤。以痔

钳或弯血管钳按直肠纵轴方向夹住痔块基底部,包括黏膜和皮肤覆盖部分。在钳上端的下方将痔块穿入一条可吸收缝线结扎,避免切除时出血(图36-2)。

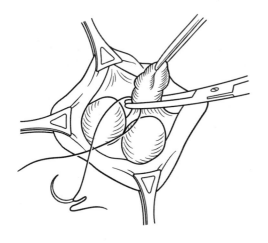

图 36-2　钳夹痔核

2. 沿钳上方将痔块切除,以结扎线围绕钳做连续缝合(图36-3)。

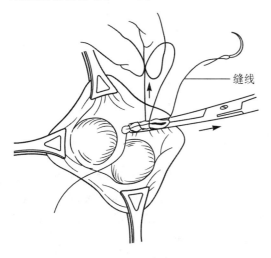

图 36-3　绕钳连续缝合

3. 缝合后松开钳,边退钳边逐针牵紧缝线使伤口对合。

4. 退出钳后将缝线两端向两方向牵拉,并紧紧结扎。缝合伤口皮下组织(图36-4)。其他痔块以同法切除缝合。

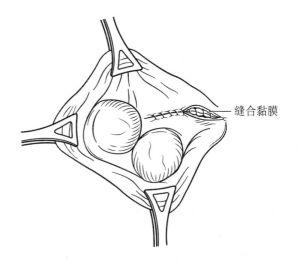

图 36-4　痔切除后的创面

(二)开放式痔切除术

这是最常做的一种术式,手术时间较短,效果良好。但常使肛管的解剖学变形,不容易计算切除多少肛门周围皮肤。开放的伤口需数周内方可愈合,分泌物较多,需数次检查伤口和防止狭窄。

1. 手术区注射 0.5%～1%普鲁卡因和肾上腺素溶液,以减少出血并使痔块与其下方内括约肌分离。用手指扩肛(图36-5)。

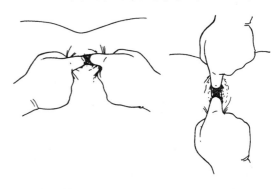

图 36-5　手指扩肛

2. 痔核通常位于胸膝位 3、7、11 点处。血管钳钳夹一个痔块,向下牵拉,将痔块牵出肛门,显露脱出痔块上部的直肠黏膜(图36-6)。

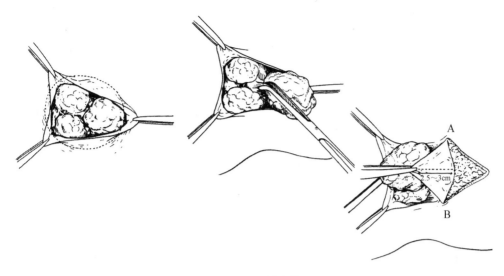

图 36-6 显露痔核

3. 决定切除线。在要切除的痔核顶端上一把弯钳作为切线的标志。由肛周皮肤向上到肛管内做一 2.5～3cm 的 V 形切口,在皮肤切口的两角处各上一把血管钳(图 36-7)。

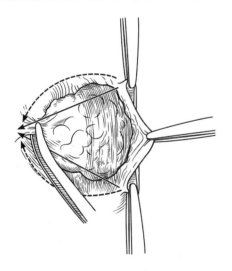

图 36-7 决定切除线

4. 在上述 3 把钳子间直线切开直肠黏膜。注意黏膜不可切除过多。痔块较大时可从切开处向周围游离出大的痔核(图 36-8)。

5. 以组织剪将脱出的痔组织与其下方外括约肌皮下部分离。继续向上从内括约肌

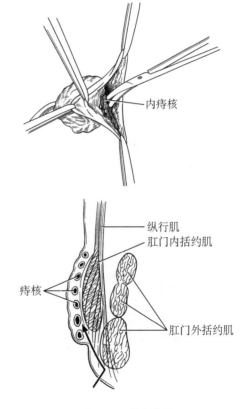

图 36-8 游离痔核

表面游离出痔核,一直分离到痔块根部。此时可看到白色的内括约肌纤维(图 36-9)。

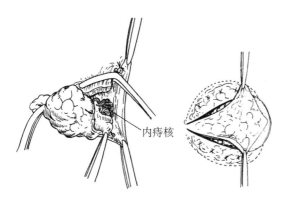

图 36-9 切除痔核

6. 以可吸收缝线将痔蒂贯穿结扎,切除痔组织,留有 0.5～1cm 痔蒂残端。连同黏膜一同集束结扎痔蒂,会引起手术后局部肿胀和剧痛。为避免此并发症,可以在黏膜下单独结扎痔血管(图 36-10)。

7. 在切开黏膜之前可以先缝扎痔动脉,这样可以减少出血,使痔核缩小,便于手术操作(图 36-11)。

8. 肛周皮肤成形:为使肛周皮肤平整愈合,可对皮缘做放射形小切开(图 36-12)。

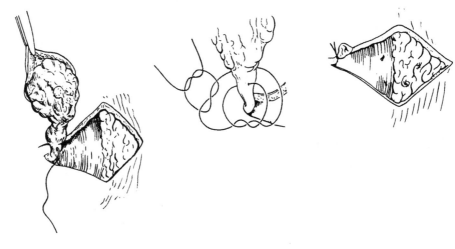

图 36-10 结扎痔蒂

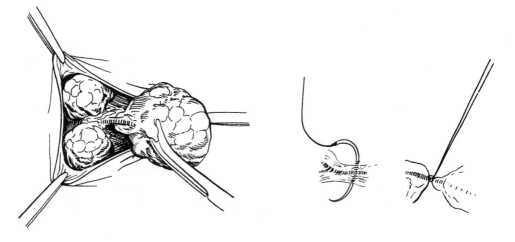

图 36-11 缝扎痔动脉

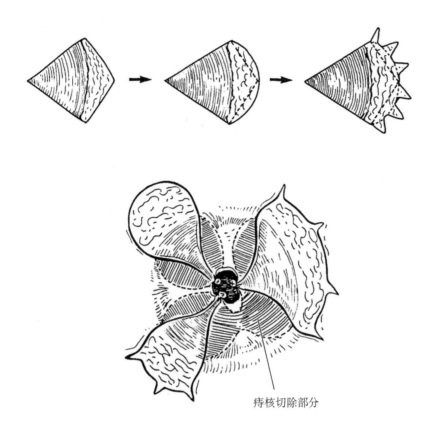

痔核切除部分

图 36-12　放射形切开皮缘

9. 其他痔块以同法切除。最后将各结扎的痔蒂推入肛管上部。用碘仿纱布或油纱布塞进肛内止痛止血。不放引流管以防术后疼痛(图 36-13)。

附:痔核套扎术

年老体弱肛门松弛者可选择痔核套扎术。用特制的圈套器,或是用磨去前端玻璃的 5ml 玻璃注射器固定痔核,在痔的根部套上紧缩的橡胶环。通常在 10d 后被套扎的痔核缺血坏死脱落(图 36-14)。注意不要夹进皮肤,以免术后剧痛或导致手术失败。

(三)痔静脉丛摘除术

适用于Ⅲ度内痔、Ⅳ度内痔、混合痔和占

肛管全周脱出的大型混合痔。可全部切除痔组织,以减少复发。

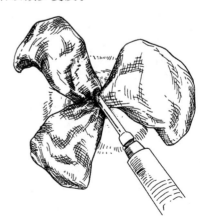

图 36-13　处理创面

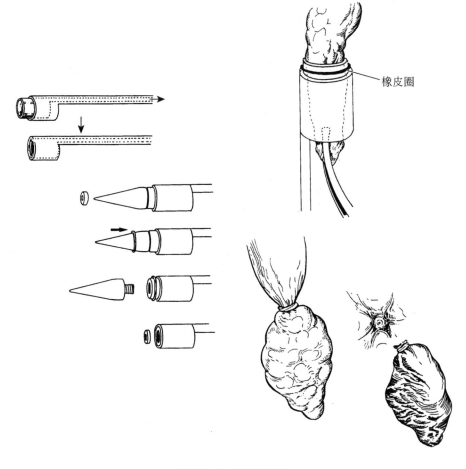

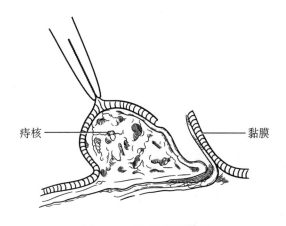

图 36-14 痔核套扎术

1. 麻醉后以血管钳钳夹一个痔块,另一钳夹于痔块下端皮肤。

2. 牵起痔块,在其一侧以刀切开黏膜和皮肤,切口向上到齿线,向下到痔块下端1.0cm(图 36-15)。

3. 以组织剪从痔块外侧将皮肤和黏膜与痔组织分离。

4. 在痔块对侧以同法切开黏膜和皮肤,两侧切口在痔块下端连接,并将黏膜和皮肤与痔组织分离。牵起痔块,以组织剪从两侧和后方将全部痔组织与下方的内括约肌分离,分离时不可切开静脉,以免出血(图 36-16)。

5. 以手指将内括约肌推向外侧或以牵开器牵开,继续向上分离到齿状线,显露痔块根部(图 36-17)。

图 36-15 切开直肠黏膜

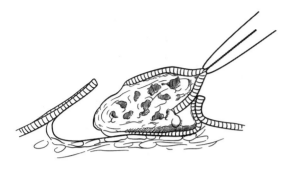

图 36-16　切开对侧黏膜

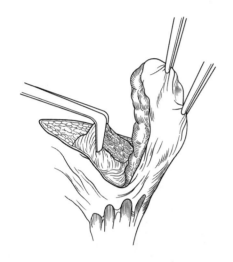

图 36-17　游离痔核

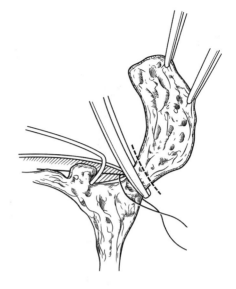

图 36-18　结扎切除痔蒂

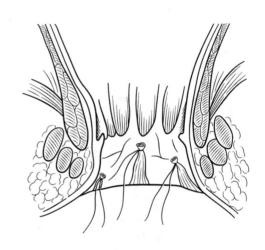

图 36-19　多痔核切除后效果

6. 分离痔块根部只留黏膜和血管蒂,以痔钳或弯血管钳沿直肠纵轴方向夹紧痔蒂,在钳下方穿入一条贯穿缝线。

7. 一面松开血管钳,一面扎紧贯穿缝线,去钳后切除痔组织,肛门部伤口开放(图36-18)。其他痔块同法一一切除。

8. 痔块较多连成环形的痔,切除时应将皮下和黏膜下的痔组织完全摘除。钳夹和结扎痔蒂的部位应在不同高低平面,以免形成狭窄(图36-19)。

9. 全部痔块结扎切除后做指诊检查,如摸到牵紧的黏膜,用刀切开,使黏膜松弛。再用窥器检查痔蒂是否结扎牢固,如有渗血应再结扎。然后以纱布紧压伤口数分钟,查看肛门部伤口是否对合平坦,如有多余的皮肤和黏膜,应修剪或向外延长切口,使伤口对合平复,肛管平滑。最后在肛管内放一窄条凡士林纱布,外放敷料(图36-20)。

二、环痔切除术(软木塞环切术)

1. 软木塞长 10～15cm,大的直径是 3～3.5cm,小的直径是 2～3.2cm,中心穿入一根金属棒。另备大头针 10～20 枚。

2. 扩张肛管使全部痔块脱出肛门,将适

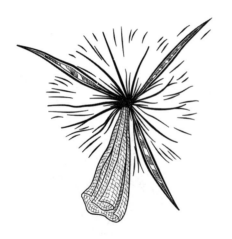

图 36-20　创面处理

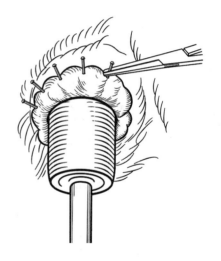

图 36-22　固定痔块

当直径的软木塞以液状石蜡滑润后,缓慢插入直肠 6～7cm,使脱出痔块附着在圆柱上(图 36-21)。

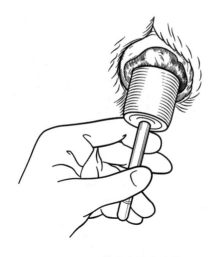

图 36-21　用软木塞拉出痔块

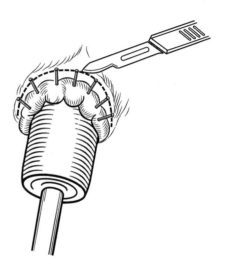

图 36-23　切开外层黏膜

3. 缓慢旋转并外牵软木塞 2～3cm,使全部痔块翻出肛门,充分显露黏膜。在齿状线上方 1cm 处以大头针将痔块环形钉于软木塞上,每针间隔 0.3～1.0cm,钉满全周(图 36-22)。

4. 再缓慢向外牵拉软木塞,使黏膜和痔块外翻,在大头针固定点的上面,齿状线上方 0.3～1.0cm 处圆环形切开黏膜(图 36-23)。

5. 分离痔核:以组织剪由切口将痔组织

与内括约肌完全分离,并将内括约肌推向上方约 4cm,使全部痔核及其附着的下端黏膜固定于软木塞上。如为混合痔则需沿肛管皮下将曲张的静脉剥离并一一缝扎止血。

6. 固定内层黏膜:将软木塞向外再拉出一些,直肠黏膜进一步脱出(但勿使木塞脱出直肠)。在预定切除的黏膜袖最高点,在第一排大头针上方再用大头针将内层黏膜另做一排环状固定,两排大头针间距一般为 2.5cm 左右。

7. 在上排大头针下方 0.3～0.5cm 处，环形切断内层黏膜，然后用 3-0 可吸收线间断缝合黏膜上、下缘，常边切开、边止血、边缝合，边将上排大头针拔出，以免组织回缩并减少出血（图 36-24）。

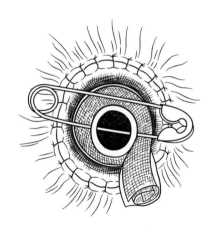

图 36-26　创面处理

注意事项如下。

1. 软木塞的直径应小于扩张后的肛门直径，过大易损伤肛门括约肌，术后发生肛门失禁；过小不易将痔拉出，也不利于止血。

2. 边切、边缝应从下半周（截石位 3～6～9 点）开始，待缝完下半周后，再切上半周（截石位 9～12～3 点）。取出软木塞后仍需仔细检查有无出血。

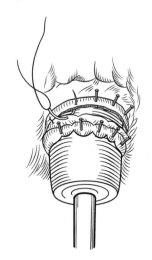

图 36-24　环形切断内层黏膜

8. 结扎缝合内、外层黏膜一周（图 36-25）。

3. 缝合黏膜时，勿将括约肌缝入，以免术后剧痛。

4. 切除直肠黏膜的宽度应根据痔的大小及黏膜脱出的长短而定．一般切除以 2～2.5cm 宽为宜。如黏膜切除过多，则缝合时张力过大，缝线易撕脱，创缘哆开，导致术后感染或瘢痕狭窄；如切除过少，可发生直肠黏膜外翻。

5. 如伤口感染，愈合后应及时扩张肛管，以免狭窄。一般术后 2 周起，每日用手指扩肛一次。

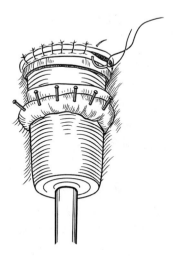

图 36-25　缝合内、外层黏膜

9. 去除环痔：取出软木塞，环痔随之去除。如有出血，可补缝数针。直肠内放置外卷凡士林纱布的胶管一根（图 36-26）。

三、吻合器痔切除术

吻合器痔切除术（procedure for prolapse and hemorrhoids，PPH）的确切名称应为"吻合器痔上黏膜环形切除肛垫悬吊术"。

手术原理是通过特制的吻合器在痔的上

方环形切除直肠下端肠壁的黏膜和黏膜下层组织后，再将远近端黏膜吻合，使脱垂的内痔被向上悬吊和牵拉，不再脱垂。由于位于黏膜下层来自直肠上动脉的痔动脉同时被切断，术后痔血供减少，痔块在术后 2 周左右逐渐萎缩。本法原则上不切除痔块，但对于痔块大、严重脱垂的环形痔可以同时切除痔的上半部分。

与传统手术相比该手术的优点是：手术简单，手术时间短，术中出血少；治疗环形内痔脱垂；和痔引起的出血效果明显；术后肛门部疼痛轻、时间短，术后住院时间短，远期并发症少。

手术适应证：以脱垂为主要症状的Ⅲ、Ⅳ度内痔和混合痔，尤其是环形脱垂性内痔。

手术操作步骤如下。

1. 吻合器准备（使用 PPH 专用吻合器）吻合器由抵钉座组件、吻合器器身和附件组成。使用前检查是否有漏针、掉针等情况。

2. 扩张器操作　麻醉后取截石位或折刀位，在痔块脱垂较少且黏膜外翻较轻微的三个点用三把无创伤钳固定撑开，将扩张器座及扩张器内导管插入肛门（图 36-27）。抽出扩张器内导管后脱垂的黏膜会嵌入扩张器座中，因为此装置是透明的，可以透过它观察到齿状线。用缝线固定扩张器座。

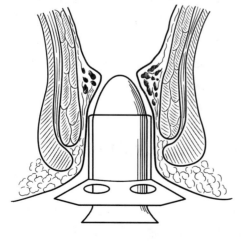

图 36-27　安置扩张器

3. 缝荷包牵引线　通过扩张器导入开口的扩张器内导套，此装置能遮蔽直肠壁周围 270° 范围的脱垂黏膜，从而使缝线仅仅缝合通过内套管开口处暴露的那部分脱垂黏膜。缝线的距离必须距齿线 4～5cm，使吻合后吻合口在齿线上 2cm 为宜。可根据痔的脱垂程度做相应的调整。通过旋转内套管，完成对整个肛管四周的荷包缝合（图 36-28）。

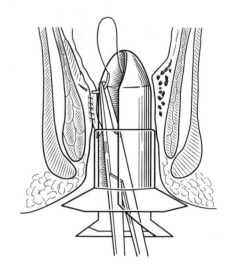

图 36-28　荷包缝合痔上的直肠黏膜

4. 导入抵钉座组件　导入抵钉座组件并使抵钉座组件深入至荷包线的上端，然后将缝线打结固定在抵钉座中心杆上。

5. 导入吻合器器身　拔下接柄，将抵钉座芯轴与器身弹簧管连接。在钩线针的帮助下，将缝线的尾端从钉仓组件的侧孔中拉出打结或固定（图 36-29）。

6. 吻切操作　适度牵拉荷包缝合线，将脱垂的黏膜层置入吻合器钉仓组件的空腔中。收紧吻合器，击发并切除空腔中的脱垂黏膜。击发后保持吻合器处于闭合状态至少 30s 以上，以帮助止血。逆时针旋松调节螺母 2～3 圈，再向四周轻轻抖动器身前端数次，使吻合器能顺利退出。最后，通过开口扩张器内套管检查吻合口。如果发现有出血点

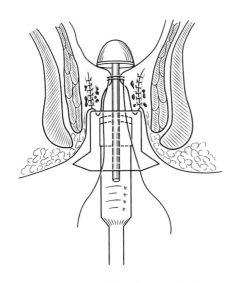

图 36-29　安放痔切除吻合器

用可吸收缝线做"8"字缝扎止血。

7. 吻合效果　见图 36-30。

注意事项如下。

1. 荷包缝合线应在齿状线以上约 4cm 处。

2. 荷包缝合的深度应在黏膜下层，缝合过浅在牵拉时容易引起黏膜的撕裂，过深容易损伤肠壁肌层。

3. 荷包缝线结扎不宜过紧，否则肠壁被紧紧地捆绑于钉仓芯轴上，影响牵拉线向下牵拉。

4. 脱垂较轻的病人可以只做一个荷包缝合，脱垂严重的病人相应的切除宽度要宽一些，可以做 2 个荷包缝合，对于脱垂不对称的病人可在脱垂较严重的一侧加半个荷包缝线。

5. 女性患者应防止阴道后壁被一并切除，引起术后直肠阴道瘘。

6. 从肛管抽出吻合器时，如发生黏膜嵌入扩张器座与吻合器前部间而阻止吻合器退出时，可将吻合器和扩张器座同时退出。

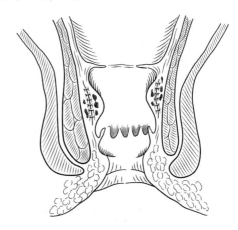

图 36-30　手术后效果

参 考 文 献

[1] 张启瑜.钱礼腹部外科学.2版.北京:人民卫生出版社,2017

[2] 万远廉,严仲瑜,刘玉村.腹部外科手术学.北京:北京大学医学出版社,2010

[3] 黄志强,裘法祖.腹部外科手术学.长沙:湖南科学技术出版社,2004

[4] 黄志强.黄志强胆道外科手术学.北京:人民军医出版社,1997

[5] 黄志强.黄志强肝脏外科手术学.2版.北京:人民军医出版社,2007

[6] 沈魁,钟守先,张圣道.胰腺外科.北京:人民卫生出版社,2000

[7] 王一镗.急诊外科学.北京:学苑出版社,2004

[8] 武正炎.普通外科手术并发症预防与处理.北京:人民军医出版社,2002

[9] [日]中村仁信,等.临床医に必要な動脈分岐樣式:破格とその頻度.东京:癌と化学療法社,1998

[10] 王秋生,张阳德,译.内窥镜腹腔镜外科手术.北京:中国医药科技出版社,2001

[11] 朱江帆.普通外科内镜手术学.济南:山东科学技术出版社,2001

[12] 徐恩多.局部解剖学.北京:人民卫生出版社,2003

[13] 王子明,黎一鸣,李宗芳,译.现代外科诊断与治疗.北京:人民卫生出版社,2005

[14] 卫功铨.食管外科手术技巧.合肥:中国科学技术大学出版社,2000

[15] 裘华德.腹部外科再手术.北京:人民卫生出版,2004

[16] 韩少良,邵永孚.胃底贲门区域癌临床治疗.上海:复旦大学出版社,2001

[17] 高志清.普通外科手术技巧和并发症处理.北京:人民军医出版社,2005

[18] [日]大肠癌研究会.大肠癌处理规约.6版.东京:金原出版株式会社,1998

[19] コンセンサス大肠癌の治疗.东京:へゐす出版株式会社,2002

[20] コンセンサス胃癌の治疗.东京:へゐす出版

[21] 方先业,刘牧林.急腹症与腹部损伤诊疗学.北京:人民军医出版社,2010

[22] 潘凯.腹部外科急症学.北京:人民卫生出版社出版,2013

[23] 韩少良,张启瑜.胃十二指肠疾病外科治疗.北京:人民军医出版社,2005

[24] 韩少良,朱冠保,张启瑜.结直肠疾病的外科治疗.上海:第二军医大学出版社,2004

[25] 万德森,潘志忠.大肠癌.北京:中国医药科技出版社,2004

[26] [日]上西纪夫,後藤溝一,杉山政則,等.消化外科手术图解(1~8).戴朝六,译.北京:人民卫生出版社,2011

[27] 金征宇.医学影像学.2版.北京:人民卫生出版社,2010

[28] 张春清,王强修.消化系统疾病介入治疗学.北京:人民军医出版社,2011

[29] 秦牧放.腹部外科腹腔镜与内镜治疗学.北京:人民军医出版社,2010

[30] [印]帕拉尼维鲁.腹腔镜手术图谱.彭承宏等主译.沈阳:辽宁科学技术出版社,2012

[31] 胡三元,亓玉忠.腹腔镜外科手术彩色图谱.济南:山东科学技术出版社,2004

[32] 李荣祥,张志伟.腹部外科手术技巧.北京:人民卫生出版社,2015

[33] 王存川.普通外科腹腔镜手术彩色图谱.北京:科学出版社,2005

[34] [日]北川雄光.腹腔镜上消化道标准手术.张宏等主译.沈阳:辽宁科学技术出版社,2017

[35] [日]坂井义治.腹腔镜下消化道标准手术.张宏等主译.沈阳:辽宁科学技术出版社,2017

[36] 赵宝东.腹部外科手术解剖彩色图谱.北京:人民军医出版社,2011

[37] 刘续宝,肖乾虎.腹部外科手术要点及围手术期处理.2版.北京:科学出版社,2010

[38] 秦鸣放.腹部外科腹腔镜与内镜治疗学.北京:人民军医出版社,2010

[39] 吕明德,杨建勇.腹部外科影像诊断与介入治

疗学.北京:人民卫生出版社,2003

[40] [美]津纳(Zinner,M.J.).梅氏腹部外科手术学.10 版.(上下卷).秦兆寅 等译.北京:世界图书出版,2000

[41] 方国恩.腹部外科手术并发症的预防与处理.北京:中国协和医科大学出版社,2012

[42] 邱贵兴.外科手术基本操作.修订版.北京:中国协和医科大学出版社,2018

[43] 杨春明.实用普通外科手术学.北京:人民卫生出版社,2014

[44] [日]篠原尚,水野惠文,牧野尚彦.图解外科手术——从膜的解剖解读术式要点.沈阳:辽宁科学技术出版社,2013

[45] 潘凯,杨雪菲.腹腔镜胃肠外科手术学.2 版.北京:人民卫生出版社,2016

[46] 郑启昌.肝胆外科手术要点难点及对策.北京:龙门书局,2018

[47] [美]Carol E. H. Scoot-Conner. chassin 结直肠外科手术策略与操作图解(引进版).王天宝,王锡山译.广州:广东科技出版社,2015

[48] 赵玉沛,戴梦华.上消化道和肝胆胰外科手术图谱.翻译版.北京:人民卫生出版社,2017